全国高职高专医药院校康复治疗技术专业
工学结合"十二五"规划教材

中医康复技术

供高职高专康复治疗技术等专业使用

Zhongyi Kangfu Jishu

主　编　范秀英　许　智　黄岩松
副主编　石君杰　陈　英　张志明　蒋宗伦
编　委（以姓氏笔画为序）
王小兵（金华职业技术学院）
牛　琳（郑州铁路职业技术学院）
石君杰（浙江医学高等专科学校）
叶泾翔（皖西卫生职业学院）
叶新强（武汉民政职业学院）
许　智（湖北职业技术学院）
张志明（顺德职业技术学院）
陈　英（漯河医学高等专科学校）
陈志伍（湖北职业技术学院）
陈丽超（铁岭卫生职业学院）
范秀英（聊城职业技术学院）
郑昌岳（福建卫生职业技术学院）
倪　刚（清远职业技术学院）
郭小建（重庆城市管理职业学院）
郭桂华（聊城职业技术学院）
黄　蕤（宁波卫生职业技术学院）
黄岩松（长沙民政职业技术学院）
黄佳玮（宁波卫生职业技术学院）
曹艳杰（上海健康职业技术学院）
曹晶晶（河南医学高等专科学校）
崔玉军（聊城职业技术学院）
彭怀晴（雅安职业技术学院）
蒋宗伦（重庆城市管理职业学院）
蒋梨芸（襄阳职业技术学院）
傅青兰（宁波卫生职业技术学院）

华中科技大学出版社
http://www.hustp.com
中国·武汉

内 容 简 介

本书是全国高职高专医药院校康复治疗技术专业工学结合"十二五"规划教材。

本书按照项目课程内容安排的要求,采用全新的编写方法,充分体现了项目课程内涵中的能力观、结构观、综合观、过程观、策略观,以培养学生职业能力为核心,以康复治疗技术岗位工作任务、工作过程分析为基础,实现理论知识与实践知识的综合,达到整合项目课程内容的目的。全书分为上、下两篇。上篇为经络腧穴篇,内容包括经络总论、腧穴总论及经络腧穴技术。下篇为中医康复篇,内容包括针灸总论、推拿总论及中医康复技术。

本书可供高职高专康复治疗技术等专业学生使用。

图书在版编目(CIP)数据

中医康复技术/范秀英,许智,黄岩松主编. —武汉:华中科技大学出版社,2013.5 (2023.1重印)
ISBN 978-7-5609-8924-2

Ⅰ.①中… Ⅱ.①范… ②许… ③黄… Ⅲ.①中医学-康复医学-高等职业教育-教材 Ⅳ.①R247.9

中国版本图书馆 CIP 数据核字(2013)第 092639 号

中医康复技术   范秀英 许 智 黄岩松 主编

策划编辑:罗 伟
责任编辑:孙基寿
封面设计:范翠璇
责任校对:张会军
责任监印:周治超
出版发行:华中科技大学出版社(中国·武汉)   电话:(027)81321913
　　　　　武汉市东湖新技术开发区华工科技园   邮编:430223
录　　排:华中科技大学惠友文印中心
印　　刷:广东虎彩云印刷有限公司
开　　本:880mm×1230mm　1/16
印　　张:28
字　　数:838 千字
版　　次:2023 年 1 月第 1 版第 8 次印刷
定　　价:59.80 元

华中出版

全国高职高专医药院校康复治疗技术专业
工学结合"十二五"规划教材编委会

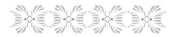

总　　序

世界职业教育发展的经验和我国职业教育发展的历程都表明,职业教育是提高国家核心竞争力的要素之一。近年来,我国高等职业教育发展迅猛,成为我国高等教育的重要组成部分,与此同时,作为高等职业教育重要组成部分的高等卫生职业教育的发展也取得了巨大成就,为国家输送了大批高素质技能型、应用型医疗卫生人才。截至 2010 年底,我国各类医药卫生类高职高专院校已达 343 所,年招生规模超过 24 万人,在校生 78 万余人。

康复医学现已与保健医学、预防医学、临床医学并列成为现代医学的四大分支之一。现代康复医学在我国发展已有近 30 年历史,是一个年轻但涉及众多专业的医学学科,在我国虽然起步较晚,但发展很快,势头良好,在维护人民群众身体健康、提高生存质量等方面起到了不可替代的作用。据不完全统计,截至 2010 年底,我国开设有康复治疗技术专业的高职高专院校已达 100 所,年招生量近10 000人。

教育部《关于全面提高高等职业教育教学质量的若干意见》中明确指出,高等职业教育必须"以服务为宗旨,以就业为导向,走产学结合的发展道路","把工学结合作为高等职业教育人才培养模式改革的重要切入点,带动专业调整与建设,引导课程设置、教学内容和教学方法改革"。这是新时期我国职业教育发展具有战略意义的指导意见。高等卫生职业教育既具有职业教育的普遍特性,又具有医学教育的特殊性,许多卫生职业院校在大力推进示范性职业院校建设、精品课程建设,发展和完善"校企合作"的办学模式、"工学结合"的人才培养模式,以及"基于工作过程"的课程模式等方面有所创新和突破。高等卫生职业教育发展的形势使得目前使用的教材与新形势下的教学要求不相适应的矛盾日益突出,加强高职高专医学教材建设成为各院校的迫切要求,新一轮教材建设迫在眉睫。

为了顺应高等卫生职业教育教学改革的新形势和新要求,在认真、细致调研的基础上,在教育部高职高专医学类及相关医学类专业教学指导委员会专家和部分高职高专示范院校领导的指导下,我们组织了全国 42 所高职高专医学院校的近 200 位老师编写了这套以工作过程为导向的全国高职高专医药院校康复治疗技术专业工学结合"十二五"规划教材。本套教材囊括了康复治疗技术专业的所有学科,由我国开设该专业较早、取得显著教学成果的专业示范性院校引领,多所学校广泛参与,其中有副教授及以上职称的老师占 52%,每门课程的主编、副主编均由来自高职高专院校教学一线的主任或学科带头人组成。教材编写过程中,全体主编和参编人员进行了认真的研讨和细致的分工,在教材编写体例和内容上均有所创新,各主编单位高度重视并有力配合教材编写工作,责任编辑和主审专家严谨和忘我的工作,确保了本套教材的编写质量。

本套教材充分体现新一轮教学计划的特色,强调以就业为导向、以能力为本位、贴近学生的原则,体现教材的"三基"(基本知识、基本理论、基本实践技能)及"五性"(思想性、科学性、先进性、启发性和适用性)要求,着重突出以下编写特点:

(1)紧扣新教学计划和教学大纲,科学、规范,具有鲜明的高职高专特色;

(2)突出体现"工学结合"的人才培养模式和"基于工作过程"的课程模式;

(3)适合高职高专医药院校教学实际,突出针对性、适用性和实用性;

(4)以"必需、够用"为原则,简化基础理论,侧重临床实践与应用;

(5)紧扣精品课程建设目标,体现教学改革方向;

(6)紧密围绕后续课程、执业资格标准和工作岗位需求;

(7)教材内容体系整体优化,基础课程体系和实训课程体系都成系统;

(8)探索案例式教学方法,倡导主动学习。

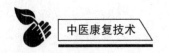

  这套规划教材作为全国首套工学结合模式的康复治疗技术专业教材,得到了各学校的大力支持与高度关注,它将为高等卫生职业教育康复治疗技术专业的课程体系改革作出应有的贡献。我们衷心希望这套教材能在相关课程的教学中发挥积极作用,并得到读者的青睐。我们也相信这套教材在使用过程中,通过教学实践的检验和实际问题的解决,不断得到改进、完善和提高。

全国高职高专医药院校康复治疗技术专业工学结合"十二五"规划教材

编写委员会

前　言

21世纪以来,随着我国老龄化社会和医疗康复机构对康复治疗技术人才需求的不断增加,全国近百所高等职业院校开设了以高素质康复治疗技能型人才为培养目标的康复治疗技术专业。

随着高职"工学结合"人才培养模式的推行及项目课程的开发,教材作为教学内容的重要载体,必须跟上项目课程模式改革的步伐。《中医康复技术》工学结合一体化教材打破了原有教材编写的体例、模式,按照项目课程内容安排的要求,采用全新的编写方法,充分体现了项目课程内涵中的能力观、结构观、综合观、过程观、策略观。教材编写思路是:以培养学生职业能力为核心,以康复治疗技术岗位工作任务、工作过程分析为基础,以项目为载体,以临床情境为驱动,以任务为引领,以工作过程为导向,"序化"技术实践知识,"简化"技术理论知识,最终"例化"于完成具体项目任务的工作过程中,实现理论知识与实践知识的综合,职业技能与职业态度、情感的融合,处理好显性知识与默会知识、必备知识与拓展知识、理论知识及实践知识的关系,达到整合项目课程内容的目的。学生学习时直接面对的是具体的项目,以完成项目、任务为学习目标,从而实现了学习目标的具体化。学生在有目标的行动化学习中积累实践知识、获取理论知识。学习过程成为以行动为主的自我建构过程,能激发学生的学习动机,提升学习兴趣,且有利于促进学生参与教学评价。

全书分为上、下两篇:上篇为经络腧穴篇,内容包括经络总论、腧穴总论及经络腧穴技术;下篇为中医康复篇,内容包括针灸总论、推拿总论及中医康复技术。为了防止因项目设置过大、支撑的理论知识太多,较大的项目又分解成若干任务,每个项目或任务后均附有知识达标检测、能力达标检测,完成每个任务需2~4个学时,这样可以提高学生的学习成就感。在项目的组织编排上采用并列式。在具体编排时,以高职学生心智发展状况为前提,选择学生易于接受的呈现方式,同时将职业道德、情感、态度、价值观等要素渗透到教材中。

编写《中医康复技术》工学结合一体化教材,实属探索,可借鉴的经验较少,因而殷切期望广大师生和读者提出宝贵意见,以便在今后修订时加以改进。

编　者

目 录

上篇　经络腧穴篇

下篇　中医康复篇

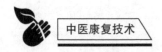

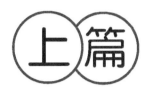

上篇 经络腧穴篇

学习目标

能力目标

1. 运用十二经脉、奇经八脉循行分布知识,结合人体体表解剖标志,能够在人体上勾划出十四经脉的体表循行路线。

2. 运用腧穴定位知识和相应的定位方法,能够在人体上准确定位常用经穴与奇穴。

3. 针对临床情境,运用脏腑经络腧穴等理论知识,能够解释病理变化,指导辨证归经及针灸选穴。

知识目标

1. 了解经络学说的概念、形成及腧穴的起源、发展。

2. 熟悉经络系统的组成。

3. 掌握经络、腧穴的概念及其作用。

4. 掌握十二经脉的特点及其作用。

5. 掌握奇经八脉的特点及其作用。

6. 熟悉经别、别络、经筋、皮部的特点及其作用。

7. 掌握经络的生理作用。

8. 掌握腧穴的分类,经穴的主治规律和主治特点。

9. 理解经络的病机及病候。

10. 掌握常用经穴与奇穴的定位知识、主治特点、刺灸方法、注意事项。

素质目标

1. 通过模拟临床情境,激发学生学习动机,引导学生主动学习。

2. 通过角色扮演,学生互为模特,实施划经点穴训练,使学生树立严谨的科学意识及关心、爱护、体贴患者的意识,培养学生良好的人际沟通能力。

3. 通过小组学习,剖析病例,培养学生团队合作精神及分析、判断、解决问题的能力。

第一章 经络总论

第一节 经络的概念及经络学说的形成

一、经络的概念

经络是经脉和络脉的总称。经是指经脉,贯穿上下,沟通内外,是经络系统的主干;络是指络脉,络脉是经脉的分支,较经脉细小,纵横交错,遍布于全身。经络是运行人体气血、联络脏腑、沟通内外、贯穿上下的径路,是人体功能的调控系统。

二、经络学说的形成

经络学说是阐述人体经络系统的循行分布、生理功能、病理变化及其与脏腑相互关系的一种系统理论。经络系统纵横交错,入里出表,通达上下,从而使人体的各脏腑组织器官有机地联系起来,机体内外上下保持协调统一,成为一个有机的整体。

经络学说是古人通过长期的医疗实践,不断观察总结而逐步形成的。据文献资料分析,经络学说的形成,来自以下几个方面。

（一）对针灸等刺激的感应或感觉传导现象的观察

历代医家观察到,针刺腧穴或一定的部位时,患者会产生酸、麻、胀、重等感应,称为"针感"或"得气"。这种感觉有时沿着一定的径路向远处传导;温灸时也会有热感并由施灸部位向远处扩散;在气功养生术中,当练功者意守丹田时,会觉得体内有气沿着一定的径路流动。这种感觉的传导与扩散现象,使古代医家意识到,人体内部存在着复杂而又有一定规律的联系通路,从而提出经络循行分布的轮廓,并逐渐积累,成为形成经络学说的重要依据之一。

（二）对腧穴功效的总结

在长期的针灸临床实践中,古代医家发现了穴位,并对穴位主治作用进行分类。临床观察发现,腧穴不仅能治疗局部病证,还能治疗有关的远隔部位的病证。进而发现主治范围相似的腧穴往往有规律地排列在一条路线上,并对一定的脏腑有治疗作用。如分布于上肢外侧前缘的腧穴都能治疗头面病证,分布于上肢内侧前缘的腧穴,虽与上述腧穴距离很近,但却以治疗喉、胸、肺病证为主。古代医家把作用相似的穴位归纳分类,逐步形成了经络的连线。

（三）对体表病理现象的推理

古代医家在临床实践中发现,当体内某一脏腑发生疾病时,在体表相应部位可出现一些病理现象,如压痛、结节、皮疹、色泽改变等异常反应。这些病理现象是经络内外联系的典型反应之一。由此可见,对体表病理现象的观察分析、归纳、总结、推理,也是经络学说形成的依据之一。

（四）受解剖生理知识的启发

古代因当时条件所限,解剖学虽不发达,但古人通过解剖,对血脉、筋肉、骨骼和内脏的位置、形状及某些生理功能等都有一定程度了解,观察到人体分布着许多管状和条索状结构与四肢相联系及某些脉内血液流动的现象等,这对认识经络有一定的启发。

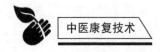

综上所述,经络现象的发现与经络学说的形成途径是多方面的,各种认识相互佐证,相互补充,从而使人们对经络的认识逐步完善,共同构成了经络学说形成的基础。

第二节　经络系统的组成

经络系统由经脉和络脉组成。其中经脉包括十二经脉及附属于十二经脉的十二经别、十二经筋、十二皮部和奇经八脉。络脉有十五别络、浮络、孙络等(图1-2-1)。

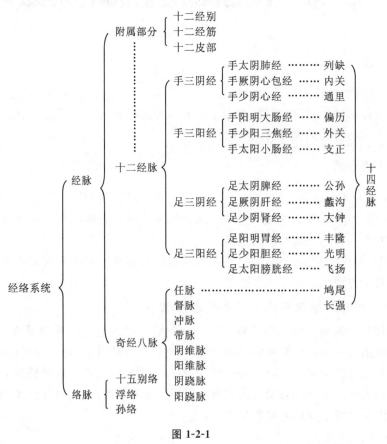

图 1-2-1

一、十二经脉

十二经脉即手三阴经、手三阳经、足三阳经和足三阴经的总称。它们是经络系统的主体,故又称为"正经"。

（一）十二经脉的命名

古人根据十二经脉所属的脏腑和循行部位,结合阴阳理论而确定了十二经脉的名称。依据经脉循行于上、下肢的不同,有手经、足经之分;依据各经脉隶属脏腑不同,有属脏、属腑之分;依据经脉循行分布于四肢的内、外和所属脏腑的阴阳属性不同,有阴经、阳经之分。在分阴阳的基础上,根据阴阳之气的多少衍化又分三阴三阳,阴有太阴、厥阴、少阴,阳有阳明、少阳、太阳。阴阳之气的多少亦与所属脏腑有关。例如:心、肝、脾、肺、肾、心包六脏属阴,其中肺和脾两脏阴气最盛,称为太阴,心和肾其次,称为少阴,肝和心包又次之,称为厥阴。小肠、胆、胃、大肠、膀胱、三焦六腑属阳,其中胃、大肠的阳气最盛,与阴气最盛的太阴经相配,称为阳明;小肠、膀胱为其次,与阴气较次的少阴经相配,称为太阳;胆、三焦又次之,与阴气最少的厥阴经相配,称为少阳。根据上述命名方法就定出了十二经脉的名称(图1-2-1)。

(二)十二经脉的特点

十二经脉与脏腑具有属络关系,相互之间具有表里关系,在体表的分布、循行走向、交接均呈现一定的规律。气血沿经逐经相传,循环流注,且十二经脉均有专属的腧穴。

1. 十二经脉与脏腑器官的联络关系 十二经脉除了与体内的六脏六腑相联络外,尚与其经脉循行分布部位的组织器官有着密切的联络关系(表1-2-1)。

表1-2-1 十二经脉与脏腑器官的联络关系

经脉名称	属络的脏腑	联络的器官
手太阴肺经	属肺,络大肠,还循胃口	喉咙
手阳明大肠经	属大肠,络肺	入下齿中,挟口、鼻
足阳明胃经	属胃,络脾	起于鼻,入上齿,环口挟唇,循喉咙
足太阴脾经	属脾,络胃,流注心中	挟咽,连舌本,散舌下
手少阴心经	属心,络小肠,上肺	挟咽,系目
手太阳小肠经	属小肠,络心,抵胃	循咽,至目内外眦,入耳中,抵鼻
足太阳膀胱经	属膀胱,络肾	起于目内眦,至耳上角,入络脑
足少阴肾经	属肾,络膀胱,上贯肝入肺中,络心	循喉咙,挟舌本
手厥阴心包经	属心包,络三焦	—
手少阳三焦经	属三焦,络心包	系耳后,出耳上角,入耳中,至目锐眦
足少阳胆经	属胆,络肝	起于目锐眦,下耳后,入耳中,出耳前
足厥阴肝经	属肝,络胆,挟胃,注肺	过阴器,连目系,环唇内

2. 十二经脉的表里属络关系 十二经脉"内属于府藏,外络于肢节",十二经脉在体内与脏腑有明确的属络关系。其中阴经属脏络腑主里,阳经属腑络脏主表。手太阴肺经属肺络大肠,手阳明大肠经属大肠络肺;足阳明胃经属胃络脾,足太阴脾经属脾络胃;手少阴心经属心系络小肠,手太阳小肠经属小肠络心;足太阳膀胱经属膀胱络肾,足少阴肾经属肾络膀胱;手厥阴心包经属心包络三焦,手少阳三焦经属三焦络心包;足少阳胆经属胆络肝,足厥阴肝经属肝络胆。

十二经脉不仅与脏腑有着密切联系,相互之间也存在着表里配对关系。《素问·血志形气篇》提出:"足太阳与少阴为表里,少阳与厥阴为表里,阳明与太阴为表里,是为足阴阳也。手太阳与少阴为表里,少阳与心主为表里,阳明与太阴为表里,是为手之阴阳也。"这样十二经脉就形成了一脏配一腑,一阴配一阳的六组脏腑阴阳表里属络关系(表1-2-2)。互为表里的经脉在生理上密切联系,在病理上相互影响。

表1-2-2 十二经脉的表里属络关系

手太阴肺经(里)◄────►手阳明大肠经(表)

足阳明胃经(表)◄────►足太阴脾经(里)

手少阴心经(里)◄────►手太阳小肠经(表)

足太阳膀胱经(表)◄────►足少阴肾经(里)

手厥阴心包经(里)◄────►手少阳三焦经(表)

足少阳胆经(表)◄────►足厥阴肝经(里)

3. 十二经脉在体表的分布规律 十二经脉左右对称地分布于头面、躯干和四肢,纵贯全身。凡属六脏的经脉称为阴经,分布于四肢内侧和胸腹,上肢内侧为手三阴经,下肢内侧为足三阴经;凡属六腑的经脉称为阳经,分布于四肢外侧和头面、躯干,上肢外侧为手三阳经,下肢外侧为足三阳经。以人体自然直立,两手下垂,掌心向内的姿势,将上、下肢的内外侧均分为前、中、后三个区域,则手足三阳经在四肢的排列顺序是,阳明在前、少阳在中、太阳在后。手足三阴经在四肢的排列顺序一般是,太阴在前、厥阴在中、少阴在后,其中足三阴经在足内踝上8寸以下为厥阴在前、太阴在中、少阴在后,至内踝上8

寸以上则太阴交出于厥阴之前(图1-2-2)。

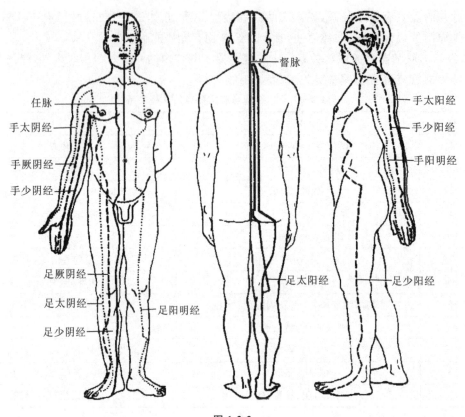

图 1-2-2

4. 十二经脉的循行走向与交接规律 手三阴经从胸走手,手三阳经从手走头,足三阳经从头走足,足三阴经从足走腹(胸)。正如《灵枢·逆顺肥瘦》所载:手之三阴从胸走手,手之三阳从手走头,足之三阳从头走足,足之三阴从足走腹(图1-2-3)。

十二经脉的交接规律是:相表里的阴经与阳经在手足末端交接,同名的手、足阳经在头面部交接,手、足阴经在胸部交接。

5. 十二经脉气血循环流注 经脉运行气血,而气血是通过中焦受纳、腐熟水谷,化生水谷精微而产生,所以十二经脉气血源于中焦。气血的运行,有赖于肺气的输送,所以十二经脉气血流注从手太阴肺经开始。由肺经逐经相传,最后再从肝经到肺经,形成周而复始、如环无端的传注系统,将气血周流全身,使人体不断地得到营养物质而维持各组织器官的功能活动。由于十二经脉通过手足阴阳表里经的连接而逐经相传,从而构成了周而复始、如环无端的气血循环流注系统(图1-2-4)。

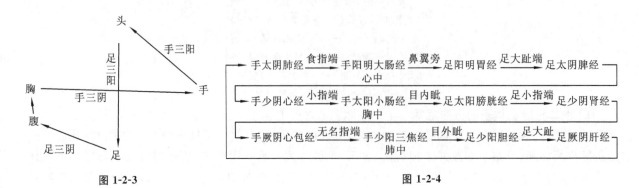

图 1-2-3   图 1-2-4

（三）十二经脉的作用

十二经脉内属于脏腑，外络于肢节，联络脏腑，沟通肢窍，是气血运行的主要通道。气血沿经络周流全身各脏腑组织器官，维持其正常机能。

二、奇经八脉

奇经是指与十二经脉不同的经脉。奇经八脉是不同于十二经脉的"别道而行"的八条经脉，即任脉、督脉、冲脉、带脉、阴维脉、阳维脉、阴跷脉、阳跷脉的总称（图1-2-1）。其名称多反映其循行分布和各自的功能特点。

（一）奇经八脉的循行分布

任、督、冲三脉皆起于胞中，同出于会阴，然后别道而行，故称为"一源三歧"。督脉行于脊背正中，上至头面（图1-2-5）；任脉行于胸腹正中，上抵额部（图1-2-6）；冲脉与足少阴肾经相并，夹脐而上至口唇（图1-2-7）。带脉出自季胁部，交会于足少阳胆经的带脉、五枢、维道穴，围绕腰腹部一周，状如束带（图1-2-8）。维脉和跷脉均分阴阳，左右对称分布，起于下肢，走向躯干头部。阴脉循内侧，阳脉循外侧（图1-2-9、图1-2-10、图1-2-11、图1-2-12）。

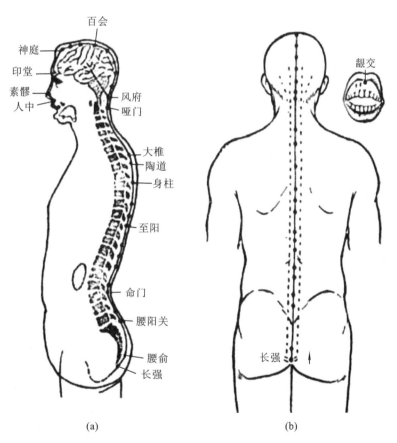

图 1-2-5

奇经八脉中，除任、督二脉各有所属腧穴外，其他六脉的腧穴都寄附于十二经脉与任、督二脉之中，故任、督二脉能与十二经脉相提并论，合称"十四经脉"。

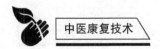
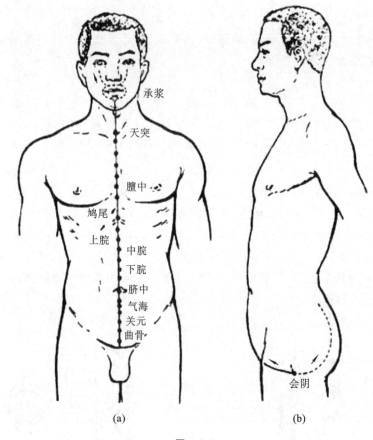

承浆
天突
膻中
鸠尾
上脘
中脘
下脘
脐中
气海
关元
曲骨

(a)

会阴

(b)

图 1-2-6

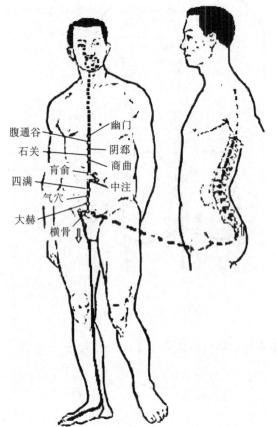

腹通谷
石关
肓俞
四满
气穴
大赫
横骨

幽门
阴都
商曲
中注

图 1-2-7

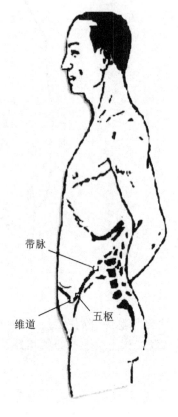

带脉

维道
五枢

图 1-2-8

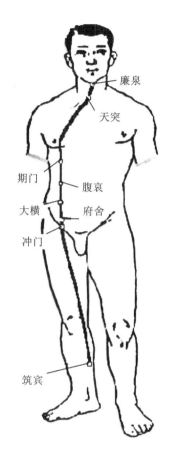

图 1-2-9

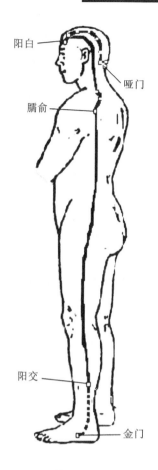

图 1-2-10

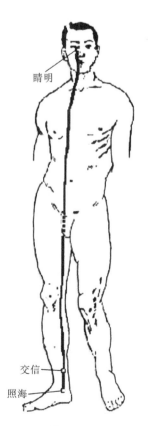

图 1-2-11

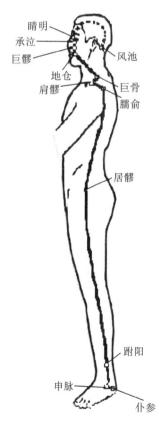

图 1-2-12

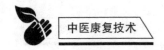

（二）奇经八脉的特点

奇经八脉的循行分布，不像十二经脉那样有规律，但每条奇经有一定的循行路线，不直属脏腑，无表里关系，无逐经相接的关系；除任、督脉外，其他六脉无专属腧穴。

（三）奇经八脉的作用

奇经八脉的作用主要体现在两方面：其一，统领、联络作用。奇经八脉将部位相近、功能相似的经脉联系起来，达到统摄有关经脉气血、协调阴阳的作用。任脉与六阴经有联系，称为"阴脉之海"，具有调节全身诸阴经经气的作用；督脉与六阳经有联系，称为"阳脉之海"，具有调节全身阳经经气的作用；冲脉又与足阳明、足少阴、任脉、督脉等经有联系，故有"十二经之海"、"血海"之称，具有含蓄十二经气血的作用；带脉状如束带，约束联系纵行躯干部的诸条经脉；阳维脉与阴维脉分别联系阳经与阴经，主管一身之表里，分别调节阳经与阴经的经气；阴阳跷脉主一身左右之阴阳，共同调节肢体的运动和眼睑的开合功能。其二，溢蓄、调节作用。奇经八脉对十二经气血有蓄积和渗灌的调节作用。十二经脉气血隆盛时流注于八脉，奇经八脉能加以蓄积；人体功能活动需要时，奇经八脉又能渗灌供应。

三、络脉

经脉的分支总称络脉。别络是从经脉分出较大的支脉，大多分布于体表。别络有十五条，合称十五别络。从别络分出的最细小的分支称为孙络。络脉中浮行于浅表部位的称为浮络。细小络脉，遍布全身，难以计数。

（一）别络的循行分布

十五别络即十二经脉各有一条别络，加上任脉、督脉的络脉和脾之大络。另外，如再加上胃之大络，也可称为十六别络。其名称以所别出的经脉腧穴名称而定名。

1. 手太阴之别络　名列缺，起于腕关节上方一半寸处的分肉之间，走向手阳明经；与手太阴经并行，直走入手掌中，散布于大鱼际。

2. 手阳明之别络　名偏历，在腕后三寸处分出，走向手太阴经；其支脉向上沿着臂膊，经过肩峰，上行至下颌角，遍布于牙齿根部；其支脉进入耳中，与宗脉会合。

3. 足阳明之别络　名丰隆，在外踝上八寸处分出，走向足太阴经；其支脉沿着胫骨外缘，向上联络头项部（会大椎），与各经的脉气相合，向下联络咽喉部。

4. 足太阴之别络　名公孙，在第一趾跖关节后一寸处公孙穴处分出，走向足阳明经；其支脉进入腹腔，联络肠胃。

5. 手少阴之别络　名通里，在腕后一寸处分出上行，沿着本经进入心中，向上系舌本，连属目系。本络脉还从通里走向手太阳经。

6. 手太阳之别络　名支正，在腕后五寸处分出，向内注入手少阴经；其支脉上行经肘部，上络肩髃部。

7. 足太阳之别络　名飞阳，在外踝上七寸处分出，走向足少阴经。

8. 足少阴之别络　名大钟，在内踝后绕行足跟，走向足太阳经；其支脉与本经相并上行，走到心包下，外行通贯腰脊。

9. 手厥阴之别络　名内关，在腕后二寸处，出于两筋之间，分支走向手少阳经脉，并沿经上行联系心包，散络心系。

10. 手少阳之别络　名外关，在腕后二寸处分出，绕行于臂膊外侧，进入胸中，会合于心包。

11. 足少阳之别络　名光明，在外踝上五寸处分出，走向足厥阴经，向下联络足背部。

12. 足厥阴之别络　名蠡沟，在内踝上五寸处分出，走向足少阳经；其支脉经过胫骨，上行到睾丸部，结聚在阴茎处。

13. 任脉之别络　名鸠尾，从鸠尾穴处分出，下行，散布于腹部。

14. 督脉之别络 名长强,从长强穴处分出,分两支挟脊柱正中上项,散布头上;并联系足太阳经。

15. 脾之大络 名大包,位于渊液穴下三寸,分布于胸胁。

(二)别络的分布特点

十五别络的循行分布有一定的部位。十二经脉的别络从四肢肘膝以下本经络穴别出后,均走向与其相表里的经脉,即阴经别络走向与其相表里的阳经,阳经别络走向与其相表里的阴经。躯干部的三络,分布于身体的前、后、侧面。其中,任脉之络散布于腹部;督脉之络散布于背部;脾之大络散布于胸胁。

(三)络脉的作用

十五络较大,是全身络脉中的主要络脉,对全身无数细小的络脉起主导作用。十二经别络进一步加强了表里两经的联系。躯干部的三络,即任脉络、督脉络和脾之大络,分别沟通了腹、背和侧胸部经气。遍布全身的络脉,其作用主要是促进气血渗灌输布,以濡养全身组织。

四、经别

经别,即别行的正经。

(一)十二经别的循行分布

十二经别是十二正经离、入、出、合的别行部分,是正经别行深入体腔的支脉。

1. 手阳明与手太阴经别(一合)

手阳明经别 从手走胸,在肩髃穴分出,进入锁骨上部,向下者走向大肠,归属于肺,向上者,沿喉咙,浅出于锁骨上窝,脉气仍会合于手阳明经脉。

手太阴经别 从手太阴经脉分出,进入腋下,行于手少阴经别之前,进入体腔,走向肺脏,散布于大肠,向上浅出锁骨上窝,沿喉咙,在约当扶突穴处合于手阳明的经脉。

2. 手少阳与手厥阴经别(二合)

手少阳经别 在头部从手少阳经分出,向下进入锁骨上窝,经过上、中、下三焦,散布于胸中。

手厥阴经别 从腋下三寸处(天池)分出,进入胸腹,分别归属于上、中、下三焦,向上沿着喉咙,浅出于耳后,同手少阳经会合于乳突下。

3. 手太阳与手少阴经别(三合)

手太阳经别 在肩关节部从手太阳经脉分出,向下入于腋窝,行向心脏,联系小肠。

手少阴经别 从手少阴经脉分出后进入腋下两筋之间,入胸腔,归属于心脏,向上走到喉咙,浅出面部,与手太阳经在目内眦会合。

4. 足阳明与足太阴经别(四合)

足阳明经别 从足阳明经脉的大腿前面处分出,进入腹腔里面,归属于胃,散布到脾脏,向上通过心脏,沿食道浅出口腔,上达鼻根及目眶下,回过来联系目系,脉气仍注入足阳明本经。

足太阴经别 从足太阴经脉的股内侧分出后,到达大腿前面,同足阳明的经别相合并行,向上结于咽喉,贯通到舌根。

5. 足少阳与足厥阴经别(五合)

足少阳经别 从足少阳经脉分出,绕过大腿前侧,进入毛际(外阴部),同足厥阴的经别会合,分支进入季胁之间。沿胸腔里,归属于胆,散布于肝脏,贯心脏,挟食道与咽上行,浅出颐颔,散布在面部,系目系,当目外眦部,脉气仍注入足少阳经。

足厥阴经别 从足背上足厥阴经分出,上至毛际(外阴部),与足少阳经别会合并行。

6. 足太阳与足少阴经别(六合)

足太阳经别 从足太阳经脉分出,进入腘窝中,其中一条支脉在骶骨下五寸处分出,别行进入肛门,上行归属膀胱,散布联络肾脏,沿脊柱两旁的肌肉到心脏后,散布于心脏内;直行的一条支脉,从脊

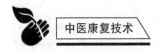

柱两旁的肌肉处上行,进入项部,脉气仍注入足太阳本经。

足少阴经别　在腘窝部从足少阴经分出,与足太阳经别相合并行,上至肾,在十四椎(第二腰)处分出,归属带脉;直行的经别继续上行,系舌根,再浅出项部,会合于足太阳经。

(二)十二经别的特点

十二经别多从四肢肘膝关节以上的正经别出(离),经过躯干深入体腔与相关的脏腑联系(入),再浅出于体表上行头项部(出),在头项部,阳经经别合于本经的经脉而上抵头面,阴经的经别合于其表里的阳经经脉(合)。每一对相为表里经别组成一"合",十二经别按阴阳表里关系共组成"六合"。因此,十二经别的分布特点,可用"离、入、出、合"来概括。

(三)十二经别的作用

1. 十二经别加强了表里两经及所属脏腑之间的相互联系　十二经别中阴经经别均合于相表里的阳经经脉。同时在体腔内,绝大多数表里经别都入走其经脉所属的表里脏腑,进一步加强了表里经脉及所属脏腑之间的联系。

2. 加强了十二经脉与心、头的联系　十二经脉中,六阳经上达头面,多数阴经不上头面。十二经别则通过"出"与"合",不仅六阳经经别上头,且六阴经经别也上头,从而加强了十二经脉与头面的联系,尤其是阴经与头面部的联系,为阴经穴位治疗头面疾病提供了理论基础。如偏头痛可选太渊、列缺;牙痛、咽喉病可选取太溪、照海。在十二经别中,除手少阴经与手太阳经别入心之外,足三阴、足三阳经别均在体腔中与心发生联系,从而扩大了十二经脉与心的联系,突出了心在脏腑经脉中的主宰地位。

3. 扩大了十二经脉与人体各部之间的联系　十二经别能到达十二经脉未能分布的部位,弥补了十二经脉循行分布上的不足,使十二经脉与人体各部的联系更趋周密。

由此可见,经别和络脉都能加强表里两经的联系。所不同的是:经别主内,主要是加强躯干部表里脏腑之间的联系和表里经脉在头面部的联系;而络脉主外,主要是加强肘膝关节以下表里两经之间的联系。

五、经筋

经筋是十二经脉连属于筋肉关节的体系,即与十二经脉相应的筋肉部分,称为"十二经筋"。其功能活动有赖于经络气血的濡养,并受十二经脉的调节。十二经筋皆隶属于十二经脉,并随所辖经脉而命名。

(一)经筋的循行分布

经筋的分布,一般都在浅部,从四肢末端走向头身,多结聚于关节和骨骼附近,有的进入胸腹腔,但不属络脏腑。经筋的分布,同十二经脉在体表的循行部位基本上是一致的,但其循行走向不尽相同。其具体分布如下:

1. 手太阴经筋　起于手大指之上,沿大指上行,结于鱼际之后;行于寸口动脉外侧,上行沿前臂,结于肘中;再向上沿上臂内侧,进入腋下,出缺盆部,结于肩峰前方;其上行结于缺盆,向下内行结于胸里;分散通过膈部,会合于膈下,到达季胁。

2. 手厥阴经筋　起于中指,与手太阴经筋并行,结于肘内侧;上经上臂内侧,结于腋下,分散前后挟两胁。分支进入腋内,散布于胸中,结于膈。

3. 手少阴经筋　起于手小指内侧,结于腕后锐骨(豆骨);向上结于肘内侧;再向上进入腋内,交手太阴经筋,伏行于乳里,结聚于胸中;沿膈向下,联系于脐部。

4. 手阳明经筋　起于食指桡侧端,结于腕背部;向上沿前臂,结于肘外侧;上经上臂外侧,结于肩峰部。其分支,绕肩胛,挟脊旁;直行者,从肩峰部上颈。分支上面颊,结于鼻旁颧部;直行的走手太阳经筋的前方,上额角,散络头部,下向对侧下颌部。

5. 手少阳经筋　起于无名指末端,结于腕背,向上沿前臂外侧,结于肘尖;向上绕行于上臂外侧,上肩部,走向颈部,会合于手太阳经筋。其分支当下颌角部进入,联系舌根;一支上行至下颌角,沿耳前,连属目眦,上达颞部,结于额角。

6. 手太阳经筋 起于手小指之上,结于腕背,向上沿前臂尺侧,结于肱骨内上髁后,上行结于腋下。其分支走腋后侧,上绕肩胛,沿着颈旁出走足太阳经筋的前方,结于耳后乳突;分支进入耳中;直行者,出耳上,向下结于下颌,上方连属目外眦。还有一条支筋从颌部分出,上下颌角部,沿耳前,连属目外眦,上额,结于额角。

7. 足阳明经筋 起于第二、三、四趾,结于足背;斜向外行加附于腓骨,上结于膝外侧;直上结于髀枢(大转子部);向上沿胁部联系脊柱。直行者,上沿胫骨,结于膝部;分支之筋结于腓骨部,并合足少阳经筋;直行者,沿伏兔上行,结于股骨前而聚集于阴部。向上分布于腹部,结于缺盆,上颈部,挟口旁,会合于鼻旁颧部,向下结于鼻,向上合于足太阳经筋。太阳经筋为"目上纲"(下睑),阳明经筋为"目下纲"(下睑)。另一支,从面颊结于耳前。

8. 足少阳经筋 起于第四趾,向上结于外踝,上行沿胫外侧缘,结于膝外侧。其分支起于腓骨部,上走大腿外侧,前边结于"伏兔"(股四头肌部),后边结于骶部。直行者,经季胁,上走腋前方,系于胸膺和乳房,结于缺盆。直行者,上出腋部,通过缺盆,行于太阳经的前方,沿耳后,上额角,交会于头顶,向下走向下颌,上方结于鼻旁。分支结于目外眦,成"外维"。

9. 足太阳经筋 起于足小趾,向上结于外踝;斜上结于膝部;下方沿足外侧结于足跟,向上沿跟腱结于腘部;其分支结于小腿肚(腨内),上向腘内则,与腘部另支合并上行结于臀部;向上挟脊到达后项部;分支入结于舌根。直行者结于枕骨,上行至头顶,从额部下,结于鼻。分支形成"目上纲"(即上睑),向下结于鼻旁。背部的分支,从腋后外侧结于肩髃部;一支进入腋下,向上出缺盆,上方结于耳后乳突(完骨)。又有分支从缺盆出,斜上结于鼻旁。

10. 足太阴经筋 起于足大趾内侧端,向上结于内踝;直行者,结于膝内辅骨(胫骨内侧髁部),向上沿大腿内侧,结于股前,会聚于阴部。向上到腹部,结于脐,沿腹内,结于肋骨,散布于胸中,在内的经筋则附着于脊柱。

11. 足厥阴经筋 起于足大趾上边,向上结于内踝之前;上沿胫骨内侧,结于胫骨内髁之上,再向上沿大腿内侧,结于阴部而联络各经筋。

12. 足少阴经筋 起于足小趾下边,入足心部,同足太阴经筋斜行内踝下方,结于足跟,与足太阳经筋会合;向上结于胫骨内髁下,同足太阴经筋一起向上,沿大腿内侧,结于阴部,沿膂里(脊旁肌肉)挟脊,向上至项,结于枕骨,与足太阳经会合。

(二)经筋的分布特点

十二经筋的分布部位,与其所辖经脉体表循行通路基本一致,其循行分布特点是,一般行于体表,不入内脏,均起始于四肢末端,结聚于关节、骨骼部,走向头面躯干。手三阳经筋起于手指,循臑外上行结于角(头部);足三阳经筋起于足趾,循股外上行结于𩑶(面部);手三阴经筋起于手指,循臑内上行结于贲(胸部);足三阴经筋起于足趾,循股内上行结于阴器(腹部)。

十二经筋在循行分布过程中有结、聚、散、络的现象。结、聚,多数在关节及肌肉丰厚处,并与邻近的他经相联结。前阴是宗筋所聚,足三阴与足阳明经筋都在该处聚合。散,主要在胸腹;络,除足厥阴经筋只结聚阴器外,其他的都能总络诸筋。

(三)经筋的作用

经筋的作用主要是约束骨骼,屈伸关节,维持人体正常运动功能。如《素问·痿论》所说:"宗筋主束骨而利机关也"。

六、皮部

皮部是指体表皮肤按经络分布部位分区。《素问·皮部论》:"皮有分部";"皮者,脉之部也"。按照

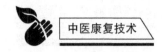

十二经脉在体表的分布范围,将体表皮肤分为十二个标志区,称为十二皮部。十二皮部是指与十二经脉相应的皮肤。"欲知皮部,以经脉为纪";"凡十二经络脉者,皮之部也"。

（一）皮部的循行分布

皮部是经络系统在体表的分部。十二皮部是十二经脉在体表的投射区,所以十二皮部与十二经脉在体表的分布范围一致。

（二）皮部的特点

十二皮部的分布区域,是以十二经脉体表的分布范围为依据的,也就是十二经脉在皮肤上的分属部分,即十二皮部是十二经脉功能活动反映于体表皮肤的部位,也是络脉之气散布之所在。

（三）皮部的作用

皮部位于人体体表,与经络气血相通,是机体的卫外屏障,具有保卫机体、抗御外邪的作用。当机体卫外功能失常时,皮部→络脉→经脉→腑→脏,成为外邪传注的途径。反之,脏腑经络发生病变时也可以借此自内而外反映皮部的变化。因此,通过诊察皮部,可以推断脏腑经络病变;运用皮肤针、皮内针、腕踝针、刺络、敷贴等疗法刺激皮部,可以治疗脏腑经络病变。

第三节　经络的生理作用及病机病候

一、经络的生理作用

（一）联络脏腑,沟通肢窍

《灵枢·海论》指出:"夫十二经脉者,内属于府藏,外络于肢节"。人体的五脏六腑、四肢百骸、五官九窍、皮肉筋骨等组织器官,之所以能保持相对的协调与统一,完成正常的生理活动,是依靠经络系统的联络沟通而实现的。经络中的经脉、经别与奇经八脉、十五络脉,纵横交错,入里出表,通上达下,联系人体各脏腑组织;经筋、皮部联系肢体筋肉皮肤;浮络、孙络形如网络,遍布全身。经络系统将人体联系成了一个有机的整体。

（二）运行气血,协调阴阳

《灵枢·本藏》指出:"经脉者,所以行血气而营阴阳,濡筋骨,利关节者也……"。这说明经络有运行气血、营养全身及协调阴阳的作用。经络是气血运行的通道,气血是人体生命活动的物质基础。人体各个脏腑、组织、器官均需要气血的温养和濡润,才能发挥其正常生理作用。气血必须依赖经络系统的循环传注,才能输布周身,以温养濡润全身各脏腑组织器官,维持机体的正常功能。如营气之"调和于五脏,洒陈于六腑",从而为五脏藏精、六腑传化的功能活动提供了物质基础。

（三）抗御外邪,保卫机体

由于经络能"行气血而营阴阳",营气行于脉中,卫气行于脉外,营卫之气密布周身,在内和调于五脏,洒陈于六腑,在外抗御外邪、保卫机体。卫气充实于络脉,络脉散布于全身而密布于皮部。外邪侵犯人体由表及里,先从皮毛开始,卫气首当其冲发挥其抗御外邪、保卫机体的屏障作用。故《灵枢·本藏》说:"卫气和则分肉解利,皮肤调柔,腠理致密矣。"

（四）传导感应,调整虚实

针灸防治疾病,是基于经络具有传导感应和调整虚实的作用。针刺中的得气、行气、气至现象是经络传导感应的功能表现。经络的调整虚实功能是以在正常情况下它能协调阴阳作为基础的。针灸等治法就是通过选择恰当的腧穴和运用有效的刺激方法,激发经络的功能,泻其有余,补其不足,使阴阳平复。

二、经络病机

经络病机是致病因素直接或间接作用于经络系统而引起的病理变化,主要表现为联络、气血运行及信息传导功能异常。由于经络内属脏腑,外络肢节,当人体感受外邪或其他原因导致气血失调时,经络及其所络属的脏腑必然会产生相应的病理变化。因此,经络病机与脏腑气血病机密切相关。

经络所反映出来的病理变化,一方面与经脉所络属脏腑的病理变化相关,另一方面也与经络循行路径和经脉气血运行通达与否相关。

(一)十二经脉病机

经脉各有不同的循行路径,当致病因子侵袭机体时,机体的生理功能发生异常变化,经络就会通过它所循行的部位,反映出各种症状和体征。例如,手阳明大肠经起于食指末端桡侧,沿食指桡侧上行,循臂入肘,上肩,其分支从缺盆(锁骨上窝)向上到颈,贯颊,入下齿中,还出挟口,交人中。所以当手阳明大肠经有病变时,就可能出现齿痛、颈肿、肩胛及上臂痛、食指活动不灵活等,甚至出现红肿灼热或寒冷感等。十二经脉与五脏六腑皆有一定的络属关系,因此,十二经脉病变会影响到相应的脏腑,从而出现脏腑的病理变化。如足太阴脾经入腹属脾络胃,并与心、肺及肠有直接联系,故足太阴脾经病变会引起脾胃升降失常,纳运失职之候,表现为胃脘痛、呕恶、纳食减少、腹胀便溏,或完谷不化,或黄疸、肿胀等。再如足少阴肾经属肾络膀胱,并与肝、肺、心等脏有直接联系,所以足少阴经病变,就可出现水肿、泄泻、腹胀、阳痿,以及眩晕、目视模糊、气短、心烦等症。因此,分析经络的病理变化,必须与其相络属的脏腑联系起来。

1. 经气虚实病机 经络气血的虚实是经络病理变化的一种反映。经络气血盛衰,可引起与其络属的脏腑、组织、器官的功能变化,破坏各经络、脏腑生理功能的协调平衡而发病。如足阳明胃经病变:其经气盛则身热、消谷善饥、小便黄赤、癫狂等;其经气虚,则现寒栗、肠鸣胀满及足痿、胫枯等。因此,经络的气血盛衰,可直接影响到与其相络属脏腑的气血衰盛。

2. 经气郁滞病机 在正常情况下,经气通达则经脉气血的运行畅达。经络的气血运行不畅,是由于经气不利,影响气血的运行,常可累及所络属之脏腑以及经络循行部位的生理功能。例如,表证常有遍身肌肉酸痛的症状,就是由于外邪束表、机体浅表经络的经气不畅所致。

五官九窍乃五脏之外窍,故经气不畅也常影响到孔窍,出现相应的症状。如:肝开窍于目,肝经经气郁滞,郁而化火,上炎目窍则现目赤肿痛等;肾之经气不能上充于耳,则出现耳聋等。

此外,情志的变化,也常常影响到经脉气血的运行。如:抑郁伤肝,肝失疏泄,常可出现胁痛;思虑伤脾,脾之经气失畅,则不思饮食。

经气不利,经络的气血运行不畅,又是某一经络气滞、血瘀的主要成因。在经络病变中,最早出现的是经气不利,气血运行不畅,然后才会导致血瘀等病变。

3. 经气逆乱病机 经络的气血逆乱,主要是由于经气的升降逆乱,从而影响气血的正常运行,导致气血的上逆或下陷而致病;反之,气血的运行失常,亦必然导致经气的逆乱,二者常互为因果。

经络的气血逆乱,多引起人体阴阳之气不相顺接,而发为厥逆。如足太阳膀胱经脉起于目内眦,上额交巅入络脑,故足太阳经的经气逆乱,则气血循经上涌而致头重而胀,甚则发为眩晕欲仆,昏不知人。

经络的气血逆乱,又可导致与其络属的脏腑生理功能紊乱。例如,足太阴脾经的经气逆乱,可以导致脾胃功能紊乱,以致清气不升,为泄泻,浊气不降,上逆为呕,清浊混淆,发为霍乱吐泻。

另外,经的逆乱,又是导致出血的原因之一。如气火上逆所致的咯血、吐血、衄血,实质上也与经气上逆有关。如肝火犯肺所致的咯血,实际上就是通过肝经的火热,引发经气逆乱,上犯于肺所致。

4. 经气衰竭病机 经络的气血衰竭,是指由于经气的衰败至终绝,气血也随之衰竭而出现生命垂危的一种病理变化。由于各经循行部位不同,所属脏腑的功能各异,故各经的气血衰竭时所出现的证候各有特点。如足太阳膀胱经,起于目,行于背,其气外营一身之表,故太阳经气衰竭则目失其系而戴眼(眼睛上视,不能转动),筋失其养而拘挛抽搐,卫外无能而绝汗出。由于十二经脉之经气是相互衔接

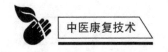

的,所以,一经气绝,十二经气亦随之而绝。临床上通过观察经络气血衰竭的表现,即可判断病变的预后。

(二)奇经八脉病机

1. 督脉病机 督脉上络于脑,下络于肾,总督一身之阳。所以,阳经的病证多关系于督脉。另外,它与冲脉同起于胞中,所以其病理又常与妇科疾病有关。故曰:"督脉为病,脊强反折……其女子不孕"(《素问·骨空论》)。其他如背寒伛偻、椎尻气坠、脊强癫痫等,亦责之督脉。

2. 冲任病机 任脉与冲脉,同起胞中,上络于唇口,隶属于肝肾。冲任二脉的病理,主要反映在性功能及生殖功能方面。如男子先天性性器官功能异常,责之冲任。故曰:"其有天宦者……其任冲不盛,宗筋不成,有气无血,唇口不荣,故须不生"(《灵枢·五音五味》)。冲任病理在妇科方面尤为重要。冲任为病,如月经不调、崩漏、带下、不孕、流产、恶露不尽、乳汁减少、天阉、须不生、疝瘕、奔豚、虚劳失精等。故《素问·骨空论》曰:"任脉为病,男子内结七疝,女子带下瘕聚。冲脉为病,逆气里急。"

3. 带脉病机 带脉为病和妇科有关,如胎漏、滑胎、带下等。带脉为约束胞胎之系,带脉无力,则难以提系,必然胞胎不固,故带弱则胎易坠,带伤则胎不牢。带下为湿证,因带脉不能约束,而有此病,故以此为名之。他如肾著、癫疝等均与带脉有关。如《难经·二十九难》曰:"带之为病,腹满,腰溶溶若坐水中。"

4. 维脉病机 阳维为阳脉的维系,阴维为阴脉的维系,所以阳维表现为三阳经的病变,阴维表现为三阴经的病变。如《难经·二十九难》曰:"阳维为病苦寒热,阴维为病苦心痛。"

5. 跷脉病机 阴跷和阳跷二经所表现的病变,一是筋肉屈伸运动的异常,二是眼睑开合的失常。故《难经·二十九难》曰:"阴跷为病,阳缓而阴急;阳跷为病,阴缓而阳急。"《灵枢·脉度》曰:"气并相还则为濡目,气不荣则目不合。"这是因为阴跷为足少阴之别,阳跷为足太阳之别。阳入于阴,阴出于阳,营卫之气通过少阴、太阳二经,合于阴跷、阳跷,其脉气能濡目养筋以司其运动的缘故。

三、经络病候

当经络生理功能失调时,即会产生相应的病理变化。其病候表现除与经络气血的虚、实、盛、衰有关外,还取决于其脏腑器官属络关系及循行所过之处的组织、官窍联系。归纳起来,大致有以下几个方面。

(一)实证

实证多见沿经脉所过处发生肿痛。多由病邪壅阻或气血不畅所致,即所谓"血伤为肿"、"不通则痛"。如手阳明经病的齿痛、上肢外侧前缘肿痛等。

(二)虚证

虚证多出现局部不仁、不用等痿废现象,或功能失常症状。多因经气虚陷,气血不足,不能荣于经脉,经筋、皮部失于温养濡润,而见麻木不仁等感觉异常和功能失常,如"痿废"、"大指、次指不用"等症状。

(三)经气变动失常

经气变动失常往往循经脉逆而上可出现各种"厥"证,如《灵枢·经脉》记载的"臂厥"、"踝厥"、"骭厥"、"阳厥"、"骨厥"等,主要由经络气机失常或经气变动失于常度所致。

(四)经气衰竭

当十二经经气衰竭时,经脉所联系的组织器官也会呈现衰竭,例如《灵枢·经脉》所载的"手太阴气绝,则皮毛焦。太阴者,行气温于皮毛者也,故气不荣,则皮毛焦",是指经络功能失常,则循行所过之处以及与其所联系的器官、组织也会出现相应的病理变化和病候。

第四节　经络理论的临床应用

经络理论在临床上的应用,主要表现在以下几个方面。

一、说明病理变化

经络具有联络脏腑,运行气血,传导感应等生理功能。在病理情况下,经络是传注病邪和反映病候的途径。

(一)传注病邪

在疾病状态下,经络可成为病邪传注的途径。当体表受到病邪侵袭时,可以通过经络而传入内脏。如外邪侵袭肌表,初见发热、恶寒、头痛身疼等症。由于肺合皮毛,外邪循经内舍于肺,继而可见咳嗽、喘促、胸闷、胸痛等肺的病证。正如《素问·谬刺论》说:"夫邪之客于形也,必先舍于皮毛,留而不去,入舍于孙脉,留而不去,入舍于络脉,留而不去,入舍于经脉,内连五脏。"又如《灵枢·百病始生》说:"是故虚邪之中人也,始于皮肤,皮肤缓则腠理开,开则邪从毛发入,入则抵深,深则毛发立则淅然,故皮肤痛。留而不去,则传舍于络脉,在络之时,痛于肌肉,其痛之时息,大经乃代。留而不去,使舍于经……六经不通,四肢则肢节痛,腰脊乃强……留而不去,传舍于肠胃……多寒则肠鸣飧泄、食不化,多热则溏出麋……。"明确地指出了经络是外邪从皮毛腠理内传于脏腑的传变途径。此外,经络也是脏腑之间在病理上相互影响和传变的途径,即某一内脏发生病变,可以通过脏腑之间的经络联系而传入他脏。如:肝脉挟胃上行,若肝郁气滞,则往往犯及脾胃而出现嗳气、吞酸、呃逆、呕吐等症状;肾脉从肾上贯肝膈,肾阴亏损而致肝阳上亢,则见头痛、失眠、烦躁易怒、潮热盗汗等症。这些都是脏腑病变通过经络传注而相互影响的结果。

(二)反映病候

内在脏腑病变不仅通过经络传注而相互影响,也可通过经络反映于体表。某些疾病过程中,往往可在有关的经络循行路线上或某些特定穴部位出现压痛、敏感点等感觉异常现象,或出现结节、条索状等反应物,或出现皮肤色泽、温度、电阻等改变。如心绞痛可放射至左肩、左上肢内侧,达无名指和小指。由此可见,体表各种病理现象是有关经络脏腑病变的反映。

二、辅助诊断,指导辨证归经

针对某些疾病过程中,常在相关经络循行通路上或在某些腧穴上,表现出相关症状,临床上常采用循经诊察、扪穴诊察和经络电测定等方法,了解有关经络、腧穴及脏腑的变化,为诊断提供依据。

由于经络有一定的循行部位和脏腑属络,它可以反映所属脏腑的病证,因而在临床上,可以根据疾病所出现的症状,结合经脉循行部位及所联系的脏腑,作为辨证归经的依据。例如头痛一症,可根据经脉在头部的循行分布进行辨证归经。其痛在前额者多与阳明经有关,痛在两侧者多与少阳经有关,痛在颈项者多与太阳经有关,痛在巅顶者多与厥阴经有关。又如胁肋与少腹是肝经所过,故两胁疼痛或少腹痛,多与肝经有关。

三、指导临床治疗

针灸治病选穴,一般在明确辨证的基础上,除选用局部腧穴外,通常以循经取穴为主,即某一经络或脏腑有病,便选用该经或该脏腑所属经络或相应经脉的远部腧穴来治疗。例如胃痛,循经远取足三里、梁丘;胁痛循经远取阳陵泉、太冲等。又如头痛,因其与阳明经有关,故可循经远取上肢的合谷穴和下肢的内庭穴等。正如《四总穴歌诀》所说的"肚腹三里留,腰背委中求,头项寻列缺,面口合谷收",就

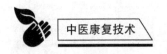
是循经取穴的很好说明,临床应用非常广泛。

此外,由于经络、脏腑与皮部密切联系,所以经络有病,或内脏有病,皆可取治于皮部。根据皮部理论,临床上用皮肤针、皮内针在其相应的皮部叩刺、埋针以治疗脏腑经络的病证,即经络、脏腑有病,取之皮部。根据"宛陈则除之"的理论,可通过刺络放血的方法来治疗经络瘀滞、闭阻为患的常见病证,如目赤肿痛刺太阳出血、咽喉肿痛刺少商出血、软组织挫伤在局部刺络拔罐等,即经络瘀滞、取之血络。经筋的病候,多表现为拘挛、强直或抽搐、弛缓等症,治疗时多以局部取穴,"以痛为腧",即病在经筋,取之阿是。这些都是经络理论应用于针灸临床治疗的体现。

(范秀英)

第二章 腧穴总论

第一节 腧穴的概念、起源与命名

一、腧穴的概念

"腧"通"输",或从简作"俞"。"穴"是空隙的意思。腧穴是人体脏腑经络气血输注于体表的特殊部位。腧穴与脏腑经络有密切关系。脏腑的功能活动、病理变化均会通过经络反映于体表相应的部位——腧穴。由此可见,腧穴并不是孤立于体表的点,而是与深部组织器官有着密切联系且互相输通。"输通"是双向的。从内通向外,反映病痛;从外通向内,接受刺激,防治疾病。从这个意义上说,腧穴既是疾病的反应点,也是临床针灸、推拿治疗的刺激点。

二、腧穴的起源与发展

腧穴知识来源于医疗实践。古人在长期与疾病作斗争的过程中,陆续发现人体上有不少反映病痛和治疗病痛的特殊部位。在这个基础上,经过反复实践、认识,形成了"腧穴"的概念。腧穴的发展过程大致经历了以下三个阶段。

(一)无定位、无定名阶段

无定位、无定名阶段是腧穴发展的最初阶段。古人当身体某一部位或脏器发生疾病时,在病痛局部砭刺、叩击、按摩、针刺、火灸,发现可减轻或消除病痛,逐渐总结出"以痛为腧"的取穴方法,这一阶段既没有固定的部位,也无所谓的穴名。

(二)定位、定名阶段

经过长期的医疗实践,随着医疗经验的积累,人们对腧穴的部位特点和治疗范围的认识更深入一步,认识到某些穴位有明确的位置和主治病证,进而发展为腧穴确定位置并加以命名。

(三)定位、定名、归经阶段

随着医疗实践经验的日益丰富,人们对穴位的认识更加深入,不再把腧穴看成是体表孤立的点,并与经络脏腑相联系,通过总结、分析,分别归属各经,这是腧穴发展的成熟阶段。

腧穴的归经,在《内经》一书中已奠定了基础,论及穴名约 160 个。至晋代皇甫谧所著《针灸甲乙经》记载周身经穴名 349 个,除论述了腧穴的定位、主治、配伍、操作要领外,并对腧穴的排列顺序进行了整理,为腧穴学理论实践的发展做出了贡献。北宋王惟一对腧穴重新进行了考定,撰写了《铜人腧穴针灸图经》,详载了 354 个穴名。元代滑伯仁著《十四经发挥》,所载经穴名亦为 354 个,他将全身经穴按循行顺序排列,称"十四经穴"。明代杨继洲著《针灸大成》,载经穴穴名 359 个,并列举了辨证选穴的范例,充实了针灸辨证施治的内容。清代李学川所著《针灸逢源》定经穴名 361 个,一直沿用至今。

新中国成立以来,随着祖国医学事业的发展,针灸学也受到了应有的重视。针灸工作者对腧穴的作用以及一些规律性联系等各个方面都进行了大量的临床和实验研究,并取得了初步成果。同时,又陆续发现了一些新的有效腧穴,使腧穴学得到不断地充实和提高。此外,还对穴名及其读音以及经穴的数目和排列顺序等的统一,做了大量的工作。这一切对腧穴学的完善和发展有着重要的意义。

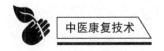

三、腧穴的命名

腧穴的名称均有一定的含义,《千金翼方》指出:"凡诸孔穴,名不徒设,皆有深意。"它是历代医家以其所居部位和作用为基础,结合自然界现象和医学理论等,采用取类比象的方法而定的。

(一)根据所在部位命名

根据腧穴所在的人体解剖部位而命名,如腕旁的腕骨,乳下的乳根,面部颧骨下的颧髎,第 7 颈椎棘突下的大椎等。

(二)根据治疗作用命名

根据腧穴对某种病证的特殊治疗作用命名,如治目疾的睛明、光明,治水肿的水分、水道,治面瘫的牵正等。

(三)利用天体地貌命名

根据自然界的天体名称如日、月、星、辰等和地貌名称如山、陵、丘、墟、溪、谷、沟、泽、池、泉、海、渎等,结合腧穴所在部位的形态或气血流注的情况而命名,如日月、上星、太乙、承山、大陵、商丘、丘墟、太溪、合谷、水沟、曲泽、曲池、涌泉、小海、四渎等。

(四)参照动植物命名

根据动植物的名称,以形容腧穴的局部形象而命名,如伏兔、鱼际、犊鼻、鹤顶、攒竹等。

(五)借助建筑物命名

根据建筑物来形容某些腧穴所在部位的形态或作用特点而命名,如天井、印堂、巨阙、脑户、屋翳、膺窗、库房、地仓、气户、梁门等。

(六)结合中医学理论命名

根据腧穴部位或治疗作用,结合阴阳、脏腑、经络、气血等中医学理论命名,如阴陵泉、阳陵泉、心俞、肝俞、三阴交、三阳络、百会、气海、血海、神堂、魄户等。

第二节　腧穴的分类与作用

一、腧穴的分类

人体的腧穴很多,大体上可归纳为十四经穴、奇穴、阿是穴三类。

(一)十四经穴

十四经穴简称"经穴",是指归属于十二经脉和任脉、督脉的腧穴,有固定的名称、固定的位置和归经,且有主治本经病证的共同作用,是腧穴的主要部分。随着人们的医疗实践,经穴也经历了一个由少至多的过程,至清代《针灸逢源》,经穴总数达到 361 个,目前经穴总数以此为准。

十四经穴中具有特殊治疗作用,并有特定称号的腧穴称为特定穴。包括在四肢肘、膝以下的五输穴、原穴、络穴、郄穴、八脉交会穴、下合穴;在胸腹、背腰部的俞穴、募穴;在四肢、躯干部的八会穴以及全身的经脉交会穴。

1. 五输穴　十二经脉分布在肘、膝关节以下的井、荥、输、经、合,简称"五输穴"。古人把经气在人体四肢运行的过程比作自然界的水流由小到大、由浅入深,结合根结标本理论,将"井、荥、输、经、合"五个特定穴位的顺序从四肢末端向肘膝方向排列。

"井"穴多位于手足之端,喻作水的源头,是经气所出的部位,即"所出为井"。"荥"穴多位于掌指或跖趾关节之前,喻作水流尚微,萦迂未成大流,是经气流行的部位,即"所溜为荥"。"输"穴多位于掌指或跖趾关节之后,喻作水流由小而大,由浅注深,是经气渐盛,由此注彼的部位,即"所注为输"。"经"穴多位于腕踝关节以上,喻作水流变大,畅通无阻,是经气正盛运行经过的部位,即"所行为经"。"合"穴位于肘膝关节附近,喻作江河水流汇入湖海,是经气由此深入,进而会合于脏腑的部位,即"所入为合"。

五输穴歌诀

少商鱼际与太渊,经渠尺泽肺相连,
商阳二三间合谷,阳溪曲池大肠牵,
隐白大都太白脾,商丘阴陵泉要知,
厉兑内庭陷谷胃,冲阳解溪三里随,
少府少冲属于心,神门灵道少海寻,
少泽前谷后溪腕,阳谷小海小肠经,
涌泉然谷与太溪,复溜阴谷肾所宜,
至阴通谷束京骨,昆仑委中膀胱知,
中冲劳宫心包络,大陵间使传曲泽,
关冲液门中渚焦,阳池支沟天井索,
大敦行间太冲看,中封曲泉属于肝,
窍阴侠溪临泣胆,丘墟阳辅阳陵泉。

2. 原穴 脏腑原气输注、经过和留止的部位,称为原穴。因十二经脉皆有原穴,故又称"十二原"。十二经原穴多分布于腕踝部附近。"原"即本原、原气之意,是人体生命活动的原动力,为十二经之根本。阴经之原穴又为五输穴中的输穴,所谓"阴经之输并于原,即"阴经以输为原",又称"以输代原"。阳经脉气盛长,于输穴之后另有原穴。

十二原穴歌诀

胆出丘墟肝太冲,小肠腕骨是原中,
心出神门原内过,三焦胃冲阳气不通,
脾出太白肠合谷,肺原本出太渊内,
膀胱京骨阳池焦,肾出太溪大陵包。

3. 络穴 络脉由经脉别出的部位各有1个腧穴,称为络穴。它具有联络表里两经的作用。十二经的络脉表里相通,各有1个络穴,位于四肢肘膝关节以下,加上任脉络穴鸠尾位于腹,督脉络穴长强位于尾骶,脾之大络大包穴位于胸胁,合称"十五络穴"。"络"有联络和散布的意思。络穴能沟通表里二经,故有"一络通二经"之说。

十五络穴歌诀

肺经列缺胃丰隆,通里心经肾大钟,
支正小肠大偏历,内关包肝蠡沟逢,
飞扬膀胱三焦外,胆是光明别络从,
督脉长强任尾翳,公孙脾络大包同。

4. 俞穴 俞穴是脏腑之气输注于背腰部的腧穴,又称"背俞穴"。五脏六腑各有1个背俞穴,位于背腰部足太阳膀胱经第1侧线上,其位置大体上与相关脏腑所在部位的上下排列相接近,多用以诊断和治疗本脏腑病证。

5. 募穴 募穴是脏腑之气汇聚于胸腹部的腧穴,又称"腹募穴"。五脏六腑各有1个募穴,其位置也与其相关脏腑所处部位相接近,多用以诊断和治疗本脏腑病证。

十二募穴歌诀

大肠天枢肺中府,小肠关元心巨阙,
膀胱中极肾京门,肝募期门胆日月,
胃中脘分脾章门,包膻三焦石门穴。

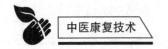

6. 郄穴 "郄"有空隙之意,郄穴是各经经气深聚的部位。十二经脉和奇经八脉中的阴跷脉、阳跷脉、阴维脉、阳维脉各有 1 个郄穴,共 16 个郄穴,多分布于四肢肘膝部以下。

十六郄穴歌诀

郄犹孔隙义,本是气血聚,病证反应点,临床能救急。

肺向孔最取,大肠温溜郄,胃经是梁丘,脾主地机宜,

心则取阴郄,小肠养老名,膀胱金门求,肾向水泉觅,

心包郄门寻,三焦会宗居,胆经是外丘,肝经中都立,

阳维取阳交,阴维筑宾取,阳跷系跗阳,阴跷交信毕。

7. 下合穴 六腑之气下合于足三阳经的 6 个腧穴,称为下合穴,又称六腑下合穴。胃、胆、膀胱的下合穴在其本经,而大肠、小肠的下合穴同在胃经,三焦的下合穴在膀胱经。

下合穴歌诀

胃经下合三里乡,上下巨虚大小肠,

膀胱当合委中穴,三焦下合属委阳,

胆经之合阳陵泉,腑病用之效必彰。

8. 八脉交会穴 奇经八脉与十二正经脉气相通的 8 个腧穴,称八脉交会穴,均位于腕踝部的上下。

八脉交会八穴歌诀

公孙冲脉胃心胸,内关阴维下总同,

临泣胆经连带脉,阳维目锐外关逢,

后溪督脉内眦颈,申脉阳跷络亦通,

列缺任脉行肺系,阴跷照海膈喉咙。

9. 八会穴 八会穴是指脏、腑、气、血、筋、脉、骨、髓之气所聚会的 8 个腧穴,分散在躯干部和四肢部。八会穴与其所属的八种脏器组织的生理功能有着密切关系。

八会穴歌诀

腑会中脘脏章门,髓会绝骨筋阳陵,

骨会大杼血膈俞,气会膻中脉太渊。

10. 交会穴 交会穴是指两经或数经相交会的腧穴,多分布于头面、躯干部。其中主要的一经,即腧穴所归属的一经称为本经,相交会的经称为他经。

(二) 奇穴

奇穴又称"经外奇穴",是指既有一定的名称,又有明确的位置,但尚未列入或不便列入十四经系统的腧穴。这类腧穴的主治范围比较单纯,多数对某些病证有特殊疗效,如四缝治小儿疳积,定喘治哮喘等。

(三) 阿是穴

阿是穴又称"天应穴"、"不定穴"、"压痛点"等。"阿是"之称,始见于唐代孙思邈的《千金方》中。这类腧穴既无固定名称,亦无固定位置,而是以压痛点或其他反应点作为针灸施术部位。

二、腧穴的作用

腧穴的作用主要表现在反映病证以协助诊断和接受刺激、防治疾病两方面。

(一) 反映病证,协助诊断

1. 反映病证 腧穴是脏腑经气汇聚之所。当人体脏腑组织器官和经络功能失调时,在相应的腧穴上有反应。即在病理状态下,腧穴具有反映病候的作用。如胃肠疾病常在足三里、地机等穴位上出现压痛、过敏、皮下结节等反应,肺脏疾病常在中府、肺俞等穴位上出现压痛、过敏、皮下结节等反应。由此可知,腧穴是疾病的重要反应点。

2. 协助诊断　由于脏腑的病理变化可以通过经络反映于体表相关的部位或穴位,因此,临床上常用观察或指压俞穴、募穴、郄穴、原穴的方法,察其腧穴的压痛、过敏、肿胀、硬结、凉热及局部肌肉的坚实虚软程度,并审其皮肤的色泽、瘀点、丘疹、脱屑及肌肉的隆起、凹陷等来协助诊断。近年来,在利用腧穴协助诊断方面又有新的发展,由简单的按压、触摸腧穴而发展到通过仪器对腧穴实施探测如经络穴位测定仪、生命信息诊断仪等,可以在一定程度上反映经络、脏腑、组织器官的病变,从而为诊断增添了新的内容。

（二）接受刺激,防治疾病

腧穴不仅是气血输注的部位,也是邪气所客之处所,又是针灸防治疾病的刺激点。在防治疾病时,通过针刺、艾灸、按摩等对腧穴的适当刺激以通其经脉、调其气血,使阴阳归于平衡,脏腑趋于和调,从而达到扶正祛邪的目的。腧穴在防治疾病方面具有以下特点。

1. 近治作用　近治作用是指一切腧穴均能治疗其所在部位及邻近组织、脏器的病证。"腧穴所在,主治所能",这是一切腧穴主治作用所具有的共同特点。如眼区的睛明、承泣、四白、球后各穴,均能治眼病;耳区的听宫、听会、翳风、耳门诸穴,均能治疗耳病;胃部的中脘、建里、梁门诸穴,均能治疗胃病等。

2. 远治作用　远治作用是指十四经所属腧穴能治疗本经循行所及远隔部位的组织、器官和脏腑病证。"经络所通,主治所及",这是十四经腧穴主治作用的基本规律。在十四经腧穴中,尤其是十二经脉在四肢肘膝关节以下的腧穴,不仅能治疗局部病证,而且还能治疗本经循行所及的远隔部位的脏腑、组织器官病证。如合谷穴不仅能治疗手腕局部病证,还能治疗本经经脉经过的颈部和头面部病证。

由于经脉的表里属络关系及其分布特点,腧穴在远治作用中除能治疗本经病变以外,还能治相表里经脉的疾病。如手太阴肺经的列缺,不仅能治疗本经的咳嗽、胸闷,还能治疗与其相表里的手阳明大肠经的头痛、项强。

3. 特殊作用　特殊作用是指腧穴具有双向性的良性调整作用和相对特异的治疗作用。

腧穴的双向良性调整作用是指同一腧穴对机体不同的病理状态,可以起到两种相反而有效的治疗作用。临床实践证明,针刺某些腧穴,对机体的不同状态,可起着双重的良性调整作用。如泄泻时,针刺天枢能止泻;便秘时,针刺天枢又能通便。心动过速时,针刺内关能减慢心率;心动过缓时,针刺内关又可使之恢复正常。腧穴的这一特性,使针灸治病具有广泛的适应证和一定的安全性。

所谓相对特异的治疗作用是指某些腧穴的治疗作用具有相对的特异性,如大椎退热、至阴矫正胎位等。

第三节　经穴的主治规律

经穴的治疗作用,都是以经络学说为依据的。每个经穴都有较广泛的主治范围,这与其所属经络和所在部位有直接关系。十四经穴的主治呈现出一定的规律性,一般可以从腧穴的分经、分部两方面来归纳,即分经主治规律和分部主治规律。四肢部经穴以分经主治为主,头身部经穴以分部主治为主。

一、分经主治规律

分经主治规律是指某一经脉所属的经穴均可治疗该经循行部位及其相应脏腑的病证。即腧穴的分经主治与腧穴的归经及腧穴的远治作用相关,即"经络所通,主治所及"。古代医家在论述针灸治疗时,往往只选取有关经脉而不列举具体穴名,即所谓"定经不定穴"。后世医家在针灸治疗上有"宁失其穴,不失其经"之说(表 2-3-1)。

十四经腧穴既有各自的分经主治规律,同时又在某些主治上有共同点,这说明经穴的分经主治既有其特性,又有其共性。

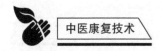

表 2-3-1　十四经穴主治规律

	经名	本经主治特点	二经相同	三经相同
手三阴	手太阴经	肺、喉病	—	胸部病
	手厥阴经	心、胃病	神志病	
	手少阴经	心病		
手三阳	手阳明经	前头、鼻、口齿病	—	咽喉病、热病
	手少阳经	侧头、胁肋病	目病、耳病	
	手太阳经	后头、肩胛、神志病		
足三阳	足阳明经	前头、口齿、咽喉、胃肠病	—	目病、神志病、热病
	足少阳经	侧头、耳、项、胁肋、胆病		
	足太阳经	后头、项、背腰、肛肠病		
足三阴	足太阴经	脾胃病	—	前阴病、妇科病
	足厥阴经	肝胆病		
	足少阴经	肾、肺、咽喉病		
任督	任脉	中风脱证、虚寒、下焦病	—	神志病、脏腑病、妇科病
	督脉	中风、昏迷、热病、头部病	—	

二、分部主治规律

分部主治规律是指处于身体某一部位的腧穴均可治疗该部位的病证及某类病证。每一经脉所属的腧穴分布部位不同，其主治作用的范围也有差异。实践证明，腧穴的分部主治与腧穴的位置特点及腧穴的局部治疗作用相关，即"腧穴所在，主治所能"。

（一）头面颈项部经穴主治规律

头面颈项部经穴主治规律见表 2-3-2、图 2-3-1。

表 2-3-2　头面颈项部经穴主治规律

分　　部	主　　治
前头、侧头区	眼、鼻病
后头区	神志、头部病
项区	神志、咽喉、眼、头项病
眼区	眼病
鼻区	鼻病
颈区	舌、咽喉、气管、颈部病

（二）胸腹背腰部经穴主治规律

1. 胸膺胁腹部腧穴主治规律　见表 2-3-3、图 2-3-2。

表 2-3-3　胸膺胁腹部腧穴主治规律

前	后	主　　治
胸膺部	上背部	肺、心（上焦病）
胁腹部	下背部	肝、胆、脾、胃（中焦病）
少腹部	腰尻部	前后阴、肾、肠、膀胱（下焦病）

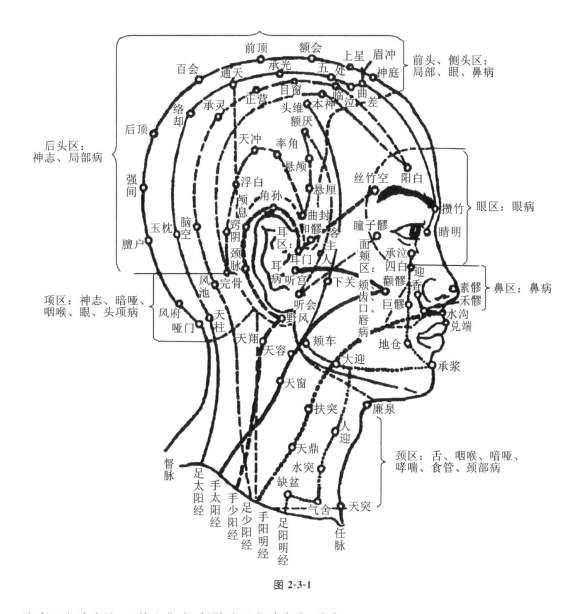

图 2-3-1

胸膺区穴治疗肺、心等上焦病;任脉该区穴治疗胸、肺病。

胁腹区穴治疗肝、胆、脾、胃等中焦病;任脉的鸠尾、巨阙治疗神志病,上脘至下脘区治疗胃肠病,水分治疗水肿病。

少腹区穴治疗前后阴、肾、膀胱、肠等下焦病;任脉该区穴治疗脱证、虚劳、经带、肾、膀胱、肠、前阴病。

2. 肩背腰尻部腧穴主治规律(图 2-3-3)

肩胛区穴治疗局部、头项病;背部膈俞以上主治肺、心病;督脉至阳以上主治发热、神志、肺病。

背腰区穴肝俞至三焦俞主治肝、胆、脾、胃病;督脉筋缩至悬枢主治脾、胃、神志、腰脊病。

腰尻区穴肾俞至会阳主治肾、膀胱、肠、后阴、经带病;督脉命门至长强主治肾、经带、后阴、腰脊病。

3. 腋胁侧腹部腧穴主治规律 胸胁区穴主治肝胆病、局部病;侧腹区穴主治脾胃病、经带病(图 2-3-4)。

(三)四肢部腧穴主治规律

膝肘部以上的腧穴,以主治局部病证为主;肘膝以下腧穴,除主治局部病证外,还能治脏腑、头面、

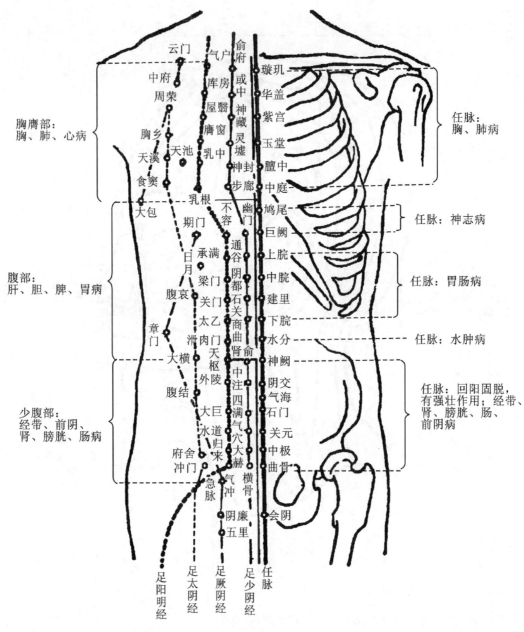

图 2-3-2

五官病证以及发热、神志病等全身疾病(图 2-3-5 至图 2-3-10)。

　　由此可见,在同一区域的腧穴除有相同作用外,每一个穴位又有其独特的作用。一般而言,头面躯干部腧穴,除任、督脉某些腧穴具有特殊性或全身性治疗作用外,大部分腧穴一般只能主治腧穴所在部位及邻近脏腑组织器官的病证。四肢部的腧穴,尤其是四肢肘膝关节以下的经穴,除主治局部和邻近部位的病证外,还能主治该经循行所及的远隔部位的病证;而且越是远离躯干部的腧穴,其主治范围越广。

　　总之,十四经穴的主治作用,归纳起来:本经腧穴能治疗本经病;表里经穴能治互为表里的经脉、脏腑病;经穴还能治局部病。各经腧穴的主治既有其特殊性,又有共同性。临床应用时,应该既掌握其共性,又掌握其个性,才能做到正确选穴。

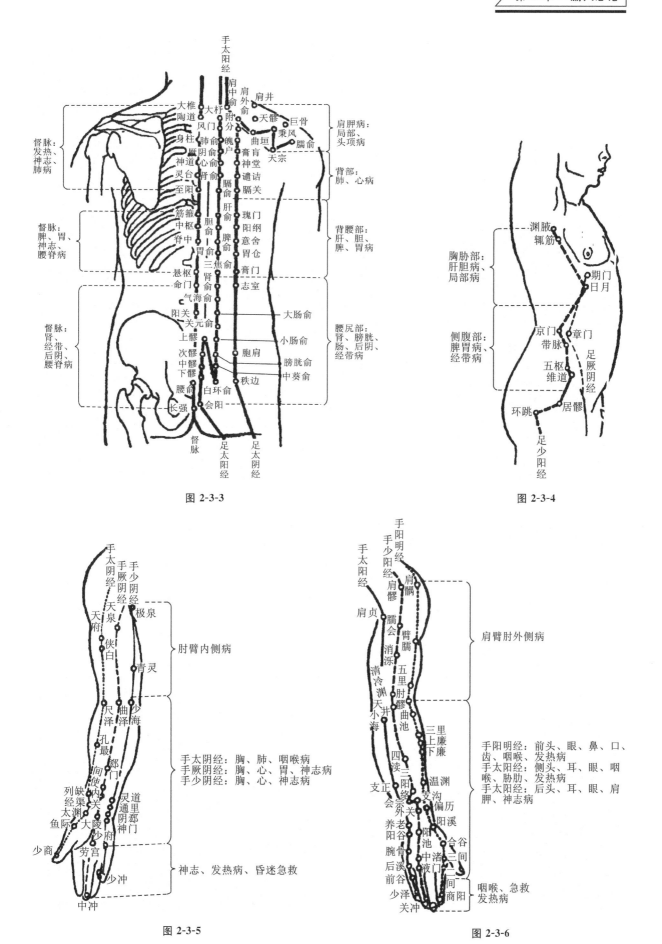

图 2-3-3

图 2-3-4

图 2-3-5

图 2-3-6

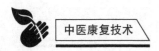

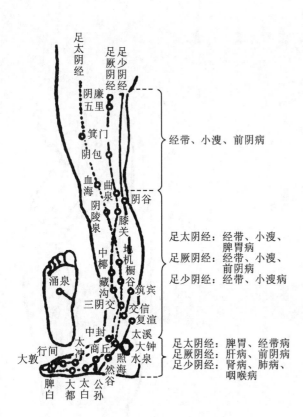

图 2-3-7

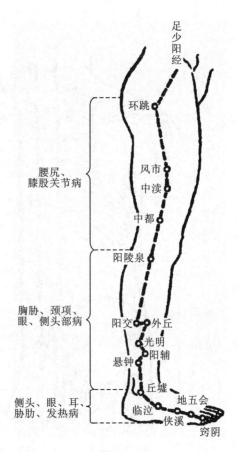

图 2-3-8

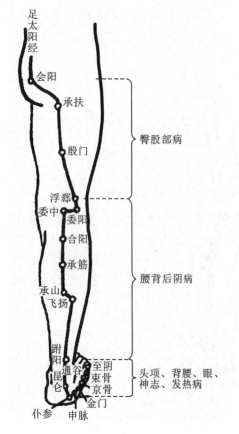

图 2-3-9

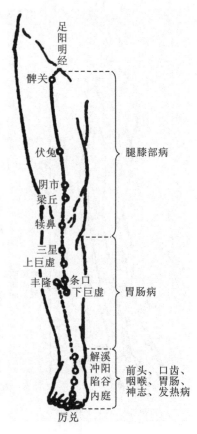

图 2-3-10

第四节　腧穴的定位方法

为了准确定位腧穴,必须掌握腧穴定位方法。常用的腧穴定位方法有体表解剖标志定位法、骨度分寸定位法、指寸定位法、简便取穴法四种。

一、体表解剖标志定位法

体表解剖标志定位法是以人体解剖学的各种体表标志为依据来确定腧穴位置的方法,俗称自然标志定位法。体表标志有固定标志和活动标志两类。体表解剖标志定位法可分为固定标志定位法和活动标志定位法。

(一)固定标志定位法

固定标志定位法是指利用五官、发际、爪甲、乳头、肚脐以及骨节凸起和凹陷、肌肉隆起等固定标志来取穴的方法。如腓骨小头前下方定阳陵泉;足内踝尖上 3 寸、胫骨内侧缘后方定三阴交;眉头定攒竹;脐中旁开 2 寸定天枢等。

(二)活动标志定位法

活动标志定位法是指利用关节、肌肉、皮肤随活动而出现的孔隙、凹陷、皱纹等作为活动标志来取穴的方法。如在耳屏与下颌关节之间,微张口呈凹陷处取听宫,下颌角前上方约一横指,当咀嚼时咬肌隆起,按之凹陷处取颊车等。

二、骨度分寸定位法

骨度分寸定位法是以体表骨节为主要标志测量全身各部的长度和宽度,并以其尺寸按比例折算作为定穴的标准,具体见表 2-4-1,图 2-4-1 至图 2-4-3。即以《灵枢·骨度》篇规定的人体各部的分寸为基础,结合历代学者创用的折量分寸(将设定的两骨节点或皮肤横纹之间的长度折算为一定的等份,每 1 等份即为 1 寸,10 等份为 1 尺)作为定位的依据。不论男女、老少、高矮、胖瘦,均可按这一标准折量作为量取腧穴的依据。

表 2-4-1　骨度折量寸

部位	起 止 点	折量寸	度量法	说 明
头面	前发际正中至后发际正中	12	直寸	用于确定头部经穴的纵向距离
	眉间(印堂)至前发际正中	3	直寸	
	第 7 颈椎棘突下(大椎)至后发际正中	3	直寸	用于确定前或后发际及其头部经穴的纵向距离
	眉间(印堂)至第 7 颈椎棘突下(大椎)	18	直寸	
	前额两发角(头维)之间	9	横寸	用于确定头前部经穴的横向距离
	耳后两乳突(完骨)之间	9	横寸	用于确定头后部经穴的横向距离
胸腹	胸骨上窝(天突)至胸剑联合中点(歧骨)	9	直寸	用于确定胸部经穴的纵向距离
	胸剑联合中点(歧骨)至脐中	8	直寸	用于确定上腹部经穴的纵向距离
	脐中至耻骨联合上缘(曲骨)	5	直寸	用于确定下腹部经穴的纵向距离
	两乳头之间	8	横寸	用于确定胸腹部经穴的横向距离
侧胸	腋窝顶点至第 11 肋游离端(章门)	12	直寸	用于确定胁肋部经穴的纵向距离

部位	起 止 点	折量寸	度量法	说 明
侧腹	第11肋游离端至股骨大转子	9	直寸	—
背腰	肩胛骨内缘至后正中线	3	横寸	用于确定背腰部经穴的横向距离
	肩峰缘至后正中线	8	横寸	用于确定肩背部经穴的横向距离
	大椎以下至尾骶	21椎	直寸	背腰部腧穴以脊椎棘突作为定位标志,肩胛骨下角平第七胸椎棘突,髂嵴平第四腰椎棘突
上肢	腋前、后纹头至肘横纹(平肘尖)	9	直寸	用于确定上臂部经穴的纵向距离
	肘横纹(平肘尖)至腕掌(背)侧横纹	12	直寸	用于确定前臂部经穴的纵向距离
下肢	耻骨联合上缘至股骨内上髁上缘	18	直寸	用于确定下肢内侧足三阴经穴的纵向距离
	胫骨内侧髁下方至内踝尖	13	直寸	
	股骨大转子至腘横纹	19	直寸	用于确定下肢外后侧足三阳经穴的纵向距离
	腘横纹至外踝尖	16	直寸	
	外踝尖至足底	3	直寸	
	臀横纹至腘横纹	14	直寸	

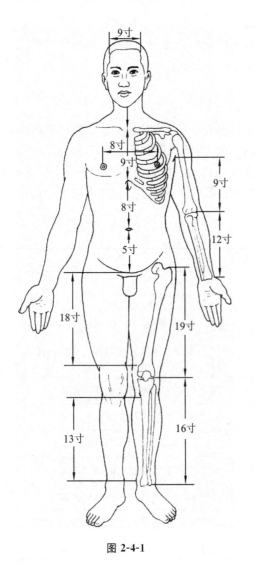

图 2-4-1

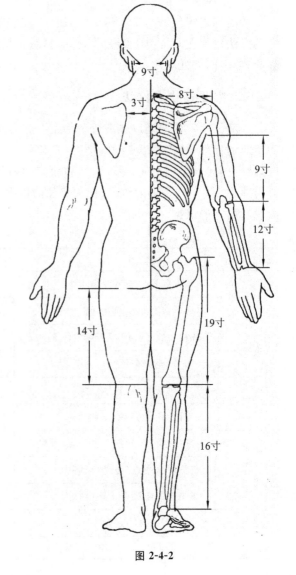

图 2-4-2

三、指寸定位法

指寸定位法是指依据患者本人手指所规定的分寸来量取腧穴的定位方法，又称"手指同身寸取穴法"，常用有以下三种(图2-4-4)。

（一）中指同身寸

以患者中指中节桡侧两端纹头（拇、中指屈曲成环形）之间的距离作为1寸。

（二）拇指同身寸

以患者拇指的指间关节的宽度作为1寸。

（三）横指同身寸

横指同身寸又称一夫法。令患者将食指、中指、无名指和小指并拢，以中指近侧指间关节横纹水平为标准，其四指的宽度作为3寸。

四、简便取穴法

简便取穴法是临床上常用的一种简便易行的取穴方法。如列缺，以患者

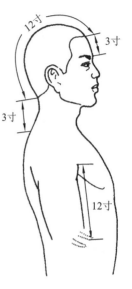

图 2-4-3

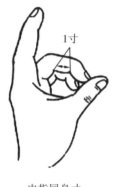
中指同身寸

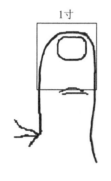
拇指同身寸

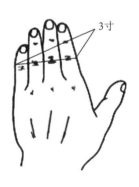
横指同身寸

图 2-4-4

左右两手之虎口交叉，一手食指压在另一手腕后高骨的正中上方，当食指尖处有一小凹陷就是本穴。又如劳宫，半握拳，以中指的指尖切压在掌心的第一横纹上，就是本穴。又如风市，患者两手臂自然下垂，于股外侧中指尖到达之处就是本穴。此外，如垂肩屈肘取章门，两耳角直上连线中点取百会等。此法是一种辅助取穴方法，为了定穴的准确，最好结合体表解剖标志或骨度分寸定位等方法取穴。

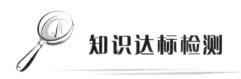
知识达标检测

一、单项选择题

1. 将络脉之气散布于头部的是(　　)。

A. 任脉别络　　　B. 督脉别络　　　C. 冲脉别络　　　D. 脾之大络　　　E. 胃之大络

2. 下列何者不属于十四经？(　　)

A. 手阳明经　　　B. 足少阴经　　　C. 督脉　　　D. 任脉　　　E. 带脉

3. 络脉中最细小的分支是(　　)。

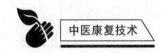

A. 阴络   B. 阳络   C. 浮络   D. 孙络   E. 血络

4. 十二经脉功能活动反映于体表的部位,也是络脉之气散布所在的是(   )。

A. 十二络脉   B. 十二经脉   C. 十二经别   D. 十二经筋   E. 十二皮部

5. 十二经脉之气结聚于筋肉关节的体系是(   )。

A. 十二经脉   B. 十二络脉   C. 十二经别   D. 十二经筋   E. 十二皮部

6. 胃肠疾病时,出现压痛、过敏、皮下结节等反应的腧穴是(   )。

A. 肺俞   B. 中府   C. 大椎   D. 百会   E. 足三里

7. 在奇经八脉中有"血海"之称的是(   )。

A. 督脉   B. 任脉   C. 冲脉   D. 带脉   E. 阴维脉

8. 分别主管一身表里的经脉是(   )。

A. 阴阳跷脉   B. 阴阳维脉   C. 冲脉带脉   D. 任、督脉   E. 手厥阴、少阳

9. 主持阳动阴静,共司下肢运动与寤寐的经脉是(   )。

A. 阴阳跷脉   B. 阴阳维脉   C. 冲、带脉   D. 任、督脉   E. 足太阳

10. 循行分布具有离、入、出、合特点的是(   )。

A. 经筋   B. 经别   C. 皮部   D. 络脉   E. 奇经八脉

11. 十二经筋的作用是(   )。

A. 输布气血   B. 约束骨骼   C. 屈伸关节   D. 协调阴阳   E. 联系表里

12. 沟通腹部经气的是(   )。

A. 督脉别络   B. 任脉别络   C. 脾之大络   D. 胃之大络   E. 浮络

13. 清代李学川《针灸逢源》记载经穴数为(   )。

A. 361 个   B. 349 个   C. 359 个   D. 160 个   E. 354 个

14. 下列特定穴中,全部分布在四肢肘膝关节以下的是(   )。

A. 俞穴   B. 络穴   C. 下合穴   D. 募穴   E. 交会穴

15. 八会穴共有(   )。

A. 16 个   B. 15 个   C. 8 个   D. 12 个   E. 10 个

16. 特定穴是指若干类具有特殊治疗作用的(   )。

A. 经穴   B. 腧穴   C. 奇穴   D. 阿是穴   E. 俞穴

17. 针刺天枢穴既能通便,又能止泻,这属于腧穴的哪种作用?(   )

A. 近治   B. 远治   C. 特殊   D. 相对的特异性   E. 双相的良性调整

18. 针刺大椎穴能退热,这属于腧穴的何种作用?(   )

A. 近治   B. 远治   C. 特殊   D. 相对的特异性   E. 双相的良性调整

19. 足三阳经主治病证相同的是(   )。

A. 神志病   B. 胸部病   C. 咽喉病   D. 胃肠病   E. 前阴病

20. 任、督脉主治病证相同的是(   )。

A. 热病   B. 头面病   C. 脏腑病   D. 咽喉病   E. 背腰病

二、多项选择题

1. 经络学说可能是通过以下哪条途径形成的?(   )

A. "针感"等传导的观察   B. 腧穴疗效的总结

C. 体表病理现象的推理   D. 解剖、生理知识的启发

E. 理化实验的佐证

2. 不属于经络系统主体的是(   )。

A. 十五络脉   B. 十二经脉   C. 十二经别   D. 十二经筋   E. 十二皮部

3. 手三阴经是指( )。

A. 手太阴肺经　　　　　　　　　　B. 手厥阴肝经　　　　　　　　　　C. 手少阴心经

D. 手太阴脾经　　　　　　　　　　E. 手厥阴心包经

4. 十二经脉的交接规律是( )。

A. 相表里的阴经与阳经在手足末端交接　　　　B. 同名的阳经与阳经在头面部交接

C. 相互衔接的阴经与阴经在胸中交接　　　　　D. 同名的阴经与阴经在腹部交接

E. 相互衔接的阳经与阳经在背部交接

5. 十二经别( )。

A. 是正经别行深入体腔的支脉　　　　　　　　B. 是十二正经离入出合的别行部分

C. 加强了脏腑之间的联系　　　　　　　　　　D. 扩大了经穴主治范围

E. 使十二经脉对人体各部分的联系更趋周密

6. 十二皮部( )。

A. 是十二经脉功能活动反映于体表的部位　　　B. 是络脉之气散布之所在

C. 以经脉为纪　　　　　　　　　　　　　　　D. 居于人体最外层

E. 是机体的卫外屏障

7. 络脉作用是( )。

A. 蓄积渗灌十二经气血　　　　　　　　　　　B. 加强阴阳表里经之间的联系

C. 机体卫外屏障　　　　　　　　　　　　　　D. 输布气血以濡养周身组织

E. 约束骨骼,利于关节屈伸

8. 十二经脉的别络特点是( )。

A. 阳经别络于阳经　　　　　　B. 阴经别络于阳经　　　　　　C. 阴经别络于阴经

D. 阳经别络于阴经　　　　　　E. 手三阳经别络于奇经

9. 经络的生理功能是( )。

A. 传导感应,调整虚实　　　　　　　　　　　B. 运行气血,濡养全身

C. 周流全身,循环无端　　　　　　　　　　　D. 联系脏腑与肢体的作用

E. 抗御外邪,保卫机体

10. 属于循经取穴的是( )。

A. 胃痛取足三里　　　　　　　B. 牙痛取合谷　　　　　　　　C. 腰背疼痛取委中

D. 多汗取复溜　　　　　　　　E. 乳少取少泽

11. 与经脉循行有关的头痛是( )。

A. 前额头痛　　　B. 头重隐痛　　　C. 两侧头痛　　　D. 后头痛　　　E. 发热头痛

12. 下列穴位中,分布在四肢肘膝以下的是( )。

A. 络穴　　　　　B. 八会穴　　　　C. 五输穴　　　　D. 募穴　　　　E. 原穴

13. 以下说法正确的是( )。

A. 所出为井　　　B. 所注为荥　　　C. 所溜为输　　　D. 所行为经　　　E. 所进为合

14. 下列属特定穴的是( )。

A. 奇穴　　　　　B. 阿是穴　　　　C. 原穴　　　　　D. 络穴　　　　E. 天应穴

15. 有固定名称和固定位置的是( )。

A. 奇穴　　　　　B. 阿是穴　　　　C. 募穴　　　　　D. 十四经穴　　　E. 交会穴

16. 属五输穴的是( )。

A. 井穴　　　　　B. 输穴　　　　　C. 原穴　　　　　D. 下合穴　　　E. 经穴

17. 腧穴的分类可分为( )。

A. 交会穴　　　　B. 经穴　　　　　C. 奇穴　　　　　D. 特定穴　　　E. 阿是穴

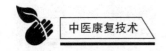

18. 郄穴的组成包括（　　）。

 A. 十二经脉各一个郄穴   B. 阴阳跷脉各一个郄穴

 C. 阴阳维脉各一个郄穴   D. 任督脉各一个郄穴

 E. 冲带脉各一个郄穴

19. 属于八会穴的是（　　）。

 A. 骨会   B. 经会   C. 髓会   D. 脉会   E. 气会

20. 十五络穴的组成包括（　　）。

 A. 六阳经络穴   B. 六阴经络穴   C. 督脉络穴   D. 脾之大络络穴   E. 任脉络穴

21. 符合奇穴概念的是（　　）。

 A. 有一定的穴名   B. 有明确的位置

 C. 尚未列入十四经系统   D. 以反应点作为针灸部位

 E. 对某些病证具有特殊的治疗作用

22. 能够治疗胸部病的经穴有（　　）。

 A. 手太阴经穴   B. 手厥阴经穴   C. 手少阴经穴   D. 手阳明经穴   E. 手少阳经穴

23. 足三阴经穴都能治疗（　　）。

 A. 脾胃病   B. 肝病   C. 肾病   D. 妇科病   E. 前阴病

24. 具有远治作用的是（　　）。

 A. 十二经腧穴   B. 十四经腧穴   C. 奇穴   D. 阿是穴   E. 一切腧穴

25. 骨度分寸为9寸的是（　　）。

 A. 胸剑联合中点至脐中   B. 两乳头之间   C. 前两额发角之间

 D. 腋前、后横纹头至肘横纹   E. 耳后两乳突之间

三、填空题

1. 十二经脉在体表的分布规律：阴经分布于（　　），上肢内侧为（　　），下肢内侧为（　　）。阳经分布于（　　），上肢外侧为（　　），下肢外侧为（　　）。手足阳经为（　　）在前、（　　）在中、（　　）在后，手足阴经为（　　）在前、（　　）在中、（　　）在后。其中足三阴经在足内踝上8寸以下为（　　）在前、（　　）在中、（　　）在后，至内踝上8寸以上，太阴交出于厥阴之前。

2. 十二经脉的循行走向：手三阴经从（　　）走（　　）；手三阳经从（　　）走（　　）；足三阳经从（　　）走（　　）；足三阴经从（　　）走（　　）。

3. 十二经脉的流注次序：手太阴肺经→(食指端)手阳明大肠经→(鼻旁)足阳明胃经→(足大趾内端)足太阴脾经→(心中)（　　）经→(手小指端)手太阳小肠经→(目内眦)足太阳膀胱经→(足小趾端)足少阴肾经→(胸中)（　　）经→(无名指端)手少阳三焦经→(目外眦)足少阳胆经→→(足大趾外端)足厥阴肝经→(肺内)→手太阴肺经……

4. 人体的五脏六腑、四肢百骸、五官九窍、皮肉筋骨等组织器官，之所以保持相对的协调与统一，完成正常的生理活动，是依靠（　　）的联络沟通而实现的。

5. 头痛一症，痛在前额部多与（　　）经有关，痛在侧头部多与（　　）经有关，痛在后头部多与（　　）经有关，痛在巅顶部多与（　　）经有关。

6. 腧穴是（　　）之气输注于体表的特殊部位。

7. 下合穴是（　　）下合于（　　）的6个穴位。

8. 八脉交会穴是（　　）与（　　）脉气相通的8个穴位。

9. 腧穴的发展经过了（　　）、（　　）、（　　）三个阶段。

10. 胃、胆、膀胱的下合穴在（　　）经，大肠、小肠的下合穴在（　　），三焦的下合穴在（　　）。

11. 十四经穴的主治呈现出一定的规律性，即（　　）和（　　）两大规律。四肢部经穴以（　　）为主，头身部经穴以（　　）为主。

12. 近治作用是( )主治所具有的共同特点,远治作用是( )主治作用的基本规律。

13. 人体的( )既是疾病的反应点,又是针灸施术的施术部位。

14. 腧穴的主治特点主要表现在( )、( )、( )。

15. 使用简便取穴法,两手臂自然下垂,于股外侧中指尖到达之处取( )穴,垂肩屈肘取( )穴,两耳角直上连线中点取( )穴。

参考答案

一、单项选择题

1. B 2. E 3. D 4. E 5. D 6. E 7. C 8. B 9. A 10. B 11. B 12. B 13. A 14. C 15. C 16. A 17. E 18. D 19. A 20. C

二、多项选择题

1. ABCD 2. ACDE 3. ACE 4. ABC 5. ABCDE 6. ABCDE 7. BD 8. BD 9. ABDE 10. ABC 11. ACD 12. CE 13. AD 14. CD 15. ACDE 16. ABE 17. BCE 18. ABC 19. ACDE 20. ABCDE 21. ABCE 22. ABC 23. DE 24. AB 25. CDE

三、填空题

1. 肢体内侧 手三阴 足三阴 肢体外侧 手三阳 足三阳 阳明经 少阳经 太阳经 太阴经 厥阴经 少阴经 厥阴经 太阴经 少阴经

2. 胸 手 手 头 头 足 足 腹

3. 手少阴心经 手厥阴心包经

4. 经络

5. 阳明 少阳 太阳 厥阴

6. 脏腑经络

7. 手足三阳六腑之气 足三阳经

8. 奇经八脉 十二经脉

9. 无定位、无定名 定位、定名 定位、定名、归经

10. 本 足阳明经 足太阳经

11. 分经 分部

12. 一切腧穴 经穴

13. 腧穴

14. 近治作用 远治作用 特殊作用

15. 风市 章门 百会

(范秀英)

第三章

经络腧穴技术

项目一　手三阴经划经点穴

任务一　手太阴肺经划经点穴

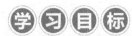

能力目标

1. 运用手太阴肺经循行分布知识,结合人体体表解剖标志,在人体上勾划出手太阴肺经的体表循行路线。

2. 运用腧穴定位知识和相应的定位方法,在人体上准确定位手太阴肺经常用经穴——中府、尺泽、孔最、列缺、太渊、少商。

3. 针对临床情境,运用诊断学基础、脏腑经络腧穴等理论知识,作出初步临床诊断,解释病理变化,辨证归经,选穴组方。

知识目标

1. 掌握手太阴肺经循行分布知识。

2. 掌握手太阴肺经常用经穴的定位知识、主治特点及刺灸方法。

3. 熟悉手太阴肺经腧穴主治概要。

临床情境

基本情况:刘某,女,34 岁,公务员。2011 年 7 月 2 日就诊。

主诉:右侧头项强痛 1 天。

现病史:患者自述昨日下午工作繁忙,因天气炎热空调直吹右侧头项部。下班时突感右侧头项强痛、转侧困难,经活动、自我按摩症状稍有缓解。但今晨起症状又有所加重,现颈项强痛,不能俯仰转侧。

查体:局部肌肉拘紧,压痛,但无红肿。舌质淡红、苔薄白,脉弦滑。

辅助检查结果:颈椎 X 线片未见异常。

假如你是康复治疗师,请完成以下任务。

基本任务:勾划出手太阴肺经的体表循行路线;定位手太阴肺经常用经穴——中府、尺泽、孔最、列缺、太渊、少商。

拓展任务:针对临床情境,运用诊断学基础知识,作出初步临床诊断;运用脏腑经络腧穴理论知识,辨证归经;按照选穴原则,结合腧穴定位及主治,选穴组方。

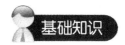

一、手太阴肺经循行分布

手太阴肺经起始于中焦胃部,向下络于大肠,回过来沿着胃上口,穿过膈肌,入属于肺脏。从肺系的气管、喉咙部横出腋下,下循上臂内侧,行于手少阴、手厥阴经之前,下行肘关节中,沿前臂内侧桡骨的边缘,进入寸口(腕关节桡动脉搏动处),经过大鱼际,沿着大鱼际边缘,循拇指桡侧出其端(图3-1-1)。

它的支脉:从腕后(列缺)分出,走向食指桡侧,沿食指桡侧出其端,接手阳明大肠经。

二、手太阴肺经腧穴主治概要

本经腧穴一侧有 11 个穴位,依次是:中府、云门、天府、侠白、尺泽、孔最、列缺、经渠、太渊、鱼际、少商。首穴中府,末穴少商。其中 9 个穴位分布于上肢掌面桡侧,2 个穴位在前胸上部。中府、尺泽、孔最、列缺、太渊、少商为其常用穴。

本经腧穴主治肺、气管、咽喉、胸部病及经脉循行部位的其他病证。治疗咳喘常用中府、太渊、鱼际;治疗咯血常用孔最、太渊;治疗咽喉肿痛常用鱼际、少商;治疗热病常用尺泽;治疗头项强痛常用列缺。针刺中府、云门应注意角度与深度;刺太渊应避开桡动脉。

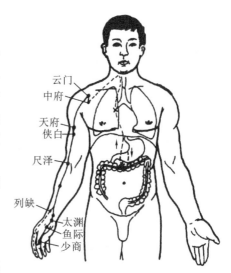

图 3-1-1

《灵枢·经脉》篇:"肺手太阴之脉,起于中焦,下络大肠,还循胃口,上膈,属肺,横出腋下,下循臑内前廉,行少阴、心主之前,下肘中,循臂内上骨下廉,入寸口,上鱼,循鱼际,出大指之端。其支者,从腕后,直出次指内廉,出其端。"

手太阴肺经经穴歌诀

手太阴肺十一穴,中府云门天府列,
次则侠白下尺泽,又次孔最与列缺,
经渠太渊下鱼际,抵指少商如韭叶。

三、手太阴肺经常用腧穴定位、主治及操作

1. 中府 Zhōngfǔ(LU1) 肺的募穴;手、足太阴经交会穴。

【定位】 在胸外侧部,云门下 1 寸,平第 1 肋间隙处,距前正中线 6 寸(图3-1-2)。

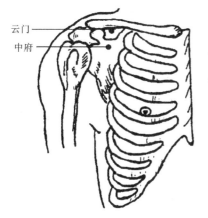

图 3-1-2

【解剖】 皮肤→皮下组织→胸大肌→胸小肌。

【主治】 ①呼吸系统病证:鼻炎,咽喉炎,肺炎,支气管炎,支气管扩张,哮喘等。②运动系统病证:肩肘臂内侧痛,手不能伸,上肢麻木等。③消化系统病证:呕吐,腹胀等。

【操作】 向外斜刺或平刺 0.5～0.8 寸;不可向内斜刺、深刺,以免伤及肺脏;可灸。

2. 尺泽 Chǐzé(LU5) 手太阴经气所入为"合"。

【定位】 在肘横纹中,肱二头肌腱桡侧凹陷处(图3-1-3)。

【解剖】 皮肤→皮下组织→肱桡肌→肱肌。

【主治】 ①呼吸系统病证:感冒,鼻炎,咽喉炎,扁桃体炎,肺炎,支气管炎,支气管扩张,哮喘等。②运动系统病证:肩肘臂内侧痛,手不能伸,上肢麻木,腰扭伤等。③消化系统病证:急性胃肠炎

等。④神经系统病证：小儿急、慢性惊风，癫痫等。

【操作】 直刺 0.8～1.2 寸；或点刺出血；可灸。

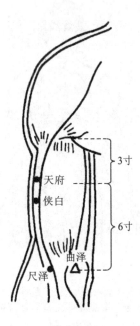

图 3-1-3

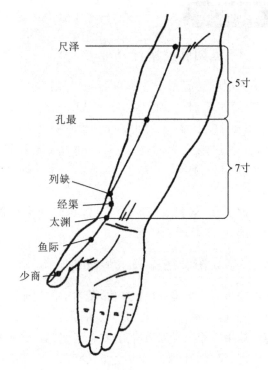

图 3-1-4

3. 孔最 Kǒngzuì(LU6) 手太阴经郄穴。

【定位】 在前臂掌面桡侧，当尺泽与太渊连线上，腕横纹上 7 寸处（图 3-1-4）。

【解剖】 皮肤→皮下组织→肱桡肌→桡侧腕屈肌→旋前圆肌→指浅屈肌→拇长屈肌。

【主治】 ①呼吸系统疾病：急慢性咽喉炎，支气管炎，哮喘等。②急性出血病证：支气管扩张咯血，痔疮出血等。③运动系统病证：肩周炎，网球肘，上肢废用性肌萎缩、肌力减退、挛缩等。

【操作】 直刺 0.5～0.8 寸；可灸。

4. 列缺 Lìeqūe(LU7) 手太阴经络穴；八脉交会穴之一，通于任脉。

【定位】 在前臂桡侧缘，桡骨茎突上方，腕横纹上 1.5 寸，当肱桡肌与拇长展肌腱之间（图 3-1-4）。

【解剖】 皮肤→皮下组织→拇长展肌腱→旋前方肌→桡骨。

【主治】 ①呼吸系统病证：感冒，鼻炎，咽喉炎，肺炎，支气管炎，哮喘等。②头面五官病证：偏头痛，三叉神经痛，牙痛，面瘫，面神经痉挛，颈椎病等。③运动系统病证：肩周炎，网球肘，上肢废用性肌萎缩、肌力减退、挛缩等。④泌尿生殖系统病证：尿道炎，前列腺炎，遗精，痛经等。

【操作】 向上斜刺 0.3～0.5 寸；可灸。

5. 太渊 Tàiyuān(LU9) 手太阴经气所注为"输"；手太阴经气所过为"原"穴；八会穴之脉会。

【定位】 在腕掌侧横纹桡侧，桡动脉搏动处（图 3-1-4）。

【解剖】 皮肤→皮下组织→桡侧腕屈肌腱与拇长展肌腱之间。

【主治】 ①呼吸系统病证：感冒，咽喉炎，支气管炎，百日咳，肺结核等。②消化系统病证：腹胀，噫气，呕吐，呕血等。③心血管系统病证：高血压，心绞痛，无脉症等。④运动系统病证：腕关节及周围软组织疾病等。

【操作】 避开桡动脉，直刺 0.3～0.5 寸；可灸，但不宜瘢痕灸。

6. 少商 Shàoshāng(LU11) 手太阴经气所出为"井"。

【定位】 在手拇指末节桡侧，距指甲角 0.1 寸（图 3-1-4）。

【解剖】 皮肤→皮下组织→指甲根。

【主治】 ①神经系统病证：昏迷，癫狂，癔病，小儿惊风，中暑等。②头面五官病证：鼻衄，腮腺炎，牙痛，耳鸣等。③呼吸系统病证：咽喉炎，扁桃体炎，支气管炎等。④运动系统病证：指间关节及周围软组织损伤，手指麻木疼痛等。

【操作】 向腕斜刺或平刺 0.2～0.3 寸，或点刺出血；可灸。

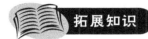 **拓展知识** ●●

落枕又称失枕，是一种睡眠姿势不良导致的颈部僵直性疼痛综合征。本病多发生于青壮年，以颈部一侧或双侧胸锁乳突肌、肩胛提肌痉挛、僵硬、疼痛为主要症状，重者可波及斜方肌等。临床表现：头向患侧倾斜，下颌转向健侧，颈部僵硬，活动受限，甚至疼痛牵及头部、背部及上臂部，患处可触及条索状僵硬的肌块，压痛明显。

落枕病因主要有两个方面：一是肌肉扭伤，如夜间睡眠姿势不良，头颈长时间处于过度偏转的位置，或处于过伸或过屈状态，引起颈部一侧肌肉紧张，使颈椎小关节扭错，时间较长即可发生静力性损伤，使伤处肌筋强硬不和，气血运行不畅，局部疼痛不适，动作明显受限等；二是感受风寒，如睡眠时受寒，盛夏贪凉，使颈背部气血凝滞，筋络痹阻，以致僵硬疼痛，动作不利。

《四总穴歌》说"头项寻列缺"，意思是说，针刺列缺可治疗落枕、偏头痛、颈椎病等。本穴有疏风和络的功能，善治头项诸疾。从手太阴肺经的循行来看，并没有上行至头项处，从列缺的定位来看，位于腕上而不在头项。由此推断，"头项寻列缺"不符合经穴的分经主治规律（经络所通，主治所及）和分部主治规律（腧穴所在，主治所能）。但可从以下方面理解，手太阴肺经与手阳明大肠经表里相合，肺经有一条支脉从手腕后分出，由列缺直下走向食指与手阳明大肠经相衔接，而手阳明大肠经的循行从手走头，上达颈项、口齿。列缺为络穴，联系着表里二经，亦为八脉交会穴之一，通于任脉，任脉与督脉相通，头项为督脉所循行的部位，因此通过针刺列缺穴可以激发上述经脉的经气，促进头部经络的调节作用，从而能治疗头项部病证。现代研究表明，针刺列缺穴对于机体不同机能状态的脑血管的舒缩作用不同，呈现出一种双向良性调整作用。

 # 能力训练与达标检测

一、基本任务

（一）划经

准备工具：彩笔、骨度分寸尺。

计划步骤：教师示教，学生观摩；学生学做，教师指导。

任务实施：学生互为模特，在人体上勾划出手太阴肺经体表循行路线。

经　脉	循　行　示　意
手太阴	方向：胸→手 起止穴：中府→少商 循环线：起中焦→络大肠→胃口喷门→属肺→咽喉（肺系）→腋下（中府）→上臂内前 缘肱二头肌桡侧（肌勾）→肘中（尺泽）→寸口→拇指端（少商） 　　　　　　　　　　　　　　↓ 　　　　　　　　从列缺→食指端（交手阳明大肠经） 联系脏腑器官：肺、大肠、胃、咽喉

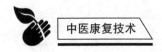

中医康复技术

（二）点穴

准备工具：彩笔、骨度分寸尺。

计划步骤：教师示教，学生观摩；学生学做，教师指导。

任务实施：学生互为模特，采取相应定位方法，定位手太阴肺经常用经穴。

腧　　穴	定 位 方 法	定　　　位
中府		
尺泽		
孔最		
列缺		
太渊		
少商		

二、拓展任务

小组讨论，剖析案例。

诊断	
辨证	
治法	
处方	

 知识达标检测

一、单项选择题

1. 针刺不当易引起气胸的穴位是（　　　）。

A. 中府　　　　　B. 鱼际　　　　　C. 孔最　　　　　D. 列缺　　　　　E. 少商

2. 肺的募穴是（　　　）。

A. 中府　　　　　B. 天府　　　　　C. 关元　　　　　D. 列缺　　　　　E. 养老

3. "起于中焦，下络大肠"的经脉是（　　　）。

A. 足阳明胃经　　B. 足太阴脾经　　C. 手少阴心经　　D. 手阳明大肠经　　E. 手太阴肺经

4. 肺经的郄穴是（　　　）。

A. 列缺　　　　　B. 孔最　　　　　C. 尺泽　　　　　D. 曲泽　　　　　E. 太渊

5. 头痛项强可选（　　　）。

A. 中府　　　　　B. 尺泽　　　　　C. 孔最　　　　　D. 列缺　　　　　E. 曲泽

二、多项选择题

1. 少商可用于治疗（　　　）。

A. 喉痹　　　　　B. 癫狂　　　　　C. 中暑　　　　　D. 鼻衄　　　　　E. 咳喘

2. 手太阴肺经上的腧穴可治疗（　　　）。

A. 咳嗽　　　　　B. 胸痛　　　　　C. 咽喉肿痛　　　D. 手臂内侧前缘痛　E. 胁肋痛

三、填空题

1. 手太阴肺经的起始穴是（　　　），终止穴是（　　　）。

2. 列缺既是（　　　）穴，又是（　　　）穴。

3. 太渊既是输穴,又是( )穴,还是( )穴。

4. 手太阴肺经的井穴是( ),合穴是( )。

参考答案

一、单项选择题

1. A 2. A 3. E 4. B 5. D

二、多项选择题

1. ABCDE 2. ABCD

三、填空题

1. 中府 少商

2. 络 八脉交会

3. "原" 八会穴之脉会

4. 少商 尺泽

（范秀英 陈丽超）

任务二 手厥阴经心包经划经点穴

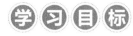

能力目标

1. 运用手厥阴心包经循行分布知识,结合人体体表解剖标志,在人体上勾划出手厥阴心包经的体表循行路线。

2. 运用腧穴定位知识和相应的定位方法,在人体上准确定位手厥阴心包经常用经穴——曲泽、内关、劳宫、中冲。

3. 针对临床情境,运用诊断学基础、脏腑经络腧穴等理论知识,做出初步临床诊断,解释病理变化,辨证归经、选穴组方。

知识目标

1. 掌握手厥阴心包经循行分布知识。

2. 掌握手厥阴心包经常用经穴的定位知识、主治特点及刺灸方法。

3. 熟悉手厥阴心包经腧穴主治概要。

临床情境

基本情况:刘某,女,19岁,学生。2010年6月2日就诊。

主诉:寡言少语,伴睡眠欠佳4个月。

现病史:4个月前,患者因与母亲吵架,生气后一直默然不语,夜难入寐。曾服用镇静剂,症状好转。现患者寡言少语,表情淡漠,闷闷不乐,头晕发呆,问答迟钝,胸胁作胀,嗳气频作,善太息,腿痛无力,月经不调。

查体:内科及神经系统检查未见异常,舌苔薄白,脉弦。

假如你是康复治疗师,请完成以下任务。

基本任务:在人体上勾划出手厥阴心包经的体表循行路线;定位手厥阴心包经常用经穴——曲泽、

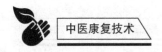

内关、劳宫、中冲。

拓展任务：针对临床情境，运用诊断学基础知识，做出初步临床诊断；运用脏腑经络腧穴理论知识，辨证归经；按照选穴原则，结合腧穴定位及主治，选穴组方。

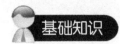

一、手厥阴心包经循行分布

手厥阴心包经从胸中开始，浅出属于心包，通过膈肌，经历胸部、上腹和下腹，络于上、中、下三焦（图 3-1-5）。

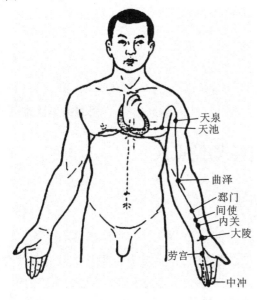

图 3-1-5

《灵枢·经脉》篇："心主手厥阴心包络之脉，起于胸中，出属心包，下膈，历络三焦。其支者，循胸出胁，下腋三寸，上抵腋下，循臑内，行太阴、少阴之间，入肘中，下臂，行两筋之间，入掌中，循中指，出其端。其支者，别掌中，循小指次指，出其端。"

胸部支脉：沿胸内出胁部，至腋下三寸处，向上到腋下，沿上臂内侧，行于手太阴、手少阴之间，进入肘窝中，下至前臂，行于桡侧腕屈肌腱与掌长肌腱之间，进入掌中，沿中指桡侧出于末端。

掌中支脉：从掌中分出，沿着无名指直达指端，与手少阳三焦经相接。

二、手厥阴心包经腧穴主治概要

本经一侧有 9 个穴位，依次是：天池、天泉、曲泽、郄门、间使、内关、大陵、劳宫、中冲。首穴天池，末穴中冲。其中 8 个穴位分布于上肢掌面的正中线上，1 个穴位在前胸上部。曲泽、内关、劳宫、中冲为其常用腧穴。

本经腧穴主治心、胸、胃、神志病以及经脉循行部位的其他病证。治心、胸、胃病常用曲泽、郄门、间使、内关、大陵；治疗神志病常用间使、劳宫、中冲；内关有宣通三焦、醒脑开窍、行气止痛功效；天池以治疗胸胁痛、心肺病为主，应注意针刺角度与深度。

手厥阴心包经经穴歌诀

九穴心包手厥阴，天池天泉曲泽深，

郄门间使内关对，大陵劳宫中冲尽。

三、手厥阴心包经常用腧穴定位、主治及操作

1. 曲泽 Qūzé（PC3） 心包经合穴。

【定位】 在肘横纹中，当肱二头肌腱的尺侧缘（图 3-1-6）。

【解剖】 皮肤→皮下组织→正中神经→肱肌。

【主治】 ①消化系统病证：急性胃肠炎，胃肠功能紊乱等。②循环系统病证：心绞痛、冠心病、心律失常等。③运动系统病证：上肢运动功能障碍，废用性肌萎缩、肌力减退、挛缩、疼痛等。

【操作】 直刺 0.8～1 寸，或者用三棱针刺血；可灸。

2. 内关 Nèiguān（PC6）心包经络穴；八脉交会穴之一，通阴维脉。

【定位】 在前臂掌侧，当曲泽与大陵的连线上，腕横纹上 2 寸，掌长肌腱与桡侧腕屈肌腱之间（图 3-1-7）。

【解剖】 皮肤→皮下组织→指浅屈肌→指深屈肌→旋前方肌→前臂骨间膜。

【主治】 ①运动系统病证：上肢运动功能障碍，废用性肌萎缩，肌力减退，挛缩疼痛等。②循环系

统病证:心绞痛,冠心病,心肌炎,心律失常,无脉证,高血压等。③消化系统病证:胃炎,肠炎,痢疾,胃痉挛,膈肌痉挛,胃肠功能紊乱等。④神经精神病证:神经衰弱,癫痫,癔病等。

【操作】 直刺0.5~1寸;可灸。若针感向指端放射,患者感觉指端麻木,则提示刺中正中神经,此时应将毫针退至皮下,调整针尖方向,再次进针。

3.劳宫 Láogōng(PC8) 心包经荥穴。

【定位】 在手掌心,当第2、3掌骨之间偏于第3掌骨,握拳屈指的中指尖处(图3-1-8)。

【解剖】 皮肤→皮下组织→第二蚓状肌→拇收肌(横头)→骨间肌。

【主治】 ①运动系统病证:手部肌肉痉挛,手掌肌肉萎缩,手指麻木等。②消化系统病证:膈肌痉挛,胃痉挛,消化不良等。③循环系统病证:冠心病,心绞痛,高血压等。④神经精神病证:癫狂,癔病,昏迷,中暑等。

【操作】 直刺0.3~0.5寸;可灸。

4.中冲 Zhōngchōng(PC9) 手厥阴经气所出为"井"。

【定位】 在手中指末节尖端中央(图3-1-8)。

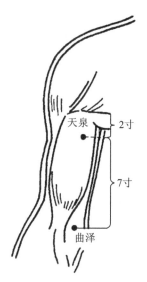

图3-1-6

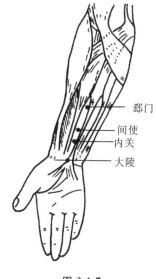

图3-1-7

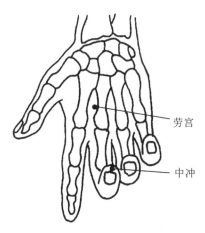

图3-1-8

【解剖】 皮肤→皮下组织→指腱鞘及鞘内指深屈肌腱→末节指骨粗隆(骨膜)。

【主治】 ①神经精神病证:癫狂,癔病,癫痫,小儿惊风,昏迷,中暑等。②循环系统病证:冠心病,心绞痛,心肌炎,高血压等。③头面五官病证:舌炎,结膜炎,咽喉炎等。

【操作】 浅刺0.1寸,或用三棱针点刺出血;可灸。

拓展知识

抑郁症是以显著而持久的情绪低落、意志活动减少(语言动作减少)、思维与认知功能迟缓为主要特征的一类心境障碍,是包括躯体、情绪、思想和行为均受到影响的"全身性"疾病。有家族抑郁症病史的人,通常比较容易患上这种心理疾病。当然,有时也是因为抑郁症患者的家族人际关系比较紧张造成的。随着社会竞争的日益激烈,工作压力加大,其发病率有逐年递增的趋势,到2020年可能成为仅次于心脏病危害人类健康的第二大疾病。

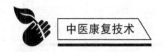

现代研究表明,抑郁症是一种神经介质代谢障碍的疾病。当各种精神创伤及长期的紧张疲劳等因素对大脑皮层产生强烈刺激时,可导致大脑皮层出现过度兴奋或过度抑制状态,从而产生抑郁症。其发病与心理因素、社会因素、遗传因素、神经生化机制、内分泌及免疫机制等方面有关。脑中单胺类递质去甲肾上腺素(NE)和5-羟色胺(5-HT)功能不足,下丘脑-垂体-肾上腺(HPA)轴功能亢进和下丘脑-垂体-甲状腺(HPT)轴功能障碍,可致抑郁症的产生。

抑郁症属中医学"郁证"等范畴。郁证病位在脑,神志异常多与心有关,亦与肝脾肾等脏均有联系。《灵枢·本神》曰:"心气虚则悲,实则笑不休。"心包为心之相臣,代君行令受邪。《灵枢·邪客》曰:"心者,五脏六腑之大主,精神之所舍也,其藏坚固,邪弗能容也。容之则心伤,心伤则神去,神去则死矣。故诸邪之在于心者,皆在于心之包络"。抑郁症临床表现各异,须辨证论治,从调节整体的阴阳平衡出发,调神理气是针灸治疗抑郁证的根本原则,患者的精神状态恢复正常是临床要解决的根本问题,常取内关、神门等穴。内关最早见于《黄帝内经·灵枢·经脉篇》,为手厥阴心包经之络穴。《徐氏针灸大全》记载:内关主治"五痫,口中涂抹,心性呆滞,悲泣不已,心惊发狂,不识亲疏,健忘易失,言语不纪,心气虚损,或歌或笑,心中惊悸,言语错乱,心中虚惕,神思不安,心惊中风,不省人事,心脏诸虚,怔忡惊悸,心虚胆寒,四体颤抖。"可见内关穴可以醒神开窍治疗中风、不省人事、癫狂等实证,又可以安神宁志治疗惊悸失眠、心虚胆寒之虚证。由此可见,内关对神志具有双向调节作用,神志病证皆可取内关以调心神。还有理论认为,阴、阳维两脉功能失常也可导致神志异常,曰"阴阳不能自相维",则"怅然失志,溶溶不能自收持"。内关是八脉交会穴之一,通于阴维,刺内关可调阳、阴维,并兼以调心。内关对心肺、脾胃、肠腑、女子胞等亦具有双向调节作用,情志失和、气机阻滞而致肺气上逆、胃气上逆以及气滞经络、气滞血瘀等病征亦属本穴主治范围。现代研究证实:针刺内关对心率、血压的调整具有双向性。针刺内关有兴奋作用,用于治疗抑郁症;针刺内关对过度兴奋有抑制作用,用于失眠、焦虑症等。

能力训练与达标检测

一、基本任务

(一)划经

准备工具:彩笔、骨度分寸尺。

计划步骤:教师示教,学生观摩;学生学做,教师指导。

任务实施:学生互为模特,勾划出手厥阴心包经体表循行路线。

经 脉	循 行 示 意
手厥阴	方向:胸→手 起止穴:天池→中冲 循环线:起胸中(心包)→膈→历络三焦 ↓ 胁腋下(天池)→上臂内中→掌二三指间→中指端(中冲) ↓ 交无名指(手少阳三焦经) 联系脏腑器官:心包、三焦

(二)点穴

准备工具:彩笔、骨度分寸尺。

计划步骤:教师示教,学生观摩;学生学做,教师指导。

任务实施:学生互为模特,采取相应定位方法,定位手厥阴心包经常用经穴。

腧　　穴	定位方法	定　　位
曲泽		
内关		
劳宫		
中冲		

二、拓展任务

小组讨论,剖析案例。

诊断	
辨证	
治法	
处方	

 知识达标检测

一、单项选择题

1. 八脉交会穴中,通阴维脉的穴位是(　　　)。

A. 阳交　　　　　B. 后溪　　　　　C. 内关　　　　　D. 外关　　　　　E. 列缺

2. 手厥阴心包经的合穴是(　　　)。

A. 天井　　　　　B. 曲泽　　　　　C. 曲池　　　　　D. 天池　　　　　E. 尺泽

二、多项选择题

1. 内关穴主治(　　　)。

A. 心悸　　　　　B. 呕吐　　　　　C. 眩晕　　　　　D. 失眠　　　　　E. 疟疾

2. 治疗神志疾病、胸部疾病的腧穴主要属于(　　　)。

A. 手太阴肺经　　B. 手太阳小肠经　C. 手厥阴心包经　D. 足少阳胆经　　E. 手少阴心经

三、填空题

1. 手厥阴心包经起穴是(　　　),止穴是(　　　)。

2. 手厥阴心包经的井穴是(　　　),荥穴是(　　　)。

参考答案

一、单项选择题

1. C　2. B

二、多选题

1. ABCD　2. CE

三、填空题

1. 天池　中冲

2. 中冲　劳宫

(范秀英　陈丽超)

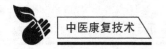

任务三　手少阴心经划经点穴

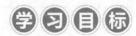

能力目标

1. 运用手少阴心经循行分布知识,结合人体体表解剖标志,在人体上勾划出手少阴心经的体表循行路线。

2. 运用腧穴定位知识和相应的定位方法,在人体上准确定位手少阴心经常用经穴——极泉、少海、通里、神门、少府、少冲。

3. 针对临床情境,运用诊断学基础、脏腑经络腧穴等理论知识,做出初步临床诊断,解释病理变化,辨证归经,选穴组方。

知识目标

1. 掌握手少阴心经循行分布知识。

2. 掌握手少阴心经常用经穴的定位知识、主治特点及刺灸方法。

3. 熟悉手少阴心经腧穴主治概要。

临床情境

基本情况:王某,男,40 岁,教师。2011 年 7 月 1 日就诊。

主诉:入睡困难 1 年有余,加重半月。

现病史:由于长期教学升学压力大,患者于一年前开始出现夜间入睡困难,入睡后多梦易醒。近半月以来,每晚仅睡 2～3 h,且伴心悸、健忘、头晕目眩、身疲乏力。曾长期服用艾司唑仑及大量中西药物,疗效不佳。此次来治疗时口服艾司唑仑剂量已达 6～8 mg,仍不见效。

入院查体:生命体征平稳,神清,面色萎黄,心肺腹部未查及异常,神经系统检查未见异常。舌淡、苔薄白、脉细弱。

辅助检查结果:X 线胸片、心电图、三大常规及生化检查未见明显异常。

假如你是康复治疗师,请完成以下任务。

基本任务:勾划出手少阴心经的体表循行路线;定位手少阴心经常用经穴——极泉、少海、通里、神门、少府、少冲。

拓展任务:针对临床情境,运用诊断学基础知识,做出初步临床诊断;运用脏腑经络腧穴理论知识,辨证归经;按照选穴原则,结合腧穴定位及主治,选穴组方。

基础知识

一、手少阴心经循行分布

手少阴心经起于心中,出属于"心系"(心脏与其他脏器相联系的部位),下过膈肌,络于小肠(图 3-1-9)。

上行的支脉:从"心系"向上夹食道,连系于"目系"(眼球联系于脑的部位)。

外行的主干,从心系(即心与它脏相联系的系带)上行至肺,向下出于腋下,沿上臂内侧后缘,走手太阴,手厥阴经之后,下至肘内,沿前臂内侧后缘,到掌后豌豆骨部,进入掌内,沿小指的桡侧至指端,接手太阳小肠经。

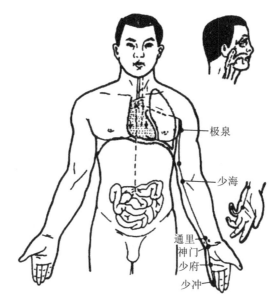

图 3-1-9

《灵枢·经脉》篇："心手少阴之脉,起于心中,下膈,络小肠。其支者,从心系,上挟咽,系目系。其直者,复从心系,却上肺,下出腋下,下循臑内后廉,行太阴、心主之后,下肘内,循臂内后廉,抵掌后锐骨之端,入掌内后廉,循小指之内,出其端。"

二、手少阴心经腧穴主治概要

本经一侧有 9 个穴位,依次是:极泉、青灵、少海、灵道、通里、阴郄、神门、少府、少冲。首穴极泉,末穴少冲。其中 8 个穴位分布于上肢掌侧面的尺侧,1 个穴位在腋窝。极泉、少海、通里、神门、少府、少冲为常用腧穴。

本经腧穴主治心、胸、神志病和经脉循行部位的其他病证。治疗心脏病常用极泉、阴郄、神门;神志病常用神门、少冲;舌咽病常用通里、阴郄;血证常用阴郄;上肢内侧后缘痛、麻可用极泉、青灵、少海、灵道。针刺极泉穴应避开腋动脉。

手少阴心经经穴歌诀

手少阴心起极泉,青灵少海灵道全,

通里阴郄神门下,少府少冲小指边。

三、手少阴心经常用腧穴定位、主治及操作

1. 极泉 Jíquán(HT1)

【定位】 在腋窝顶点,腋动脉搏动处(图 3-1-10)。

【解剖】 皮肤→皮下组织→腋腔及其内容大圆肌。

【主治】 ①循环系统病证:冠心病,心绞痛,心包炎等。②运动系统病证:肩周炎,上肢瘫痪等。

【操作】 避开腋动脉,直刺或斜刺 0.3～0.5 寸;可灸。

2. 少海 Shàohǎi(HT3) 手少阴经气所入为"合"。

【定位】 屈肘,当肘横纹内侧端与肱骨内上髁连线的中点处(图 3-1-11)。

【解剖】 皮肤→皮下组织→旋前圆肌→肱肌。

【主治】 ①循环系统病证:冠心病、心绞痛等。②神经精神病证:神经衰弱,痴呆,癫狂等。③运动系统病证:上肢瘫痪,肘关节周围软组织疾病,手臂挛痛等。

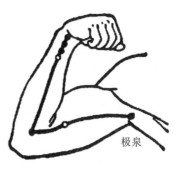

极泉

图 3-1-10

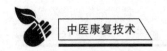

【操作】　向桡侧直刺 0.5～1 寸;可灸。

3. 通里　Tōnglǐ(HT5)　手少阴经络穴。

【定位】　在前臂掌侧,当尺侧腕屈肌腱的桡侧缘,腕横纹上 1 寸(图 3-1-11)。

【解剖】　皮肤→皮下组织→尺侧腕屈肌→指深屈肌→旋前方肌。

【主治】　①语言障碍:如中风后遗症的舌强不语,急性舌骨肌麻痹,癔病性失语等。②神经精神病证:癫狂,神经衰弱等。③循环系统病证:冠心病,心绞痛,心律失常等。④运动系统病证:臂挛痛、腕无力。

【操作】　直刺 0.3～0.5 寸;可灸。

4. 神门　Shénmén(HT7)　手少阴经气所注为"输";心经原穴。

【定位】　在腕部,腕掌侧横纹尺侧端,尺侧腕屈肌腱的桡侧凹陷处(图 3-1-11)。

【解剖】　皮肤→皮下组织→尺侧腕屈肌腱桡侧缘。

【主治】　①神经精神病证:神经衰弱,痴呆,癫狂痫,癔病。②循环系统病证:高血压,冠心病,心绞痛,心律失常。③运动系统病证:手臂挛痛、腕无力。

【操作】　直刺 0.3～0.5 寸;可灸。

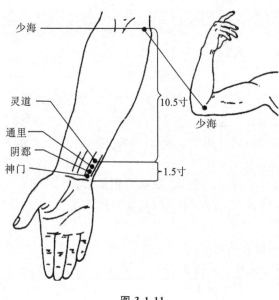

图 3-1-11

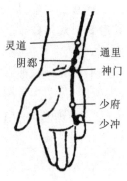

图 3-1-12

5. 少府　Shàofǔ(HT8)　手少阴经气所溜为"荥"。

【定位】　在手掌面,第 4、5 掌骨之间,握拳时,当小指尖处(图 3-1-12)。

【解剖】　皮肤→皮下组织→第四蚓状肌→第四骨间肌。

【主治】　①循环系统病证:冠心病,心绞痛,心律失常等。②神经精神病证:癔病等。③泌尿系统病证:小便不利,遗尿等。④运动系统病证:小指挛痛等。

【操作】　直刺 0.3～0.5 寸;可灸。

6. 少冲　Shàochōng(HT9)　手少阴经气所出为"井"。

【定位】　在小指末节桡侧,距指甲角 0.1 寸(图 3-1-12)。

【解剖】　皮肤→皮下组织→指甲根。

【主治】　①循环系统病证:冠心病,心绞痛,心律失常等。②神经精神病证:癫狂,热病昏迷,癔病等。③运动系统病证:手踠不伸等。

【操作】　浅刺 0.1 寸或点刺出血;可灸。

拓展知识 ···································

　　睡眠是中枢神经系统内部发生的一个主动过程,当睡眠中枢发放冲动时向上传导,作用于大脑皮层,与保持觉醒状态的上行激活系统相对抗,调节睡眠与觉醒的相互转化。失眠是由于上行抑制系统功能减弱或上行激活系统功能亢进。失眠,中医称为不寐。有记载,人的睡眠是由人体阴、阳之气,随自然界之昼夜交替而有规律地出入转化,由于各种致病因素影响或破坏了这种规律,阳气不得入于阴而不寐。故其总的病机为脏腑阴阳失调,气血失和。虚者心失所养,实者邪扰心神。主要病位在心,与肝、脾、胃、肾相关。

　　2012 版《中国成人失眠诊断与治疗指南》旨在为临床医师提供一套规范化的成人失眠诊疗框架。失眠通常是指患者对睡眠时间和(或)睡眠质量不满足并影响日间社会功能的一种主观体验。这一定义高度完整地概括了失眠的临床特征,也是诊断失眠的具体条件。①有效睡眠时间不足:入睡困难(超过 30 min)、熟睡维持困难、易醒(夜醒 2 次或 2 次以上)和早醒。②睡眠质量下降:以浅睡眠为主,慢波睡眠第 3、4 期缺乏或明显减少,或由于频繁觉醒而导致睡眠结构断裂(睡眠碎片),降低了睡眠质量。③白天有缺睡的表现,患者主诉至少下述一种与睡眠不足相关的日间功能损害:疲劳或全身不适;注意力、注意维持能力或记忆力减退;学习、工作和社交能力下降;情绪波动或易激惹;日间思睡;兴趣、精力减退;工作或驾驶过程中错误倾向增加;紧张、头痛、头晕,或与睡眠缺失有关的其他躯体症状;对睡眠过度关注。是否存在由于睡眠不足对白天生活质量带来影响,是诊断失眠具有重要临床意义的指标。由于睡眠需要量存在明显的个体差异,所以睡眠时间的减少并不一定都具有病理意义。针灸治疗失眠常选神门、内关、百会、安眠、印堂、四神聪、照海、申脉。心藏神,神门为心经原穴,内关为心包经之络穴,八脉交会穴通阴维脉,取之可宁心安神;百会位于颠顶,入络于脑,可清头目宁神志;安眠穴为治疗失眠经验要穴,镇静安神;印堂、四神聪可调理脑神;照海、申脉为八脉交会穴,分别与阴跷脉、阳跷脉相通,阴、阳跷脉主睡眠,若阳跷脉功能亢盛则失眠,故补阴泻阳使阴、阳跷脉功能协调,不眠自愈。

能力训练与达标检测

一、基本任务

(一) 划经

准备工具:彩笔、骨度分寸尺。

计划步骤:教师示教,学生观摩;学生学做,教师指导。

任务实施:学生互为模特,划出手少阴心经体表循行路线。

经　脉	循 行 示 意
手少阴	方向:胸→手,主行手臂内侧后线 起止穴:极泉→少冲 循行线:起心中→心系→膈→络小肠 目系←上挟咽 上肺→出腋→上臂内侧→小指端 (交手太阳小肠经) 联系脏腑器官:心、小肠、肺、目、咽

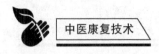

（二）点穴

准备工具：彩笔、骨度分寸尺。

计划步骤：教师示教，学生观摩；学生学做，教师指导。

任务实施：学生互为模特，采取相应定位方法，定位手少阴心经常用经穴。

腧 穴	定 位 方 法	定 位
极泉		
少海		
通里		
神门		
少府		
少冲		

二、拓展任务

小组讨论，剖析案例。

诊断	
辨证	
治法	
处方	

 # 知识达标检测

一、单项选择题

1. 手少阴心经的合穴是（　　）。

A. 少海　　　　B. 小海　　　　C. 尺泽　　　　D. 曲泽　　　　E. 曲池

2. 下列对神门的描述错误的是（　　）。

A. 原穴　　　　B. 输穴　　　　C. 八会穴　　　　D. 在腕横纹上　　　　E. 治心悸失眠

3. 起于本脏的经脉是（　　）。

A. 手少阳三焦经　　B. 足厥阴肝经　　C. 手少阴心经　　D. 足少阴肾经　　E. 足太阳膀胱经

二、多项选择题

1. 通里穴主治（　　）。

A. 心悸　　　　B. 失眠　　　　C. 胃痛　　　　D. 吐血　　　　E. 哑症

2. 神门穴与内关穴相同的主治（　　）。

A. 心痛心悸　　　　B. 失眠健忘　　　　C. 胃痛　　　　D. 舌强　　　　E. 胸胁痛

三、填空题

1. 手少阴心经的起始穴是（　　），终止穴是（　　）。

2. 手少阴心经的经穴可主治（　　）以及（　　）。

参考答案

一、单项选择题

1. A　2. C　3. C

二、多项选择题

1. ABE 2. ABE

三、填空题

1. 极泉 少冲

2. 心、胸、神志病 经脉循行部位的其他病证

（范秀英 陈丽超）

项目二 手三阳经划经点穴

任务一 手阳明大肠经划经点穴

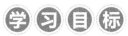

能力目标

1. 运用手阳明大肠经循行分布知识,结合人体体表解剖标志,在人体上勾划出手阳明大肠经的体表循行路线。

2. 运用腧穴定位知识和相应的定位方法,在人体上准确定位手阳明大肠经常用经穴——商阳、合谷、阳溪、手三里、曲池、臂臑、肩髃、迎香。

3. 针对临床情境,运用诊断学基础、脏腑经络腧穴等理论知识,做出初步临床诊断,解释病理变化,辨证归经、选穴组方。

知识目标

1. 掌握手阳明大肠经循行分布知识。

2. 掌握手阳明大肠经常用经穴的定位知识、主治特点及刺灸方法。

3. 熟悉手阳明大肠经腧穴主治概要。

临床情境

基本情况:杨某,男,20岁,学生,2011年6月28日就诊。

主诉:左侧眼睑闭合不全、口角歪斜2天。

现病史:2天前患者晚上跑步受凉,次日起床洗漱时感觉左侧面部麻木,左侧口角漏水,照镜子发现左侧眼睑闭合不全,左口角歪斜,无头痛、呕吐、肢体瘫痪等症状。校医院给予地塞米松、阿昔洛韦等药物治疗,2天后未缓解,遂来我院就诊。入院时自述左眼干涩、左侧耳后疼痛、进食时食物嵌于左侧颊内,且觉食物无味。

入院查体:生命体征平稳,血压100/67 mmHg,神志清楚,查体合作,双瞳孔等大等圆,左侧皱额、蹙眉均不全,左侧眼睑闭合不全,左侧鼻唇沟变浅,左侧示齿、鼓腮、撅嘴、吹口哨均不全,张口时左侧口角被牵向右侧。耳后及外耳道未见疱疹,未见分泌物。左侧听觉过敏,舌前2/3味觉减退。余颅神经检查未见异常,肢体感觉、肌张力、肌力检查均未见异常,病理征(一)。舌质淡,苔薄白,脉浮紧。

辅助检查结果:神经电生理检查示左侧面神经刺激,振幅较对侧降低,振幅损失比89.9%,余未见异常。

假如你是康复治疗师,请完成以下任务。

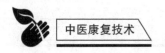
基本任务:勾划出手阳明大肠经的体表循行路线;定位手阳明大肠经常用经穴——商阳、合谷、阳溪、手三里、曲池、臂臑、肩髃、迎香。

拓展任务:针对临床情境,运用诊断学基础知识,做出初步临床诊断;运用脏腑经络腧穴理论知识,辨证归经;按照选穴原则,结合腧穴定位及主治,选穴组方。

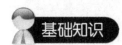

一、手阳明大肠经循行分布

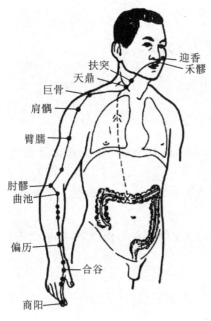

图 3-2-1

《灵枢·经脉》篇:"大肠手阳明之脉,起于大指次指之端,循指上廉,出合谷两骨之间,入两筋之中,循臂上廉,入肘外廉,上循臑外前廉,上肩,出髃骨之前廉,上出于柱骨之会上,下入缺盆,络肺,下膈,属大肠。其支者,从缺盆上颈,贯颊,入下齿中,还出挟口,交人中,左之右,右之左,上挟鼻孔。"

手阳明大肠经从食指桡侧端起始,沿食指桡侧缘上行,经过第 1、2 掌骨间,进入拇长伸肌腱和拇短伸肌腱之间,沿前臂外侧前缘,至肘关节外侧,经上臂外侧前缘,上肩,循肩峰部前边,向后交会于大椎,向前下入锁骨上窝,进入体腔,络于肺,通过横膈,属于大肠(图 3-2-1)。

颈部支脉:从锁骨上窝上行颈部,通过面颊,进入下齿中,再回转出来夹口两旁循行,左右支脉交会于人中,左支脉向右,右支脉向左,上行夹鼻孔到鼻翼两旁,与足阳明胃经相接。

二、手阳明大肠经腧穴主治概要

本经一侧有 20 个穴位,依次是:商阳、二间、三间、合谷、阳溪、偏历、温溜、下廉、上廉、手三里、曲池、肘髎、手五里、臂臑、肩髃、巨骨、天鼎、扶突、口禾髎、迎香。首穴商阳,末穴迎香。其中 14 个穴位分布于上肢背面的桡侧,6 个穴位在肩、颈、面部。商阳、合谷、阳溪、手三里、曲池、臂臑、肩髃、迎香为其常用腧穴。

本经腧穴主治头面、五官、咽喉病,神志病,热病及经脉循行部位的其他病证。治疗热病常用商阳、合谷、曲池;治疗头面、五官病常用合谷;治疗胃肠病常用合谷、曲池;治疗咽喉病常用商阳、合谷;治疗肩臂痛常用合谷、手三里、曲池、臂臑、肩髃;治疗鼻病常以合谷、迎香为主。针刺天鼎、扶突应注意角度与深度。

手阳明大肠经经穴歌诀

手阳明穴起商阳,二间三间合谷藏,

阳溪偏历历温溜,下廉上廉三里长,

曲池肘髎迎五里,臂臑肩髃巨骨起,

天鼎扶突接禾髎,终以迎香二十止。

三、手阳明大肠经常用腧穴定位、主治及操作

1. 商阳 Shāngyáng(LI1) 手阳明经气所出为"井"。

【定位】 在手食指末节桡侧,距指甲角 0.1 寸(图 3-2-2)。

【解剖】 皮肤→皮下组织→指甲根。

【主治】 ①头面五官病证:牙痛,咽喉肿痛,鼻出血,结膜炎,角膜炎等。②神经系统病证:昏迷、昏厥等。③运动系统病证:肩周炎,手指肿痛,食指麻木等。

【操作】 向手掌方向或向合谷方向斜刺 0.2～0.3 寸,或点刺出血;可灸。

2. 合谷 Hégǔ(LI4) 手阳明经气所过为"原"穴。

【定位】 在手背,第 1、2 掌骨间,当第 2 掌骨桡侧的中点处(图 3-2-2)。

【解剖】 皮肤→皮下组织→第一骨间背侧肌→拇收肌。

【主治】 ①头面五官病证:结膜炎,角膜炎,麦粒肿,雀盲,听力减退,耳鸣,牙痛,腮腺炎等。②消化系统病证:胃痛,呕吐,吞咽困难,膈肌痉挛,腹痛,腹泻,痢疾,便秘等。③呼吸系统病证:感冒,鼻炎,咽炎,扁桃体炎等。④生殖系统病证:闭经,痛经,难产等。⑤循环系统病证:高血压,心绞痛,无脉症等。⑥神经精神病证:头痛,三叉神经痛,面肌痉挛,面神经麻痹,中风,破伤风,晕厥,小儿惊风,狂证,癫痫,癔病等。⑦运动系统病证:落枕,肩周炎,上肢运动功能障碍,上肢废用性肌萎缩、肌力减退、挛缩,手指麻木,腰扭伤等。

【操作】 直刺 0.5～1 寸;可灸;孕妇不宜针。

3. 阳溪 Yángxī(LI5) 手阳明经气所行为"经"。

【定位】 在腕背横纹桡侧,手拇指向上翘时,当拇短伸肌腱与拇长伸肌腱之间的凹陷中(图3-2-2)。

【解剖】 皮肤→皮下组织→桡侧腕长伸肌腱。

【主治】 ①神经精神病证:面神经麻痹,癫、痫、狂证等。②头面五官病证:鼻炎,咽喉炎,扁桃体炎,耳鸣,耳聋,角膜炎,结膜炎等。③消化系统病证:腹泻,消化不良等。④运动系统病证:上肢运动功能障碍,肩周炎,腕关节及周围软组织疾病,腕管综合征,手指麻木疼痛等。

【操作】 直刺 0.3～0.5 寸;可灸。

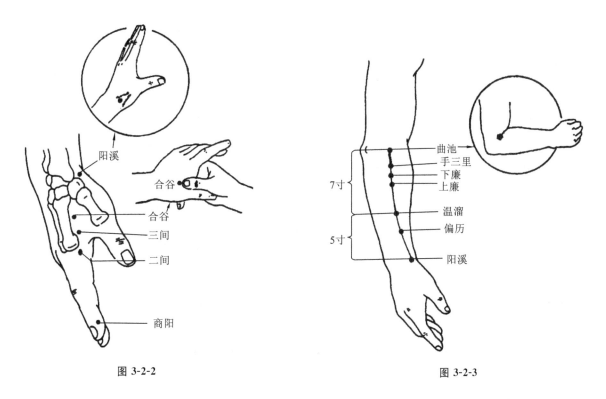

图 3-2-2   图 3-2-3

4. 手三里 Shǒusānlǐ(LI10)

【定位】 在前臂背面桡侧,当阳溪与曲池连线上,肘横纹下 2 寸处(图3-2-3)。

【解剖】 皮肤→皮下组织→前臂筋膜→桡侧腕短伸肌、腕长伸肌→旋后肌。

【主治】 ①头面五官病证:头痛,牙痛,咽喉炎,扁桃体炎,耳鸣,耳聋,结膜炎,角膜炎等。②消化系统病证:消化不良,呕吐,腹泻,胃痛,胃胀等。③神经系统病证:面神经痉挛,面神经麻痹等。④运动系统病证:上肢运动功能障碍,肩臂疼痛,腰扭伤等。

【操作】 直刺 0.8～1.2 寸;可灸。

5. 曲池 Qūchí(LI11) 手阳明经气所入为"合"。

【定位】 在肘横纹外侧端,屈肘,当尺泽与肱骨外上髁连线中点(图3-2-3)。

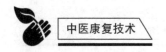

【解剖】 皮肤→皮下组织→前臂筋膜→桡侧腕短伸肌、腕长伸肌→肱桡肌→肱肌。

【主治】 ①头面五官病证:头痛,牙痛,耳鸣,耳聋,麦粒肿等。②呼吸系统病证:感冒,咽喉炎,扁桃体炎,支气管炎,肺炎,哮喘等。③消化系统病证:腹痛,腹泻,痢疾,便秘,肠痈等。④循环系统病证:高血压等。⑤神经精神病证:癫,痫,狂等。⑥生殖系统病证:月经不调等。⑦运动系统病证:上肢运动功能障碍,肩臂疼痛,腰扭伤等。⑧其他病证:甲状腺瘤,毛囊炎,乳腺炎,荨麻疹等。

【操作】 直刺1～1.5寸;可灸。

6. 臂臑 Bìnào(LI14)

【定位】 在臂外侧,三角肌止点处,当曲池与肩髃连线上,曲池上7寸处(图3-2-4,图3-2-5)。

【解剖】 皮肤→皮下组织→三角肌。

【主治】 ①运动系统病证:颈肩综合征,肩臂疼痛,上肢运动功能障碍等。②其他病证:甲状腺瘤、颈淋巴结核等。

【操作】 直刺或向上斜刺0.8～1.5寸;可灸。

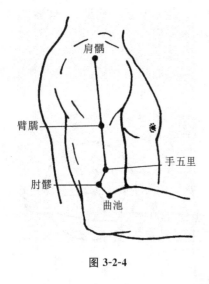

图 3-2-4

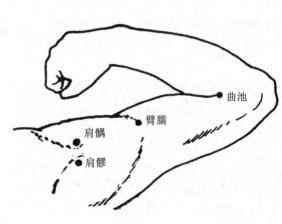

图 3-2-5

7. 肩髃 Jiānyú(LI15)　手阳明经与阳跷脉交会穴。

【定位】 在肩部三角肌上,臂外展,或向前平伸时,当肩峰前下方向凹陷处(图3-2-4,图3-2-5)。

【解剖】 皮肤→皮下组织→三角肌→三角肌下囊→冈上肌腱。

【主治】 ①运动系统病证:颈肩综合征,肩臂疼痛,上肢运动功能障碍等。②其他病证:乳腺炎,荨麻疹,甲状腺瘤等。

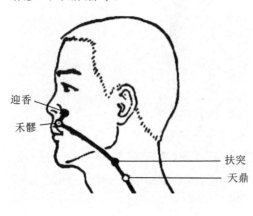

图 3-2-6

【操作】 直刺或向下斜刺0.8～1.5寸;可灸。

8. 迎香 Yíngxiāng(LI20)　手、足阳明经交会穴。

【定位】 在鼻翼外缘中点旁,当鼻唇沟中(图3-2-6)。

【解剖】 皮肤→皮下组织→提上唇肌。

【主治】 ①头面五官病证:鼻炎,鼻窦炎,鼻息肉等。②神经系统病证:面肌痉挛,面神经麻痹等。③其他病证:慢性支气管炎,胆道蛔虫等。

【操作】 斜向上沿鼻唇沟向鼻斜刺或平刺刺0.3～0.5寸;不宜灸。

能力训练与达标检测

一、基本任务

（一）划经

准备工具：彩笔、骨度分寸尺。

计划步骤：教师示教，学生观摩；学生学做，教师指导。

任务实施：学生互为模特，划出手阳明大肠经体表循行路线。

经　　脉	循　行　示　意
手阳明	方向：手→头 起止穴：商阳→迎香 循环线：起食指端（商阳）→上肢外侧前缘（曲池）→肩前 （肩髃）会大椎→缺盆→络肺→属大肠→下合上巨虚 　　　　　　　　　↓ 　　　颈、颊、下齿→鼻旁（交足阳明胃经） 联系脏腑器官：肺、大肠、齿、鼻

（二）点穴

准备工具：彩笔、骨度分寸尺。

计划步骤：教师示教，学生观摩；学生学做，教师指导。

任务实施：学生互为模特，采取相应定位方法，定位手阳明大肠经常用经穴。

腧　　穴	定　位　方　法	定　　位
商阳		
合谷		
阳溪		
手三里		
曲池		
肩髃		
迎香		

二、拓展任务

小组讨论，剖析案例。

诊断	
辨证	
治法	
处方	

知识达标检测

一、单项选择题

1. 治疗热病、风疹、高血压常选的穴位是(　　)。

A. 合谷　　　　　B. 阳溪　　　　　C. 手三里　　　　　D. 肩髃　　　　　E. 曲池

2. 治疗鼻炎应首选(　　)。

A. 合谷　　　　　B. 阳溪　　　　　C. 迎香　　　　　D. 人中　　　　　E. 曲池

3. 下牙痛,用循经远道取穴法,应首选(　　)。

A. 合谷　　　　　B. 内庭　　　　　C. 陷谷　　　　　D. 颊车　　　　　E. 下关

二、多项选择题

1. 合谷穴可以治疗(　　)。

A. 头痛　　　　　B. 痄腮　　　　　C. 经闭　　　　　D. 面瘫　　　　　E. 腹痛

2. 手阳明大肠经上的穴位可治疗(　　)。

A. 头面疾病　　　B. 咽喉肿痛　　　C. 热病　　　　　D. 上齿痛　　　　E. 肩痛

3. 手阳明大肠经联络的器官有(　　)。

A. 耳　　　　　　B. 口　　　　　　C. 鼻　　　　　　D. 上齿　　　　　E. 下齿

三、填空题

1. 手阳明大肠经的起始穴是(　　),终止穴是(　　)。

2. 手阳明大肠经的原穴是(　　),经穴是(　　),合穴是(　　)。

参考答案

一、单项选择题

1. E　2. C　3. A

二、多项选择题

1. ABCDE　2. ABCDE　3. BCE

三、填空题

1. 商阳　迎香

2. 合谷　阳溪　曲池

(范秀英　陈　英)

任务二　手少阳三焦经划经点穴

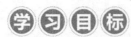 **学习目标**

能力目标

1. 运用手少阳三焦经循行分布知识,结合人体体表解剖标志,在人体上勾划出手少阳三焦经的体表循行路线。

2. 运用腧穴定位知识和相应的定位方法,在人体上准确定位手少阳三焦经常用经穴——关冲、中渚、外关、支沟、肩髎、翳风、角孙。

3. 针对临床情境,运用诊断学基础、脏腑经络腧穴等理论知识,做出初步临床诊断,解释病理变化,辨证归经、选穴组方。

知识目标

1. 掌握手少阳三焦经循行分布知识。

2. 掌握手少阳三焦经常用经穴的定位知识、主治特点及刺灸方法。

3. 熟悉手少阳三焦经腧穴主治概要。

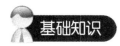 **临床情境**

基本情况:患者姚某,男,50 岁,职员。2011 年 1 月 23 日就诊。

主诉:反复右侧肩部疼痛半年,加重 1 个月。

现病史:患者夏季伏案办公,右边置电扇吹风过久而发病,曾在社区医院采用耳针、药物治疗取效。近月来酸痛日渐加重,上举不能梳头,后伸尤感困难,自己不能穿脱衣服,右手臂垂直向下则觉酸胀重冷异常,夜眠常因疼痛不能入睡。

查体:神志清楚,心肺腹检查未见异常,右侧肩关节局部无红肿,肩臂肌肉稍有萎缩,按之有僵硬感,外展 70°,上举不能。舌质淡、苔薄白,脉弦细。

辅助检查结果:X 线检查,肩关节未见异常。

假如你是康复治疗师,请完成以下任务。

基本任务:勾划出手少阳三焦经的体表循行路线;定位手少阳三焦经常用经穴——关冲、中渚、外关、支沟、肩髎、翳风、角孙;

拓展任务:针对临床情境,运用诊断学基础知识,做出初步临床诊断;运用脏腑经络腧穴理论知识,辨证归经;按照选穴原则,结合腧穴定位及主治,选穴组方。

基础知识

一、手少阳三焦经循行分布(图 3-2-7)

手少阳三焦经起于无名指末端,上行于小指与无名指之间,沿着手背至手腕,出于前臂伸侧尺骨与桡骨之间,向上通过肘尖,沿上臂外侧,向上通过肩部,交出于足少阳胆经的后面,向前进入锁骨上窝,分布于膻中,散络于心包,向下通过膈肌,依次入属于上、中、下三焦。

胸中支脉:从膻中上行,出锁骨上窝,沿颈上行,联系耳后,直上出耳上方,从此弯下经面颊至眼眶下。

耳部支脉:从耳后进入耳中,出走耳前,经过上关前,与另一支脉交面颊,向上到目外眦,与足少阳胆经相接。

二、手少阳三焦经腧穴主治概要

本经一侧有 23 个穴位,依次是:关冲、液门、中渚、阳池、外关、支沟、会宗、三阳络、四渎、天井、清冷渊、消泺、臑会、肩髎、天髎、天牖、翳风、瘛脉、颅息、角孙、耳门、耳和髎、丝竹空。首穴关冲,末穴丝竹空。其中 13 个穴位分布于上肢背侧面的正中线上,10 个穴位在侧头、项、肩部。关冲、中渚、外关、支沟、肩髎、翳风、角孙为其常用腧穴。

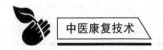

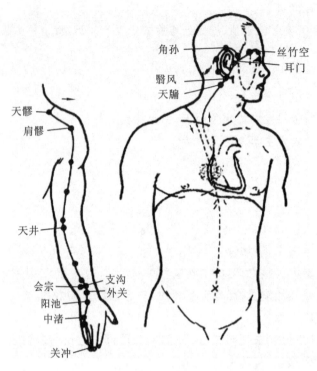

图 3-2-7

《灵枢·经脉》篇:"三焦手少阳之脉,起于小指之端,上出两指之间,循手表腕,出臂外两骨之间,上贯肘,循臑外上肩,而交出足少阳之后,入缺盆,布膻中,散络心包,下膈,遍属三焦。其支者,从膻中,上出缺盆,上项,系耳后,直上出耳上角,以屈下颊至䪼。其支者,从耳后入耳中,出走耳前,过客主人,前交颊,至目锐眦。"

本经腧穴主治侧头、耳、咽喉、胸胁病、热病及经脉循行部位的其他病证。治疗目疾常用丝竹空、液门、关冲;治疗耳疾常用耳门、翳风、中渚、外关、液门;治疗咽喉病常用关冲、液门、阳池;治疗偏头痛常用丝竹空、角孙、外关、天井;治疗热病常用关冲、中渚、外关、支沟。翳风有疏风通络的功效,长于治疗耳、口、齿、面颊病;支沟有泻热通便的功效;中渚、阳池能治消渴。

手少阳三焦经经穴歌诀

手少三焦所从经,二十三穴起关冲,

液门中渚阳池历,外关支沟会宗逢,

三阳络入四渎内,注于天井清冷中,

消泺臑会肩髎穴,天髎天牖经翳风,

瘈脉颅息角耳门,和髎上行丝竹空。

三、手少阳三焦经常用腧穴定位、主治及操作

1. 关冲 Guānchōng(SJ1)　手少阳经气所出为"井"。

【定位】　在手环指末节尺侧,距指甲角 0.1 寸(图 3-2-8)。

【解剖】　皮肤→皮下组织→指甲根。

【主治】　①头面五官病证:头痛,腮腺炎,结膜炎,咽喉炎,耳鸣,耳聋等。②其他病证:热病,中暑等。

【操作】　浅刺 0.1 寸,或用三棱针点刺出血;可灸。

2. 中渚 Zhōngzhǔ(SJ3)　手少阳经气所注为"腧"。

【定位】　在手背部,当环指本节(掌指关节)的后方,第 4、5 掌骨间凹陷处(图 3-2-8)。

【解剖】 皮肤→皮下组织→第四骨间背侧肌。

【主治】 ①运动系统病证:手指功能障碍,手部肌肉萎缩,腕部关节炎,肩周炎,腰肌劳损等。②头面五官病证:头痛,腮腺炎,结膜炎,咽喉炎,扁桃体炎,耳鸣,耳聋等。

【操作】 直刺0.3～0.5寸;可灸。

3. 外关 Wàiguān(SJ5) 三焦经络穴;八脉交会穴之一,通阳维脉。

【定位】 在前臂背侧,当阳池与肘尖的连线上,腕背横纹上2寸,尺骨与桡骨之间(图3-2-9)。

【解剖】 皮肤→皮下组织→小指伸肌→指伸肌→食指伸肌。

【主治】 ①运动系统病证:上肢瘫痪,肘关节炎,腕关节炎,落枕,急性腰扭伤等。②头面五官病证:头痛,腮腺炎,结膜炎,咽喉炎,扁桃体炎,耳鸣,耳聋等。

【操作】 直刺0.5～1.0寸;可灸。

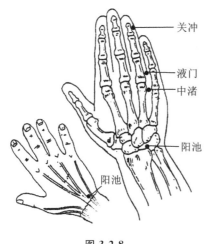

图3-2-8

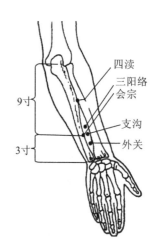

图3-2-9

4. 支沟 Zhīgōu(SJ6) 手少阳经气所行为"经"。

【定位】 在前臂背侧,当阳池与肘尖的连线上,腕背横纹上3寸,尺骨与桡骨之间(图3-2-9)。

【解剖】 皮肤→皮下组织→小指伸肌→拇长伸肌→前臂骨间膜。

【主治】 ①消化系统病证:习惯性便秘等。②运动系统病证:上肢瘫痪,肩背软组织疾病,肘关节炎,急性腰扭伤等。③其他病证:失语症,构音障碍等。

【操作】 直刺0.5～1.0寸;可灸。

5. 肩髎 Jiānliáo(SJ14)

【定位】 在肩部,肩髃后方,当臂外展时,于肩峰后下方呈现凹陷处(图3-2-10)。

【解剖】 皮肤→皮下组织→三角肌(后部)→小圆肌→大圆肌→背间肌。

【主治】 运动系统病证:上肢运动功能障碍,肩臂疼痛,肌肉挛缩,肌力减退,肌萎缩等。

【操作】 直刺1.0～1.5寸;可灸。

6. 翳风 Yìfēng(SJ17)

【定位】 在耳垂后方,当乳突与下颌角之间的凹陷处(图3-2-11)。

【解剖】 皮肤→皮下组织→腮腺。

【主治】 ①神经系统病证:偏头痛,面神经麻痹,面肌痉挛等。②头面五官病证:耳聋,耳鸣,耳中痛,牙痛,腮腺炎,下颌关节炎等。③其他病证:膈肌痉挛,瘰疬等。

【操作】 直刺0.5～1.0寸;可灸。

7. 角孙 Jiǎosūn(SJ20)

【定位】 在头部,折耳廓向前,当耳尖直上入发际处(图3-2-11)。

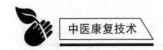

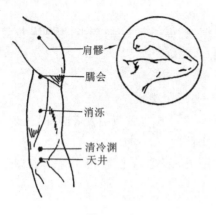

图 3-2-10

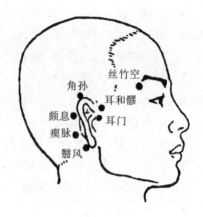

图 3-2-11

【解剖】 皮肤→皮下组织→耳上肌→颞筋膜→颞肌。

【主治】 ①神经系统病证:偏头痛。②头面五官病证:腮腺炎,耳部肿痛,结膜炎,视神经炎,齿痛等。

【操作】 平刺0.3～0.5寸;可灸。

8. 丝竹空 Sīzhúkōng(SJ23)

【定位】 在面部,当眉梢凹陷处(图3-2-11)。

【解剖】 皮肤→皮下组织→眼轮匝肌。

【主治】 ①神经系统病证:偏头痛,癫痫,面神经麻痹等。②头面五官病证:视神经萎缩,结膜炎等。

【操作】 平刺0.5～1.0寸;可灸。

 能力训练与达标检测

一、基本任务

(一)划经

准备工具:彩笔、骨度分寸尺。

计划步骤:教师示教,学生观摩;学生学做,教师指导。

任务实施:学生互为模特,划出手少阳三焦经体表循行路线。

经 脉	循 行 示 意
手少阳	方向:胸→手 起止穴:关冲→丝竹空 循环线:起无名指端(关冲)→上肢外侧过肘尖→上肩交大椎 　　→缺盆→膻中→心包→三焦——下合委阳 　　　　　　　　↓ 　　　　　　　　项 　　　　　　　　↓ 耳后→耳中→耳前→目外眦(交足少阳胆经) 　　　　　　　　↓ 　　　　　　　耳上角 联系脏腑器官:心包、三焦、耳、目

（二）点穴

准备工具：彩笔、骨度分寸尺。

计划步骤：教师示教，学生观摩；学生学做，教师指导。

任务实施：学生互为模特，采取相应定位方法，定位手少阳三焦经常用经穴。

腧　　穴	定 位 方 法	定　　　　位
关冲		
中渚		
外关		
支沟		
肩髎		
翳风		
角孙		
丝竹空		

二、拓展任务

小组讨论，剖析案例。

诊断	
辨证	
治法	
处方	

 知识达标检测

一、单项选择题

1. 善治习惯性便秘的腧穴是（　　　）。

A. 支沟　　　　　B. 支正　　　　　C. 外关　　　　　D. 通里　　　　　E. 孔最

2. 治疗侧头部、耳病、咽喉病、胸胁病及热病的腧穴主要属于（　　　）。

A. 手少阳三焦经　B. 手厥阴心包经　C. 手太阴肺经　　　D. 手阳明大肠经　E. 手太阳小肠经

二、多项选择题

1. 能治头痛的腧穴是（　　　）。

A. 外关　　　　　B. 中渚　　　　　C. 关冲　　　　　D. 翳风　　　　　E. 丝竹空

2. 善治耳病的腧穴是（　　　）。

A. 耳门　　　　　B. 中渚　　　　　C. 翳风　　　　　D. 角孙　　　　　E. 丝竹空

三、填空题

1. 外关既是（　　　）穴，又是八脉交会穴，通于（　　　）。

2. 手少阳三焦经的起始穴是（　　　）穴，终止穴是（　　　）。

参考答案

一、单项选择题

1. A　　2. A

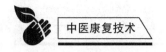

二、多项选择题

1. ABCE 2. ABC

三、填空题

1. 络穴 阳维脉

2. 关冲 丝竹空

（范秀英 陈 英）

任务三 手太阳小肠经划经点穴

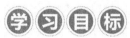

能力目标

1. 运用手太阳小肠经循行分布知识,结合人体体表解剖标志,在人体上勾划出手太阳小肠经的体表循行路线。

2. 运用腧穴定位知识和相应的定位方法,在人体上准确定位手太阳小肠经常用经穴——少泽、后溪、腕骨、养老、小海、肩贞、天宗、肩外俞、肩中俞、颧髎、听宫。

3. 针对临床情境,运用诊断学基础、脏腑经络腧穴等理论知识,做出初步临床诊断,解释病理变化,辨证归经、选穴组方。

知识目标

1. 掌握手太阳小肠经循行分布知识。

2. 掌握手太阳小肠经常用经穴的定位知识、主治特点及刺灸方法。

3. 熟悉手太阳小肠经腧穴主治概要。

临床情境

基本情况:刘某,女,40岁,教师,2011年6月2日初诊。

主诉:颈项部痛伴左上肢手指麻木发凉1年。

现病史:1年前因夜卧不慎致颈脊、肩臂酸楚,经治疗缓解。但遇寒即发,尤其是近2个月来症状加重,颈强脊痛,活动受限,肩臂酸楚,左臂麻木发冷。

查体:第5、6、7颈椎棘突左侧旁压痛,颈肌僵硬。

X线片示:第4、5、6、7颈椎前缘有不同程度的唇样增生,颈椎前突曲度消失,呈颈强直。舌苔薄白,脉弦紧。

假如你是康复治疗师,请完成以下任务。

基本任务:勾划出手太阳小肠经的体表循行路线;定位手太阳小肠经常用经穴——少泽、后溪、腕骨、养老、小海、肩贞、天宗、肩外俞、肩中俞、颧髎、听宫。

拓展任务:针对临床情境,运用诊断学基础知识,做出初步临床诊断;运用脏腑经络腧穴理论知识,辨证归经;按照选穴原则,结合腧穴定位及主治,选穴组方。

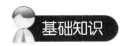

一、手太阳小肠经循行分布

手太阳小肠起于小指尺侧端，沿手掌尺侧，上至腕部，出于腕后小指侧的尺骨茎突，直上沿尺骨的尺侧缘，出于肘内侧肱骨内上髁和尺骨鹰嘴之间，向上沿着上臂外侧后缘，出于肩关节之后，绕肩胛，交会肩上，进入锁骨上窝，络于心，沿食管，通过膈肌，到胃，属于小肠(图 3-2-12)。

颈部支脉：从锁骨上窝，沿颈部上达面颊，到外眼角，再退还入耳内。

面颊部支脉：从面颊部分出，上行颧骨，靠鼻旁到内眼角，接足太阳膀胱经。

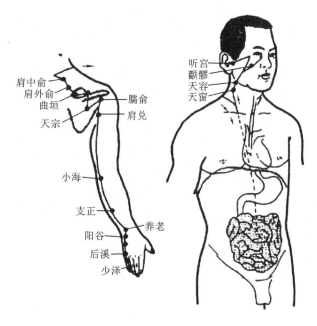

图 3-2-12

《灵枢·经脉》篇："小肠手太阳之脉，起于小指之端，循手外侧上腕，出踝中，直上循臂骨下廉，出肘内两骨之间，上循臑外后廉，出肩解，绕肩胛，交肩上，入缺盆，络心，循咽，下膈，抵胃，属小肠。其支者，从缺盆循颈，上颊，至目锐眦，却入耳中。其支者，别颊上拙，抵鼻，至目内眦，斜络于颧。"

二、手太阳小肠经腧穴主治概要

本经一侧有 19 个穴位，依次是：少泽、前谷、后溪、腕骨、阳谷、养老、支正、小海、肩贞、臑俞、天宗、秉风、曲垣、肩外俞、肩中俞、天窗、天容、颧髎、听宫。首穴少泽，末穴听宫。其中 8 个穴位分布于上肢背面的尺侧，11 个穴位在肩、颈、面部。少泽、后溪、腕骨、养老、小海、肩贞、天宗、肩外俞、肩中俞、颧髎、听宫为其常用腧穴。

本经腧穴主治头、项、耳、目、咽喉病，热病、神志病以及经脉循行部位的其他病证。治疗头项强痛常用后溪、养老、支正、天窗、天容；治疗耳病常用听宫、前谷、后溪；治疗目疾常用后溪、养老；治疗牙痛常用颧髎、听宫；治疗咽喉痛可用少泽、前谷、天窗、天容；治疗乳房病常用少泽、天宗；治疗急性腰痛常用后溪、养老；治疗肩臂背部疼痛常用后溪、养老、支正、肩贞、臑俞、天宗、秉风、曲垣、肩外俞、肩中俞等。针刺背部腧穴和颈部腧穴应注意角度和深度；听宫应张口直刺。

手太阳经小肠经经穴歌诀

手太阳经小肠穴，少泽先于小指设，

前谷后溪腕骨间，阳谷须同养老列，

支正小海上肩贞，臑俞天宗秉风合，

曲垣肩外复肩中,天窗循次上天容,

此经穴数一十九,还有颧髎入听宫。

三、手太阳小肠经常用腧穴定位、主治及操作

1. 少泽 Shàozé(SI1) 手太阳经气所出为"井"。

【定位】 在小指末节尺侧,距指甲角0.1寸(图3-2-13)。

【解剖】 皮肤→皮下组织→指甲根。

【主治】 ①妇产科病证:乳腺炎,乳汁少等。②神经精神病证:头痛,热病昏迷,癫狂等。③头面五官病证:咽炎,扁桃体炎,结膜炎,白内障,耳鸣耳聋等。④运动系统病证:肘臂挛痛,小指不用等。

【操作】 浅刺0.1寸或点刺出血;可灸。

2. 后溪 Hòuxī(SI3) 手太阳经气所注为"输";八脉交会穴之一,通督脉。

【定位】 在手掌尺侧,微握拳,当小指本节(第5掌指关节)后的远侧掌横纹头赤白肉际(图3-2-13)。

【解剖】 皮肤→皮下组织→小指展肌→小指短屈肌。

【主治】 ①神经精神病证:癫痫,癫狂,癔病等。②头面五官病证:扁桃体炎,结膜炎,麦粒肿,耳鸣耳聋等。③运动系统病证:颈项腰背痛,手指及肘臂挛痛、不用等。

【操作】 直刺0.5～1寸,或向合谷方向透刺;可灸。

3. 腕骨 Wàngǔ(SI4) 手太阳经气所过"原"。

【定位】 在手掌尺侧,当第5掌骨基底与钩骨之间的凹陷处,赤白肉际(图3-2-13)。

【解剖】 皮肤→皮下组织→小指展肌→豆掌韧带。

【主治】 ①运动系统病证:腕、指关节炎等。②头面五官科病证:咽炎,腮腺炎,结膜炎,白内障,耳鸣耳聋等。③其他病证:消渴,黄疸等。

【操作】 直刺0.3～0.5寸;可灸。

4. 养老 Yǎnglǎo(SI6) 手太阳经郄穴。

【定位】 手掌面向胸,当尺骨茎突桡侧骨缝凹缘中(图3-2-13)。

【解剖】 皮肤→皮下组织→前臂骨间膜。

【主治】 ①头面五官病证:目视不明,耳聋等。②运动系统病证:项、肩、背、肘、臂酸痛等。

【操作】 直刺或斜刺0.5～0.8寸;可灸。

5. 小海 Xiǎohǎi(SI8) 手太阳经气所入为"合"。

【定位】 微屈肘,在肘内侧,当尺骨鹰嘴与肱骨内上髁之间凹陷处(图3-2-14)。

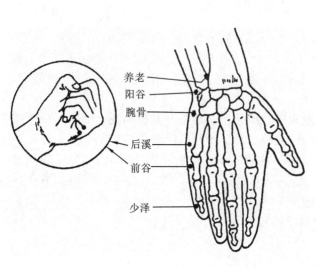

图 3-2-13

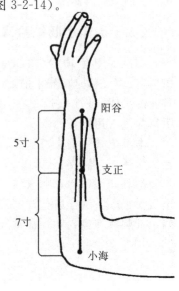

图 3-2-14

【解剖】 皮肤→皮下组织→尺神经沟。

【主治】 ①神经精神病证:癫狂、癫痫等。②头面五官科病证:头痛,耳鸣,耳聋,牙痛,腮腺炎等。③运动系统病证:颈项强痛、肩背肘臂肿痛,屈伸不利、手指挛急等。④其他病证:颈部淋巴结核。

【操作】 直刺 0.2~0.3 寸;可灸。

6. 肩贞 *Jiānzhēn*(SI9)

【定位】 在肩关节后下方,臂内收时,腋后纹头上 1 寸(图 3-2-15)。

【解剖】 皮肤→皮下组织→三角肌→肱三头肌长头→大圆肌→背阔肌。

【主治】 ①运动系统病证:肩周炎,中风上肢不遂等。②头面五官科病证:头痛,耳鸣、耳聋,牙痛等。③其他病证:颈部淋巴结核,腋淋巴结核等。

【操作】 直刺 1.0~1.5 寸;可灸。

7. 天宗 *Tiānzōng*(SI11)

【定位】 在肩胛部,当岗下窝中央凹陷处,与第 4 胸椎相平(图 3-2-15)。

【解剖】 皮肤→皮下组织→斜方肌→冈下肌。

【主治】 ①运动系统病证:肩周炎,肩背软组织损伤。②其他病证:乳腺炎。

【操作】 直刺或斜刺 0.5~1 寸;可灸。

8. 肩外俞 *Jiānwàishū*(SI14)

【定位】 在背部,当第 1 胸椎棘突下,旁开 3 寸(图 3-2-15)。

【解剖】 皮肤→皮下组织→斜方肌→肩胛提肌。

【主治】 运动系统病证:颈项强急,肩背疼痛等。

【操作】 向外斜刺 0.5~0.8 寸;可灸。

9. 肩中俞 *Jiānzhōngshū*(SI15)

【定位】 在背部,当第 7 颈椎棘突下,旁开 2 寸(图 3-2-15)。

【解剖】 皮肤→皮下组织→斜方肌→肩胛提肌→小菱形肌。

【主治】 ①运动系统病证:颈项强急,肩背疼痛等。②呼吸系统病证:支气管炎,哮喘等。

【操作】 斜刺 0.5~0.8 寸;可灸。

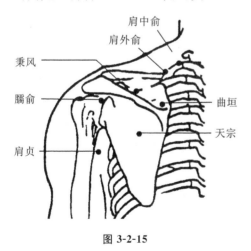

图 3-2-15

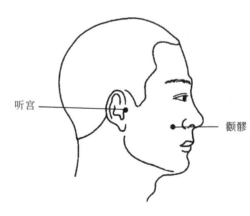

图 3-2-16

10. 颧髎 *Quánliáo*(SI18) 手少阳、太阳经交会穴。

【定位】 在面部,当目外眦直下,颧骨下缘凹陷处(图 3-2-16)。

【解剖】 皮肤→皮下组织→颧肌→咬肌→颞肌。

【主治】 ①神经系统病证:面神经麻痹,面肌痉挛,三叉神经痛等。②头面五官科病证:鼻炎,鼻窦炎,牙痛等。

【操作】 直刺 0.3~0.5 寸,或斜刺 0.5~1 寸;可灸。

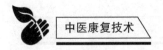

11. 听宫 Tīnggōng(SI19) 手、足少阳与手太阳经交会穴。

【定位】 在面部,耳屏前,下颌骨髁状突的后方,张口时呈凹陷处(图 3-2-16)。

【解剖】 皮肤→皮下组织→外耳道软骨。

【主治】 ①神经精神病证:神经性耳鸣耳聋,三叉神经痛,癫痫,癫狂。②运动系统病证:颞颌关节炎。

【操作】 张口,直刺 0.5~1 寸;可灸。

能力训练与达标检测

一、基本任务

(一)划经

准备工具:彩笔、骨度分寸尺。

计划步骤:教师示教,学生观摩;学生学做,教师指导。

任务实施:学生互为模特,划出手太阳小肠经体表循行路线。

经　脉	循　行　示　意
手太阳	方向:手→头 起止穴:少泽→听宫 循行线:小指端→上肢外后侧→(小海)→绕肩胛 →大椎→缺盆→络心→抵胃属小肠→下合、下巨虚 ↓ 颈颊→目外眦→耳中(听宫) ↓ 鼻→目内眦(交足太阳膀胱经) 联系脏腑器官:心、胃、小肠、颈、目、鼻

(二)点穴

准备工具:彩笔、骨度分寸尺。

计划步骤:教师示教,学生观摩;学生学做,教师指导。

任务实施:学生互为模特,采取相应定位方法,定位手太阳小肠经常用经穴。

腧　穴	定　位　方　法	定　　位
少泽		
后溪		
腕骨		
养老		
小海		
肩贞		
天宗		
肩外俞		
肩中俞		
颧髎		
听宫		

二、拓展任务

小组讨论,剖析案例。

诊断	
辨证	
治法	
处方	

 知识达标检测

一、单项选择题

1. 下列井穴中,具有催乳作用的穴位是(   )。

A. 少商   B. 关冲   C. 中冲   D. 少泽   E. 隐白

2. 手太阳小肠经的合穴是(   )。

A. 少海   B. 小海   C. 曲池   D. 尺泽   E. 天井

二、多项选择题

1. 下列关于后溪穴的描述,正确的是(   )。

A. 荥穴   B. 输穴   C. 八脉交会穴   D. 治疗颈项强痛   E. 治癫痫、癫狂

2. 下列腧穴中宜张口取穴的是(   )。

A. 上关   B. 下关   C. 耳门   D. 听宫   E. 听会

3. 手太阳小肠经联系的器官有(   )。

A. 耳   B. 口   C. 鼻   D. 目   E. 齿

三、填空题

1. 后溪是八脉交会穴,通于(   )。

2. 手太阳小肠经起于(   )穴,止于(   )穴。

参考答案

一、单项选择题

1. D 2. B

二、多项选择题

1. BCDE 2. ACDE 3. ACD

三、填空题

1. 督脉

2. 少泽 听宫

(范秀英   陈 英)

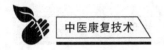

项目三　足三阳经划经点穴

任务一　足阳明胃经划经点穴

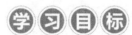

能力目标

1. 运用足阳明胃经循行分布的知识,结合人体体表的解剖标志,在人体上勾划出足阳明胃经的体表循行路线。

2. 运用腧穴定位知识和相应的定位方法,在人体上准确定位足阳明胃经常用经穴——承泣、四白、地仓、颊车、下关、头维、缺盆、梁门、天枢、水道、归来、髀关、梁丘、犊鼻、足三里、上巨虚、条口、下巨虚、丰隆、解溪、内庭、历兑。

3. 针对临床情境,运用诊断学基础、脏腑经络腧穴等理论知识,做出初步临床诊断,解释病理变化,辨证归经、选穴组方。

知识目标

1. 掌握足阳明胃经循行分布知识。

2. 掌握足阳明胃经常用经穴的定位知识、主治特点及刺灸方法。

3. 熟悉足阳明胃经腧穴主治概要。

临床情境

基本情况:王某,女,40岁,企业职员。2011年3月5日就诊。

主诉:反复便秘和腹泻交替10余年。

现病史:患者反复出现便秘和腹泻交替症状10余年,伴下腹痛、腹胀,无胃痛胃胀。腹胀可于排便后有所缓解,大便有时为软便,每天大便次数2～3次,排便后有不尽感;有时大便干燥难解,2～3天行1次。近10年体重有轻微下降,饮食睡眠稍差,近半月来以腹泻为主。患者长期服用金双歧、地芬诺酯、麻仁丸等,疗效不佳,为求进一步诊治,来我院门诊就医。

入院查体:生命体征平稳,血压109/70 mmHg,神志清楚,心肺未查及异常,腹软,左下腹轻压痛,肠鸣音稍亢进,神经系统检查未见异常,舌淡,苔薄白,脉弦。

辅助检查:结肠镜检查结果显示所检查肠段未见明显异常。

假如你是康复治疗师,请完成以下任务。

基本任务:勾划出足阳明胃经的体表循行路线;定位足阳明胃经常用经穴—承泣、四白、地仓、颊车、下关、头维、缺盆、梁门、天枢、水道、归来、髀关、梁丘、犊鼻、足三里、上巨虚、条口、下巨虚、丰隆、解溪、内庭、历兑。

拓展任务:针对临床情境,运用诊断学基础知识,做出初步临床诊断;运用脏腑经络腧穴理论知识,辨证归经;按照选穴原则,结合腧穴定位及主治,选穴组方。

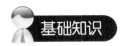基础知识

一、足阳明胃经循行分布

足阳明胃经起于鼻旁,上行到鼻根部,与旁侧的足太阳经交会,向下沿鼻外侧,进入上齿中,回转出来夹口角,环绕口唇,向下交会于颏唇沟;返回来向后,再沿下颌角,上耳前,经颧弓上缘,交会于足少阳胆经的上关穴,沿鬓发际,至额颅中部(图 3-3-1)。

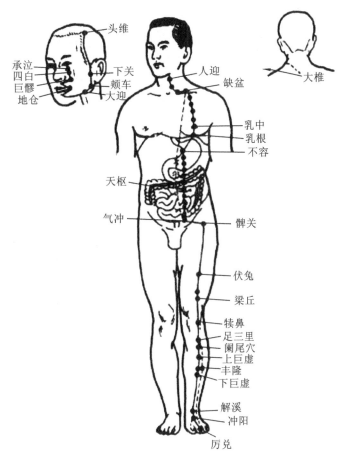

图 3-3-1

《灵枢·经脉》篇:"胃足阳明之脉,起于鼻,交频中,旁约太阳之脉,下循鼻外,入上齿中,还出挟口,环唇,下交承浆,却循颐后下廉,出大迎,循颊车,上耳前,过客主人,循发际,至额颅。其支者,从大迎前,下人迎,循喉咙,入缺盆,下膈,属胃,络脾。其直者,从缺盆下乳内廉,下挟脐,入气街中。其支者,起于胃下口,循腹里,下至气街中而合,以下髀关,抵伏兔,下入膝膑中,下循胫外廉,下足跗,入中指内间。其支者,下膝三寸而别,下入中指外间。其支者,别跗上,入大指间,出其端。"

面部支脉:从大迎前向下,经颈总动脉部,沿喉咙,进入锁骨上窝部,通过膈肌,入属于胃,络于脾。

缺盆部主干:从锁骨上窝向下,经乳头,向下夹脐两旁,进入少腹两侧的腹股沟动脉部。

腹内支脉:从胃口向下,沿腹腔内,向下至腹股沟动脉部与前者会合。再由此下行,经髋关节前,到股四头肌隆起处,下向膝膑中,沿胫骨外侧,下行足背,进入第2趾外侧,出其端。

胫部支脉:从膝下三寸处分出,向下进入中趾外侧趾缝,出中趾末端。

足部支脉:从足背部分出,进足大趾趾缝间,出大趾末端,接足太阴脾经。

二、足阳明胃经腧穴主治概要

本经一侧有 45 个穴位,左右两侧共 90 个穴位,依次是:承泣、四白、巨髎、地仓、大迎、颊车、下关、

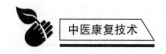

头维、人迎、水突、气舍、缺盆、气户、库房、屋翳、膺窗、乳中、乳根、不容、承满、梁门、关门、太乙、滑肉门、天枢、外陵、大巨、水道、归来、气冲、髀关、伏兔、阴市、梁丘、犊鼻、足三里、上巨虚、条口、下巨虚、丰隆、解溪、冲阳、陷谷、内庭、厉兑。首穴承泣,末穴厉兑。其中12个穴位分布在头面颈部,15个穴位分布于下肢的前外侧面和足部,18个穴位分布在胸腹部。承泣、四白、地仓、颊车、下关、头维、缺盆、梁门、天枢、水道、归来、髀关、梁丘、犊鼻、足三里、上巨虚、条口、下巨虚、丰隆、解溪、内庭、厉兑为其常用腧穴。

本经腧穴主治胃肠和头面、五官和神志病,皮肤病、热病以及经脉循行部位的其他病证。治疗胃肠病常用天枢、梁门、梁丘、足三里、上巨虚、下巨虚、内庭;治疗头、面、五官疾病常用地仓、颊车、四白、下关、头维、解溪、内庭;丰隆有祛痰功能;水道有利水功能;足三里有强身保健作用。针刺承泣穴应注意角度和深度;胸部穴以斜刺或深刺为主,避免伤及心肺。

足阳明胃经经穴歌诀

四十五穴足阳明,承泣四白巨髎经,

地仓大迎登颊车,下关头维对人迎,

水突气舍连缺盆,气户库房屋翳寻,

膺窗乳中下乳根,不容承满出梁门,

关门太乙滑肉起,天枢外陵大巨里,

水道归来达气街,髀关伏兔走阴市,

梁丘犊鼻足三里,上巨虚连条口底,

下巨虚下有丰隆,解溪冲阳陷谷同,

内庭厉兑阳明穴,大指次指之端终。

三、足阳明胃经常用腧穴定位、主治及操作

1. 承泣 Chéngqì(ST1) 足阳明经、阳跷、任脉交会穴。

【定位】 在面部,瞳孔直下,当眼球与眶下缘之间(图3-3-2)。

【解剖】 皮肤→皮下组织→眼轮匝肌→下睑板肌→下斜肌→下直肌。

【主治】 ①眼科病证:角膜炎,结膜炎,近视,远视,青光眼,夜盲,视网膜炎,视神经炎,视神经萎缩等。②神经系统病证:面神经麻痹,面肌痉挛等。

【操作】 以左手拇指向上轻推眼球,紧靠眶缘缓慢直刺0.5~0.8寸,不宜提插,可稍做捻转,以防刺破血管引起血肿;禁灸。

2. 四白 Sìbái(ST2)

【定位】 在面部,瞳孔直下,当眶下孔凹陷处(图3-3-2)。

【解剖】 皮肤→皮下组织→眼轮匝肌→提上唇肌→眶下孔或上颌骨。

【主治】 ①眼科病证:角膜炎,结膜炎,近视,远视,青光眼,夜盲,视网膜炎,视神经炎,视神经萎缩等。②神经系统病证:面神经麻痹,面肌痉挛,三叉神经痛等。③其他病证:鼻窦炎,胆道蛔虫症等。

【操作】 直刺或斜刺0.2~0.4寸,不可深刺;不宜灸。

3. 地仓 Dìcāng(ST4) 手、足阳明经,阳跷脉交会穴。

【定位】 在面部,口角外侧,上直对瞳孔(图3-3-2)。

【解剖】 皮肤→皮下组织→口轮匝肌→笑肌和颊肌→咬肌。

【主治】 头面五官病证:面神经麻痹,面肌痉挛,三叉神经痛,口角炎,小儿流涎等。

【操作】 直刺0.2寸,或向颊车方向平刺0.5~0.8寸;可灸。

4. 颊车 Jiáchē(ST6)

【定位】 在面颊部,下颌角前上方约一横指(中指),当咀嚼时咬肌隆起,按之凹陷处(图3-3-3)。

【解剖】 皮肤→皮下组织→咬肌。

【主治】 ①头面五官病证:牙痛,腮腺炎,下颌关节炎,咬肌痉挛等。②神经系统病证:面神经麻

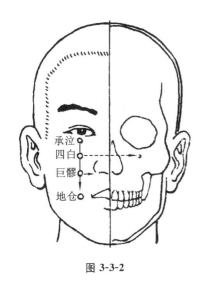

图 3-3-2

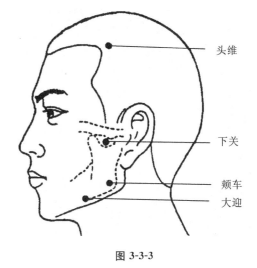

图 3-3-3

痹,面肌痉挛,三叉神经痛等。

【操作】 直刺 0.3~0.5 寸,或向地仓方向斜刺 0.5~1 寸;可灸。

5. 下关 Xiàguān(ST7) 足阳明、足少阳经交会穴。

【定位】 在面部耳前方,当颧弓与下颌切迹所形成的凹陷中,闭口取穴(图 3-3-3)。

【解剖】 皮肤→皮下组织→腮腺→咬肌→颞下窝。

【主治】 ①头面五官病证:牙痛,颞颌关节功能紊乱,下颌关节炎,咬肌痉挛,耳聋,耳鸣等。②神经系统病证:面神经麻痹,面肌痉挛,三叉神经痛等。

【操作】 直刺 0.5~0.8 寸;可灸。

6. 头维 Tóuwéi(ST8) 足阳明、足少阳经与阳维脉交会穴。

【定位】 在头侧部,当额角发际上 0.5 寸,头正中线旁 4.5 寸(图 3-3-3)。

【解剖】 皮肤→皮下组织→颞肌上缘帽状腱膜→腱膜下结缔组织→颅骨外膜。

【主治】 ①头面五官病证:偏头痛,结膜炎,视力减退等。②神经精神病证:癫狂,面神经麻痹。③其他病证:高血压病等。

【操作】 向下或向后平刺 0.5~1 寸;不可灸。

7. 缺盆 Quēpén(ST12)

【定位】 在锁骨上窝中央,距前正中线 4 寸(图 3-3-1)。

【解剖】 皮肤→皮下组织→颈阔肌→气管前筋膜→臂丛。

【主治】 ①呼吸系统病证:扁桃体炎,气管炎,支气管哮喘,胸膜炎等。②其他病证:膈肌痉挛,颈淋巴结结核,甲状腺肿大等。

【操作】 直刺或向后背平刺 0.3~0.5 寸,不可深刺,以免发生气胸;可灸。

8. 梁门 Liángmén(ST21)

【定位】 在上腹部,当脐中上 4 寸,距前正中线 2 寸(图 3-3-4)。

【解剖】 皮肤→皮下组织→腹直肌鞘及鞘内腹直肌→腹横筋膜→腹膜下筋膜。

【主治】 消化系统病证:消化不良,胃炎,胃痉挛,胃神经官能症,肠炎,痢疾等。

【操作】 直刺 0.5~1 寸;可灸。

9. 天枢 Tiānshū(ST25) 大肠募穴。

【定位】 在腹中部,平脐中,距脐中 2 寸(图 3-3-4)。

【解剖】 皮肤→皮下组织→腹直肌鞘前层→腹直肌→腹直肌鞘后层→腹横筋膜→腹膜下筋膜。

【主治】 ①消化系统病证:急性胃肠炎,痢疾,便秘,小儿腹泻,胆囊炎,肝炎等。②妇产科病证:痛经,子宫内膜炎,功能性子宫出血等。③一切虚损病证。

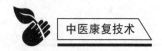

【操作】　直刺 0.8～1.2 寸,注意缓慢下针,切忌快速和用力提插,以防刺伤肠管而致肠穿孔,尤其是肠麻痹患者,因肠不能蠕动,更需谨慎;可灸。

10. 水道　ShuǐDào(ST28)

【定位】　在下腹部,当脐中下 3 寸,距前正中线 2 寸(图 3-3-4)。

【解剖】　皮肤→皮下组织→腹直肌鞘前层→腹直肌→腹直肌鞘后层→腹横筋膜→腹膜下筋膜→腹膜壁层。

【主治】　①泌尿系统病证:肾炎,膀胱炎,尿道炎,睾丸炎,小儿睾丸鞘膜积液等。②妇产科病证:痛经,盆腔炎等。

【操作】　直刺 1.0～1.5 寸;可灸。

11. 归来　Guīlái(ST29)

【定位】　在下腹部,当脐中下 4 寸,距前正中线 2 寸(图 3-3-4)。

【解剖】　皮肤→皮下组织→腹直肌鞘前层→腹直肌→腹直肌鞘后层→腹横筋膜→腹膜下筋膜→腹膜壁层。

【主治】　①妇产科病证:月经不调,痛经,盆腔炎,卵巢炎,子宫内膜炎,白带异常,闭经等。②男性生殖系统病证:前列腺炎,睾丸炎,阳痿,遗精,早泄,不育,疝气等。

【操作】　直刺 0.8～1.2 寸或向耻骨联合处平刺 1～1.5 寸。注意掌握针刺角度、方向和深度,以免刺伤肠管;可灸。

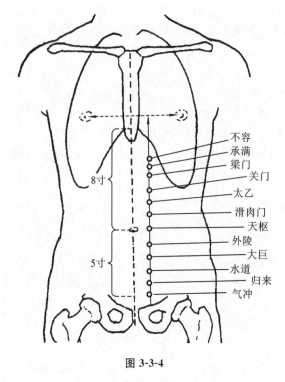

图 3-3-4

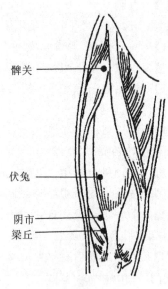

图 3-3-5

12. 髀关　Bìguān(ST31)

【定位】　在大腿前面,当髂前上棘与髌底外侧端的连线上,屈髋时,平臀横纹,居缝匠肌外侧凹陷处(图 3-3-5)。

【解剖】　皮肤→皮下组织→阔筋膜张肌→股直肌→股外侧肌。

【主治】　运动系统病证:下肢运动功能障碍,股内外肌痉挛等。

【操作】　直刺 1.0～2.0 寸;可灸。

13. 梁丘　Liángqiū(ST34)　足阳明经郄穴。

【定位】　屈膝,大腿前面,当髂前上棘与髌底外侧端的连线上,髌底上 2 寸(图 3-3-5)。

【解剖】 皮肤→皮下组织→股外侧肌。

【主治】 ①消化系统病证:胃痉挛,胃炎,急性腹泻等。②运动系统病证:下肢运动功能障碍,髌上滑囊炎等。

【操作】 直刺1～1.5寸;可灸。

14. 犊鼻 Dúbí(ST35)

【定位】 屈膝,在膝部,髌骨与髌韧带外侧凹陷中(图3-3-6)。

【解剖】 皮肤→皮下组织→膝关节囊。

【主治】 运动系统病证:下肢运动功能障碍,膝关节炎,足跟痛等。

【操作】 稍向髌韧带内方斜刺0.5～1.2寸;可灸。

15. 足三里 Zúsānlǐ(ST36) 足阳明经气所入为"合";胃经下合穴。本穴有强壮作用,为保健要穴。

【定位】 在小腿前外侧,当犊鼻下3寸,距胫骨前缘一横指(中指)(图3-3-6)。

【解剖】 皮肤→皮下组织→胫骨前肌→踇长伸肌→小腿骨间膜。

【主治】 ①消化系统病证:急慢性胃肠炎,胃痉挛,胃、十二指肠溃疡,胃下垂,痢疾,急慢性胰腺炎,阑尾炎,肠梗阻,肝炎,消化不良,小儿厌食等。②循环系统病证:高血压,冠心病,心绞痛等。③泌尿生殖系统病证:肾炎,膀胱炎,阳痿,遗精,月经不调,功能性子宫出血,盆腔炎等。④神经系统病证:神经衰弱,癫狂痫,中风,小儿麻痹等。⑤一切虚损病证。

【操作】 直刺1～2寸;保健多用灸法。

16. 上巨虚 Shàngjùxū(ST37) 大肠经下合穴。

【定位】 在小腿前外侧,当犊鼻下6寸,距胫骨前缘一横指(中指)(图3-3-6)。

【解剖】 皮肤→皮下组织→胫骨前肌→踇长伸肌→小腿骨间膜。

【主治】 ①消化系统病证:便秘,泄泻,肠炎,痢疾等。②运动系统病证:下肢运动功能障碍,膝关节炎等。

【操作】 直刺1～2寸;可灸。

17. 条口 Tiáokǒu(ST38)

【定位】 在小腿前外侧,当犊鼻下8寸,距胫骨前缘一横指(中指)(图3-3-6)。

【解剖】 皮肤→皮下组织→胫骨前肌→趾长伸肌→踇长伸肌。

【主治】 ①消化系统病证:胃痉挛,肠炎,痢疾等。②运动系统病证:膝关节炎,下肢运动功能障碍,肩周炎等。

【操作】 直刺1～2寸;可灸。

18. 下巨虚 Xiàjùxū(ST39) 小肠经下合穴。

【定位】 在小腿前外侧,当犊鼻下9寸,距胫骨前缘一横指(中指)(图3-3-6)。

【解剖】 皮肤→皮下组织→胫骨前肌(腱)→踇长伸肌→小腿骨间膜。

【主治】 ①消化系统病证:胃痉挛,肠炎,痢疾。②运动系统病证:足跟痛,下肢运动功能障碍。

【操作】 直刺1～1.5寸;可灸。

19. 丰隆 Fēnglóng(ST40) 足阳明经络穴。

【定位】 在小腿前外侧,当外踝尖上8寸,条口外,距胫骨前缘二横指(中指)(图3-3-6)。

【解剖】 皮肤→皮下组织→趾长伸肌→腓骨长肌→腓骨短肌。

【主治】 ①呼吸系统病证:支气管炎,哮喘等。②运动系统病证:下肢运动功能障碍,腰膝酸痛等。③神经精神病证:头痛,癫狂痫,癔病。④消化系统病证:胃炎,肝炎,阑尾炎,便秘。

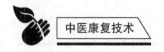
【操作】 直刺1～1.5寸;可灸。

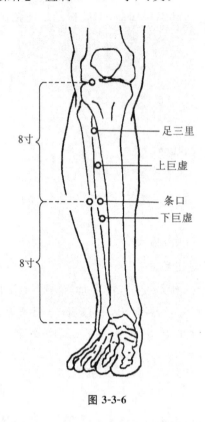

图 3-3-6

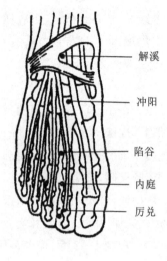

图 3-3-7

20. 解溪 Jièxī(ST41) 足阳明经所行为"经"。

【定位】 在足背与小腿交界处的横纹中央凹陷处,当蹬长伸肌腱与趾长伸肌腱之间(图3-3-7)。

【解剖】 皮肤→皮下组织→小腿十字韧带→胫腓韧带联合。

【主治】 ①运动系统病证:下肢运动障碍,足下垂,踝关节及其周围软组织损伤等。②消化系统病证:胃炎,肠炎等。③神经精神病证:头痛,癫狂痫等。④其他病证:高血压等。

【操作】 直刺0.5～1寸;可灸。

21. 内庭 Nèitíng(ST44) 足阳明经气所溜为"荥"。

【定位】 在足背当第2、3趾间,趾蹼缘后方赤白肉际处(图3-3-7)。

【解剖】 皮肤→皮下组织→趾短伸肌→第二趾骨间隙。

【主治】 ①头面五官病证:牙痛,咽喉炎,扁桃体炎,鼻出血等。②消化系统病证:消化不良,胃痉挛,肠炎,痢疾等。③运动系统病证:足背肿痛等。

【操作】 直刺或斜刺0.3～0.5寸;可灸。

22. 厉兑 Lìduì(ST45) 足阳明经气所出为"井"。

【定位】 在足第2趾末节外侧,距趾甲角0.1寸(图3-3-7)。

【解剖】 皮肤→皮下组织→趾长伸肌第二趾肌腱的外侧束。

【主治】 ①神经精神病证:癫狂痫,癔病,嗜睡,面神经麻痹。②头面五官病证:鼻炎,牙痛,扁桃体炎等。

【操作】 浅刺0.1寸或向上斜刺0.2～0.3寸;可灸。

能力训练与达标检测

一、基本任务

(一)划经

准备工具:彩笔、骨度分寸尺。

计划步骤:教师示教,学生观摩;学生学做,教师指导。

任务实施:学生互为模特,划出足阳明胃经体表循行路线。

经　脉	循　行　示　意
足阳明	方向:头→足,主行腹第二侧线,行股胫前面 起止穴:承泣→厉兑 循行线:起鼻翼旁(迎香)→会睛明→入上齿→交承浆→ 下颌角前(大迎颊车)→耳前→沿鬓发际→头角→会神庭 人迎→缺盆→膈→属胃→络脾 乳中→夹脐→气冲→股前正中 →膝(足三里)→足背→第二趾端外侧端(厉兑) 中趾端　大趾内侧端(交足太阴脾经) 联系脏腑器官:胃、脾、大肠、小肠、鼻、眼、口、上齿、乳腺

(二)点穴

准备工具:彩笔、骨度分寸尺。

计划步骤:教师示教,学生观摩;学生学做,教师指导。

任务实施:学生互为模特,采取相应定位方法,定位足阳明胃经常用经穴。

腧　穴	定　位　方　法	定　位
承泣		
四白		
地仓		
颊车		
下关		
头维		
缺盆		
梁门		
天枢		
水道		
归来		
髀关		

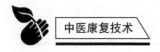

续表

腧　　穴	定　位　方　法	定　　　位
梁丘		
犊鼻		
足三里		
上巨虚		
条口		
下巨虚		
丰隆		
解溪		
内庭		
历兑		

二、拓展任务

小组讨论,剖析案例。

诊断	
辨证	
治法	
处方	

 知识达标检测

一、单项选择题

1. 治疗痰疾多选(　　　)。

A. 中府　　　　　B. 尺泽　　　　　C. 丰隆　　　　　D. 风门　　　　　E. 梁门

2. 大肠的募穴是(　　　)。

A. 大横　　　　　B. 中脘　　　　　C. 梁门　　　　　D. 天枢　　　　　E. 中极

3. 主治妇科病的腧穴是(　　　)。

A. 归来　　　　　B. 足三里　　　　C. 曲池　　　　　D. 缺盆　　　　　E. 梁门

4. 小肠经的下合穴是(　　　)。

A. 下巨虚　　　　B. 上巨虚　　　　C. 曲池　　　　　D. 天枢　　　　　E. 梁丘

5. 入上齿中,还出挟口的经脉是(　　　)。

A. 手阳明大肠经　B. 足阳明胃经　　C. 督脉　　　　　D. 足厥阴肝经　　E. 足太阳膀胱经

二、多项选择题

1. 关于足三里的描述,正确的是(　　　)。

A. 治疗消化系统疾病的要穴　　　B. 胃经的下合穴　　　　　C. 有强身健体作用

D. 可治疗下肢痿痹　　　　　　　E. 可治疗乳痈、肠痈

2. 天枢穴可用于治疗(　　　)。

A. 泄泻　　　　　B. 便秘　　　　　C. 痛经　　　　　D. 腹痛　　　　　E. 胃痛

3. 关于承泣穴的描述正确的是(　　　)。

A. 位于眶内 B. 可治疗目疾

C. 足阳明胃经的起始穴 D. 轻推眼球向上固定后进针

E. 出针后压迫针孔片刻

三、填空题

1. 足三里下 3 寸( )，下 6 寸是( )。

2. 在特定穴中，足三里既是( )，又是( )。

3. 足阳明胃经在胸部分布于前正中线旁开( )寸，在腹部分布于前正中线旁开( )寸。

参考答案

一、单项选择题

1. C 2. D 3. A 4. A 5. B

二、多项选择题

1. ABCDE 2. ABCD 3. ABCDE

三、填空题

1. 上巨虚 下巨虚

2. 合穴 下合穴

3. 4 2

(陈 英 曹晶晶)

任务二 足少阳胆经划经点穴

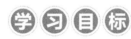

能力目标

1. 运用足少阳胆经循行分布的知识，结合人体体表解剖标志，在人体上勾划出足少阳胆经的体表循行路线。

2. 运用腧穴定位知识和相应的定位方法，在人体上准确定位足少阳胆经常用经穴——瞳子髎、听会、上关、曲鬓、完骨、阳白、风池、肩井、日月、带脉、居髎、环跳、风市、阳陵泉、光明、悬钟、丘墟、足临泣、足窍阴。

3. 针对临床情境，运用诊断学基础、脏腑经络腧穴等理论知识，做出初步临床诊断，解释病理变化，辨证归经、选穴组方。

知识目标

1. 掌握足少阳胆经循行分布知识。

2. 掌握足少阳胆经常用经穴的定位知识、主治特点及刺灸方法。

3. 熟悉足少阳胆经腧穴主治概要。

临床情境

基本情况：张某，男，32 岁，司机。2011 年 11 月 2 日就诊。

主诉：左腿外侧疼痛 3 天，加重 1 天。

现病史：患者 3 天前因受凉而觉左下肢外侧疼痛，疼痛呈阵发性，过程短暂。1 天前疼痛加剧，由臀

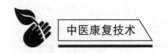

部向下放射至足部,呈针刺样疼痛。

入院查体:生命体征平稳,血压 117/73 mmHg,心肺腹未查及异常。腰椎及腰椎脊突旁无压痛,臀点、腓点、踝点压痛,左直腿抬高试验(+)。舌淡,苔白,脉弦。

辅助检查结果:腰椎 X 线片未见异常。

假如你是康复治疗师,请完成以下任务。

基本任务:勾划出足少阳胆经的体表循行路线;定位足少阳胆经常用经穴——瞳子髎、听会、上关、曲鬓、完骨、阳白、风池、肩井、日月、带脉、居髎、环跳、风市、阳陵泉、光明、悬钟、丘墟、足临泣、足窍阴。

拓展任务:针对临床情境,运用诊断学基础知识,做出初步临床诊断;运用脏腑经络腧穴理论知识,辨证归经;按照选穴原则,结合腧穴定位及主治,选穴组方。

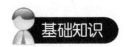 基础知识

一、足少阳胆经循行分布

足少阳胆经循行分布见图 3-3-8。

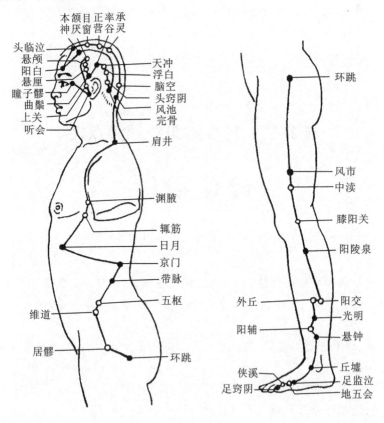

图 3-3-8

《灵枢·经脉》篇:"胆足少阳之脉,起于目锐眦,上抵头角,下耳后,循颈,行手少阳之前,至肩上,却交出手少阳之后,入缺盆。其支者,从耳后入耳中,出走耳前,至目锐眦后。其支者,别锐眦,下大迎,合于手少阳,抵于拙,下加颊车,下颈,合缺盆,以下胸中,贯膈,络肝,属胆,循胁里,出气街,绕毛际,横入髀厌中。其直者,从缺盆下腋,循胸,过季胁,下合髀厌中,以下循髀阳,出膝外廉,下外辅骨之前,直下抵绝骨之端,下出外踝之前,循足跗上,入小指次指之间。其支者,别跗上,入大指之间,循大指歧骨内,出其端,还贯爪甲,出三毛。"

足少阳胆经起于目外眦,上行到额角,下行耳后,沿颈旁行手少阳三焦经之前,至肩上交出手少阳三焦经之后,向下进入锁骨上窝。

耳部支脉:从耳后进入耳中,走耳前,至目外眦后。

目部支脉：从目外眦分出，下行大迎，会合手少阳三焦经至眼眶下；斜向后下方过颊车，由颈部向下与前入锁骨上窝之脉相会。由此向下进入胸中，通过膈肌，络于肝，入属于胆，继续沿胁肋内，出于少腹两侧腹股沟动脉部，绕过毛际，再向外横行进入髋关节部。

躯干部主干：从锁骨上窝下循腋下，沿侧胸，过季胁，向下会合前一条支脉于髋关节部。由此向下，沿大腿外侧，出于膝外，行于腓骨前面，直下到腓骨下段，出外踝之前，沿足背进入第四趾外侧端。

足背部支脉：从足背分出，沿第一、二跖骨间，出于大趾端，通过爪甲，回转过来到趾甲后的毫毛部，与足厥阴肝经相接。

二、足少阳胆经腧穴主治概要

本经一侧有 44 个穴位，依次是：瞳子髎、听会、上关、颔厌、悬颅、悬厘、曲鬓、率谷、天冲、浮白、头窍阴、完骨、本神、阳白、头临泣、目窗、正营、承灵、脑空、风池、肩井、渊腋、辄筋、日月、京门、带脉、五枢、维道、居髎、环跳、风市、中渎、膝阳关、阳陵泉、阳交、外丘、光明、阳辅、悬钟、丘墟、足临泣、地五会、侠溪、足窍阴。首穴瞳子髎，末穴足窍阴。其中 15 个穴位分布于下肢的外侧面，8 个穴位分布在髋、侧腹、侧胸部，21 个穴位分布在头侧面、项、肩部。瞳子髎、听会、上关、曲鬓、完骨、阳白、风池、肩井、日月、带脉、居髎、环跳、风市、阳陵泉、光明、悬钟、丘墟、足临泣、足窍阴为其常用腧穴。

本经腧穴主治侧头、目、耳、咽喉、肝胆病，神志病，热病及经脉循行部位的其他病证。治疗目疾常用瞳子髎、头临泣、目窗、风池、足临泣；治疗耳疾常用听会、丘墟、足临泣；治疗偏头痛常用悬颅、悬厘、丘墟、足临泣；治疗乳房疾病常用日月、肩井、光明；治疗胸胁疼痛常用日月、阳陵泉、外丘、悬钟。风池和风市有散风的功能。阳陵泉、外丘和丘墟有疏肝理气的功能。针刺风池、肩井应注意角度和深度。

足少阳胆经穴歌诀

足少阳经瞳子髎，四十四穴行迢迢，

听会客主颔厌集，悬颅悬厘曲鬓翘，

率谷天冲浮白次，窍阴完骨本神至，

阳白临泣开目窗，正营承灵脑空是，

风池肩井渊液长，辄筋日月京门乡，

带脉五枢维道续，居髎环跳市中渎，

阳关阳陵复阳交，外丘光明阳辅高，

悬钟丘墟足临泣，地五侠溪窍阴毕。

三、足少阳胆经常用腧穴定位、主治及操作

1. 瞳子髎 Tóngzǐliáo（GB1） 手太阳，手、足少阳之会。

【定位】 在面部，目外眦旁，当眶外侧缘处（图 3-3-9）。

【解剖】 皮肤→皮下组织→眼轮匝肌→睑外侧韧带→眶脂体。

【主治】 眼科病证：近视，结膜炎，泪囊炎，青光眼，视网膜炎，视神经炎，视神经萎缩等。

【操作】 向后平刺或斜刺 0.3～0.5 寸；或用三棱针点刺出血；可灸。

2. 听会 Tīnghuì（GB2）

【定位】 在面部，当耳屏间切迹的前方，下颌骨髁状突的后缘，张口有凹陷处（图 3-3-9）。

【解剖】 皮肤→皮下组织→腮腺囊→腮腺。

【主治】 ①头面五官病证：头痛，牙痛，腮腺炎，神经性耳鸣，中耳炎，突发性耳聋等。②神经系统病证：面神经麻痹，脑卒中后遗症等。③运动系统病证：咀嚼肌痉挛，颞颌关节功能紊乱等。

【操作】 张口，直刺 0.5～0.8 寸；可灸。

3. 上关 Shàngguān（GB3） 手足少阳、足阳明之会。

【定位】 在耳前，下关直上，当颧弓的上缘凹陷处。正坐仰靠或侧伏，按取耳前颧骨弓上侧，张口时有孔处取穴（图 3-3-9）。

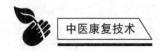

【解剖】 皮肤→皮下组织→颞筋膜→颞肌。

【主治】 ①头面五官病证:偏头痛,中耳炎,耳鸣,耳聋,牙痛,青光眼等。②神经系统病证:面神经麻痹,面肌痉挛。③运动系统病证:下颌关节炎,颞颌关节功能紊乱等。

【操作】 直刺0.5～0.8寸;可灸。

4. 曲鬓 Qūbìn(GB7) 足太阳、少阳之会。

【定位】 在头部,当耳前鬓角发际后缘的垂线与耳尖水平线交点处(图3-3-9)。

【解剖】 皮肤→皮下组织→耳上肌→颞筋膜→颞肌。

【主治】 ①头面五官病证:牙痛,咽喉炎,结膜炎,视网膜出血等。②神经系统病证:偏头痛,三叉神经痛,面神经麻痹,面肌痉挛,颞肌痉挛等。

【操作】 向后平刺0.5～0.8寸;可灸。

5. 完骨 Wángǔ(GB12) 足太阳、少阳之会。

【定位】 在头部,当耳后乳突的后下方凹陷处(图3-3-9)。

【解剖】 皮肤→皮下组织→枕额肌(止点)。

【主治】 ①头面五官病证:头痛,齿痛,腮腺炎,中耳炎,扁桃体炎。②神经系统病证:面神经麻痹。③其他病证:癫狂痫等。

【操作】 斜刺0.5～0.8寸;可灸。

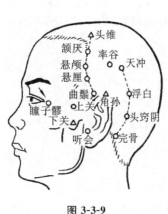

图3-3-9

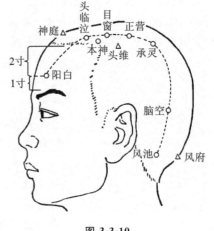

图3-3-10

6. 阳白 Yángbái(GB14) 足太阳、阳维之会。

【定位】 在前额部,当瞳孔直上,眉上1寸(图3-3-10)。

【解剖】 皮肤→皮下组织→枕额肌→帽状腱膜下结缔组织→额骨骨膜。

【主治】 ①头面五官病证:头痛,结膜炎,近视,夜盲症等。②神经系统病证:眶上神经痛,眼睑下垂,面神经麻痹,面肌痉挛等。

【操作】 平刺0.3～0.5寸;可灸。

7. 风池 Fēngchí(GB20) 足少阳、阳维之会。

【定位】 在项部,当枕骨之下,与风府相平,胸锁乳突肌与斜方肌上端之间的凹陷处。(图3-3-10)。

【解剖】 皮肤→皮下组织→斜方肌外侧→头夹肌→头半棘肌→枕下三角。

【主治】 ①头面五官病证:偏正头痛,流行性腮腺炎,牙痛,视神经萎缩,青少年近视,耳鸣,耳聋等。②呼吸系统病证:感冒,急慢性咽喉炎,急慢性鼻炎,过敏性鼻炎,鼻窦炎等。③神经精神病证:面神经麻痹,眼睑下垂,中风后遗症,小儿脑瘫,癫痫等。④循环系统病证:高血压,脑动脉硬化,无脉证等。⑤运动系统病证:肩周炎,落枕,颈肌痉挛,颈椎病等。

【操作】 针尖微下,向鼻尖方向斜刺0.5～0.8寸,可灸。向对侧眼睛方向斜刺0.5～0.8寸或平刺透风府穴;可灸。深部为脊髓,必须严格掌握针刺角度与深度。

8. 肩井 Jiānjǐng(GB21) 足少阳、阳维之会。

【定位】 在肩上,前直对乳中,当大椎与肩峰端连线的中点上。正坐,于第七颈椎棘突高点,至锁骨肩峰端连线的中点处取穴,向下直对乳头(图3-3-8)。

【解剖】 皮肤→皮下组织→斜方肌筋膜→斜方肌→肩胛提肌→上后锯肌。

【主治】 ①运动系统病证:肩周炎,落枕,颈肩综合征,上肢废用性肌萎缩、肌力减退、挛缩等。②妇产科病证:难产,胎盘滞留,功能性子宫出血等。③循环系统病证:高血压。④外科病证:乳腺增生,乳腺炎等。⑤神经系统病证:神经衰弱,小儿麻痹后遗症,脑卒中半身不遂等。⑥其他病证:一切虚损病证。

【操作】 直刺0.5~0.8寸,深部正当肺尖,不可深刺;可灸。

9. 日月 Rìyuè(GB24) 足太阴、少阳之会;胆经募穴。

【定位】 在上腹部,当乳头直下,第7肋间隙,前正中线旁开4寸(图3-3-11)。

【解剖】 皮肤→皮下组织→胸部深筋膜→腹外斜肌腱膜→腹直肌→肋间外韧带→肋间内肌→腹横肌→胸内筋膜。

【主治】 ①消化系统病证:急慢性肝炎,胆囊炎,胃及十二指肠溃疡,膈肌痉挛等。②神经系统病证:肋间神经痛等。

【操作】 斜刺0.5~0.8寸;可灸。

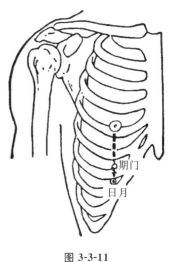

图 3-3-11

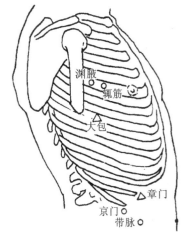

图 3-3-12

10. 带脉 Dàimài(GB26) 足少阳、带脉二经之会。

【定位】 在侧腹部,章门下1.8寸,当第11肋骨游离端下方垂线与脐水平线的交点上(图3-3-18)。

【解剖】 皮肤→皮下组织→腹横筋膜→腹膜下筋膜。

【主治】 ①妇科病证:功能性子宫出血,子宫内膜炎,子宫下垂,盆腔炎,阴道炎。②其他病证:疝气,腰痛,下肢无力。

【操作】 直刺0.5~0.8寸;可灸。

11. 居髎 Jūliáo(GB29) 足少阳、阳跷脉之会。

【定位】 在髋部,当髂前上棘与股骨大转子最凸点连线的中点处。阳跷、足少阳之会(图3-3-12)。

【解剖】 皮肤→皮下组织→阔筋膜张肌→臀中肌。

【主治】 运动系统病证:下肢瘫痪,腰腿痛,髋关节及周围软组织疾病。

【操作】 直刺或斜刺1.5~2寸;可灸。

12. 环跳 Huántiào(GB30) 足少阳、太阳二脉之会。

【定位】 在股外侧部,侧卧屈股,当股骨大转子最凸点与骶管裂孔连线的外1/3与中1/3交点处。侧卧,于大转子后方凹陷处,于股骨大转子与骶管裂孔连线的外中1/3交点处取穴(图3-3-13)。

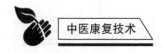

中医康复技术

【解剖】　皮肤→皮下组织→臀肌筋膜→臀大肌→坐骨神经→闭孔内肌(腱)与上下孖肌。

【主治】　①运动系统病证:下肢瘫痪,坐骨神经痛,髋关节及周围软组织疾病,急性腰扭伤,腰椎病等。②其他病证:荨麻疹等。

【操作】　直刺2～3寸;可灸。

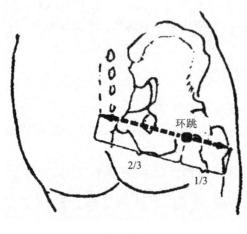

图 3-3-13

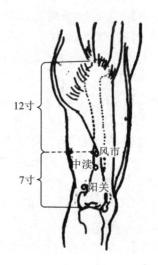

图 3-3-14

13. 风市　Fēngshì(GB31)

【定位】　在大腿外侧部的中线上,当腘横纹上7寸。或直立垂手时,中指尖处(图3-3-14)。

【解剖】　皮肤→皮下组织→阔筋膜→髂胫束→股外侧肌→股中间肌。

【主治】　①运动系统病证:下肢瘫痪,小儿麻痹后遗症,坐骨神经痛,膝关节炎等。②其他病证:荨麻疹。

【操作】　直刺1～2寸;可灸。

14. 阳陵泉　Yánglíngquán(GB34)　足少阳经气所入为"合";胆的下合穴;八会穴之"筋会"。

【定位】　在小腿外侧,当腓骨小头前下方凹陷处。(图3-3-15)。

【解剖】　皮肤→皮下组织→小腿深筋膜→腓骨长肌→腓骨短肌。

【主治】　①消化系统病证:肝炎,胆囊炎,胆道蛔虫症,胆结石,胆绞痛,习惯性便秘等。②神经系统病证:肋间神经痛,癫狂痫等。③运动系统病证:下肢瘫痪,坐骨神经痛,腰扭伤,膝关节炎及周围软组织疾病,肩周炎,落枕等。

【操作】　直刺或斜向下刺1～1.5寸;可灸。

15. 光明　Guāngmíng(GB3)　胆经络穴。

【定位】　在小腿外侧,当外踝尖上5寸,腓骨前缘(图3-3-15)。

【解剖】　皮肤→皮下组织→小腿筋膜→腓骨长、短肌→趾长伸肌→踇长伸肌。

【主治】　①头面五官病证:偏头痛,视神经萎缩,白内障,夜盲等。②运动系统病证:下肢瘫痪,腰扭伤,膝关节炎等。③乳房胀痛等。

【操作】　直刺0.5～0.8寸;可灸。

16. 悬钟　Xuánzhōng(GB39)　八会穴之髓会。

【定位】　在小腿外侧,当外踝尖上3寸,腓骨前缘(图3-3-15)。

【解剖】　皮肤→皮下组织→小腿深筋膜→腓骨长、短肌腱→趾长伸肌→踇长伸肌。

【主治】　①头面五官病证:偏头痛,鼻炎,鼻出血,扁桃体炎等。②运动系统病证:下肢瘫痪,腰扭伤,膝踝关节及周围软组织损伤,落枕等。③循环系统病证:高血压,动脉硬化等。

【操作】　直刺0.5～0.8寸;可灸。

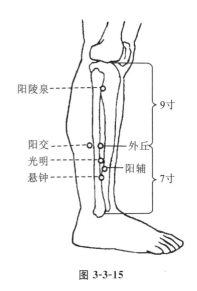

图 3-3-15

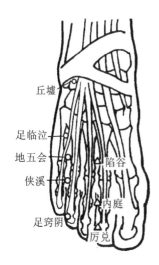

图 3-3-16

17. 丘墟 Qiūxū(GB40) 胆经原穴。

【定位】 在外踝的前下方,当趾长伸肌腱的外侧凹陷处(图 3-3-16)。

【解剖】 皮肤→皮下组织→足背筋膜→趾短伸肌。

【主治】 ①消化系统病证:胆囊炎,胆绞痛等。②头面五官病证:偏头痛,白内障,结膜炎。③运动系统病证:踝关节及其周围软组织疾病,腓肠肌痉挛,下肢瘫痪等。

【操作】 直刺 0.5~0.8 寸;可灸。

18. 足临泣 Zúlínqì(GB41) 足少阳所注为"输";八脉交会穴,通带脉。

【定位】 在足背外侧,当足 4 趾本节(第 4 跖趾关节)的后方,小趾伸肌腱的外侧凹陷处(图 3-3-16)。

【解剖】 皮肤→皮下组织→足背筋膜→趾短伸肌→骨间背侧肌。

【主治】 ①头面五官病证:偏头痛,目外眦痛,目干涩,耳鸣,耳聋等。②外科病证:乳腺炎等。③妇产科病证:月经不调,胎位不正等。④运动系统病证:下肢瘫痪,踝膝疼痛,足跟痛等。

【操作】 直刺 0.3~0.5 寸;可灸。

19. 足窍阴 Zúqiàoyīn(GB44) 足少阳经气所出为"井"。

【定位】 在第 4 趾末节外侧,距趾甲角 0.1 寸(图 3-3-16)。

【解剖】 皮肤→皮下组织→趾背腱膜→趾骨骨膜。

【主治】 ①头面五官病证:偏头痛,结膜炎,耳鸣,耳聋等。②神经系统病证:神经衰弱,肋间神经痛等。③循环系统病证:高血压。④运动系统病证:踝关节肿痛等。

【操作】 浅刺 0.1 寸,或点刺出血;可灸。

 能力训练与达标检测

一、基本任务

(一)划经

准备工具:彩笔、骨度分寸尺。

计划步骤:教师示教,学生观摩;学生学做,教师指导。

任务实施:学生互为模特,划出足少阳胆经体表循行路线。

经　脉	循　行　示　意
足少阳	方向:头→足,主行下肢、胸胁侧线、头部侧线 起止穴:瞳子髎→足窍阴 循环线:起目外眦(瞳子髎)→布侧头(阳白、风池)→缺盆 →腋下→循胁季胁 环跳 下肢外侧→足背→足四趾外(足窍阴) 大趾三毛(交足厥阴) 络肝属胆 布胁肋 绕毛际 联系脏腑器官:肝、胆、耳、目、阴器

(二)点穴

准备工具:彩笔、骨度分寸尺。

计划步骤:教师示教,学生观摩;学生学做,教师指导。

任务实施:学生互为模特,采取相应定位方法,定位足少阳胆经常用经穴。

腧　穴	定　位　方　法	定　　位
瞳子髎		
听会		
上关		
曲鬓		
完骨		
阳白		
风池		
肩井		
日月		
带脉		
居髎		
环跳		
风市		
阳陵泉		
光明		
悬钟		
丘墟		
足临泣		
足窍阴		

二、拓展任务

小组讨论,剖析案例。

诊断	
辨证	
治法	
处方	

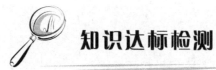

知识达标检测

一、单项选择题

1. 胆的募穴是( )。

A. 京门   B. 金门   C. 日月   D. 关元   E. 石门

2. 属于足少阳胆经的穴经是(   )。

A. 飞扬   B. 承山   C. 风池   D. 风府   E. 冲阳

二、多项选择题

1. 光明穴可治疗(   )。

A. 目痛   B. 夜盲   C. 下肢痿痹   D. 乳房胀痛   E. 发热

2. 悬钟穴为(   )。

A. 原穴   B. 络穴   C. 八会穴   D. 八脉交会穴   E. 髓会

3. 阳陵泉是(   )。

A. 八脉交会穴   B. 八会穴   C. 合穴   D. 下合穴   E. 郄穴

4. 直接入耳中的经脉是(   )。

A. 手太阳小肠经   B. 手少阳三焦经   C. 足少阳胆经   D. 足少阴肾经   E. 足阳明胃经

三、填空题

1. 特定穴中,足临泣是(   )穴,还是(   )穴,通(   )脉。

2. 足少阳胆经起于(   )穴,止于(   )穴。

参考答案

一、单项选择题

1. C   2. C

二、多项选择题

1. ABCD   2. CE   3. BCD   4. ABC

三、填空题

1. 输   八脉交会   通带

2. 瞳子髎   足窍阴

(陈 英 曹晶晶)

任务三 足太阳膀胱经划经点穴

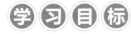

学 习 目 标

能力目标

1. 运用足太阳膀胱经循行分布的知识,结合人体体表解剖标志,在人体上勾划出足太阳膀胱经的体表循行路线。

2. 运用腧穴定位知识和相应的定位方法,在人体上准确定位足太阳膀胱经常用经穴——睛明、攒竹、天柱、风门、肺俞、厥阴俞、心俞、督俞、膈俞、肝俞、胆俞、脾俞、胃俞、肾俞、大肠俞、关元俞、小肠俞、膀胱俞、八髎、承扶、殷门、委中、膏肓、神堂、志室、秩边、承山、昆仑、至阴。

3. 针对临床情境,运用诊断学基础、脏腑经络腧穴等理论知识,做出初步临床诊断,解释病理变化、辨证归经、选穴组方。

知识目标

1. 掌握足太阳膀胱经循行分布知识。

2. 掌握足太阳膀胱经常用经穴的定位知识、主治特点及刺灸方法。

3. 熟悉足太阳膀胱经腧穴主治概要。

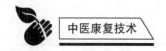

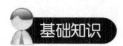 **临床情境**

基本情况:潘某,女,48岁。2010年10月11日就诊。

主诉:腰痛伴功能障碍2 h。

现病史:患者晨起欠身铺床单时,突然腰部不能活动,腰骶部及左下肢剧烈疼痛,只能弯腰行走。既往有慢性腰痛病史10余年。

查体:痛苦面容,体态略胖,腰背肌肉板滞,腰椎平直,第四至第五腰椎棘突错移,第三至第五腰椎棘突压痛,按压可诱发左侧下肢放射痛,直腿抬高试验左侧(+),舌淡苔薄,脉弦。

腰椎X片提示:腰椎生理弯曲变直,第三至第五腰椎椎体骨质增生,第四至第五腰椎小关节不对称。

假如你是康复治疗师,请完成以下任务。

基本任务:勾划出足太阳膀胱经的体表循行路线;定位足太阳膀胱经常用经穴——睛明、攒竹、天柱、风门、肺俞、厥阴俞、心俞、督俞、膈俞、肝俞、胆俞、脾俞、胃俞、肾俞、大肠俞、关元俞、小肠俞、膀胱俞、八髎、承扶、殷门、委中、膏肓、神堂、志室、秩边、承山、昆仑、至阴。

拓展任务:针对临床情境,运用诊断学基础知识,做出初步临床诊断;运用脏腑经络腧穴理论知识,辨证归经;按照选穴原则,结合腧穴定位及主治,选穴组方。

基础知识

一、足太阳膀胱经循行分布

足太阳膀胱经起于目内眦,上额,交会于头顶(图3-3-17)。

头顶部支脉:从头顶分出到耳上方。

直行主干:从头顶入内络于脑,复出而下项部,分开下行:一支循夹脊旁,到达腰中,进入脊旁筋肉,络于肾,属于膀胱。一支从腰中分出,夹脊旁,通过臀部,进入腘窝中。

背部另一支脉,从肩胛内侧分别下行,通过肩胛,夹脊柱两旁,经过股骨大转子,沿大腿外侧后边下行,会合于腘窝中。由此向下通过腓肠肌部,出外踝后方,沿第五跖骨粗隆,到小趾外侧,与足少阴肾经相接。

二、足太阳膀胱经腧穴主治概要

本经一侧有67个穴位,依次是:睛明、攒竹、眉冲、曲差、五处、承光、通天、络却、玉枕、天柱、大杼、风门、肺俞、厥阴俞、心俞、督俞、膈俞、肝俞、胆俞、脾俞、胃俞、三焦俞、肾俞、气海俞、大肠俞、关元俞、小肠俞、膀胱俞、上髎、次髎、中髎、下髎、会阳、承扶、殷门、浮郄、委阳、委中、附分、魄户、膏肓、神堂、谚谆、膈关、魂门、阳纲、意舍、胃仓、肓门、志室、胞肓、秩边、合阳、承筋、承山、飞扬、跗阳、昆仑、仆参、申脉、金门、京骨、束骨、足通骨、至阴。首穴睛明,末穴至阴。其中10个穴位分布于头项部,39个穴位分布在背腰部,18个穴位分布于下肢后外侧及足外侧部。睛明、攒竹、天柱、风门、肺俞、厥阴俞、心俞、督俞、膈俞、肝俞、胆俞、脾俞、胃俞、肾俞、大肠俞、关元俞、小肠俞、膀胱俞、八髎、承扶、殷门、委中、膏肓、神堂、志室、秩边、承山、昆仑、至阴为其常用腧穴。

本经腧穴主治头、项、目、背、腰、下肢部病证及神志病,位于背部第1侧线的背俞穴及第2侧线相平的腧穴主治与其相关的脏腑病证和有关的组织器官病证。第1至第6胸椎之间两侧的腧穴治疗心、肺疾病;第7至第12胸椎之间两侧的腧穴治肝、胆、脾等疾病;第1腰椎至第5骶椎两侧腧穴治疗肾、膀胱、大肠、小肠、子宫等疾病。头面部疾病常用京骨、攒竹、眉冲等;腰痛常用委中、昆仑。针刺睛明及背部俞穴应注意角度及深度。

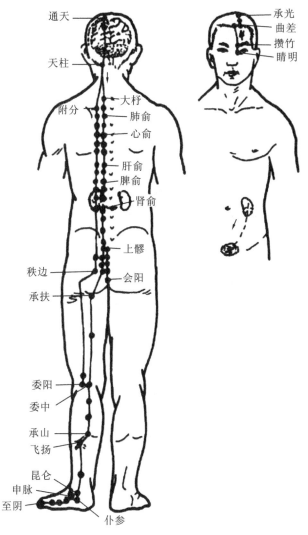

图 3-3-17

《灵枢·经脉》篇："膀胱足太阳之脉,起于目内眦,上额,交巅。其支者,从巅至耳上角。其直者,从巅入络脑,还出别下项,循肩髆内,挟脊抵腰中,入循膂,络肾,属膀胱。其支者,从腰中,下挟脊,贯臀,入腘中。其支者,从髆内左右别下贯胛,挟脊内,过髀枢,循髀外后廉下合腘中,以后贯踹内,出外踝之后,循京骨至小指外侧。"

足太阳经经穴歌诀

足太阳穴六十七,睛明目内红肉藏,

攒竹眉冲与曲差,五处上寸半承光,

通天络却玉枕昂,天柱后际大筋外,

大杼背部第二行,风门肺俞厥阴四,

心俞督俞膈俞强,肝胆脾胃俱挨次,

三焦肾气海大肠,关元小肠到膀胱,

中膂白环仔细量,自从大杼至白环,

各节节外寸半长,上髎次髎中复下,

一空二空腰髁当,会阳尾骨外端取,

附分夹脊第三行,魄户膏肓与神堂,

譩譆膈关魂门九,阳纲意舍仍胃仓,

肓门志室胞肓续,二十椎下秩边藏,

承扶臀横纹中央,殷门浮郄到委阳,

委中合阳承筋是,承山飞扬踝跗阳,
昆仑仆参连申脉,金门京骨束骨忙,
通谷至阴小趾旁。

三、足太阳膀胱经常用腧穴定位、主治及操作

1. 睛明 Jīngmíng(BL1)　手足太阳、足阳明、阴跷、阳跷五脉交会穴。

【定位】　在面部,目内眦角稍上方凹陷处(图3-3-18)。

【解剖】　皮肤→皮下组织→眼轮匝肌→上泪小管上方→内直肌与筛骨眶板之间。

【主治】　眼科病证:近视,结膜炎,泪囊炎,青光眼,视网膜炎,视神经炎,视神经萎缩等。

【操作】　嘱患者闭目,医者左手轻推眼球向外侧固定,右手缓慢进针,紧靠眶缘直刺0.5～1寸,不捻转,不提插(或只轻微地捻转和提插),出针后按压针孔片刻,以防出血;禁灸。

2. 攒竹 Cuánzhú(BL2)

【定位】　在面部,当眉头凹陷中,眶上切迹处(图3-3-18)。

【解剖】　皮肤→皮下组织→枕额肌→眼轮匝肌。

【主治】　①神经系统病证:头痛,眶上神经痛,眼肌痉挛,面神经麻痹等。②眼科病证:近视,结膜炎,眼肌痉挛,眼睑下垂,泪囊炎等。③运动系统病证:腰背扭伤等。

【操作】　平刺0.5～0.8寸;禁灸。

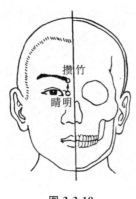

图3-3-18

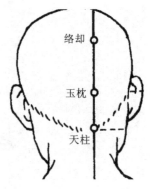

图3-3-19

3. 天柱 Tiānzhù(BL1)

【定位】　在项部,大筋(斜方肌)外缘之后发际凹陷中,约当后发际正中旁开1.3寸(图3-3-19)。

【解剖】　皮肤→皮下组织→斜方肌→头夹肌→头半棘肌→头后大直肌。

【主治】　①神经系统病证:后头痛,神经衰弱,癔病。②运动系统病证:落枕,颈椎病,腰扭伤等。③头面五官病证:结膜炎,咽喉炎,鼻炎等。

【操作】　直刺或斜刺0.5～0.8寸,不可向内上方深刺,以免伤及延髓;可灸。

4. 风门 fēngmén(BL12)　足太阳经与督脉交会穴。

【定位】　在背部,当第2胸椎棘突下,旁开1.5寸(图3-3-20)。

【解剖】　皮肤→皮下组织→斜方肌→小菱形肌→上后锯肌→骶棘肌。

【主治】　①呼吸系统病证:感冒,鼻炎,支气管炎,肺炎,哮喘,百日咳,胸膜炎等。②运动系统病证:颈肩背软组织疾病等。③其他病证:荨麻疹等。

【操作】　向内斜刺0.5～0.8寸;可灸。

5. 肺俞 fèishū(BL13)　肺的背俞穴。

【定位】　在背部,当第3胸椎棘突下,旁开1.5寸(图3-3-20)。

【解剖】　皮肤→皮下组织→斜方肌→菱形肌→骶棘肌。

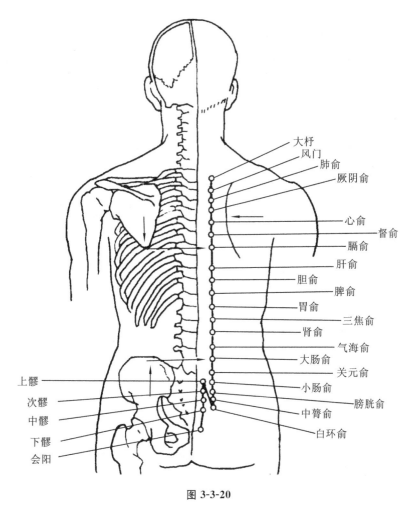

图 3-3-20

【主治】 ①呼吸系统病证:感冒,鼻炎,支气管炎,肺炎,哮喘,百日咳,肺结核,胸膜炎等。②运动系统病证:肩背软组织疾病。③其他病证:荨麻疹。

【操作】 向内斜刺 0.5～0.8 寸;可灸。

6. 厥阴俞 juéyīnshū(BL14) 心包背俞穴。

【定位】 在背部,当第4胸椎棘突下,旁开1.5寸(图3-3-20)。

【解剖】 皮肤→皮下组织→斜方肌→菱形肌→骶棘肌。

【主治】 循环系统病证:冠心病,心绞痛,心律失常等。

【操作】 向内斜刺 0.5～0.8 寸;可灸。

7. 心俞 Xīnshū(BL15) 心的背俞穴。

【定位】 在背部,当第5胸椎棘突下,旁开1.5寸(图3-3-20)。

【解剖】 皮肤→皮下组织→斜方肌→骶棘肌。

【主治】 ①循环系统病证:冠心病,心绞痛,心律失常等。②神经精神病证:神经衰弱,癔病,癫狂痫等。③呼吸系统病证:肺结核等。

【操作】 向内斜刺 0.5～0.8 寸;可灸。

8. 督俞 Dūshū(BL16)

【定位】 在背部,当第6胸椎棘突下,旁开1.5寸(图3-3-20)。

【解剖】 皮肤→皮下组织→斜方肌→骶棘肌。

【主治】 ①循环系统病证:冠心病,心绞痛,心律失常等。②消化系统病证:胃炎,膈肌痉挛等。

【操作】 向内斜刺 0.5～0.8 寸;可灸。

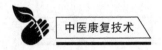

9. 膈俞 Géshū(BL17) 八会穴之血会。

【定位】 在背部,当第7胸椎棘突下,旁开1.5寸(图3-3-20)。

【解剖】 皮肤→皮下组织→斜方肌→背阔肌→骶棘肌。

【主治】 ①消化系统病证:胃炎,胃溃疡,胃癌,胃出血,肠炎,肠出血,膈肌痉挛,神经性呕吐等。
②呼吸系统病证:支气管炎,胸膜炎,哮喘,肺结核等。③血液系统病证:贫血,血小板减少性紫癜等。

【操作】 向内斜刺0.5～0.8寸;可灸。

10. 肝俞 Gānshū(BL18) 肝的背俞穴。

【定位】 在背部,当第9胸椎棘突下,旁开1.5寸(图3-3-20)。

【解剖】 皮肤→皮下组织→斜方肌→背阔肌→骶棘肌。

【主治】 ①消化系统病证:急慢性肝炎,胆囊炎,胆石症,胃炎,胃痉挛,胃出血等。②眼科病证:结膜炎,青光眼,视网膜炎,夜盲症等。③神经精神病证:神经衰弱,癫狂痫等。④血液系统病证:贫血等。

【操作】 向内斜刺0.5～0.8寸;可灸。

11. 胆俞 Dǎnshū(BL19) 胆的背俞穴。

【定位】 在背部,当第10胸椎棘突下,旁开1.5寸(图3-3-20)。

【解剖】 皮肤→皮下组织→背阔肌→下后锯肌→骶棘肌。

【主治】 ①消化系统病证:胆囊炎,胆石症,肝炎,胃炎,胃溃疡,神经性呕吐等。②神经精神病证:神经衰弱,癔病等。

【操作】 向内斜刺0.5～0.8寸;可灸。

12. 脾俞 Píshū(BL20) 脾的背俞穴。

【定位】 在背部,当第11胸椎棘突下,旁开1.5寸(图3-3-20)。

【解剖】 皮肤→皮下组织→背阔肌→下后锯肌→骶棘肌。

【主治】 ①消化系统病证:胃痉挛,神经性呕吐,胃炎,胃溃疡,胃癌,胃出血,肠炎,痢疾,肠出血。
②血液系统病证:贫血,血小板减少性紫癜等。③运动系统病证:胸、背、胁肋疼痛等。

【操作】 向内斜刺0.5～0.8寸;可灸。

13. 胃俞 Wèishū(BL21) 胃的背俞穴。

【定位】 在背部,当第12胸椎棘突下,旁开1.5寸(图3-3-20)。

【解剖】 皮肤→皮下组织→背阔肌→下后锯肌→骶棘肌。

【主治】 ①消化系统病证:胃痉挛,神经性呕吐,胃炎,胃溃疡,胃癌,胃出血,肠炎,痢疾,肠出血。
②运动系统病证:胸、背、胁肋疼痛。

【操作】 直刺0.5～0.8寸;可灸。

14. 肾俞 Shènshū(BL23) 肾的背俞穴。

【定位】 在腰部,当第2腰椎棘突下,旁开1.5寸(图3-3-20)。

【解剖】 皮肤→皮下组织→背阔肌→骶棘肌→腰方肌→腰大肌。

【主治】 ①泌尿生殖系统病证:肾炎,尿路感染,膀胱肌痉挛或麻痹,前列腺炎,男子遗精、阳痿,女子月经不调等。②听觉异常:耳鸣,耳聋。③运动系统病证:腰膝疼痛,下肢无力等。

【操作】 直刺0.5～1寸;可灸。

15. 大肠俞 Dàchángshū(BL25) 大肠背俞穴。

【定位】 在腰部,当第4腰椎棘突下,旁开1.5寸(图3-3-20)。

【解剖】 皮肤→皮下组织→背阔肌→骶棘肌→腰方肌→腰大肌。

【主治】 ①消化系统病证:肠炎,便秘,痢疾,痔疮等。②运动系统病证:腰骶疼痛,下肢无力等。

【操作】 直刺0.5～1寸。

16. 关元俞 Guānyuánshū(BL26)

【定位】 在腰部,当第5腰椎棘突下,旁开1.5寸(图3-3-20)。

【解剖】 皮肤→皮下组织→背阔肌→骶棘肌→腰方肌→腰大肌。

【主治】 ①消化系统病证:肠炎,痢疾等。②泌尿生殖系统病证:膀胱炎,尿潴留,阳痿,盆腔炎,痛经等。③运动系统病证:腰膝疼痛,下肢无力等。

【操作】 直刺0.5~1寸;可灸。

17. 小肠俞 Xiǎochángshū(BL27) 小肠背俞穴。

【定位】 在骶部,当骶正中嵴旁1.5寸,平第1骶后孔(图3-3-20)。

【解剖】 皮肤→皮下组织→背阔肌→骶棘肌。

【主治】 ①泌尿生殖系统病证:膀胱炎,尿道炎,前列腺炎,遗精,阳痿,盆腔炎,子宫内膜炎等。②消化系统病证:肠炎,痢疾,便秘等。③运动系统病证:腰骶疼痛,下肢无力等。

【操作】 直刺0.5~1寸;可灸。

18. 膀胱俞 Pángguāngshū(BL28) 膀胱背俞穴。

【定位】 在骶部,当骶正中嵴旁1.5寸,平第二骶后孔(图3-3-20)。

【解剖】 皮肤→皮下组织→背阔肌→骶棘肌。

【主治】 ①泌尿生殖系统病证:膀胱炎,尿道炎,前列腺炎,遗精,阳痿,盆腔炎,子宫内膜炎等。②消化系统病证:肠炎,痢疾,便秘等。③运动系统病证:腰骶疼痛,下肢无力。

【操作】 直刺0.5~1寸;可灸。

19. 八髎 (上髎、次髎、中髎、下髎,BL31~BL34)(图3-3-20)。

【定位】 在骶部,当髂后上棘内下方,适对第1~4骶后孔,自上而下分别为上髎、次髎、中髎、下髎。

【解剖】 皮肤→皮下组织→骶棘肌(腱)→第1、2、3、4骶后孔。

【主治】 ①泌尿生殖系统病证:膀胱炎,尿道炎,前列腺炎,遗精,阳痿,盆腔炎,子宫内膜炎等。②运动系统病证:腰骶疼痛,下肢无力。

【操作】 直刺1~1.5寸;可灸。

20. 承扶 Chéngfú(BL36)

【定位】 在大腿后面,臀下横纹的中点(图3-3-21)。

【解剖】 皮肤→皮下组织→阔筋膜→坐骨神经→内收大肌。

【主治】 ①运动系统病证:腰背痛,坐骨神经痛,下肢麻痹等。②其他病证:痔疾。

【操作】 直刺1.5~2.5寸;可灸。

21. 殷门 Yīnmén(BL37)

【定位】 在大腿后面,当承扶与委中的连线上,承扶下6寸(图3-3-21)。

【解剖】 皮肤→皮下组织→阔筋膜→坐骨神经→内收大肌。

【主治】 运动系统病证:腰背痛,坐骨神经痛,下肢麻痹等。

【操作】 直刺1.5~2.5寸;可灸。

22. 委中 Wěizhōng(BL40) 足太阳经气所入为"合";膀胱的下合穴。

【定位】 在腘横纹中点,当股二头肌腱与半腱肌肌腱的中间(图3-3-22)。

【解剖】 皮肤→皮下组织→腘筋膜→腘窝→腘斜韧带。

【主治】 ①运动系统病证:腰背痛,坐骨神经痛,腓肠肌痉挛,下肢麻痹等。②消化系统病证:急性胃肠炎。③其他病证:湿疹,荨麻疹等。

【操作】 直刺1~1.5寸,或用三棱针点刺腘静脉出血;可灸。

23. 膏肓 Gāohuāng(BL43)

【定位】 在背部,当第4胸椎棘突下,旁开3寸(图3-3-23)。

【解剖】 皮肤→皮下组织→斜方肌→菱形肌→第四肋间隙。

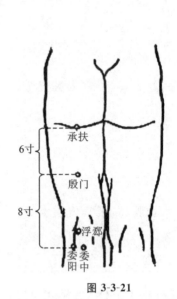

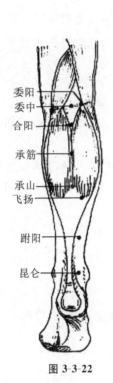

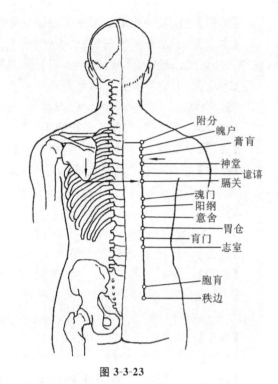

图 3-3-21   图 3-3-22   图 3-3-23

【主治】 ①呼吸系统病证:支气管炎,哮喘,肺结核等。②其他病证:一切虚损病证。

【操作】 向内斜刺 0.5～0.8 寸;可灸。

24. 神堂 Shéntáng(BL44)

【定位】 在背部,当第 5 胸椎棘突下,旁开 3 寸(图 3-3-23)。

【解剖】 皮肤→皮下组织→斜方肌→菱形肌→第 5 肋间隙。

【主治】 ①循环系统病证:冠心病,心绞痛,心律失常等。②神经精神病证:神经衰弱等。③呼吸系统病证:支气管炎,哮喘等。④运动系统病证:背肌痉挛、疼痛。

【操作】 向内斜刺 0.5～0.8 寸;可灸。

25. 志室 Zhìshì(BL52)

【定位】 在腰部,当第 2 腰椎棘突下,旁开 3 寸(图 3-3-23)。

【解剖】 皮肤→皮下组织→背阔肌→骶棘肌→腰方肌。

【主治】 ①泌尿生殖系统病证:肾炎,前列腺炎,尿路感染,膀胱炎,男子遗精、阳痿,女子月经不调。②运动系统病证:腰脊强痛,下肢瘫痪。

【操作】 直刺 0.5～1 寸;可灸。

26. 秩边 Zhìbiān(BL54)

【定位】 在臀部,平第 4 骶后孔,骶正中嵴旁开 3 寸(图 3-3-23)。

【解剖】 皮肤→皮下组织→臀肌筋膜→臀大肌。

【主治】 ①运动系统病证:急性腰扭伤,坐骨神经痛,梨状肌损伤综合征,下肢瘫痪等。②消化系统病证:便秘,痔疮等。③泌尿生殖系统病证:膀胱炎,尿道炎,前列腺炎,盆腔炎等。

【操作】 直刺 1.5～3 寸;可灸。

27. 承山 Chéngshān(BL57)

【定位】 在小腿后面正中,委中与昆仑之间,当伸直小腿或足跟上提时腓肠肌肌腹下出现尖角凹陷处(图 3-3-22)。

【解剖】 皮肤→皮下组织→小腿三头肌→𧿹长屈肌→胫骨后肌。

【主治】 ①运动系统病证:急性腰扭伤,坐骨神经痛,腓肠肌痉挛,下肢瘫痪等。②消化系统病证:

便秘,痔疾等。

【操作】 直刺1～2寸;可灸。

28. 昆仑 Kūnlún(BL60) 足太阳经气所行为"经"。

【定位】 在足部外踝后方,当外踝尖与跟腱之间凹陷处 (图3-3-24)。

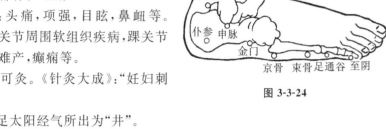

【解剖】 皮肤→皮下组织→腓骨长、短肌。

【主治】 ①头面五官病证:头痛,项强,目眩,鼻衄等。 ②运动系统病证:坐骨神经痛,膝关节周围软组织疾病,踝关节 扭伤,下肢瘫痪等。③其他病证:难产,癫痫等。

【操作】 直刺0.5～0.8寸;可灸。《针灸大成》:"妊妇刺 之落胎。"

图 3-3-24

29. 至阴 Zhìyīn(BL67) 足太阳经气所出为"井"。

【定位】 在足小趾末节外侧,距趾甲角0.1寸(图3-3-24)。

【解剖】 皮肤→皮下组织→骨膜。

【主治】 ①妇产科病证:胎位不正,难产,胎盘滞留等。②头面五官病证:头痛,结膜炎,鼻炎等。

【操作】 浅刺0.1寸;胎位不正用灸法。

 # 能力训练与达标检测

一、基本任务

(一)划经

准备工具:彩笔、骨度分寸尺。

计划步骤:教师示教,学生观摩;学生学做,教师指导。

任务实施:学生互为模特,划出足太阳膀胱经体表循行路线。

经 脉	循 行 示 意

足太阳	方向:头→足
	起止穴:睛明→至阴
	
	                  耳上角
	循行线:起目内眦(睛明)→额→巅→入络脑→下项
	背部第一侧(距正中1.5寸)线 → 第二腰椎 → 络肾属膀胱
	背部第二侧(距正中3寸)线 → 大转子 → 大腿外侧后缘
	                  腘窝(委中)
	                  胫后正中
	                  外踝后
	                  足小趾(足少阴肾经)
	联系脏腑器官:肾、膀胱、目、脑、耳

(二)点穴

准备工具:彩笔、骨度分寸尺。

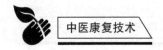

计划步骤:教师示教,学生观摩;学生学做,教师指导。

任务实施:学生互为模特,采取相应定位方法,定位足太阳膀胱经常用经穴。

腧　　穴	定 位 方 法	定　　位
睛明		
攒竹		
天柱		
风门		
肺俞		
厥阴俞		
心俞		
督俞		
膈俞		
肝俞		
胆俞		
脾俞		
胃俞		
肾俞		
大肠俞		
关元俞		
小肠俞		
膀胱俞		
八髎		
承扶		
殷门		
委中		
膏肓		
神堂		
志室		
秩边		
承山		
昆仑		
至阴		

二、拓展任务

小组讨论,剖析案例。

诊断	
辨证	
治法	
处方	

知识达标检测

一、单项选择题

1. 八会穴中的血会是( )。
A. 肩井 B. 大椎 C. 膈俞 D. 血海 E. 悬钟

2. 在下列穴位中,治疗胎位不正的是( )。
A. 至阳 B. 至阴 C. 会阳 D. 肩井 E. 昆仑

3. 直接入络脑的经脉是( )。
A. 足少阴肾经 B. 足太阳膀胱经 C. 足厥阴肝经 D. 手少阴心经 E. 手太阴肺经

4. 不与足太阳膀胱经相联系的脏腑或器官是( )。
A. 脑 B. 肾 C. 肝 D. 目 E. 脊

二、填空题

1. 眉头陷中,眶上切迹处的穴位是( ),归属( )经。

2. 心包的背俞穴是( ),归属( )经。

3. 申脉属于( )经,通于( )。

4. 十二经脉中,除交会穴以外,特定穴最多的经脉是( ),分支最多的经脉是( )。

5. 足太阳膀胱经在背部有两条循行路线,距正中线旁开分别是( )寸、( )寸。

参考答案

一、单项选择题

1. C 2. B 3. B 4. C

二、填空题

1. 攒竹 足太阳膀胱

2. 厥阴俞 足太阳膀胱

3. 足太阳膀胱 阳跷脉

4. 足太阳膀胱经 足太阳膀胱经

5. 1.5 3

（陈 英 曹晶晶）

项目四 足三阴经划经点穴

任务一 足太阴脾经划经点穴

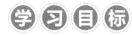 学习目标

能力目标

1. 运用足太阴脾经循行分布的知识,结合人体体表的解剖标志,在人体上勾划出足太阴脾经的体表循行路线。

2. 运用腧穴定位知识和相应的定位方法,在人体上准确定位足太阴脾经常用经穴——隐白、公孙、三阴交、地机、阴陵泉、血海、大横、大包。

3. 针对临床情境,运用诊断学基础、脏腑经络腧穴等理论知识,做出初步临床诊断,解释病理变化,辨证归经、选穴组方。

知识目标

1. 掌握足太阴脾经循行分布知识。

2. 掌握足太阴脾经常用经穴的定位知识、主治特点及刺灸方法。

3. 熟悉足太阴脾经腧穴主治概要。

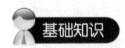

临床情境

基本情况:患者,男,60 岁,退休工程师。2011 年 10 月 4 日就诊。

主诉:左膝关节疼痛,行走不利 1 年,加重 1 个月。

现病史:患者 1 年前无明显诱因出现左膝关节疼痛,自行服用活血止痛类药物后缓解,但是负重行走时膝关节仍有疼痛,休息后缓解。疼痛无游走性,与天气变化无关,无对称性小关节痛,无晨僵现象。1 个月前症状逐渐加重,膝关节不能伸直,屈曲受限,上下楼梯困难。

入院查体:神志清楚,精神好,生命体征平稳,内科和神经系统查体未见异常。左膝关节活动受限不能伸直,左膝伸直位达 150°,屈膝 90° 时疼痛剧烈,膝关节活动时有明显"咔嚓"声响。饮食及二便正常,舌质红,苔白滑边有齿痕,脉沉迟。

辅助检查:X 线检查左膝正位片,软组织轻度肿胀影,关节间隙正常,胫骨髁间脊及平台边缘唇样增生。侧位片见髌骨与股骨关节间隙狭窄,髌骨上缘增生严重。

假如你是康复治疗师,请完成以下任务。

基本任务:勾划出足太阴脾经的体表循行路线;定位足太阴脾经常用经穴——隐白、公孙、三阴交、地机、阴陵泉、血海、大横、大包。

拓展任务:针对临床情境,运用诊断学基础知识,做出初步临床诊断;运用脏腑经络腧穴理论知识,辨证归经;按照选穴原则,结合腧穴定位及主治,选穴组方。

基础知识

一、足太阴脾经循行分布

足太阴脾经从足大趾末端开始,沿大趾内侧赤白肉际,经过大趾本节后的第 1 跖趾关节后面,上行内踝前边,上小腿内侧,沿胫骨后,交出足厥阴肝经之前,上行膝部和大腿内侧的前缘,进入腹内,入属于脾,络于胃,再向上通过横膈,夹行于食管的两旁,上连舌根,散布舌下(图 3-4-1)。

它的支脉:从胃部分出,上过横膈,流注心中,接手少阴心经。

脾之大络,穴名大包,位于渊液穴下三寸,分布于胸胁。

二、足太阴脾经腧穴主治概要

本经一侧有 21 个穴位,依次是:隐白、大都、太白、公孙、商丘、三阴交、漏谷、地机、阴陵泉、血海、箕门、冲门、府舍、腹结、大横、腹哀、食窦、天溪、胸乡、周荣、大包。首穴隐白,末穴大包。其中 11 个穴位分布于下肢内侧面的前份,10 个穴位分布于侧胸腹部。隐白、公孙、三阴交、地机、阴陵泉、血海、大横、大包为常用腧穴。

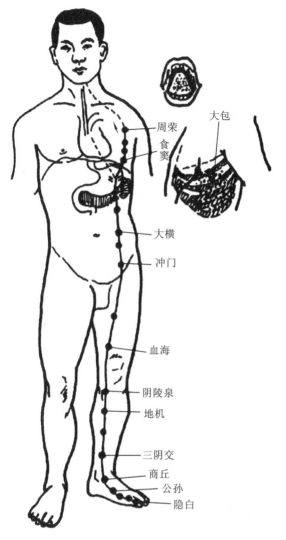

图 3-4-1

《灵枢·经脉》篇:"脾足太阴之脉,起于大指之端,循指内侧白肉际,过核骨后,上内踝前廉,上踹内,循胫骨后,交出厥阴之前,上循膝股内前廉,入腹,属脾,络胃,上隔,挟咽,连舌本,散舌下。其支者,复从胃别,上隔,注心中。脾之大络,名曰大包,出渊腋下三寸,布胸胁。"

本经腧穴主治脾胃病、妇科病、前阴病和经脉循行部位的其他病证。治疗脾胃肠病常用隐白、太白、公孙、三阴交、阴陵泉、大横;治疗妇科病常用隐白、太白、公孙、三阴交、血海;小便不利常用阴陵泉、箕门、三阴交。太白、阴陵泉有健脾益气、除湿的功能;血海、三阴交有益气养血、活血的功能。本经胸部腧穴不宜深刺,以免伤及内脏。

足太阴脾经经穴歌诀

二十一穴脾中州,隐白在足大趾头,
大都太白公孙盛,商丘三阴交可求,
漏谷地机阴陵泉,血海箕门冲门开,
府舍腹结大横排,腹哀食窦连天溪,
胸乡周荣大包随。

三、足太阴脾经常用腧穴定位、主治及操作

1. 隐白 Yǐnbái(SP1) 足太阴经气所出为"井"。

【定位】 在足大趾末节内侧,距趾甲角0.1寸(图3-4-2)。

97

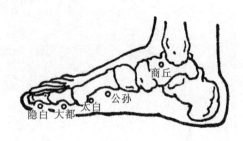

图 3-4-2

【解剖】 皮肤→皮下组织→姆指纤维鞘→姆长伸肌腱内侧束。

【主治】 ①妇科病证:功能性子宫出血等。②消化系统病证:急性胃肠炎,消化道出血等。③神经精神病证:癫狂,嗜睡,昏迷,癔病,惊风,晕厥。

【操作】 浅刺 0.1 寸,或用三棱针点刺出血;可灸。

2. 公孙 Gōngsūn(SP4) 足太阴经络穴;八脉交会穴之一,通于冲脉。

【定位】 在足内侧缘,当第 1 跖骨基底部的前下方(图 3-4-2)。

【解剖】 皮肤→皮下组织→姆展肌腱→姆短屈肌。

【主治】 ①消化系统病证:胃肠痉挛,急、慢性胃肠炎,胃溃疡,消化不良,痢疾等。②妇科病证:子宫内膜炎,月经不调等。③循环系统病证:冠心病,心肌炎等。④神经精神病证:失眠,癫、痫、狂等。

【操作】 直刺 0.5～0.8 寸;可灸。

3. 三阴交 Sānyīnjiāo(SP6) 足太阴、少阴、厥阴经交会穴。

【定位】 在小腿内侧,当足内踝尖上 3 寸,胫骨内侧面后缘(图 3-4-3)。

【解剖】 皮肤→皮下组织→趾长屈肌(腱)→姆长屈肌(腱)。

【主治】 ①消化系统病证:急、慢性肠炎,细菌性痢疾,肝炎,胆囊炎。②泌尿生殖系统病证:功能性子宫出血,月经不调,更年期综合征,盆腔炎,阴道炎,子宫下垂,难产,尿潴留,遗精,阳痿,前列腺炎等。③神经精神病证:神经衰弱,失眠,癫、狂、痫等。④运动系统病证:下肢疼痛或瘫痪,足踝关节运动功能障碍及周围软组织损伤。⑤循环系统病证:高血压,血栓闭塞性脉管炎。⑥其他病证:湿疹,荨麻疹。

【操作】 直刺 1.0～1.5 寸,可灸;孕妇不宜针灸。

4. 地机 Dìjī(SP8) 足太阴经郄穴。

【定位】 在小腿内侧,当内踝尖与阴陵泉的连线上,阴陵泉下 3 寸(图 3-4-3)。

【解剖】 皮肤→皮下组织→趾长屈肌→胫骨后肌。

【主治】 ①消化系统病证:胃痉挛,痢疾,肠炎等。②泌尿生殖系统病证:遗精,阳痿,小便不利,遗尿,月经不调,功能性子宫出血,阴道炎等。

【操作】 直刺 1.0～1.5 寸;可灸。

5. 阴陵泉 Yīnlíngquán(SP9) 足太阴经气所入为"合"。

【定位】 在小腿内侧,当胫骨内侧踝后下方凹陷处(图 3-4-3)。

【解剖】 皮肤→皮下组织→缝匠肌(腱)→半膜肌及半腱肌(腱)→腘肌。

【主治】 ①运动系统病证:膝关节炎,下肢运动功能障碍等。②消化系统病证:消化不良,急、慢性肠炎,细菌性痢疾等。③泌尿生殖系统病证:肾炎,尿路感染,遗尿,尿失禁,尿潴留,前列腺炎,阳痿,遗精,阴道炎,月经不调等。

【操作】 直刺 1～2 寸;可灸。

6. 血海 Xuèhǎi(SP10)

【定位】 屈膝,在大腿内侧,髌底内侧端上 2 寸,当股四头肌内侧头的隆起处(图 3-4-4)。

【解剖】 皮肤→皮下组织→股内侧肌。

【主治】 ①妇科病证:月经不调,痛经,功能性子宫出血等。②血液系统病证:贫血等。③皮肤科病证:荨麻疹,湿疹,皮肤瘙痒,神经性皮炎等。④运动系统病证:膝关节炎。

【操作】 直刺 0.8～1.2 寸;可灸。

7. 大横 Dàhéng(SP15) 足太阴与阴维脉交会穴。

【定位】 在腹中部,距脐中 4 寸(图 3-4-1)。

【解剖】 皮肤→皮下组织→腹外斜肌→腹内斜肌→腹横肌→腹横筋膜→腹膜下筋膜。

【主治】 ①消化系统病证:急、慢性肠炎,细菌性痢疾,习惯性便秘,肠麻痹等。②其他病证:肠道

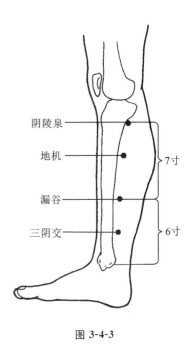

阴陵泉
地机
漏谷
三阴交

7寸
6寸

图 3-4-3

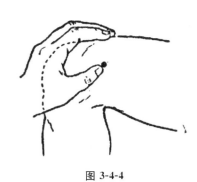

图 3-4-4

寄生虫病。

【操作】 直刺 0.8～1.2 寸;可灸。

8. 大包 Dàbāo(SP21) 脾之大络。

【定位】 在侧胸部腋中线上,当第 6 肋间隙处(图 3-3-12)。

【解剖】 皮肤→皮下组织→前锯肌→第 6 肋间结构→胸内筋膜。

【主治】 ①呼吸系统病证:胸膜炎,哮喘等。②其他病证:肋间神经痛,急性颈、胸、背扭伤等。

【操作】 斜刺或向后平刺 0.5～0.8 寸;可灸。

 能力训练与达标检测

一、基本任务

(一)划经

准备工具:彩笔、骨度分寸尺。

计划步骤:教师示教,学生观摩;学生学做,教师指导。

任务实施:学生互为模特,划出足太阴脾经体表循行路线。

经 脉	循 行 示 意
足太阴经	方向:足→腹,主行下肢内侧前线,有交叉 起止穴:隐白→大包 循行路线:起于大趾内(隐白)→内踝前→胫内侧后缘(三阴交) →踝上 8 寸出厥阴之前→股内前侧→腹部 　　腹外第三侧线 → 腋下大包 　　腹内属脾络胃 → 膈咽 → 散舌下 　　　　　　贯膈注心中→交手少阴心经 联系脏腑器官:脾、胃、咽、舌

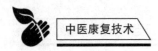

（二）点穴

准备工具：彩笔、骨度分寸尺。

计划步骤：教师示教，学生观摩；学生学做，教师指导。

任务实施：学生互为模特，采取相应定位方法，定位足太阴脾经常用经穴。

腧　　穴	定 位 方 法	定　　位
隐白		
公孙		
三阴交		
地机		
阴陵泉		
血海		
大横		
大包		

二、拓展任务

小组讨论，剖析案例。

诊断	
辨证	
治法	
处方	

 知识达标检测

一、单项选择题

1. 在八脉交会穴中，通冲脉的是（　　）。

A. 列缺　　　　　B. 公孙　　　　　C. 内关　　　　　D. 商丘　　　　　E. 后溪

2. 在腹部，循行距任脉旁开 4 寸的经脉是（　　）。

A. 足少阴肾经　　B. 手太阴肺经　　C. 足太阴脾经　　D. 足阳明胃经　　E. 足厥阴肝经

3. 以下穴位中，既是络穴，又是八脉交会穴的是（　　）。

A. 前谷　　　　　B. 足临泣　　　　C. 丰隆　　　　　D. 后溪　　　　　E. 公孙

4. 治疗崩漏、月经过多常选（　　）。

A. 厉兑　　　　　B. 至阴　　　　　C. 隐白　　　　　D. 地机　　　　　E. 大包

5. 下列哪项不是三阴交的主治？（　　）

A. 月经不调　　　B. 失眠　　　　　C. 遗精　　　　　D. 肠鸣腹胀　　　E. 腰骶痛

二、多项选择题

1. 公孙穴属于（　　）。

A. 输穴　　　　　B. 原穴　　　　　C. 络穴　　　　　D. 八脉交会穴　　E. 八会穴

2. 三阴交可以治疗（　　）。

A. 月经不调　　　B. 难产　　　　　C. 小便不利　　　D. 高血压　　　　E. 失眠

3. 血海穴可以治疗（　　）。

A. 月经不调　　　　B. 崩漏　　　　　　C. 瘾疹　　　　　D. 皮肤瘙痒　　　　E. 丹毒

三、填空题

1. 足太阴脾经的起始穴是（　　），终止穴是（　　）。

2. 在特定穴中,三阴交是（　　）、（　　）、（　　）三经脉交会穴。

参考答案

一、单项选择题

1. B　2. C　3. E　4. C　5. E

二、多项选择题

1. CD　2. ABCDE　3. ABCD

三、填空题

1. 隐白　大包

2. 足太阴　少阴　厥阴经

（范秀英　赵守彰）

任务二　足厥阴肝经划经点穴

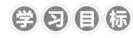

能力目标

1. 运用足厥阴肝经循行分布知识,结合人体体表解剖标志,在人体上勾划出足厥阴肝经的体表循行路线。

2. 运用腧穴定位知识和相应的定位方法,在人体上准确定位足厥阴肝经常用经穴——大敦、行间、太冲、章门、期门。

3. 针对临床情境,运用脏腑经络腧穴等理论知识,能够解释病理变化,指导辨证归经及针灸选穴。

知识目标

1. 掌握足厥阴肝经循行分布知识。

2. 掌握足厥阴肝经常用经穴的定位知识、主治特点及刺灸方法。

3. 熟悉足厥阴肝经腧穴主治概要。

临床情境

基本情况:关某,女,58 岁,退休干部。2011 年 4 月 10 日就诊。

主诉:情绪低落,悲伤失望 2 年,加重半年。

现病史:患者 2 年前因子女工作问题致心情不畅,情绪低落,时时悲伤欲哭,在社区医院门诊诊断为"更年期综合征",予谷维素、逍遥丸等药物治疗后,效果不著。半年前病情加重,悲观失望,逢人便诉说自己的病情,甚至有自杀念头,在省精神病医院诊断为"抑郁症",用多塞平、罗拉治疗后,症情无明显好转。目前生活不能自理,难以入睡,甚则彻夜不眠,胸闷恶心,不思饮食。

查体:体温 36.3 ℃,心率 68 次/分,呼吸 20 次/分,血压 138/90 mmHg,表情淡漠,行动迟缓,见人就落泪。内科及神经系统检查未见异常,舌质偏淡、苔白腻,脉细滑。

汉密顿抑郁量表 24 项评分为 30 分。

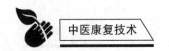

假如你是康复治疗师,请完成以下任务。

基本任务:勾划出足厥阴肝经的体表循行路线;定位足厥阴肝经常用经穴——大敦、行间、太冲、章门、期门。

拓展任务:针对临床情境,运用诊断学基础知识,做出初步临床诊断;运用脏腑经络腧穴理论知识,辨证归经;按照选穴原则,结合腧穴定位及主治,选穴组方。

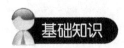 基础知识

一、足厥阴肝经循行分布

足厥阴肝经起于足大趾背毫毛的边际,沿着足背内侧向上,经内踝前一寸,上循小腿内侧,在内踝上八寸处,交叉到足太阴脾经之后,上达腘窝内侧,沿着大腿内侧,进入阴毛中,环绕阴部,至小腹,夹胃旁边,入属于肝,络于胆,向上通过膈肌,分布胁肋部,沿气管、喉之后,向上进入鼻咽部,连接目系(眼球连系于脑的部位),上行出于额部,与督脉交会于头顶(图3-4-5)。

目部支脉:从"目系"(眼球连系于脑的部位)分出,下行于面颊中,环绕口唇内。

肝部支脉:从肝分出,通过膈肌,向上流注于肺,与手太阴肺经交接。

二、足厥阴肝经腧穴主治概要

本经一侧有14个穴位,依次是:大敦、行间、太冲、中封、蠡沟、中都、膝关、曲泉、阴包、足五里、阴廉、急脉、章门、期门。首穴大敦,末穴期门。其中12个穴位分布于下肢内侧,2个穴位分布于腹部及胸部。大敦、行间、太冲、章门、期门为其常用腧穴。

本经腧穴主治肝胆、妇科、前阴病及经脉循行部位的其他病证。治疗胸胁胀满疼痛、肝胆病、情志病常用太冲、期门;治疗疝气、生殖系统疾病、小腹疼痛常用太冲、大敦;治疗阴部湿疹常用蠡沟、中都;治疗眩晕、目疾常用行间、太冲;行间、太冲、期门有疏肝解郁、平肝潜阳的功能。蠡沟、中都有清肝胆湿热的功能。针刺章门、期门应注意角度和深度。

足厥阴肝经经穴歌诀

足厥阴经一十四,大敦行间太冲是,

中封蠡沟伴中都,膝关曲泉阴包次,

五里阴廉上急脉,章门才过期门至。

三、足厥阴肝经常用腧穴定位、主治及操作

1. 大敦 Dàdūn(LR1) 足厥阴经气所出为"井"。

【定位】 在足大指末节外侧,距趾甲角0.1寸(图3-4-6)。

【解剖】 皮肤→皮下组织→趾骨骨膜。

【主治】 ①泌尿生殖系统病证:功能性子宫出血,子宫脱垂,月经不调,急性睾丸炎,精索神经痛,膀胱炎,前列腺炎等。②神经精神病证:癫狂痫。③其他病证:疝气。

【操作】 点刺0.1寸,或点刺出血;可灸。

2. 行间 Xíngjiān(LR2) 足厥阴经气所留为"荥"。

【定位】 在足背侧,当第1、2趾间,趾蹼缘的后方赤白肉际处。正坐垂足,于足背第一、二趾间趾蹼缘的后方赤白肉际处取穴(图3-4-6)。

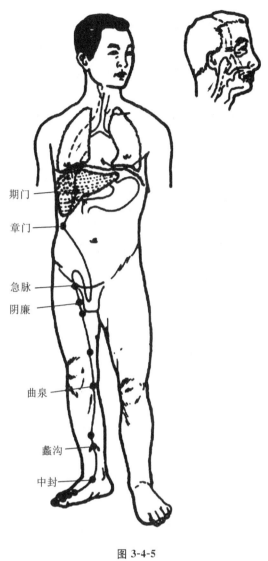

图 3-4-5

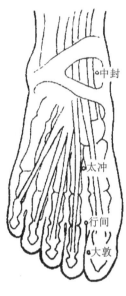

图 3-4-6

《灵枢·经脉》篇:"肝足厥阴之脉,起于大指丛毛之际,上循足跗上廉,去内踝一寸,上踝八寸,交出太阴之后,上腘内廉,循股阴,入毛中,环阴器,抵小腹,挟胃,属肝,络胆,上贯膈,布胁肋,循喉咙之后,上入颃颡,连目系,上出额,与督脉会于巅。其支者,从目系,下颊里,环唇内。其支者,复从肝别,贯膈,上注肺。"

【解剖】 皮肤→皮下组织→骨间背侧肌。

【主治】 ①头面五官病证:头痛,结膜炎,青光眼,牙痛,急、慢性咽喉炎。②生殖系统病证:月经不调,痛经,经闭,功能性子宫出血,睾丸炎等。③神经系统病证:面神经麻痹,小儿惊风,脑卒中等。④精神病证:癫狂痫,癔病等。⑤循环系统病证:高血压。⑥运动系统病证:下肢瘫痪,足肿痛等。

【操作】 直刺0.5~0.8寸;可灸。

3. 太冲 Tàichōng(LR3) 足厥阴经气所注为"输";肝经原穴。

【定位】 在足背侧,当第1、2跖骨间隙的后方凹陷处。正坐垂足,于足背第一、二跖骨的后方凹陷处取穴(图3-4-6)。

【解剖】 皮肤→皮下组织→踇短伸肌→骨间背侧肌。

【主治】 ①头面五官病证:头痛,青少年近视,结膜炎,角膜炎,青光眼,视神经炎,鼻炎,咽喉炎,扁桃体炎等。②泌尿生殖系统病证:尿道炎,膀胱炎,睾丸炎,功能性子宫出血,月经不调,阴道炎等。③消化系统病证:肝炎,胃炎,肠炎,膈肌痉挛。④神经、精神病证:面神经麻痹,面肌痉挛,小儿惊风,癔病,癫痫,癫狂,神经衰弱等。⑤循环系统病证:高血压,心绞痛等。⑥外科病证:疝气,乳腺炎。⑦运动

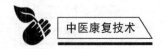
系统病证:足肿痛,下肢瘫痪。

【操作】 直刺0.5～0.8寸;可灸。

4. 章门 Zhāngmén(LR13) 脾经募穴;八会穴之脏会;足厥阴、足少阳交会穴。

【定位】 在侧腹部,当第11肋游离端的下方。仰卧,于第11肋游离端的下方取穴(图3-3-12)。

【解剖】 皮肤→皮下组织→腹外斜肌→腹内斜肌→腹横肌→腹横筋膜→腹膜下筋膜。

【主治】 ①消化系统病证:肝炎,肝、脾肿大,肠炎,胃炎,消化不良。②其他病证:肋间神经痛,高血压。

【操作】 斜刺0.5～0.8寸;可灸。

5. 期门 Qīmén(LR14) 肝经募穴;足厥阴、足太阴、阴维脉交会穴。

【定位】 在胸部,当乳头直下,第6肋间隙,前正中线旁开4寸(图3-3-11)。

【解剖】 皮肤→皮下组织→腹外斜肌→肋间外肌→肋间内肌→胸横肌→胸内筋膜。

【主治】 ①消化系统病证:肝炎,胆囊炎,胃肠神经官能症等。②其他病证:肋间神经痛,高血压等。

【操作】 斜刺0.5～0.8寸;可灸。

能力训练与达标检测

一、基本任务

(一)划经

准备工具:彩笔、骨度分寸尺。

计划步骤:教师示教,学生观摩;学生学做,教师指导。

任务实施:学生互为模特,划出足厥阴肝经体表循行路线。

经 脉	循 行 示 意
足厥阴	方向:足→腹,主行下肢内中线,腹外曲折 起止穴:大敦→期门 循行路线:起于大趾(大敦)→下肢内前→踝上8寸(交叉) →下肢内中线→膝内侧→股内中→入毛中→绕阴器→夹胃→属肝络胆→ 布胸胁(期门)→喉咙→鼻咽部→目系(与督脉会于百会)→下颊里→环唇内　　贯膈注肺中(交手太阴肺经) 联系脏腑器官:肝、胆、胃、肺、喉、鼻咽腔、目、唇内、巅顶

(二)点穴

准备工具:彩笔、骨度分寸尺。

计划步骤:教师示教,学生观摩;学生学做,教师指导。

任务实施:学生互为模特,采取相应定位方法,定位足厥阴肝经常用经穴。

腧 穴	定 位 方 法	定 位
大敦		
行间		

续表

腧 穴	定位方法	定 位
太冲		
章门		
期门		

二、拓展任务

小组讨论，剖析案例。

诊断	
辨证	
治法	
处方	

 知识达标检测

一、单项选择题

1. 八会穴中的脏会在（　　　）。

A. 足厥阴经　　　B. 足太阴经　　　C. 足阳胆经　　　D. 任脉　　　E. 手太阳经

2. 善治胸胁痛的穴位是（　　　）。

A. 行间　　　B. 三阴交　　　C. 地机　　　D. 大敦　　　E. 期门

二、多项选择题

1. 章门穴为（　　　）。

A. 原穴　　　B. 络穴　　　C. 八会穴之一　　　D. 脏会　　　E. 八脉交会穴之一

2. 下列各穴中，既在足厥阴肝经上，又是募穴的是（　　　）。

A. 日月　　　B. 期门　　　C. 京门　　　D. 天枢　　　E. 章门

3. 能治疗癫痫的穴位是（　　　）。

A. 大敦　　　B. 行间　　　C. 太冲　　　D. 章门　　　E. 期门

三、填空题

1. 足厥阴肝经的有穴通道起于（　　　）穴，止于（　　　）穴。

2. 脾的募穴是（　　　），肝脏的募穴是（　　　）。

参考答案

一、单项选择题

1. A　2. E

二、多项选择题

1. CD　2. BE　3. ABC

三、填空题

1. 大敦　期门

2. 章门　期门

（范秀英　赵守彰）

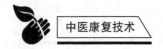

任务三　足少阴肾经划经点穴

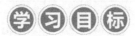

能力目标

1. 运用足少阴肾经循行分布知识,结合人体体表解剖标志,在人体上勾划出足少阴肾经的体表循行路线。

2. 运用腧穴定位知识和相应的定位方法,在人体上准确定位足少阴肾经常用经穴——涌泉、太溪、大钟、照海。

3. 针对临床情境,运用诊断学基础、脏腑经络腧穴等理论知识,做出初步临床诊断,解释病理变化,辨证归经、选穴组方。

知识目标

1. 掌握足少阴肾经循行分布知识。

2. 掌握足少阴肾经常用经穴的定位知识、主治特点及刺灸方法。

3. 熟悉足少阴肾经腧穴主治概要。

临床情境

基本情况:尹某,女,48岁,教师。2009年8月18日就诊。

主诉:反复失眠4年,加重7天。

现病史:患者自诉于4年前因家务事与邻里发生矛盾,导致失眠多梦。曾经用药治疗,但效果欠佳。近半年以来,月经周期先后不定,经量或多或少,潮热多汗,心烦易怒,心悸头晕,胸闷气短,两目干涩,多梦易惊,伴腰背酸痛,神疲乏力,健忘。近1周来,夜间入睡困难加重,每晚仅能睡1~2 h,寐后易惊醒,醒后难以再寐。

查体:体温36.3 ℃,心率68次/分,呼吸20次/分,血压140/90 mmHg。内科及神经系统检查未见异常。舌质红,舌苔少,脉细数。妇科检查结果排除宫颈、子宫肿瘤。

辅助检查:心脏X线、心电图及实验室检查结果排除器质性病变。

假如你是康复治疗师,请完成以下任务。

基本任务:勾划出足少阴肾经的体表循行路线;定位足少阴肾经常用经穴——涌泉、太溪、大钟、照海。

拓展任务:针对临床情境,运用诊断学基础知识,做出初步临床诊断;运用脏腑经络腧穴理论知识,辨证归经;按照选穴原则,结合腧穴定位及主治,选穴组方。

基础知识

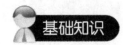

一、足少阴肾经循行分布

足少阴肾经起于足小趾之下,斜向足心,出于足舟骨粗隆下,沿内踝之后,分支进入足跟中;上行小腿内侧,出于腘窝内侧,上大腿内侧后缘,通过脊柱,属于肾,络于膀胱(图3-4-7)。

上行主干:从肾向上,通过肝、膈,进入肺中,沿着喉咙,夹舌根。

它的支脉:从肺出,络于心,流注于胸中,与手厥阴心包经相接。

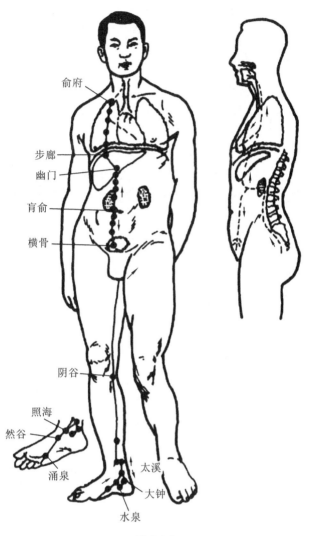

图 3-4-7

《灵枢·经脉》篇:"肾足少阴之脉,起于小指之下,邪走足心,出然骨之下,循内踝之后,别入跟中,以上踹内,出腘内廉,上股内后廉,贯脊属肾,络膀胱。其直者,从肾上贯肝膈,入肺中,循喉咙,挟舌本。其支者,从肺出,络心,注胸中。"

二、足少阴肾经腧穴主治概要

本经一侧有 27 个穴位,依次是:涌泉、然谷、太溪、大钟、水泉、照海、复溜、交信、筑宾、阴谷、横骨、大赫、气穴、四满、中注、肓俞、商曲、石关、阴都、腹通谷、幽门、步廊、神封、灵墟、神藏、或中、俞府。首穴涌泉,末穴俞府。其中 10 个穴位分布于下肢内侧面的后份,其余 17 个穴位分布于胸腹部第一侧线。涌泉、太溪、大钟、照海为其常用腧穴。

本经腧穴主治妇科、前阴病和肾、肺、咽喉病及经脉循行部位的其他病证。治疗遗精、阳痿、小便不利常用大赫、水泉、阴谷和复溜;月经不调常用四满、然谷、太溪、照海、复溜。太溪穴有补肾气、益肾阴、健脑髓的功能,复溜有滋阴补肾的功能,两穴合用能治疗肾精亏虚、眩晕、耳鸣、耳聋。本经胸部腧穴,不宜深刺,以免伤及内脏。

足少阴肾经经穴歌诀

足少阴肾二十七,涌泉然谷照海出,

太溪水泉连大钟,复溜交信筑宾立,

阴谷横骨趋大赫,气穴四满中注得,

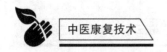

盲俞商曲石关蹲,阴都通谷幽门值,
步廊神封出灵墟,神藏彧中俞府毕。

三、足少阴肾经常用腧穴定位、主治及操作

1. 涌泉 Yǒngquán(KI1) 足少阴经气所出为"井"(图3-4-8)。

【定位】 在足底部,卷足时足前部凹陷处,约相当于足底二、三趾趾缝纹头端与足跟连线的前1/3与后2/3交点上。

【解剖】 皮肤→皮下组织→趾短屈肌→第二蚓状肌→姆收肌→骨间跖侧肌。

【主治】 ①神经系统病证:失眠,神经性头痛,昏厥,癔病,癫狂,癫痫,小儿惊风,神经衰弱等。②五官科病证:咽喉炎,扁桃体炎,口腔溃疡,舌骨肌麻痹等。③运动系统病证:下肢肌肉痉挛、疼痛,足底痛等。

【操作】 直刺0.5~1.0寸;可灸。

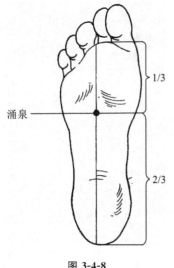

图3-4-8

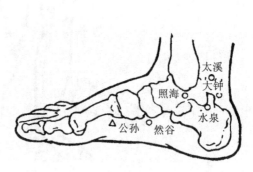

图3-4-9

2. 太溪 Tàixī(KI3) 足少阴经气所注为腧穴;肾经原穴。

【定位】 在内踝后方,当内踝尖与跟腱之间的凹陷处(图3-4-9)。

【解剖】 皮肤→皮下组织→胫骨后肌腱、趾长屈肌腱与跟腱、跖肌腱之间→姆长屈肌。

【主治】 ①泌尿生殖系统病证:肾炎,膀胱炎,尿路结石,遗精,阳痿,月经不调。②神经精神病证:失眠,神经衰弱等。③运动系统病证:腰肌劳损,下肢瘫痪,足跟痛等。④头面五官病证:头痛,牙痛,耳鸣,耳聋,咽喉炎,口腔溃疡,耳鸣等。⑤其他病证:消渴。

【操作】 直刺0.5~0.8寸;可灸。

3. 大钟 Dàzhōng(KI4) 肾经络穴。

【定位】 在足内侧,内踝后下方,当跟腱附着部的内侧前方凹陷处(图3-4-9)。

【解剖】 皮肤→皮下组织→跖肌腱与跟腱的前方→跟骨。

【主治】 ①泌尿生殖系统病证:膀胱炎,前列腺肥大,月经不调等。②神经精神病证:神经衰弱,痴呆,癔病,癫狂等。③运动系统病证:足跟痛等。

【操作】 直刺0.3~0.5寸;可灸。

4. 照海 Zhàohǎi(KI6) 八脉交会穴之一,通阴跷脉。

【定位】 在足内侧,内踝尖下方凹陷处(图3-4-9)。

【解剖】 皮肤→皮下组织→胫骨后肌腱。

【主治】 ①泌尿生殖系统病证:膀胱炎,尿道炎,前列腺肥大,阴道炎,月经不调,子宫下垂。②五官科病证:咽喉炎,扁桃体炎等。③神经系统病证:癫痫,癔病,神经衰弱等。

【操作】 直刺 0.5～0.8 寸;可灸。

 # 能力训练与达标检测

一、基本任务

(一) 划经

准备工具:彩笔、骨度分寸尺。

计划步骤:教师示教,学生观摩;学生学做,教师指导。

任务实施:学生互为模特,划出足少阴肾经体表循行路线。

经 脉	循 行 示 意
足少阴	方向:足→腹 起止穴:涌泉→俞府 循行路线:起于小趾→足心(涌泉)→内踝之后→下肢内后侧 →贯脊→属肾→络膀胱 ↓ 肝→膈→肺→喉咙→舌本 ↓ 心 ↓ 胸中(交手厥阴心包经) 联系脏腑器官:肾、膀胱、肝、肺、心、心包(胸中)、咽喉、舌

(二) 点穴

准备工具:彩笔、骨度分寸尺。

计划步骤:教师示教,学生观摩;学生学做,教师指导。

任务实施:学生互为模特,采取相应定位方法,定位足少阴肾经常用经穴。

腧 穴	定 位 方 法	定 位
涌泉		
太溪		
大钟		
照海		

二、拓展任务

小组讨论,剖析案例。

诊断	
辨证	
治法	
处方	

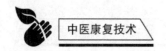

知识达标检测

一、单项选择题

1. 与申脉对应的对侧穴位是( )。

A. 侠溪   B. 照海   C. 大钟   D. 太溪   E. 昆仑

2. 在胸部,任脉旁开 2 寸的经脉是( )。

A. 足太阴脾经   B. 手太阴肺经   C. 足阳明胃经   D. 足少阳胆经   E. 足少阴肾经

二、多项选择题

1. 关于特定穴照海的描述,正确的是( )。

A. 为通阴跷脉   B. 为通阳跷脉

C. 为八脉交会穴之一   D. 为八会穴之一

E. 为合穴

2. 下列经脉中,其腧穴可以治疗前阴病、妇科病的经脉有( )。

A. 足阳明胃经   B. 足太阴脾经   C. 督脉   D. 足少阴肾经   E. 足厥阴肝经

三、填空题

1. 太溪既是( )穴,又是( )穴。

2. 足少阴肾经的起始穴是( ),终止穴是( )。

参考答案

一、单项选择题

1. B   2. E

二、多项选择题

1. AC   2. BDE

三、填空题

1. 输   原

2. 涌泉   俞府

(范秀英 赵守彰)

项目五 任督脉划经点穴

任务一 督脉划经点穴

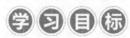学习目标

能力目标

1. 运用督脉循行分布知识,结合人体体表解剖标志,在人体上勾划出督脉的体表循行路线。

2. 运用腧穴定位知识和相应的定位方法,在人体上准确定位督脉常用经穴——长强、腰阳关、命

门、筋缩、至阳、大椎、哑门、风府、百会、神庭、水沟。

3. 针对临床情境,运用诊断学基础、脏腑经络腧穴等理论知识,做出初步临床诊断,解释病理变化,辨证归经、选穴组方。

知识目标

1. 掌握督脉循行分布知识。
2. 掌握督脉常用经穴的定位知识、主治特点及刺灸方法。
3. 熟悉督脉腧穴主治概要。

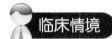

临床情境

基本情况:魏某,男,42 岁,司机。2009 年 11 月 20 日就诊。

主诉:腰腿间断性疼痛 5 年,加重 3 天。

现病史:5 年前开始出现腰臀部疼痛,遇劳累即发。曾经治疗未愈。现腰臀部酸痛伴右下肢疼痛麻木、咳嗽、坐椅子时加重,呻吟不已,难以行走。

查体:直腿抬高 30°,臀、腘、腓、踝及 4～5 腰椎旁压痛明显。

腰椎 CT 示:3～5 腰椎骨质增生,4～5 椎间盘向后突出,腰 5～骶 1 椎的后韧带轻度钙化。舌质红,苔薄黄,脉弦滑。

假如你是康复治疗师,请完成以下任务。

基本任务:勾划出督脉的体表循行路线;定位督脉常用经穴——长强、腰阳关、命门、筋缩、至阳、大椎、哑门、风府、百会、神庭、水沟。

拓展任务:针对临床情境,运用诊断学基础知识,做出初步临床诊断;运用脏腑经络腧穴理论知识,辨证归经;按照选穴原则,结合腧穴定位及主治,选穴组方。

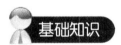

基础知识

一、督脉循行分布

督脉起始于胞中(中极之下,小腹内),下出会阴部,向后行于脊柱的内部,上达项后的风府,进入脑内,上行巅顶,沿前额下行至鼻柱,止于上唇系带处。

分支:其少腹直上者,贯脐中央,上贯心,入喉,上颐,环唇,上系两目之下中央。

二、督脉腧穴主治概要

本经有 28 个穴位,依次是:长强、腰俞、腰阳关、命门、悬枢、脊中、中枢、筋缩、至阳、灵台、神道、身柱、陶道、大椎、哑门、风府、脑户、强间、后顶、百会、前顶、囟会、上星、神庭、素髎、水沟、兑端、龈交。本经腧穴均分布于头、面、项、背、腰、骶部之后正中线上。首穴长强,末穴龈交。长强、腰阳关、命门、筋缩、至阳、大椎、哑门、风府、百会、神庭、水沟为其常用腧穴。

本经腧穴主治腰骶、背项、头部病证及相应的内脏病,部分腧穴可治神志病、热病等。急救常用水沟、素髎、百会;治疗癫痫、癫狂常用长强、神道、身柱、哑门、风府、百会、神庭;热病常用身柱、陶道、大椎;痔疾、便血常用长强、腰俞;脱肛常用百会、长强;腰脊、尾骶疼痛常用长强、腰俞、腰阳关、命门等;头痛常用风府、百会、前顶、上星等。

督脉经穴歌诀

督脉行脉之中行,二十八穴始长强,

腰俞阳关入命门,悬枢脊中中枢长,

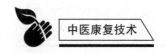

筋缩至阳归灵台,神道身柱陶道开,
大椎痖门连风府,脑户强间后顶排,
百会前顶通囟会,上星神庭素髎对,
水沟兑端在唇上,龈交上齿缝之内。

三、督脉常用腧穴定位、主治及操作

1. 长强 Chángqiáng(DU1) 督脉络穴;督脉、足少阳、足少阴经交会穴。

【定位】 在尾骨端下,当尾骨端与肛门连线的中点处(图 3-5-1)。

【解剖】 皮肤→皮下组织→肛尾韧带→尾骨肌→肛提肌。

【主治】 ①消化系统病证:肠炎,痢疾,痔疮,脱肛等。②运动系统病证:腰脊、尾骶骨痛。③神经精神病证:癫狂,癫痫等。

【操作】 斜刺,针尖向上与骶骨平行刺入 0.5～1 寸,不得刺穿直肠,以防感染;不灸。

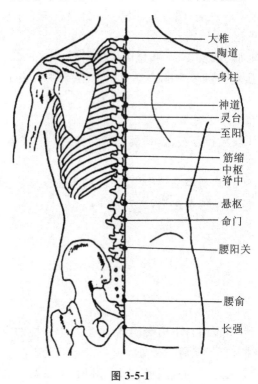

大椎
陶道
身柱
神道
灵台
至阳
筋缩
中枢
脊中
悬枢
命门
腰阳关
腰俞
长强

图 3-5-1

2. 腰阳关 Yāoyángguān(DU3)

【定位】 在腰部,后正中线上,第 4 腰椎棘突下凹陷中。两髂嵴最高点连线的中点下方凹陷处取穴(图 3-5-1)。

【解剖】 皮肤→皮下组织→棘上韧带→棘间韧带→弓间韧带→硬膜外腔。

【主治】 ①运动系统病证:腰椎病,腰肌劳损,急性腰扭伤,脊柱炎,坐骨神经痛,下肢瘫痪等。②泌尿生殖系统病证:前列腺炎,遗精,阳痿等。③妇科病证:月经不调,阴道炎等。④消化系统病证:肠炎,痢疾等。

【操作】 直刺 0.5～1 寸;可灸。

3. 命门 Mìngmén(DU4)

【定位】 在腰部,当后正中线上,第 2 腰椎棘突下凹陷中(图 3-5-1)。

【解剖】 皮肤→皮下组织→棘上韧带→棘间韧带→弓间韧带→椎管。

【主治】 ①运动系统病证:腰椎病,腰肌劳损,急性腰扭伤,脊柱炎,坐骨神经痛,下肢瘫痪等。

②泌尿生殖系统病证:肾炎,膀胱炎,遗尿,遗精,阳痿,早泄。③妇科病证:月经不调,阴道炎,盆腔炎,子宫内膜炎等。④消化系统病证:虚寒泄泻,痔疮,脱肛等。

【操作】 直刺 0.5～1 寸;可灸。

4. 筋缩 Jīnsuō(DU8)

【定位】 在背部,后正中线上,第 9 胸椎棘突下凹陷中(图 3-5-1)。

【解剖】 皮肤→皮下组织→棘上韧带→棘间韧带→弓间韧带→椎管。

【主治】 ①运动系统病证:腰背肌劳损。②神经精神病证:癫痫,痉病等。③消化系统病证:胃炎,肝炎,胆囊炎等。

【操作】 向上斜刺 0.5～1 寸;可灸。

5. 至阳 Zhìyáng(DU9)

【定位】 在背部,当后正中线上,第 7 胸椎棘突下凹陷中(图 3-5-1)。

【解剖】 皮肤→皮下组织→棘上韧带→棘间韧带→弓间韧带→椎管。

【主治】 ①运动系统病证:腰脊强痛等。②呼吸系统病证:支气管炎,支气管哮喘等。③消化系统病证:胃炎,胆囊炎,肝炎等。

【操作】 向上斜刺 0.5～1 寸;可灸。

6. 大椎 Dàzhuī(DU14) 手足三阳、督脉之会;退热要穴(图 3-5-1)。

【定位】 在后正中线上,第 7 颈椎棘突下凹陷中。

【解剖】 皮肤→皮下组织→棘上韧带→棘间韧带→弓间韧带→椎管。

【主治】 ①呼吸系统病证:感冒,鼻炎,扁桃体炎,支气管炎,支气管哮喘,肺结核等。②运动系统病证:颈椎病,落枕,肩背软组织疾病等。③神经精神病证:癫狂,癫痫,小儿惊风,痉病等。④其他病证:痤疮,湿疹等。

【操作】 向上斜刺 0.5～1 寸;可灸。

7. 哑门 Yǎmén(DU15) 督脉、阳维脉之会。

【定位】 在项部,当后发际正中直上 0.5 寸,第 1 颈椎下(图 3-5-2)。

【解剖】 皮肤→皮下组织→左右斜方肌腱之间→项韧带→环枕后膜→硬膜外腔。

【主治】 ①神经精神病证:中风不语,神经性头痛,癫狂,癫痫,痉病等。②运动系统病证:颈椎病,颈部软组织损伤等。

【操作】 伏案正坐位,使头微前倾,项肌放松,向下颌方向缓慢刺入 0.5～1 寸;可灸。伏案正坐位,使头微前倾,项肌放松,向下颌方向缓慢刺入 0.5～1.0 寸。针刺时切不可向前上方深刺,以免伤及延髓(图 3-5-3)。

8. 风府 Fēngfǔ(DU16) 督脉、阳维脉交会穴。

【定位】 在项部,当后发际正中直上 1 寸,枕外隆凸直下,两侧斜方肌之间凹陷处(图 3-5-2)。

【解剖】 皮肤→皮下组织→左右斜方肌之间→项韧带→棘间韧带→弓间韧带→椎管。

【主治】 ①神经精神病证:中风不语,神经性头痛,癫狂,癫痫,痉病等。②呼吸系统病证:感冒,咽喉炎,支气管炎等。③运动系统病证:颈椎病,腰背肌软组织疾病等。

【操作】 伏案正坐位,使头微前倾,项肌放松,向下颌方向缓慢刺入 0.5～1 寸;可灸。针尖不可向上,以免刺入枕骨大孔,误伤延髓(图 3-5-3)。

9. 百会 Bǎihuì(DU20) 督脉、足太阳经之会。

【定位】 在头部,当前发际正中直上 5 寸,或两耳尖连线中点处(图 3-5-2)。

【解剖】 皮肤→皮下组织→帽状腱膜→腱膜下结缔组织→骨膜。

【主治】 ①神经精神病证:神经性头痛,中风失语,癫狂,癫痫,神经衰弱等。②消化系统病证:肠炎,痢疾,脱肛等。③五官科病证:鼻塞,咽喉炎,耳鸣耳聋等。④其他病证:子宫下垂。

【操作】 平刺 0.5～0.8 寸;可灸。

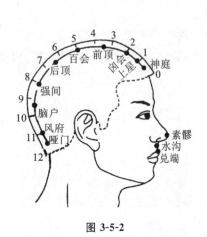

图 3-5-2

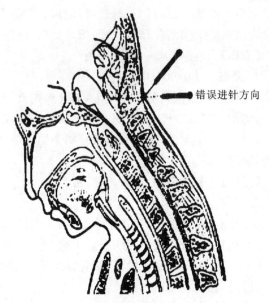

错误进针方向

图 3-5-3

10. 神庭 Shéntíng(DU24) 督脉、足太阳、足阳明经之会。

【定位】 在头部,当前发际正中直上 0.5 寸(图 3-5-2)。

【解剖】 皮肤→皮下组织→枕额肌→腱膜下结缔组织→骨膜。

【主治】 ①神经精神病证:神经性头痛,癫狂,癫痫,癔病,神经衰弱等。②五官病证:鼻炎,结膜炎,青光眼,白内障,夜盲,耳聋等。

【操作】 平刺 0.3～0.5 寸;可灸。

11. 水沟 Shuǐgōu(DU26) 督脉、手足阳明经交会穴。

【定位】 在面部,当人中沟的上 1/3 与中 1/3 交点处(3-5-2)。

【解剖】 皮肤→皮下组织→口轮匝肌→黏膜。

【主治】 ①神经精神病证:昏迷,晕厥,癫狂,癫痫,癔病等。②神经系统病证:面肌痉挛,面神经麻痹等。③运动系统病证:急性腰扭伤。④其他病证:消渴,晕车,晕船,膈肌痉挛等。

【操作】 向上斜刺 0.3～0.5 寸,或用指甲按掐;不灸。

 # 能力训练与达标检测

一、基本任务

(一)划经

准备工具:彩笔、骨度分寸尺。

计划步骤:教师示教,学生观摩;学生学做,教师指导。

任务实施:学生互为模特,划出督脉体表循行路线。

经 脉	循 行 示 意
督脉	起止穴:长强→龈交,主行后正中线上
	循环线:起肾下胞中→出会阴→行脊中(长强)→风府
	→入脑→上巅→至鼻→人中→龈交
	联系脏腑器官:肾、胞中、阴器、脑、鼻、齿龈

（二）点穴

准备工具:彩笔、骨度分寸尺。

计划步骤:教师示教,学生观摩;学生学做,教师指导。

任务实施:学生互为模特,采取相应定位方法,定位督脉常用经穴。

腧 穴	定 位 方 法	定 位
长强		
腰阳关		
命门		
筋缩		
至阳		
大椎		
哑门		
风府		
百会		
神庭		
水沟		

二、拓展任务

小组讨论,剖析案例。

诊断	
辨证	
治法	
处方	

知识达标检测

一、单项选择题

1. 手足三阳经交会于督脉于（ 　　 ）。

A.人中　　　　　B.百会　　　　　C.大椎　　　　　D.命门　　　　　E.至阳

2. 感冒、风疹首选（ 　　 ）。

A.风府　　　　　B.百会　　　　　C.大椎　　　　　D.神庭　　　　　E.至阳

3. 督脉的络穴（ 　　 ）。

A.长强　　　　　B.百会　　　　　C.大椎　　　　　D.命门　　　　　E.人中

二、多项选择题

1. 处于第二腰椎棘突下水平线上的穴位（ 　　 ）。

A.命门　　　　　B.肾俞　　　　　C.志室　　　　　D.腰眼　　　　　E.腰痛点

2. 可用于急救的腧穴是（ 　　 ）。

A.人中　　　　　B.百会　　　　　C.中冲　　　　　D.涌泉　　　　　E.风府

3. 关于风府的刺法描述,正确的是（ 　　 ）。

A.伏案正坐位　　　　　　B.针尖向下颌方向　　　　　　C.针尖向上

D.平透风池　　　　　　E.刺入 0.5～1 寸

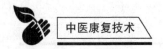

4. 与口唇相联系的经脉有(   )。

A.手太阴肺经　　B.手阳明大肠经　　　　C.任脉　　　　D.足阳明胃经　　E.督脉

三、填空题

督脉起于(   )穴,止于(   )穴。

参考答案

一、单项选择题

1. C　2. C　3. A

二、多项选择题

1. ABC　2. ABC　3. ABDE　4. BCDE

三、填空题

长强　龈交

(范秀英　曹晶晶)

任务二　任脉划经点穴

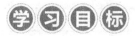

能力目标

1. 运用任脉循行分布知识,结合人体体表解剖标志,在人体上勾划出任脉的体表循行路线。

2. 运用腧穴定位知识和相应的定位方法,在人体上准确定位任脉常用经穴——中极、关元、气海、神阙、下脘、中脘、上脘、膻中、玉堂、天突、廉泉、承浆。

3. 针对临床情境,运用脏腑经络腧穴等理论知识,能够解释病理变化,指导辨证归经及针灸选穴。

知识目标

1. 掌握任脉循行分布知识。

2. 掌握任脉常用经穴的定位知识、主治特点及刺灸方法。

3. 熟悉任脉腧穴主治概要。

临床情境

基本情况:梁某,女,38岁。2010年10月11日就诊。

主诉:身体肥胖3年。

现病史:3年前开始发胖,当时曾到某医院就诊,诊断为单纯性肥胖,但未采取任何治疗措施。现月经规律,体质肥胖,消谷善饥,食欲亢进,口干欲饮,怕热多汗,急躁易怒,腹胀便秘,小便短黄,舌质红、苔黄腻,脉滑有力。

查体:身高163cm,体重86kg,腹围107cm。

实验室检查:空腹血糖14 mmol/L,血清总胆固醇9.8 mmol/L,甘油二酯4.1 mmol/L,低密度脂蛋白4.86 mmol/L。

假如你是康复治疗师,请完成以下任务。

基本任务:勾划出任脉的体表循行路线;定位任脉常用经穴——中极、关元、气海、神阙、下脘、中脘、上脘、膻中、玉堂、天突、廉泉、承浆。

拓展任务:针对临床情境,运用诊断学基础知识,做出初步临床诊断;运用脏腑经络腧穴理论知识,辨证归经;按照选穴原则,结合腧穴定位及主治,选穴组方。

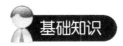基础知识

一、任脉循行分布

任脉起于胞中(中极之下,小腹内),下出会阴部,向上行于阴毛部,沿腹内,向上经过关元等穴,到达咽喉部,再上行到下颌,环绕口唇,经过面部,进入目眶下(图1-2-6)。

二、任脉腧穴主治概要

本经有24个穴位,依次是:会阴、曲骨、中极、关元、石门、气海、阴交、神阙、水分、下脘、建里、中脘、上脘、巨阙、鸠尾、中庭、膻中、玉堂、紫宫、华盖、璇玑、天突、廉泉、承浆。首穴会阴,末穴承浆。本经腧穴均分布于面、颈、胸、腹的前正中线上。中极、关元、气海、神阙、下脘、中脘、上脘、膻中、玉堂、天突、廉泉、承浆为常用腧穴。

本经腧穴主要治疗腹、胸、颈、头面的局部病证及相应的内脏器官病证,部分腧穴有强壮保健作用,少数腧穴可治疗神志病。治疗妇科、男科疾病常用关元、中极、气海;治疗癃闭、遗尿常用中极、曲骨、关元、石门等;治疗胃肠病常用中脘、神阙、下脘、建里等;治疗咳喘常用膻中、华盖、天突等;治疗中风失语常取廉泉;口喎流涎常取承浆;鸠尾主治癫痫;关元、气海有强身保健作用;关元、神阙有回阳救逆功效。针刺天突应注意角度和深度。神阙宜灸,禁刺。

任脉经穴歌诀

任脉中行二十四,会阴潜伏两阴间,
曲骨之前中极在,关元石门气海边,
阴交神阙水分处,下脘建里中脘前,
上脘巨阙连鸠尾,中庭膻中玉堂联,
紫宫华盖循璇玑,天突廉泉承浆端。

三、任脉常用腧穴定位、主治及操作

1. 中极 Zhōngjí(RN3) 膀胱募穴;足三阴、任脉之交会穴。

【定位】 在下腹部,前正中线上,当脐中下4寸(图3-5-4)。

【解剖】 皮肤→皮下组织→腹白线→腹内筋膜→腹膜下筋膜→脐正中襞。

【主治】 ①泌尿生殖系统病证:肾炎,尿道炎,膀胱炎,遗尿,尿潴留,前列腺炎,阳痿,遗精等。②妇科病证:功能性子宫出血,月经不调,痛经,子宫下垂,阴道炎,盆腔炎,子宫内膜炎,不孕症等。

【操作】 直刺0.5~1寸,需在排尿后进行针刺,孕妇禁针;可灸。

2. 关元 Guānyuán(RN4) 小肠募穴;足三阴、任脉之会。

【定位】 在下腹部,前正中线上,当脐中下3寸(图3-5-4)。

【解剖】 皮肤→皮下组织→腹白线→腹横筋膜→腹膜下脂肪→脐正中襞。

【主治】 ①泌尿生殖系统病证:肾炎,尿道炎,膀胱炎,遗尿,尿潴留,前列腺炎,阳痿,遗精等。②妇科病证:功能性子宫出血,月经不调,痛经,子宫下垂,阴道炎,盆腔炎,子宫内膜炎,不孕症等。③消化系统病证:肠炎,痢疾等。④循环系统病证:高血压等。⑤其他病证:一切虚损病证。

【操作】 直刺0.5~1寸;可灸。

3. 气海 Qìhǎi(RN6)

【定位】 在下腹部,前正中线上,当脐中下1.5寸(图3-5-4)。

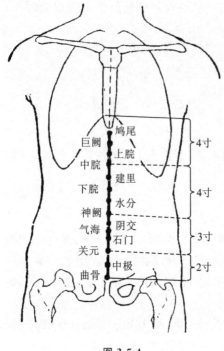

图 3-5-4

【解剖】 皮肤→皮下组织→腹白线→腹内筋膜→腹膜下筋膜→脐正中襞。

【主治】 ①泌尿生殖系统病证:肾炎,尿道炎,膀胱炎,遗尿,尿潴留,前列腺炎,阳痿,遗精等。②妇科病证:功能性子宫出血,月经不调,痛经,子宫下垂,阴道炎,盆腔炎,子宫内膜炎,不孕症等。③消化系统病证:胃炎,肠炎,阑尾炎,痢疾,便秘等。④循环系统病证:高血压,心绞痛等。⑤其他病证:一切虚损病证。

【操作】 直刺 0.5～1 寸;可灸。孕妇慎用。

4. 神阙 Shénquè(RN8)

【定位】 在腹中部,脐中央(图 3-5-4)。

【解剖】 皮肤→皮下组织→脐纤维环→腹内筋膜→腹膜下筋膜。

【主治】 ①消化系统病证:肠炎,肠粘连,痢疾,便秘,脱肛等。②泌尿生殖系统病证:肾炎,尿道炎,膀胱炎,尿潴留等。③其他病证:一切虚损病证。

【操作】 禁刺;可灸;亦可采用药物敷贴。

5. 下脘 Xiàwǎn(RN10) 足太阴、任脉之会。

【定位】 在上腹部,前正中线上,当脐中上 2 寸(图 3-5-4)。

【解剖】 皮肤→皮下组织→腹白线→腹内筋膜→腹膜下筋膜。

【主治】 消化系统病证:消化不良,胃痉挛,喷门痉挛,胃炎,胃下垂,肠炎等。

【操作】 直刺 0.5～1 寸;可灸。

6. 中脘 Zhōngwǎn(RN12) 胃经募穴;八会穴之腑会;手太阳、少阳、足阳明、任脉之会。

【定位】 在上腹部,前正中线上,当脐中上 4 寸(图 3-5-4)。

【解剖】 皮肤→皮下组织→腹白线→腹内筋膜→腹膜下筋膜。

【主治】 ①消化系统病证:消化不良,胃痉挛,喷门痉挛,膈肌痉挛,胃炎,胃溃疡,胃下垂,肠炎,痢疾,阑尾炎,肠梗阻,胆囊炎,肝炎。②神经精神病证:癫痫,癫狂,癔病,神经衰弱等。③循环系统病证:高血压,冠心病等。

【操作】 直刺 0.5～1 寸;可灸。

7. 上脘 Shàngwǎn(RN13) 任脉、足阳明、手太阳之会。

【定位】 在上腹部,前正中线上,当脐中上 5 寸(图 3-5-4)。

【解剖】 皮肤→皮下组织→腹白线→腹内筋膜→腹膜下筋膜。

【主治】 ①消化系统病证:消化不良,胃痉挛,喷门痉挛,膈肌痉挛,胃炎,胃及十二指肠溃疡,肠炎等。②神经精神病证:癫痫,癫狂,癔病,神经衰弱。

【操作】 直刺 0.5～1 寸;可灸。

8. 膻中 Dànzhōng(RN17) 心包经募穴;八会穴之气会。

【定位】 在胸部,当前正中线上,平第 4 肋间,两乳头连线的中点(图 3-5-5)。

【解剖】 皮肤→皮下组织→胸骨体骨膜。

【主治】 ①呼吸系统病证:支气管炎,支气管哮喘,肺炎等。②循环系统病证:冠心病,心绞痛等。③消化系统病证:食道炎,食道痉挛等。④其他病证:乳汁少,乳腺炎等。

【操作】 平刺 0.3～0.5 寸;可灸。

9. 天突 Tiāntū(RN22) 阴维、任脉之会。

【定位】 在颈部,当前正中线上,胸骨上窝中央(图 3-5-6)。

【解剖】 皮肤→皮下组织→胸腺或其残留结构→左右胸骨甲状肌→气管前间隙。

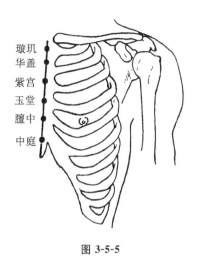

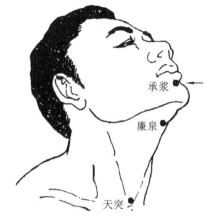

图 3-5-5　　　　　　　　　　　　图 3-5-6

【主治】　①呼吸系统病证:咽炎,喉炎,扁桃体炎,支气管炎,支气管哮喘,支气管扩张,肺炎。②消化系统病证:食管炎,食管痉挛,膈肌痉挛,神经性呕吐等。③其他病证:甲状腺肿大,声带麻痹等。

【操作】　先直刺 0.2～0.3 寸,然后沿胸骨柄后缘、气管前缘缓慢向下刺入 0.5～1 寸,必须严格掌握针刺的角度和深度,以防刺伤肺脏和血管;可灸。

10. 廉泉　Liánquán(RN23)　阴维、任脉之会。

【定位】　在颈部,当前正中线上,结喉上方,舌骨上缘凹陷处(图 3-5-6)。

【解剖】　皮肤→皮下组织→甲状舌骨正中韧带→会厌。

【主治】　五官病证:舌肌麻痹,舌炎,咽炎,喉炎,扁桃体炎等。

【操作】　直刺或向舌根斜刺 0.5～0.8 寸,不留针;可灸。

11. 承浆　Chéngjiāng(RN24)　足阳明、任脉之会。

【定位】　在面部,当颏唇沟的正中凹陷处(图 3-5-6)。

【解剖】　皮肤→皮下组织→口轮匝肌→降下唇肌→颏肌。

【主治】　①五官科病证:口腔溃疡,牙龈炎,暴喑,失语等。②神经系统病证:面神经麻痹,面肌痉挛等。③其他:消渴,癫痫,落枕等。

【操作】　斜刺 0.3～0.5 寸;可灸。

 能力训练与达标检测

一、基本任务

(一)划经

准备工具:彩笔、骨度分寸尺。

计划步骤:教师示教,学生观摩;学生学做,教师指导。

任务实施:学生互为模特,划出任脉体表循行路线。

经　脉	循　行　示　意
任脉	起止穴:会阴→承浆,主行前正中线上 循环线:起肾下胞中→出会阴→腹中→过脐中 →络鸠尾→咽喉→唇→目下承泣 联系脏腑器官:肾、胞中、二阴、唇、咽喉

（二）点穴

准备工具：彩笔、骨度分寸尺。

计划步骤：教师示教，学生观摩；学生学做，教师指导。

任务实施：学生互为模特，采取相应定位方法，定位任脉常用经穴。

腧 穴	定 位 方 法	定 位
中极		
关元		
气海		
神阙		
下脘		
中脘		
上脘		
膻中		
天突		
廉泉		
承浆		

二、拓展任务

小组讨论，剖析案例。

诊断	
辨证	
治法	
处方	

 知识达标检测

一、单项选择题

1. 腑会穴是（   ）。

A. 中脘　　　　B. 百会　　　　C. 上脘　　　　D. 下脘　　　　E. 中极

2. 小便不利应首选（   ）。

A. 曲骨　　　　B. 关元　　　　C. 中极　　　　D. 水分　　　　E. 气海

二、多项选择题

1. 关于膻中的说法正确的是（   ）。

A. 位于两乳头连线中点　　　　B. 八会穴之气会　　　　C. 可治乳少

D. 可治呃逆　　　　E. 心的募穴

2. 关元穴主治（   ）。

A. 泄泻　　　　B. 痛经　　　　C. 子宫下垂　　　　D. 眩晕　　　　E. 中风闭证

3. 与目有联系的经脉是（   ）。

A. 任脉　　　　B. 足少阳胆经　　　　C. 手少阳三焦经　　　　D. 足厥阴肝经　　　　E. 手少阴心经

三、填空题

1. 膀胱的募穴是( )，心包的募穴是( )。

2. 任脉起于( )穴，止于( )穴。

参考答案

一、单项选择题

1. A 2. C

二、多项选择题

1. ABCD 2. ABCD 3. ABCDE

三、填空题

1. 中极 膻中

2. 会阴 承浆

（范秀英 曹晶晶）

项目六 经外奇穴点穴

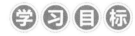

能力目标

1. 运用腧穴定位知识和相应的定位方法，在人体上准确定位常用经外奇穴——四神聪、印堂、鱼腰、太阳、牵正、安眠、定喘、夹脊、腰眼、四缝、腰痛点、八风、八邪、十宣、鹤顶、阑尾穴、胆囊穴。

2. 针对临床情境，运用脏腑经络腧穴等理论知识，能够解释病理变化，指导辨证归经及针灸选穴。

知识目标

掌握常用经外奇穴的定位知识、主治特点及刺灸方法。

临床情境

基本情况：骆某，男，21岁，武警战士。2010年6月24日就诊。

主诉：摔伤后腰部疼痛，行走不便1天。

现病史：1天前因在单位参加擒敌比赛时不慎摔伤腰部，疼痛难忍，俯仰困难，行走不便，由他人扶来就诊。

查体：生命体征平稳，痛苦面容，心肺腹未查及异常。弯腰，左手叉腰左侧，左侧腰大肌痉挛，L_4棘突旁压痛，向左骶尾部放射，腰部活动受限。

辅助检查：X线摄片检查未发现骨折。

假如你是康复治疗师，请完成以下任务。

基本任务：定位常用经外奇穴——四神聪、印堂、鱼腰、太阳、牵正、安眠、定喘、夹脊、腰眼、四缝、腰痛点、八风、八邪、十宣、鹤顶、阑尾穴、胆囊穴。

拓展任务：针对临床情境，运用诊断学基础知识，做出初步临床诊断；运用脏腑经络腧穴理论知识，辨证归经；按照选穴原则，结合腧穴定位及主治，选穴组方。

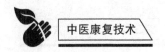
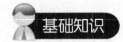 基础知识

一、奇穴

经外奇穴又称奇穴,是指既有一定的名称,又有明确的位置,但尚未列入或不便列入十四经系统的腧穴。

二、常用经外奇穴定位、主治及操作

(一)头项部常用奇穴

1. 四神聪　Sìshéncōng(EX-HN1)

【定位】　在头顶部,当百会穴前后左右各 1 寸,共 4 个穴位(图 3-6-1)。

【解剖】　皮肤→皮下组织→帽状腱膜→腱膜下结缔组织→骨膜。

【主治】　神经精神病证:大脑发育不全,脑积水,神经衰弱、脑卒中后遗症,脑炎后遗症,中毒性脑病,老年性痴呆,神经衰弱,癫狂,癫痫,癔病。

【操作】　平刺 0.5～0.8 寸;可灸。

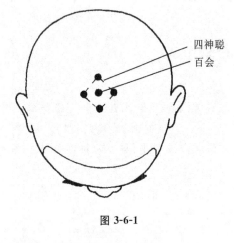

图 3-6-1

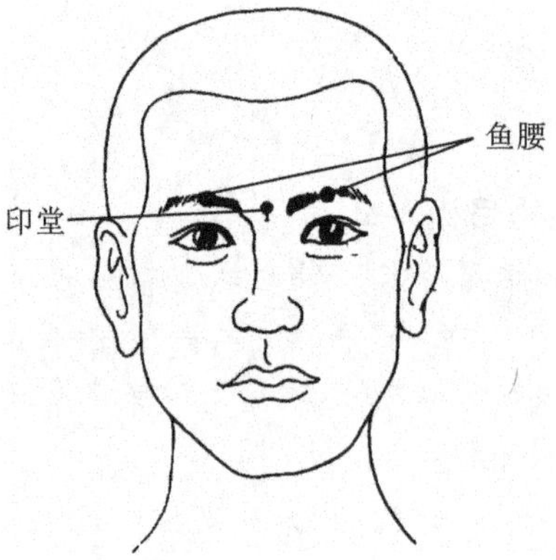

图 3-6-2

2. 印堂　Yìntáng(EX-HN3)

【定位】　在额部,当两眉头中间(图 3-6-2)。

【解剖】　皮肤→皮下组织→降眉间肌→皱眉肌→额骨骨膜。

【主治】　①头面五官病证:急慢性鼻炎,过敏性鼻炎,鼻窦炎,急性结膜炎,颜面急性化脓性疾病。②神经系统病证:面神经麻痹,三叉神经痛,神经衰弱,小儿惊风,子痫等。③循环系统病证:高血压。

【操作】　平刺 0.3～0.5 寸,或点刺出血;可灸。

3. 鱼腰　Yúyāo(EX-HN4)

【定位】　在额部,瞳孔直上,眉毛中。眼球向前正视,穴在眉毛中间,下直对瞳孔处取穴(图3-6-2)。

【解剖】　皮肤→皮下组织→眼轮匝肌→枕额肌额腹→骨膜。

【主治】　①眼科病证:急性结膜炎,角膜炎,眼肌痉挛,白内障,眼睑下垂,视网膜出血等。②神经系统病证:眶上神经痛,面神经麻痹等。

【操作】　平刺 0.3～0.5 寸;禁灸。

4. 太阳　Tàiyáng(EX-HN5)

【定位】　在颞部,当眉梢与目外眦之间,向后约一横指的凹陷处(图 3-6-3)。

【解剖】　皮肤→皮下组织→眼轮匝肌→颞筋膜→颞肌→骨膜。

【主治】 ①眼科病证:麦粒肿,急性结膜炎,视神经萎缩,视网膜出血等。②神经精神病证:偏正头痛,血管神经性头痛,三叉神经痛,面神经瘫痪,面肌痉挛,小儿惊风,癫狂,癔病等。

【操作】 直刺或斜刺 0.3～0.5 寸,或点刺出血。

5. 牵正 QiānZhèng

【定位】 在面颊部,耳垂前方 0.5 寸,与耳垂中点相平处(图 3-6-3)。

【解剖】 皮肤→皮下组织→腮腺→咬肌。

【主治】 头面五官病证:面神经麻痹,腮腺炎,牙痛,口疮等。

【操作】 直刺或向前斜刺 0.5～1 寸。

6. 安眠 ānMián

【定位】 在项部,当翳风穴和风池穴连线的中点(图 3-6-3)。

【解剖】 皮肤→皮下组织→颈阔肌→头夹肌。

【主治】 ①神经精神病证:癫狂,癔病,神经衰弱等。②循环系统病证:高血压,心律失常等。

【操作】 直刺 0.5～1 寸;可灸。

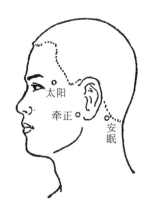

图 3-6-3

(二)胸腹背部常用奇穴

1. 定喘 Dìngchuǎn(EX-B1)

【定位】 在背部,当第七颈椎棘突下,旁开 0.5 寸(图 3-6-4)。

【解剖】 皮肤→皮下组织→斜方肌→菱形肌→上后锯肌→头夹肌→横突棘肌。

【主治】 ①呼吸系统病证:支气管哮喘,慢性支气管炎,肺结核,百日咳等。②运动系统病证:落枕,肩背软组织疾患等。

【操作】 直刺 0.5～1 寸;可灸。

2. 夹脊 Jiājǐ(EX-B2)

【定位】 在背腰部,当第一胸椎至第五腰椎棘突下两侧,后正中线旁开 0.5 寸,一侧 17 个穴位(图 3-6-4)。

【解剖】 因各穴位位置不同,所涉及的肌肉、血管、神经也不尽相同。一般的结构为:皮肤→皮下组织→浅层肌(斜方肌,背阔肌,菱形肌,上后锯肌,下后锯肌)→深层肌(骶棘肌,横突间肌)。皮肤由脊神经后支的内侧支呈节段性分布。脊神经和椎骨数是相对应的。在肌层的深面有从椎骨的侧壁上椎间孔出来的脊神经及其分支和交感神经的交通支。

【主治】 ①上胸部穴(胸 1～5 夹脊)治疗呼吸系统、循环系统及上肢病证:慢性胃炎,慢性支气管炎,支气管哮喘,肺气肿,肺结核,高血压;肢端感觉异常症,红斑性肢痛症等。②中、下胸部穴(胸 6～12 夹脊)治疗消化系统病证:消化不良,小儿慢性营养不良,慢性胆囊炎,肠道激惹综合征等。③腰部穴治疗腰、泌尿生殖系统及下肢病证:腰痛,腰肌劳损,腰椎间盘突出;月经不调,痛经,带下病,子宫肌瘤,不孕,遗精,滑精,早泄,阳痿,肾下垂、小便失禁;坐骨神经痛,下肢多发性神经炎等。

【操作】 直刺 0.3～0.5 寸,或用梅花针叩刺;可灸。

3. 腰眼 Yāoyǎn(EX-B6)

【定位】 在腰部,当第 4 腰椎棘突下,旁开约 3.5 寸凹陷中(图 3-6-5)。

【解剖】 皮肤→皮下组织→背阔肌→骶棘肌。

【主治】 ①运动系统病证:腰部软组织损伤,腰椎病等。②泌尿生殖系统疾病:尿路感染,肾炎,睾丸炎,肾下垂,月经不调,痛经,阴道炎等。

【操作】 直刺 0.5～1 寸;可灸。

(三)四肢部常用经外奇穴

1. 四缝 Sìfèng(EX-UE9)

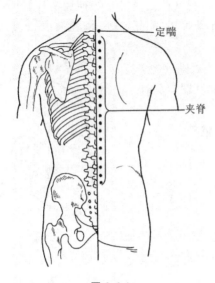

图 3-6-4   图 3-6-5

【定位】　在第二至第五指掌侧,近端指关节的中央,一侧 4 个穴位(图 3-6-6)。

【解剖】　皮肤→皮下组织→指深层肌腱。

【主治】　儿科病证:小儿消化不良,小儿蛔虫病,百日咳,哮喘。

【操作】　直刺 0.1～0.2 寸,挤出少许黄白色透明样黏液或出血。

2. 八邪　Bāxié(EX-UE7)

【定位】　在手背侧,微握拳,第一至五指间,指蹼缘后方赤白肉际处,左右共 8 个穴位,于手五指指缝间握拳取之(图 3-6-7)。

【解剖】　皮肤→皮下组织→骨间肌。

【主治】　运动系统病证:手指关节疾病,五指麻木,颈部软组织扭伤,急性腰扭伤。

【操作】　向上斜刺 0.5～0.8 寸,或点刺出血;可灸。

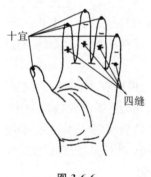

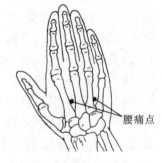

图 3-6-6   图 3-6-7   图 3-6-8

3. 腰痛点　Yāotòngdiǎn(EX-UE8)

【定位】　在手背侧,当第二、三掌骨及第四、五掌骨之间,腕横纹与掌指关节中点处,一侧有 2 个穴位(图 3-6-8)。

【解剖】　皮肤→皮下组织→指伸肌腱和桡侧腕短伸肌腱。

【主治】　运动系统病证:急性腰扭伤,手背肿痛等。

【操作】　直刺 0.3～0.5 寸;可灸。

4. 十宣　Shíxuān(EX-UE10)

【定位】　在手十指尖端,距指甲游离缘 0.1 寸(指寸),左右共 10 个穴位(图 3-6-6)。

【解剖】　皮肤→皮下组织。

【主治】 ①神经系统急危重症:休克,昏迷,晕厥,中暑,小儿惊厥等,指端麻木。②呼吸系统病证:急性咽喉炎,急性扁桃体炎等。

【操作】 浅刺 0.1 寸,或点刺出血;可灸。

5. 鹤顶　Hèdǐng(EX-LE2)

【定位】 在膝上部,髌底的中点上方凹陷处(图 3-6-9)。

【解剖】 皮肤→皮下组织→股四头肌腱。

【主治】 运动系统病证:下肢瘫痪,膝关节炎等。

【操作】 直刺 0.5～0.8 寸;可灸。

6. 膝眼　Xīyǎn(EX-LE5)

【定位】 屈膝,在髌韧带两侧凹陷处,在内侧的称内膝眼,在外侧的称外膝眼。于髌骨下髌韧带两侧凹陷处取穴,左、右共 4 个穴位(图 3-6-9)。

【解剖】 皮肤→皮下组织→髌韧带与髌内侧支持带之间→膝关节囊。

【主治】 运动系统病证:膝关节炎,膝关节及周围软组织损伤等。

【操作】 向膝中斜刺 0.5～1 寸,或透刺对侧膝眼;可灸。

7. 阑尾穴　Lánwěixuè(EX-LE7)

【定位】 在小腿前侧上部,当犊鼻穴下 5 寸,胫骨前脊旁开一横指(图 3-6-9)。

【解剖】 皮肤→皮下组织→胫骨前肌→小腿骨间膜→胫骨后肌。

【主治】 ①消化系统病证:急慢性阑尾炎,胃炎,消化不良。②运动系统病证:下肢瘫痪。

【操作】 直刺 0.5～1 寸;可灸。

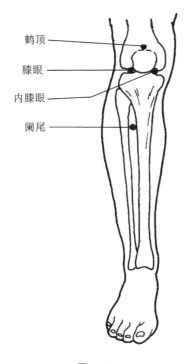
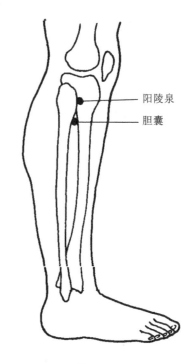

图 3-6-9　　　　　　　　　　　　　　　　　　图 3-6-10

8. 胆囊穴　Dǎnnángxuè(EX-LE6)

【定位】 在小腿外侧上部,当腓骨小头前下方凹陷处直下 2 寸(图 3-6-10)。

【解剖】 皮肤→皮下组织→腓骨长肌。

【主治】 ①消化系统病证:胆囊炎,胆石症,胆绞痛。②运动系统病证:下肢瘫痪。

【操作】 直刺 1～1.5 寸;可灸。

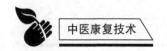

 能力训练与达标检测

一、基本任务

准备工具：彩笔、骨度分寸尺。

计划步骤：教师示教,学生观摩;学生学做,教师指导。

任务实施：学生互为模特,采取相应定位方法,定位常用经外奇穴。

腧 穴	定 位 方 法	定 位
四神聪		
印堂		
鱼腰		
太阳		
牵正		
安眠		
定喘		
夹脊		
腰眼		
四缝		
腰痛点		
八邪		
十宣		
鹤顶		
膝眼		
阑尾穴		
胆囊穴		

二、拓展任务

小组讨论,剖析案例。

诊断	
辨证	
治法	
处方	

 知识达标检测

一、单项选择题

1. 夹脊穴上胸部的穴位治疗(　　)。

A.头面疾病　　　　B.咽喉疾病　　　　C.心肺、上肢疾病　　D.胃肠疾病　　　　E.肝胆疾病

2.百会穴前后左右各1寸的穴位是(　　)。

A.四满　　　　B.四渎　　　　C.四缝　　　　D.四神聪　　　　E.四关

二、多项选择题

1.四缝可以治疗(　　)。

A.昏迷　　　　B.小儿疳积　　　　C.癫痫　　　　D.月经不调　　　　E.百日咳

2.十宣穴点刺出血所治病证为(　　)。

A.昏迷　　　　B.高热　　　　C.中暑　　　　D.咽喉肿痛　　　　E.泄泻

三、填空题

印堂穴位于(　　)的中间,操作时应(　　)局部皮肤。

参考答案

一、单项选择题

1.C　2.D

二、多项选择题

1.BE　2.ABCD

三、填空题

两眉头中间　捏起

（范秀英　彭怀晴）

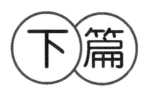

中医康复篇

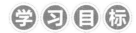

能力目标

1. 运用脏腑经络腧穴理论知识和西医诊断基础知识,对患者做出初步诊断;通过辨证分析,辨清证候;根据辨证结果,确定治法;按照选穴原则,结合腧穴定位及主治,选穴组方。

2. 运用刮痧、拔罐、针灸、推拿疗法相关技术知识,按照刮痧、拔罐、针灸、推拿技术操作规范,为疼痛、精神障碍、运动功能障碍、脏腑功能障碍及亚健康状态患者康复。

3. 严格遵循各项技术操作规范,预防刮痧、拔罐、针灸、推拿意外情况的发生。一旦发生意外情况,能做出及时、正确的处理。

知识目标

1. 理解针灸治疗作用及针灸治疗原则。

2. 掌握针灸配穴处方的选穴原则、配穴方法及特定穴位的临床应用。

3. 熟悉针灸临床辨证的基本要求及常用的辨证论治方法。

4. 熟悉推拿治疗原则。

5. 掌握推拿基本治法。

6. 理解推拿作用原理。

7. 掌握刮痧、拔罐、针灸、推拿疗法的技术操作知识。

8. 熟悉刮痧、拔罐、针灸、推拿疗法的作用、适应范围及注意事项。

9. 掌握刮痧、拔罐、针灸、推拿意外情况发生的原因、表现、预防及处理措施。

素质目标

1. 通过模拟临床情境,激发学生学习动机,引导学生主动学习。

2. 通过小组学习,培养学生团队合作精神。

3. 通过医患角色扮演,培养学生良好的医患沟通能力。

4. 学生互为模特,相互实施刮痧、拔罐、针灸、推拿,在自身体验中学习,培养学生关心、爱护、体贴患者的职业素质。

第四章

针灸总论

第一节　针灸治疗作用

针灸疗法是通过刺激人体的经络、腧穴，以疏通经络、调节脏腑、行气活血，从而达到扶正祛邪、调和阴阳、防治疾病的目的。

一、疏通经络

疏通经络就是调理经气，这是针灸疗法最基本、最直接的治疗作用。经络"内属于腑脏，外络于肢节"，运行气血是其主要生理功能之一。经络功能正常，气血运行通畅，脏腑器官、四肢百骸得以濡养，内脏与体表得以沟通，机体可发挥其正常的生理功能。由于各种原因引起的经络不通、气血失调，致使经络气血偏盛偏衰，经络阻滞，气血逆乱，进而导致种种病变。治宜疏通经络，调理气血。针灸疗法就是采用针法、灸法作用于经络、腧穴，通过经气的作用疏通经络，调理气血，从而排除致病因素，治愈疾病。

二、扶正祛邪

扶正祛邪是针灸疗法治病的根本法则和手段。扶正，就是扶助正气，提高机体抗病能力；祛邪，就是祛除病邪，消除致病因素影响。疾病的发生、发展及其转归的过程，实质上是正邪相争的过程。正盛邪祛则病情缓解，正虚邪盛则病情加重。因此，扶正祛邪是保证疾病趋向良性转归的基本法则。临床上多根据正邪在病变过程中所处的地位来决定扶正与祛邪的主次先后。一般而言，邪盛而正未衰者，治宜祛邪为主，邪祛正自安；正虚邪不盛者，治宜扶正为主，正复邪自除。正已虚而邪未衰，治宜扶正与祛邪同时进行，攻补兼施。若正虚为主，宜扶正为上，兼祛邪，或先补后攻；若邪盛为主，则宜祛邪为上，兼扶正，或先攻后补。

针灸疗法扶正祛邪作用主要通过补泻手法实现。如针刺补法和艾灸的兴奋作用大于抑制作用，偏于扶正，适用于慢性久病或虚寒证。针刺泻法和刺血的抑制作用大于兴奋作用，偏于祛邪，适用于新病、急症和实热证。针、灸等疗法扶正祛邪作用的实现除了与补泻手法有关外，还与部分腧穴偏补偏泻的性能有关。偏补的腧穴如气海、关元、命门、肾俞、膏肓，多用于扶正；偏泻的腧穴如曲泽、委中、水沟、十宣、十二井，多用于祛邪。部分腧穴则有双向调节作用，如中脘、内关、三阴交、合谷、太冲、足三里，临床上既可用于扶正，又可用于祛邪。在特定穴中，背俞穴偏于扶正，郄穴、募穴、下合穴偏于祛邪，原穴具有扶正祛邪双重作用。

三、调和阴阳

调和阴阳是指针灸可使机体从阴阳的失衡状态向平衡状态转化，归于"阴平阳秘"，从而恢复脏腑经络的正常功能，达到治愈疾病的目的。这是针、灸等疗法最终要达到的根本目的。

《素问·阴阳应象大论》篇曰："善用针者，从阴引阳，从阳引阴"。指出针、灸等调和阴阳的具体方法既可以是阴证治阴、阳证治阳，而从阴阳互根的角度考虑，又可以采取阴证治阳、阳证治阴之法。根据脏腑的阴阳属性和胸背阴阳的划分，临床上具体操作时又可分为以下几种情况：一是阴经经脉病证

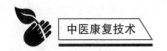

取其相表里的阳经腧穴治疗,阳经经脉病证取其相表里的阴经腧穴治疗;二是五脏病证取其相应的背腧穴,六腑病证取其胸腹部相应的募穴;三是根据病位的上下或左右,上病下取,下病上取,或左病右取,右病左取。凡此均属于阴证治阳、阳证治阴之范畴。阴阳相引的观点,也可用于指导药物治疗,诚如张介宾《景岳全书·新方八阵》所说:"善补阳者,必于阴中求阳,则阳得阴助而生化无穷;善补阴者,必于阳中求阴,则阴得阳升而泉源不竭。"

针灸疗法调和阴阳的作用与补泻手法密切相关。如胃火炽盛引起的牙痛,属阳热偏盛,治宜清泻胃火,取内庭,针用泻法。肾阴不足、肝阳上亢引起的头痛,属阴虚阳亢,治宜育阴潜阳,取太溪,针用补法,配行间,针用泻法。又如针对阳气盛、阴气虚而导致失眠,阴气盛、阳气虚则引起嗜睡,可以根据八脉交会穴的特点,取照海和申脉进行治疗。失眠应补阴泻阳,补照海泻申脉;嗜睡则应补阳泻阴,补申脉泻照海。再如中风后出现的足内翻,从经络辨证可确定为阳缓而阴急,治疗时采用补阳经而泻阴经的针刺方法,平衡阴阳。

综上所述,针灸的治疗作用实质上就是对机体的一种良性调节作用,即调节经络气血,调节脏腑阴阳。其治疗作用的实现与多种主观、客观因素密切相关。除了腧穴的特性、针灸补泻手法以外,还与机体状态(禀赋、年龄、性别、心理素质、病变表现等方面的个体差异)、治疗时间、辅助治疗措施等密切相关,其中尤以机体状态最为重要。机体在不同的病理状态下,针灸可以产生不同的调治作用。如机体处于虚寒、脱证状态时,针灸可以起到补虚散寒、回阳固脱的作用;当机体处于实热、闭证状态时,针刺可起到清热泻实、开窍启闭的作用。凡此种种,均足以说明机体状态这个内在因素在针灸治疗过程中所起的重要作用。

第二节　针灸治疗原则

针灸治疗原则是运用针灸疗法治疗疾病所遵循的基本法则,是确立治法的基础。它对于处方选穴及操作方法的运用等均具有重要的指导意义。在应用针灸疗法治疗疾病时,具体的治疗方法多种多样,但从总体上把握治疗原则可以化繁就简。治疗原则可概括为治神守气、补虚泻实、清热温寒、治病求本和三因制宜。

一、治神守气

治神守气是针灸治病的基本原则。

所谓治神,一是在针灸施治前后注重调治患者的精神状态,二是在针灸操作过程中,医者专一其神,意守神气,患者神情安定,意守感传。可见治神贯穿于针灸治病的全过程之中。在施行针灸治疗之前,医者必须把针灸疗法的有关事宜告诉患者,使之对针灸治病有一个全面的了解和正确的认识,以便稳定情绪,消除紧张心理,这对于初诊和精神紧张的患者尤为重要。对于个别精神高度紧张、情绪波动不定以及大惊、大恐、大悲之人,应暂时避免针刺,以防神气散亡,造成不良后果。而对一些疑难病证、慢性痼疾或以情志精神因素致病者,还应在针灸治疗期间多做深入细致的思想工作,使他们能够充分认识机体状态、精神因素对疾病的影响和作用。鼓励他们树立并坚定战胜疾病的信心,积极配合治疗,加强各方面的功能锻炼,促使疾病的好转和身体康复。

守气,针灸疗法所言之气,主要指经气。经气即经络之气,也称"真气",是经络系统的运动形式及其功能的总称。经气的虚实是脏腑、经络功能盛衰的标志。针灸治病十分重视调节经气的虚实,也就是发挥对脏腑、经络的调节作用。经气在针灸疗法中的体现有得气、气行、气至病所等形式。而得气的快慢、气行的长短、气至病所的效应,常常又与患者的体质、对针刺的敏感度、取穴的准确性、针刺的方向、角度、深度、强度及补泻手法等因素密切相关。诸因素中,医者的治神守气,患者的意守感传往往对诱发经气、加速气至、促进气行和气至病所起到决定性的作用。

守气必先治神。治神不只是医者治患者之神,医者自身也有一个治神、正神的问题。医者在患者面前要庄重、严肃。对待患者要和蔼、亲切,切忌冷漠粗暴、以貌取人。在针灸施术的整个过程中,注意力必须高度集中。取穴认真、准确,操作细心、谨慎。不可粗心大意,马虎从事。特别是在行针过程中要专心致志,做到"神在秋毫、意属病者",认真体验针下的感觉,仔细观察患者的神色和表情,耐心询问患者的主观感觉,既察言又观色。如气不至,则可恰当运用切、扪、循、按等行气辅助手法,或巧妙配合语言暗示,以诱发经气的出现。一旦针下气至,就要"密意守气"。对患者而言,针前情绪安定,消除紧张心理,愉快地接受针灸治疗,能为守气打下良好的基础。在针灸施治过程中,患者也应平心静气,放松肌肉,全神贯注,意守病所。如能在医者进针、行针过程中配合做呼吸运动,其意守感传的效果会更好。总之,治神与守气是充分调动医患双方积极性的关键措施,其中贯穿了心理治疗,所以能更好发挥针灸疗法的作用,提高疗效,还能有效地防止针灸异常现象和意外事故的发生。

二、补虚泻实

补虚泻实就是扶助正气,祛除病邪。《素问·通评虚实论》说:"邪气盛则实,精气夺则虚。""虚"指正气不足,"实"指邪气有余。虚则补之,实则泻之,属于中医正治法则,正如《灵枢·经脉》说:盛则泻之,虚则补之……陷下则灸之,不盛不虚以经取之。《灵枢·九针十二原》云:"虚则实之,满则泻之,宛陈则除之,邪盛则虚之。"这些都是针对虚证和实证制定的补虚泻实治疗原则。

(一)虚则补之

虚则补之就是指虚证采用补法治疗。针刺治疗虚证用补法,主要是通过针刺补泻手法中的补法和穴位的选择和配伍等而实现的。如采用提插补法、捻转补法等;在有关脏腑经脉的背俞穴、原穴施行补法,可改善脏腑功能,补益阴阳、气血等的不足。另外,应用偏补性能的腧穴如关元、气海、命门、肾俞等穴,并采用适宜的手法,也可起到补益正气的作用。

(二)陷下则灸之

陷下则灸之属于虚则补之的范畴,也就是说对气虚下陷证的治疗原则是以灸治为主。临床上对于因脏腑经络之气虚弱,中气不足,对津血及内脏失其固摄能力而出现气虚下陷、气不摄津、气不摄血等一系列气虚证,如久泻、久痢、遗尿、脱肛、阴挺等,常在百会、神阙、气海、关元、中脘、脾俞、胃俞、肾俞、足三里等应用温灸方法,可较好地起到温补阳气、升提举陷的目的。对于失血过多、大汗不止、四肢厥冷、阳气暴脱、血压下降、脉微欲绝的虚脱危象,更应重灸上述腧穴,以升阳固脱、回阳救逆。

(三)实则泻之

实则泻之即指实证采用泻法治疗。针刺治疗实证用泻法,主要是通过针刺补泻手法中的泻法、穴位的选择和配伍等而实现的。如在大多数穴位上采用提插泻法、捻转泻法等,或用三棱针放血,或用皮肤针重叩出血等,可以起到祛除病邪的作用;同时,应用偏泻性能的腧穴如十宣、水沟、素髎、丰隆、血海等,也可达到祛邪目的。

(四)宛陈则除之

"宛"同"瘀",有瘀结、瘀滞之义。"陈"即"陈旧",引申为时间长久。"宛陈"泛指络脉瘀阻之类的病证;"除"即"清除",指清除瘀血的刺血疗法等。《素问·针解》说:"宛陈则除之,是出恶血也"。就是对络脉瘀阻不通引起的病证,宜采用三棱针点刺出血,达到活血化瘀、消肿止痛的目的。如由于闪挫扭伤、毒虫咬伤、丹毒等引起的肌肤红肿热痛、青紫肿胀,即可选用局部络脉或瘀血部位施行三棱针点刺出血术,以活血化瘀、消肿止痛。病情较重者,可点刺出血后加拔火罐,这样可以排出更多的恶血,促进病愈。又如腱鞘囊肿、小儿疳证的点刺放液治疗也属此类。

(五)不盛不虚以经取之

"不盛不虚"并非指病证本身无虚实可言,而是脏腑、经络的虚实表现不甚明显或虚实兼而有之。

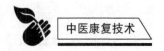

主要是由于病变脏腑、经脉本身一时性的气血紊乱,而不涉及其他脏腑、经脉,属本经自病。治疗应按本经循经取穴,以原穴和五输穴最为适宜。正如《灵枢·禁服》所说:"不盛不虚,以经取之,名曰经刺"。同时在针刺时,多采用平补平泻的针刺手法,使本经的气血调和,脏腑功能恢复正常。

三、清热温寒

清热就是热证治疗用清法;温寒就是寒证治疗用温法。《灵枢·经脉》说:"热则疾之,寒则留之。"这是针对热证和寒证制订的清热、温寒的治疗原则。

(一)热则疾之

热则疾之即热性病证的治疗原则是浅刺疾出或点刺出血,手法宜轻而快,不留针或短留针。因为病性属热、属实,针用泻法,只针不灸,以清泻热毒。如风热感冒常取大椎、曲池、合谷、外关等穴浅刺疾出,即可达到清热解表的目的。若伴有咽喉肿痛者,可用三棱针在少商穴点刺放血,以加强泻热、消肿、止痛的作用。又如膝关节红肿热痛,可在内外膝眼用粗针疾刺疾出。当然,任何一种治疗原则都不是绝对的,热性病证的浅刺疾出治法也不例外。当热邪入里时,就应深刺留针,并可配合运用"透天凉"的复式针刺手法。

(二)寒则留之

寒则留之即寒性病证的治疗原则是深刺而久留针,以达温经散寒的目的。因阳虚寒盛,针刺时不易得气,故应留针候气。加艾灸,更是助阳散寒的直接措施。阳气得复,寒邪乃散。根据寒邪侵犯的部位,若寒邪在表,留于经络,艾灸施治最为适宜。若寒邪在里,凝滞脏腑,则针刺应深而久留,或配合施行"烧山火"复式针刺手法,或加用艾灸,以温针法最为适宜。

四、治病求本

治病求本是在治疗疾病时要抓住疾病的根本原因,采取针对性的治疗方法。在疾病发生、发展的过程中,常常有许多临床表现,标本缓急错综复杂,有时甚至出现假象。这就需要我们运用中医理论和诊断方法,分清标本缓急,抓住主要矛盾;认真地分析其发病的本质,去伪存真。坚持整体观念和辨证论治,这样才能避免犯"头痛医头、脚痛医脚"的错误,只有抓住了疾病的本质,才能达到治愈疾病的目的。在针灸治疗上也只有掌握标本缓急,才能做到"用之不殆"。

(一)急则治标

在一般情况下,治病求本是一个根本法则,但在紧急情况下,如不及时处理标病,可能危害生命或影响本病的治疗,应按"急则治其标,缓则治其本"的原则,首先要治疗标病。急则治标是在特殊情况下采取的权宜之计。如不论任何原因引起的高热抽搐应当首先针刺大椎、水沟、合谷、太冲等穴,以泻热、开窍、熄风止痉;任何原因引起的昏迷,都应先针刺水沟,醒脑开窍。

(二)缓则治本

治本是治疗疾病的根本目的。在大多数情况下,治疗疾病都要坚持治病求本的原则,尤其对于慢性病和急性病的恢复期有重要的指导意义。正如《素问·阴阳应象大论》所说:"治病必求于本"。正虚者固其本,邪盛者祛其邪;治其病因,症状可除;治其先病,后病可解;这就是"伏其所主,先其所因"。如头痛,可由外感、血虚、痰阻、瘀血、肝阳上亢等多种原因引起,治疗时就不能单纯地采用对症治疗,而应找出致病的原因、病变的部位,进而选用相应的经络腧穴和操作方法。又如肾阳虚引起的五更泄,泄泻是其症状为标,肾阳不足为本,治宜灸气海、关元、命门、肾俞。

(三)标本同治

标本同治是标病与本病并重的一种治疗原则。当标本俱急,已不允许单独治标或单独治本时,我们应当采取标本同治的方法。如体虚感冒,如果一味解表可使机体正气更虚,而单纯扶正则可能留邪。因此,应当益气解表,益气为治本,解表为治标。宜补足三里、关元,泻合谷、风池、列缺等。当标病与本病处于俱缓时,也可采用标本兼治的方法。如脾虚气滞引起的腹胀,既取脾俞、足三里等健脾治本,又取大横、天枢等理气消胀治标。

五、三因制宜

三因制宜是指因时、因地、因人制宜,即根据患者所处的季节(包括时辰)、地理环境和患者的具体情况,而制订适宜的治疗方法。

(一)因时制宜

根据不同的季节和时辰特点,制订适宜的治疗方法。在应用针灸治疗疾病时,考虑患者所处的季节和时辰有一定意义,因为四时气候的变化对人体的生理功能和病理变化有一定的影响。春夏之季,阳气升发,人体气血趋向体表,病邪伤人多在浅表;秋冬之季,人体气血潜藏于内,病邪伤人多在深部。故治疗上春夏宜浅刺,少用灸法;秋冬宜深刺,多用灸法。因此,历代医家根据人体气血流注盛衰与一日不同时辰的相应变化规律,创立了子午流注针法等。另外,因时制宜还包括针对某些疾病的发作或加重规律而选择有效的治疗时机。如精神疾病多在春季发作。故应在春季之前进行治疗;痛经治疗也应在经前 1 周开始。

(二)因地制宜

指根据不同的地理环境特点制定适宜的治疗方法。由于地理环境、气候条件不同。人体的生理功能、病理特点也有所区别。治疗应有差异。如在寒冷的地区。治疗多用温灸,而且应用壮数较多;在温热地区,应用灸法较少。正如《素问·异法方宜论》指出:"北方者……其地高陵居,风寒冰冽,其民乐野处而乳食,藏寒生满病,其治宜艾炳。南方者……其地下,水土弱,雾露之所聚也,其民嗜酸而食胕,故其民皆致理而赤色,其病挛痹,其治宜微针。"

(二)因人制宜

指根据患者的性别、年龄、体质等的不同特点而制定适宜的治疗方法。由于男女在生理上有不同的特点,如妇人以血为用,在治疗妇人病时要多考虑调理冲脉、任脉等。年龄不同,针刺方法也有差别。《灵枢·逆顺肥瘦》说:"年质壮大,血气充盈,肤革坚固,因加以邪,刺此者,深而留之。……婴儿者,其肉脆血少气弱,刺此者,以毫针,浅刺而疾发针,日再可也。"患者个体差异更是决定针灸治疗方法的重要因素:体质虚弱、皮肤薄嫩、对针刺较敏感者,针刺手法宜轻;体质强壮、皮肤粗厚、针感较迟钝者,针刺手法可重些。

第三节 针灸临床辨证论治纲要

辨证论治是中医学的特色和精华所在,在针灸疗法中具有特殊的运用形式,即以脏腑、气血证治为基础,以经络证治为核心,以八纲证治为纲领。针灸诊治疾病就是在整体观念的指导下,根据脏腑、经络学说,运用四诊八纲理论,将临床所见的各种不同证候按脏腑疾病、经络病候和相应组织器官病证的形式进行分析归纳,实施辨证论治。针灸临床具有辨证与辨经结合、辨证与辨病结合、调神与调气并重的诊治特点。

一、辨证的基本要求

辨证是在中医基础理论指导下,通过对患者的临床资料分析综合,从而对疾病当前的病理变化本质作出判断,并概括为具体证名的诊断思维过程。证候是在疾病发生发展到某一阶段时病情的总概括,是疾病在发生和演变过程中某一阶段的反映,是对当前疾病本质所作的一种诊断性结论。它以某

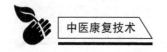

些相关的脉症表现出来,能够不同程度地揭示病因、病位、病性、病机、病势等,为治疗提供依据。辨证的基本要求就是探求病因,确定病位,分清病性,阐明病机,审度病势,最后作出证候诊断。

（一）探求病因

病因是导致疾病发生的原因,是形成证候的基本条件之一,是分析判断病证的重要依据。不同的病因,其发病条件、临床表现、传变趋势不尽相同。通常采取直接询问发病的经过及有关情况,以了解可能作为致病因素的客观条件,以确定或推断其病因;或者审证求因,根据疾病所反映出来的临床症状和体征,进行综合分析来推求病因,即辨证求因。

（二）确定病位

病位是指疾病发生的部位或场所。不同的部位功能不同,病变有异,症状有别,临证治疗必须辨别。针灸临床常用的辨证方法,如八纲辨证、脏腑辨证、经络辨证等,都涉及病位。

（三）分清病性

病证的性质主要表现在阴阳、寒热、虚实等几个方面,其中寒热虚实尤为重要。寒证、热证反映了机体的阴阳偏盛或偏衰变化。阴盛或阳虚的表现为寒证,阳盛或阴虚的表现为热证。由于病因与病位不同,临床表现不尽一致。辨寒热病性在治疗中颇为重要。《灵枢·经脉》"热则疾之,寒则留之"的治疗原则,就是由寒热病性所决定的。虚实是从邪正盛衰变化角度反映病性,虚证有阴阳气血及脏腑经络诸虚。不同的虚证,临床表现各有特点;实证是人体感受外邪或体内病理性产物积滞而正气尚未虚衰所致的各种临床表现的概括,其临床表现由于病因不同而有很大差别。《灵枢·经脉》"盛则泻之,虚则补之"的治疗原则主要是由虚实病性所决定的。

（四）阐明病机

病机是疾病发生、发展与变化的机制。只有通过病机的分析,才能抓住关键,指导治疗。所以阐明病机是辨证基本要求中的中心环节。在针灸临床治疗中,不仅要掌握不同疾病不同阶段的病机变化,还要从总体上探讨病机规律,掌握机体发病后所产生的具有规律性的病机变化,恰当运用各种治法,发挥针灸的治疗作用。

（五）审度病势

病势主要是指病情的标本缓急及病证之间的相兼、夹杂、转化、真假等。把握病势对临床治疗立法、配穴处方具有现实的指导意义。临床上必须详辨病势,才能在治疗原则指导下确定具体的治疗方法。

二、针灸临床常用的辨证论治方法

（一）八纲证治

根据四诊取得的材料,进行综合分析,以探求疾病的性质、病变部位、病势的轻重、机体反应的强弱、正邪双方力量的对比等情况,归纳为阴、阳、表、里、寒、热、虚、实八类证候。这样,运用八纲辨证就能将错综复杂的临床表现,归纳为阴阳、表里、寒热、虚实四对纲领性证候,找出疾病的关键,从而为治疗提供依据。八纲辨证是从各种辨证方法的个性中概括出来的共性,是各种辨证的纲领。在诊断疾病过程中,起到执简驭繁,提纲挈领作用。

疾病的表现尽管极其复杂,但基本上可用八纲加以归纳,如疾病的类别,可分为阴证与阳证;病位的浅深,可分为表证与里证;疾病的性质,可分为寒证与热证;邪正的盛衰,邪盛为实证,正虚为虚证。

1. 阴阳 阴阳代表事物相互对立又相互联系的两个方面。一切疾病的病理变化都可归纳为阴阳偏盛偏衰,因此,阴阳是八纲辨证的总纲,是辨别病证类别的一对纲领。

阳证多为表实热证,治宜取督脉和阳经穴为主,针用泻法,宜浅刺少留,或点刺出血,少灸或不灸。

阴证多为里虚寒证,治宜取任脉和阴经穴为主,针用补法,宜深刺久留,并用灸法。

2. 表里 表里是鉴别病位深浅和病情传变、转化趋势的一对纲领。病变发生在皮肤、肌肉、经络等浅表部位的属于表；病变发生在筋骨、脏腑等里深部位的属于里。大凡表证病情较轻，里证病情较重。

表证由于感受外邪的不同和患者体质的差异，临证可表现为表寒、表热、表虚、表实证。治宜取督脉、手太阴、手阳明、手少阳、足太阳经穴为主。宜浅刺，根据寒热虚实施行刺灸补泻，表热证少留针，表寒证施灸法，表虚证用补法，表实证用泻法。

里证临床表现相当复杂。就其疾病性质和邪正盛衰而言，里证可分为里寒、里热、里虚、里实证。临证治疗里证常结合脏腑辨证，取其有关脏腑相属络的经穴为主，宜深刺。里寒证久留针，并用灸。里热证用泻法，忌用灸。里虚证用补法，并可灸。里实证用泻法，慎用灸。

3. 寒热 寒热是鉴别疾病性质的一对纲领。寒证是感受寒邪或机体阳虚所表现的证候；热证是感受热邪或机体阴虚所表现的证候。

热证治宜取督脉和手足三阳经穴为主。针用泻法，少留针，疾刺或点刺出血。

寒证治宜取任脉和手足三阴经穴为主。久留针，用灸法。

4. 虚实 虚实是鉴别人体正气强弱和邪气盛衰的两个纲领。虚证指正气不足的证候，多见于慢性病或重病后，或禀赋不足，正气虚弱者；实证指邪气亢盛的证候，多见于急性病，或体质强实，病势较盛者。

虚证治宜取任脉和手足三阴经穴为主。针用补法，并用灸法。临证根据阴阳气血脏腑的不同，分别采用补阴、补阳、补气、补血及调补脏腑的方法治疗。

实证宜取督脉和手足三阳经穴为主。针用泻法。临证根据气血寒热的不同，分别采用破气、活血、温寒、清热的方法治疗。

（二）脏腑证治

以脏腑学说为基础（脏腑的生理功能、病理表现），对四诊取得的有关疾病的症状和体征进行综合分析归纳，以辨别脏腑病位及脏腑阴阳、气血、虚实、寒热等变化，确定病在何脏何腑，属虚属实，属寒属热，从而为治疗提供依据。脏腑辨证是临床各科辨证的基础，为辨证体系中的重要组成部分。

1. 肺 肺为娇脏，不耐寒温，易遭受外邪而致病。其病变可归纳为虚实两大类，实证多为风、寒、燥热等外邪侵袭或痰浊阻肺，肺气宣发肃降失调所致；虚证主要有肺阴亏虚、肺气不足。

风寒束肺治宜取手太阴、阳明和足太阳经穴为主，针用泻法，可灸。

邪热蕴肺治宜取手太阴、阳明经穴为主；针用泻法，或点刺出血，禁灸。

痰浊阻肺治宜取手足太阴、足阳明经穴为主；针用泻法或平补平泻，可灸。肺阴亏虚治宜取手太阴、足少阴经穴为主，针用补法，禁灸。

肺气不足治宜取手、足太阴经穴及背俞穴为主；针用补法，或针灸并用。

2. 大肠 大肠病变主要是传导功能失常，常由湿热内侵或津液不足、阳气虚衰不能固摄所致。

大肠湿热证治宜取本腑募穴、下合穴及手足阳明经穴为主；针泻不灸。

肠虚滑泻治宜足太阴、阳明及任脉经穴为主；针补重灸。

3. 脾 脾病变主要表现在运化失常、统摄无权等方面，其病证有寒、热、虚、实之分。脾之虚证以气虚、阳虚、脾失健运及中气下陷为常见，实证以寒湿困脾、湿热蕴脾为常见。

脾气虚证治宜取本脏俞募穴及足太阴、阳明经穴为主；针用补法，或针灸并施。

脾阳虚证治宜取本脏俞募穴及足太阴、阳明、任脉经穴为主；针补重灸。

寒湿困脾治宜取足太阴、阳明经穴为主；针用泻法，或针灸并施。

湿热蕴脾治宜取足太阴、阳明经穴为主；针用泻法。

4. 胃 胃病为受纳熟腐功能失常，也有寒、热、虚、实之分。

寒凝于胃治宜取本腑俞募穴及足阳明、太阴、手厥阴经穴为主；针灸并用，酌情补泻。

胃火炽盛治宜取手足阳明经穴为主；针泻不灸。

食滞胃脘治实宜本腑募穴及足阳明经穴为主；针泻不灸。

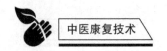

胃阴虚证治宜取本腑俞募及足阳明经穴为主;针用补法,或平补平泻,不灸。

5. 心 心病主要表现在血脉功能和精神活动失常方面。病证有虚有实,虚证多因禀赋不足,劳心过度,久病体弱,或汗下过甚、耗伤心的气血阴阳所致;实证多为瘀、火、痰等邪气侵犯,致心的气血阴阳失调。

心阳不足治宜取本脏背俞和手少阴、任脉经穴为主;针补加灸。

心阴亏虚治宜取背俞与手少阴、厥阴经穴,配足少阴经穴为主;针补不灸。心火上炎治宜取手少阴、厥阴、太阳经穴,配手阳明经穴为主;针用泻法。

痰火扰心治宜取手少阴、厥阴经穴,或手足阳明、督脉及十二井穴,针用泻法,或三棱针点刺出血。

心血瘀阻治宜取手少阴、厥阴经穴及本脏俞、募穴为主。

6. 小肠 小肠病变是由于某些致病因素的作用,导致小肠气虚或小肠火盛,使受盛化物、泌别清浊功能低下或紊乱,其病性有寒热虚实之分。

小肠虚寒证治宜取本腑俞募穴及其下合穴为主,针用补法,并可加灸。

小肠实热证治宜取手少阴、太阳经穴及其募穴、下合穴为主;针用泻法。

7. 肾 肾病变主要表现在水液代谢、生殖、纳气功能失常方面。临床上常见的有肾阳不足、肾阴亏虚、肾不纳气、肾虚水泛等证。

肾阳不足治宜取背俞及任督经穴为主;重灸针补。

肾阴亏虚治宜取背俞、足少阴经穴为主;配足厥阴、手太阴少阴经穴;针补不灸。

肾不纳气治宜取背俞、任督及足少阴经穴为主;针补多灸。

肾虚水泛治宜取背俞及任脉、足少阴、太阴经穴为主;针补重灸。

8. 膀胱 膀胱病变主要表现为膀胱启闭失常,临床多见虚寒证和实热证。

膀胱虚寒治宜取本腑俞募及有关背俞、任脉经穴为主;针补加灸。

膀胱湿热治宜取本腑俞募及任脉、足三阴经穴为主;针泻不灸。

9. 心包 心包病变主要表现在神志失常方面,其具体证治与心的证治大致相同。

10. 三焦 三焦的主要功能是运行原气和水液,并概括胸腹腔中某些脏腑的部分功能。三焦病变主要表现为气化功能失常和水道通调不利,其病机与有关脏腑病机密切联系。实际上是有关脏腑病机的综合概括。临床上大体可分虚实两证。

三焦虚证治宜取俞募及下合穴为主,配任脉经穴;针灸并用。

三焦实证治宜取本腑俞募及下合穴为主;针泻不灸。

11. 肝 肝有主疏泄、主藏血的功能。肝的病理变化具有阳气易亢、阴血易亏的倾向。其病证有虚实之别。虚证多见血亏阴伤,实证多见有肝气郁结、肝火上炎以及虚实夹杂的肝阳上亢、肝风内动等。

肝气郁结治宜取足厥阴、少阳经穴为主,配足太阴、阳明经穴;平补平泻。肝火上炎、肝阳上亢,治宜取足厥阴、少阳经穴为主;针泻不灸。

肝风内动治宜取足厥阴、督脉及十二井穴为主;针用泻法或点刺出血。

阴血亏虚治宜取足厥阴、少阳、少阴经穴为主;可补泻兼施,或平补平泻。

12. 胆 其病变主要表现在胆液疏泄失常和情志变化方面。

胆火亢盛治宜取本腑俞募及足少阳、厥阴经穴为主,针用泻法。

胆气虚怯治宜取本腑背俞和足少阳、手足厥阴经穴为主;针用补法或针灸并用。

(三)经络证治

经络证治是以经络学说为主要依据的辨证论治方法。以病变部位及临床病证表现为依据,结合经络的循行分布(包括经络的交接、交叉、交会)、属络脏腑、联系器官、生理功能、病候特点等来确定疾病的经络归属,从而选择相应的经络腧穴治疗。多适用于体表部位的肌肉、关节、组织、器官的病变。

1. 经络辨证 经络病证有广义、狭义之分。广义经络病证包括经络所属的脏腑病证在内,合称"脏腑、经络病证";狭义的经络病证则是指脏腑以外的肌肉、皮毛、筋脉、骨节及五官九窍的病证。

（1）辨证归经　辨证归经是以临床证候表现为依据的归经形式。主要根据《灵枢·经脉》篇所载十二经脉病候予以归经。

（2）辨位归经　辨位归经是以病变部位为依据的一种归经形式。根据疾病发生的不同部位,结合经络在人体的循行分布部位,判断病属何经。例如头痛,根据经脉在头部的分区,前额头痛属阳明;偏头痛属少阳;后头痛属太阳;巅顶头痛属厥阴。上、下牙痛结合足阳明入上齿龈、手阳明入下齿龈、而分别归入足、手阳明经。肢体风湿痹痛也可按照经络的循行分布来明辨经脉归属。如风寒湿邪侵袭某一经脉,导致经闭阻不通,可沿经出现肌肉酸楚冷痛、关节屈伸不利。经脉不通则气血不行,气血不至则经脉失养,出现肌肤麻木不仁,筋肉痿软瘫痪。一般而言,局部症见红肿、青紫、痉挛、发热、痛而拒按属实;寒凉、麻木、痿弱、瘫痪、痛而喜按属虚。

在某一病变部位有数经分布时,还必须结合其他兼证考虑归经。如舌体病变涉及手足少阴、足太阴三经,口舌生疮兼尿赤、尿道灼热而痛者归手少阴经;舌干兼腰膝酸软、耳鸣者归足少阴经;舌本强痛兼腹胀、纳差者归足太阴脾经。

（3）经络诊察归经　经络诊察归经是根据经络具有诊断疾病的作用而确立的一种归经方法。包括经络望诊、经穴触诊、经络电测定、知热感度测定。

①经络望诊:经络望诊归经法主要是根据脏腑病变能够通过经络反映到体表的相应部位,通过观察经脉循行部位在色泽、润燥及组织形态等方面所表现出来的一系列特异、可见的病理反应,即"经络现象",分析归纳属于何经的病变,借此诊断疾病。

②经穴触诊:经穴触诊又称"经穴按压"、"经穴切诊",是根据内脏病变会通过经脉的传导在体表出现各种不同病理反应区或反应点的原理,在一定的经络循行部位或有关腧穴上进行触扪、按压,寻找和体验各种阳性反应,从而判断病在何经。可分为循经按压和穴位按压两个方面。

a. 循经按压:用拇指指腹沿经脉路线轻轻滑动,进行爪切、扪按,或用拇、食二指沿经轻轻撮捏,以探索肌肤浅层的异常反应。对肌肉丰满厚实部位稍用力,通过按压、揉动以探索肌肉深层的异常变化。循经按压所得的异常反应,可有循经疼痛(酸痛、抽痛、压痛)、敏感、麻木、寒凉、灼热或肿块、结节、条索状反应物等。不同性质的疾病有着不同形式的阳性反应。阳性反应物在何经,即可判定为何经的病变。

b. 穴位按压:所得的异常反应有压痛、敏感、麻木、迟钝、不适或皮下组织隆起、结节、松软、凹陷等。上述种种病理反应尤其在特定穴上体现最为明显,如腹募、背腧穴出现压痛、过敏、迟钝或有不适感,常提示相应脏腑的病变,即可归入相应经脉。中府穴压痛,提示肺经的病变;巨阙、膻中穴过敏或迟钝,可判为心经、心包经的病变;肾俞穴下按之空软表明肾和肾经虚弱;膀胱俞穴下有结节、隆起,多为膀胱经病变,可见于膀胱结石;三阴交穴压痛,病变在足三阴经,多见于泌尿、生殖系统疾病;阳陵泉穴下出现条索状物,可提示肝、胆二经的病变或身体有扭挫伤;阑尾炎患者常在足三里与上巨虚之间的阑尾穴处有压痛,病归手足阳明经。

③经络电测定:利用经络测定仪测经络、腧穴皮肤导电量(或电阻值)的变化来分析脏腑、经络病变的一种诊断方法。后来演变为在经络腧穴的皮肤上观察引出的电流(或电位)的变化来判断受病脏腑、经络气血的盛衰虚实。

科学实验证明,人体皮肤表面存在导电量较高(电阻值较低)的"良导点"或高电位的"活动点"。这些点的分布大体上与经穴的分布相一致。皮肤的良导现象是经络通路的表现,经穴的电位变化是经络活动的反映。在病理情况下,脏腑、经络气血失于平衡,这些点的导电量或电位值也会发生相应变化。这对于诊察脏腑、经络病变以及选择最佳治疗腧穴都有重要的参考价值。测定时一般首选各经原穴或井穴(指趾畸形或四肢缺如者改用背俞穴),从测定的结果来分析脏腑、经络的虚实状况。正常情况下,十二经穴之间或各经左右两侧的导电量或电阻值是接近平衡的(在 5 万～10 万欧姆之间)。倘若某经的电阻值大于或小于其他经 2 万欧姆以上,或本经左右两侧相差 2 万欧姆以上即是病态。如果某些经穴的导电量高于其他经穴导电量平均值的 1/3 时,称为"高数",其中的最高数常提示实性病变之所在;

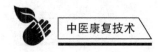

如果某些经穴的导电量低于其他经穴导电量平均值的1/3时,称为"低数",其中的最低数往往是虚性病变之所在;如果左右两侧同名经的导电量或电阻值相差在一倍以上者,即表示经脉存在左右失衡的病变。

④知热感度测定:在正常情况下,人体左右两侧同一经穴对灼热的感知程度大致相同。如果差异较大,就说明经脉气血失于平衡。测定时,一般首选各经的井穴(足少阴肾经以内至阴穴取代涌泉穴,指趾畸形或缺如者改用原穴或背俞穴)。以点燃的线香或点状发热的电热器(也可采用特制的自动计数电热器)接近经穴部位的皮肤,同时可均匀地上下或左右小幅度移动。记下穴的感知灼热所用的时间和移动次数,以便左右对比(或不同经脉的同类特定穴对比),从中找出差距,以确定病变的脏腑、经脉。通过测定,凡数据相差一倍以上者为病态,偏高者(时间长,超过正常值的1/2以上)为机能减退,属虚;偏低者(时间短,不足正常值的1/2以上)为机能亢进,属实。

目前针灸临床上已将知热感度测定法演变为对穴位温度的测量,即用特制的皮温计依次测定各经井穴的温差(或左右对称井穴、背俞穴的温差)。研究表明,健康人与患者井穴、背俞穴的温度均有明显的差异,而井穴的温差比背俞穴的温差出现的频率高而且明显。因此,测定对称井穴的温差对判断脏腑、经脉的失衡比起背俞穴更有意义。知热感觉属于知觉神经的反应,测定知热感度是患者的主观反映,误差在所难免。而皮肤温度属自主神经支配,测定结果是客观的。因此,用敏感的穴位测温仪测量穴位的温差来判断经络失衡的情况,是更为理想可靠的方法。

2. 按经论治 在经络辨证的基础上,遵照循经取穴的原则,病在何经即在经及与经相关的经脉上选穴施治。

(1) 十二经脉证治 十二经脉的证候表现可分为经脉所属脏腑的病变、经脉循行所过部位的病变和相应组织器官病变三方面。各经的这些病变即是本经腧穴主治作用的适应范围。

手太阴肺经证治 咳嗽,气短,喘息,胸部胀闷,鼻塞,咽痛,畏寒发热,汗出恶风,小便频数量少,上肢内侧前缘沿经酸楚疼痛、麻木。治宜宣肺调气、通经活络,虚补实泻,寒甚加灸。以本经取穴为主,配以手阳明、足太阳经穴。

手少阴心经证治 胸痛,心悸,心痛,心烦,失眠,神志失常,咽干,口舌生疮,上肢内侧后缘沿经酸楚疼痛、麻木,手心热痛。治宜调理心神、通经活络,虚补实泻,寒甚加灸。以本经和手厥阴经穴为主,配以本脏的募穴、背俞穴。

手厥阴心包经证治 除经脉病为沿上肢内侧正中沿经酸楚疼痛、麻木之外,其余均同手少阴心经证治。

手阳明大肠经证治 手三阳经证候以经脉循行所过部位病变和相应组织器官病证为主。本经证候为上肢外侧前缘沿经酸楚疼痛、麻木,上肢酸软无力、活动受限、肌肉萎缩、瘫痪失用,颈肿,肩痛,鼻塞流涕、鼻衄,下齿疼痛,咽喉肿痛,面痛,面瘫,面痉挛,腹痛,肠鸣,泄泻,下痢,痔疮,便秘等。治宜通经活络、调理肠道,虚补实泻,寒甚加灸。以本经取穴为主,配以手太阴、足阳明经穴。

手少阳三焦经证治 上肢外侧正中沿经酸楚疼痛,麻木,肩、颈、耳后疼痛,耳鸣、耳聋,偏头痛,咽喉疼痛,腹胀,水肿,遗尿,小便不利。治宜通经活络、疏调三焦,虚补实泻,寒甚加灸。以本经取穴为主,配以足少阳、足太阴经穴以及本腑的募穴、背俞穴、下合穴。

手太阳小肠经证治 上肢外侧后缘沿经酸楚疼痛、麻木,肩胛痛,咽喉疼痛,颊肿,目黄,耳鸣,耳聋,少腹疼痛,肠鸣,泄泻,小便短赤。治宜通经活络、调理肠道,虚补实泻,寒甚加灸。以本经取穴为主,配以足阳明经穴和本腑的募穴、背俞穴。

足阳明胃经证治 胃脘胀痛,食欲减退,呕吐,腹痛,肠鸣,泄泻,痢疾,便秘,发热,下肢外侧前缘沿经酸楚疼痛、麻木,下肢酸软无力、活动受限、肌肉萎缩、瘫痪失用,颈肿,咽喉疼痛,上齿疼痛,鼻病,目疾,面痛,面瘫,面痉挛,前额疼痛等。治宜调理胃肠、通经活络,虚补实泻,寒甚加灸。以本经取穴为主,配以足太阴经穴以及本腑的募穴、背俞穴。

足少阳胆经证治 黄疸,口苦,目黄,身黄,尿黄,惊恐,失眠,下肢外侧正中沿经酸楚疼痛、麻木,胁肋疼痛,偏头痛,目疾,耳鸣,耳聋。治宜疏肝利胆、通经活络,虚补实泻,寒甚加灸。以本经取穴为主,配以手少阳,足厥阴经穴。

足太阳膀胱经证治　遗尿,小便不利,小腹胀满,神志失常,各种脏腑病、五官病,下肢后面沿经酸楚疼痛、麻木,项背腰骶部疼痛,恶寒,发热,后枕部头痛。治宜调理膀胱、通经活络,虚补实泻,寒甚加灸。以本经取穴为主,配以本腑募穴。

足太阴脾经证治　脘腹胀满,泄泻,食欲不振,黄疸,水肿,身重乏力,月经不调,崩漏,下肢内侧前缘沿经酸楚疼痛、麻木,舌根强直。治宜健脾和胃、通经活络,虚补实泻,寒甚加灸。以本经取穴为主,配以足阳明经穴以及本脏的募穴、背俞穴。

足厥阴肝经证治　胁肋胀痛,黄疸,口苦,食欲减退,嗳气呕逆,心烦易怒,下肢内侧正中酸楚疼痛、麻木,疝气,面瘫,头晕目眩,头顶痛,近视,夜盲,视物昏花,目赤肿痛。治宜疏肝理气、通经活络,虚补实泻,寒甚加灸。以本经取穴为主,配以足少阳、足少阴经穴。

足少阴肾经证治　本经病变以虚证为主,症见遗尿,小便不利,遗精,阳痿,月经不调,男子不育,女子不孕,虚喘,咯血,失眠,多梦,下肢内侧后缘沿经酸楚疼痛、麻木,腰痛,足心热,咽干喉燥,近视,视物昏花,耳鸣,耳聋。治宜补肾培元、通经活络,针灸并用,多用补法。以本经取穴为主,配以任脉、足太阳经穴。

（2）奇经八脉证治

任脉证治　《素问·骨空论》:"任脉为病,男子内结七疝,女子带下瘕聚。"这是任脉病的辨证提纲。概括了以泌尿、生殖疾病为主的下焦病变。此外,还应有消化、呼吸、心神方面的部分病证。治宜调理三焦、宽胸和胃,胸部以针为主,腹部以灸为主或针灸并用,虚补实泻。常用主穴有中极、关元、气海、神阙、中脘、巨阙、天突、廉泉、承浆、列缺(手太阴经,八脉交会穴之一,通任脉)。

督脉证治　《素问·骨空论》:"督脉为病,脊强反折……女子不孕,癃,痔,遗尿,嗌干。"这是督脉病的辨证提纲。以运动机能失调、神志疾病为主,兼有泌尿、生殖、消化系统病证。治宜疏调经气,安神定志,可针可灸,尤其适用于皮肤针和拔罐疗法,虚补实泻。常用主穴有长强、腰阳关、命门、筋缩、至阳、大椎、哑门、风府、百会、神庭、水沟、后溪(手太阳经,八脉交会穴之一,通督脉)。

冲脉证治　《素问·骨空论》:"冲脉为病,逆气里急。"这是冲脉病的辨证提纲。包括胸痛,胸闷,气上冲心,呼吸不畅,脘腹胀满,挛急不舒等症。此外,有女子月经不调、崩漏、带下、不孕,男子遗精、阳痿、精衰不育等。治宜宽胸和胃,平气降逆,针灸并用,虚补实泻。交会穴有会阴、阴交(任脉)、气冲(足阳明经)、横骨、大赫、俞府(足少阴经)、公孙(足太阴经,八脉交会穴之一,通冲脉)。

带脉证治　《难经·二十九难》:"带之为病,腹满,腰溶溶如坐水中。"这是带脉病的辨证提纲。实者症见湿热带下,肢体寒湿痹痛;虚者症见久带不愈,月经不调,子宫下垂,疝气,腰腹弛缓无力,下肢痿弱瘫痪。治宜清热利湿,调经止带,针灸并用,虚补实泻。交会穴有命门(督脉)、章门(足厥阴经)、带脉、五枢、维道、足临泣(足少阳经,八脉交会穴之一,通带脉)。

阴维脉证治　《难经·二十九难》:"阴维为病,苦心痛。"这是阴维脉病的辨证提纲。

阴维脉主一身之里,若阴气内结,则可出现胸胁支满、脘腹冷痛等,故里证、虚寒之证多从阴维脉论治。治宜温中散寒,理气止痛,针灸并用,温针灸最为适宜。交会穴有天突、廉泉(任脉)、筑宾(足少阴经)、期门(足厥阴经)、冲门、府舍、大横、腹哀(足太阴经)、内关(手厥阴经,八脉交会穴之一,通阴维脉)。

阳维脉证治　《难经·二十九难》:"阳维为病,苦寒热。"这是阳维脉病的辨证提纲。

阳维脉主一身之表,若阳气外盛,则可出现恶寒发热,头项强痛,一身尽痛等,故外感表证多从阳维脉论治。疏散表邪,调和营卫,风热证只针不灸,浅刺疾出,泻法;风寒证针灸并用,泻法。交会穴有哑门、风府(督脉)、风池(足少阳胆经)、头维(足阳明经)、外关(手少阳经,八脉交会穴之一,通阳维脉)。

阴跷脉证治　《难经·二十九难》:"阴跷为病,阳缓而阴急。"这是阴跷脉病的辨证提纲。阳缓而阴急是指踝关节以上部位的皮肉、筋脉外侧弛缓,内侧拘急。跷脉主肢体运动和眼睑的开合功能,故阴跷脉病还有腰髋疼痛连及阴中,癫痫夜发,思睡多寐,喉痛,失音等。治宜疏调经气,醒脑开窍,可针可灸,

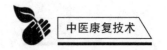

泻阴补阳。交会穴有睛明（足太阳经）、交信、照海（足少阴经，八脉交会穴之一，通阴跷脉）。

阳跷脉证治 《难经·二十九难》："阳跷为病，阴缓而阳急。"这是阳跷脉病的辨证提纲。阴缓而阳急是指踝关节以上部位的皮肉、筋脉内侧弛缓，外侧拘急。阳跷脉病还有腰背疼痛，角弓反张，癫痫昼发、失眠、狂证等。治宜疏调经气，镇静安神，只针不灸，泻阳补阴。交会穴有风府（督脉）、承泣、地仓（足阳明）、风池（足少阳经）、睛明、仆参、申脉（足太阳经，八脉交会穴之一，通阳跷脉）。

总之，凡女子经、带、胎、产、乳诸疾多从任、督、冲、带四脉论治；里证多从阴维脉论治；表证多从阳维脉论治；运动功能失调、神志病（如癫痫、狂证、癔病、失眠、多寐）多从督脉、跷脉论治。实则气滞血瘀、脉络闭阻，治宜宣通；虚则气血不足，脉络失养，治宜温补，左以宣通。重用八脉交会穴。

（3）络脉证治 络脉病证最基本的病理变化是络脉瘀阻。瘀血既可留滞于络脉之中，也可泛溢于络脉之外。可见络脉怒张、局部红肿青紫、皮下出血，或五官九窍及内脏出血等。络脉病证表浅，一般从表论治。以局部选穴为主，一般只针不灸，用泻法。根据"宛陈则除之"的原则，常用三棱针点刺出血、皮肤针重叩出血、挑刺疗法和刺血拔罐等直接刺激络脉或络脉的分布区以清除病邪。

（4）经筋证治 经筋病证多表现为肌肉、肌腱、关节、韧带在运动方面的机能失常，如筋脉的拘挛、抽搐、强直、弛缓、瘫痪等。《灵枢·经筋》对经筋病的治疗指出："治在燔针劫刺，以知为数，以痛为腧"。表明经筋病治疗多以火针、温针，取穴以阿是穴为主，见效即止，不可过度。除火针外，《灵枢·官针》所记载的浮刺、分刺、恢刺、关刺、合谷刺等，均可用于经筋病证。在选穴方面，除阿是穴外，还可以结合十二经筋的循行分布，适当选择一些远道腧穴配合治疗。由于肝主筋，脾主四肢、肌肉，故足厥阴、足太阴经脉的原穴（太冲、太白）、背俞穴（肝俞、脾俞）及督脉的筋缩、筋之会穴阳陵泉，也是经筋病证的首选腧穴。

三、针灸临床诊治特点

（一）辨证与辨经结合

辨证，即运用中医理论，将四诊所搜集到的有关疾病的各种症状和体征，加以分析、综合判断为某种性质的"证候"，亦即"证"。辨经，即运用经络理论，根据患者的各种症状和体征来辨别其病变经络脏腑归属。人体内脏的病变，往往会在其相关的经脉循行部位或腧穴上出现异常反应，围绕脏腑经络进行辨证，复杂的证候即有所归属，可以有的放矢地指导循经取穴，而针灸治病，就是直接作用于这些部位或腧穴，通过经络的传导作用，以达到治病的目的。如肝气郁结型的乳痈，因厥阴之脉布于胸胁，达于乳部，肝郁化火，循经上乳，结聚成痈，故可取肝经行间、期门等穴进行治疗。可见，辨证与辨经密切联系。辨证与辨经都是针灸临床辨证论治的核心。辨证，本身就涵盖了经络辨证。在明确辨证的基础上，结合经络的循行部位及所联系的脏腑而进行辨证归经，然后根据辨证与辨经的结果，进行相应的配穴处方，依方施术。在针灸临床中，针对不同的疾病，可分别采用以辨证为主或辨经为主的诊治方法。如内脏疾病以辨证为主；运动系统疾病以辨经为主。

（二）辨证与辨病结合

在辨证和辨经的基础上，逐步将辨病应用于疾病的诊治过程。在辨证中结合辨病，有利于选择更适宜的治疗方案，有助于判断治疗效果和预后。如临床常见的腰痛，中医辨证可分寒湿腰痛、瘀血腰痛和肾虚腰痛。目前已明确诊断的就有数十种病可引起腰痛，如腰椎退行性改变、腰椎间盘脱出、腰肌劳损、肾脏病变等。对不同疾病引发腰痛的治疗方案有很大不同。在中医辨证论治原则指导下，既应考虑用温阳散寒、活血化瘀、补肾强腰的针灸治法，又应考虑结合不同疾病采取不同的针灸等操作方法。

（三）调神与调气并重

调神，又称治神、守神。《素问·宝命全形论》说："凡刺之真，必先治神。"调神贯穿于针灸治病的全过程之中。所谓调气，就是采用补虚泻实等针刺手法使经气调和。《灵枢·刺节真邪》说："用针之类，在于调气。"针灸治病就是通过采用各种刺灸方法，刺激一定的腧穴以激发经气，疏通全身气血，从而使偏盛偏衰的脏腑功能趋于和谐平衡,这就是"调气"。

调气和调神是密不可分、相互促进的。其中气的活动以神为主导,神动则气行,患者神志专一,精神内守,医者也要神志专一,这样有助于针灸得气,气至病所。而调气又是调神的重要环节或具体的手段,通过调气,有助于"神守志一",从而进一步改善患者的功能状态。调神和调气都是针灸治疗的关键,针灸治疗的其他作用都是建立在调神与调气基础上的。

第四节　针灸配穴处方

针灸配穴处方就是在中医理论尤其是经络学说等指导下,在分析病因病机、明确辨证立法的基础上,依据选穴原则和配穴方法,选取适当的腧穴并进行配伍,进而确立刺灸、补泻方法而形成治疗方案。配穴处方作为针灸临床治疗的实施方案,是辨证论治过程中不可缺少的重要环节。

一、选穴原则

腧穴是针灸处方的第一组成要素,选穴是针灸处方的主要内容。在配穴处方时,我们应遵循基本的选穴原则,包括局部选穴、邻近选穴、远端选穴、辨证选穴和对症选穴。局部选穴、邻近选穴、远端选穴是针对病变部位而确定腧穴的选穴原则。辨证选穴和对症选穴是针对疾病的证候或表现出的症状而选取腧穴的选穴原则。

(一)局部选穴

围绕病变肢体、脏腑、组织、器官的局部取穴,是"腧穴所在,主治所在"治疗规律的体现。多用于病变部位比较明确、比较局限的病证以及某些器质性病变。如耳病取听宫;面瘫取颊车、地仓;鼻病选迎香等。临床上对关节痛、痿证、扭伤、腱鞘囊肿、皮肤病等在局部选穴,用围刺法施针,会收到良好效果。

(二)邻近选穴

在距离病变部位比较接近的范围内选取腧穴。如耳病取风池;鼻病选上星等。前后对应选穴即身前有病在身后选穴,或身后有病在身前选穴,也属于邻近选穴。如舌强不语取风府、哑门;胃痛取胃俞、至阳;脊柱强痛取人中;脱肛取气海、关元等。

(三)远端选穴

在病变部位所属和相关的经络上,距离病位较远的部位取穴,是"经络所过,主治所及"治疗规律的体现。特别适用于在肘、膝关节以下选穴,治疗头面、五官、躯干、内脏病证。如胃痛选足阳明胃经的足三里,上牙痛选足阳明胃经的内庭,下牙痛选手阳明大肠经的合谷穴等。《四总穴歌》"肚腹三里留,腰背委中求,头项寻列缺,面口合谷收"正是远端选穴的典范。

(四)辨证选穴

根据病证的性质,进行辨证分析,将病证归属于某一脏腑或经脉,即辨证归经,然后按经选取腧穴。适用于无明显局限的病变部位,而呈现全身症状的全身性病证。如失眠一症,属心肾不交者,归心、肾二经,在心、肾二经选穴;属心胆气虚者,归心、胆二经,在心、胆二经选穴;属心脾两虚者,归心、脾二经,在心、脾二经选穴。

另外,对于病变部位明显的疾病,分析其病因病机,进行辨证选穴,也是治病求本原则的体现,如牙痛根据病因病机可分为风火牙痛,胃火牙痛和肾虚牙痛。风火牙痛选风池、外关;胃火牙痛选内庭、二间;肾虚牙痛选太溪、行间等。

(五)对症选穴

根据疾病的个别突出症状而选取腧穴,是腧穴特殊治疗作用及临床经验在针灸处方中的具体运

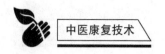

用,又称经验取穴。如哮喘选定喘穴;小儿疳积选四缝;腰痛选腰痛点;发热选大椎;痰多选丰隆;贫血选膈俞;恶心、呕吐选内关等。

二、配穴方法

针灸临证配穴是在辨证立法的基础上,在选穴原则的指导下,从整体出发,结合患者的具体情况,选取主治作用相同或相近,或对于治疗疾病具有协同作用的腧穴进行配伍。目的在于提高疗效。做到以法统方,以方示法,使处方严谨有序,腧穴主次分明,大法有定而配方无穷。临床上配穴方法多种多样,但总体可归纳为两大类,即按部配穴和按经配穴。

(一)按部配穴

结合身体上腧穴分布的部位进行配穴的方法,主要包括局部配穴法、上下配穴法、前后配穴法、左右配穴法、三部配穴法等。

1. 局部配穴　对于病变部位比较明确、比较局限的病证以及某些器质性病变,可以采用局部配穴法,以疏调局部的经络之气。如面瘫配颊车、地仓、四白、下关;胃痛配中脘、梁门、不容、承满等。

2. 上下配穴法　将腰部以上或上肢腧穴和腰部以下或下肢腧穴配合应用的方法,临床应用较为广泛。如胸腹满闷可上取内关、下配公孙;头项强痛可上取大椎、下配昆仑;阴挺可上取百会、下配三阴交。

3. 前后配穴法　将人体前部和后部的腧穴配合应用的方法,主要指将胸腹部和背腰部的腧穴配合应用,常用于治疗脏腑疾病。在《内经》中称"偶刺"。如膀胱疾病,前取水道或中极,后配膀胱俞或秩边;咳喘可前取中府、膻中,后配肺俞、定喘;胃脘痛可前取中脘、梁门,后配胃俞、筋缩。临床上常见的俞、募穴配合应用就属于前后配穴法的典型实例,是临床最为常用的前后配穴法。

另外,治疗中风失语,前取廉泉、承浆,后配风府、哑门;迎风流泪,前取睛明、承泣,后配风池、翳明等也属前后配穴法的实例。

4. 左右配穴法　左右配穴既可以左右交叉配穴(左病取右或右病取左),也可以左右对称配穴(左右同取)。本法是基于人体十二经脉左右对称分布和部分经脉左右交叉的特点总结而成。在正常情况下,经络在人体左右对称分布,保持着相对的平衡。在病理情况下,如果一侧虚而不足,另一侧就显得实而有余。反之,如果一侧实而有余,另一侧就显得虚而不足。左右配穴法可补虚泻实。对于治疗头痛、牙痛、风湿痹痛、扭伤及面瘫、半身不遂等病证有独到之处。疼痛发作时针对侧,痿证后期刺健侧,以调节左右气血,促使经络平衡。临床上,左右交叉配穴(左病取右或右病取左)多用于治疗头面疾患,如左侧偏头痛,可选同侧的太阳、头维和配对侧的外关、足临泣;左侧面瘫可选同侧的颊车、地仓和配对侧的合谷、手三里。左病取右、右病取左的取穴法,古称"巨刺"。左右对称配穴(左右同取)多用于治疗内脏疾病,如胃痛可选双侧足三里、梁丘等。

5. 三部配穴法　在病变的局部、邻近和远端同时选穴,配伍成方(古称"天、人、地三才"配穴法)。临床应用极为广泛。例如:眼病,局部取睛明,配邻近的风池、远端的光明;失语取局部的廉泉,配邻近的哑门、远端的通里;肝病,局部取期门,配邻近的肝俞、远端的太冲;胃病取局部的中脘、梁门,配邻近的胃俞、远端的内关、足三里等。

(二)按经配穴

以经脉理论和经脉之间的相互联系为基础而进行配穴的方法。主要包括本经配穴法、表里经配穴法、同名经配穴法和子母经配穴法。

1. 本经配穴法　本经配穴法是指某一脏腑、经脉发生病变而未涉及其他脏腑、经脉时,即选脏腑、经脉的腧穴配成处方。如胃火循经上扰导致的牙痛,可在足阳明胃经上近取颊车,远取经的荥穴内庭;又如后头痛,可在足太阳膀胱经上近取局部的脑户、天柱,远取经的昆仑。

2. 表里经配穴法　表里经配穴法是以脏腑、经脉的阴阳表里配合关系为依据的配穴方法。当某一脏腑经脉发生疾病时,取经和表里经脉腧穴配合成方。如风热袭肺导致的感冒咳嗽,可选肺经的尺泽和大肠经的曲池、合谷。另外,原络配穴法是表里经配穴法在临床的具体应用。

3. 同名经配穴法 基于同名经"同气相通"的理论,将手足同名经的腧穴相互配合的方法。如阳明头痛取手阳明经的合谷配足阳明经的内庭;肩周炎手少阳型取手少阳经的肩髎,配足少阳经的阳陵泉。

4. 子母经配穴法 是根据脏腑、经脉的五行属性,基于"虚则补其母,实则泻其子"的理论而选取穴位的配穴方法。如肺虚咳嗽,除肺经穴和肺俞等以外,根据虚则补其母的理论,可同时选用脾经的太白(土穴)和胃经的足三里(土穴)。肝火上炎之头痛目赤,除肝经行间、太冲外,根据实则泻其子的理论,另配手少阴心经或手厥阴心包经腧穴,如少府、少冲、神门、内关等。

5. 交会经配穴法 按经脉的交叉、交会情况来配穴。某一病变部位有数条经脉交会或某一病证与数条交会经脉有关,都可按此法配穴。如前额和偏头部位有足阳明胃经与足少阳胆经交会,故偏正头痛可取分属两经的头维、阳白、率谷、内庭、足临泣;泌尿、生殖系统疾病和妇科病多与任脉、足三阴经病理变化相关,故常取任脉的关元、中极配三阴经交会穴三阴交。

三、刺灸方法的选择

刺灸方法是针灸处方的第二组成要素,包括针灸疗法、操作方法和治疗时机的选择。

(一)针灸疗法的选择

针对患者的病情和具体情况而确立适宜治疗手段,是刺灸操作的第一步。毫针疗法、灸疗法、拔罐法、耳针疗法等虽同属针灸疗法,但作用各有所长。在确定腧穴后,考虑用针、用灸或针灸并用,还是用拔罐疗法、皮肤针疗法等,确定具体的刺灸操作方法。通过选用正确的刺灸法,才能取得应有效果。

(二)操作方法的选择

针灸操作方法与处方的作用密切相关。当确立了疗法后,要对疗法的操作进行说明,如毫针疗法用补法还是泻法,艾灸用温和灸还是瘢痕灸等。尤其是对于处方中的部分穴位,当针刺操作的深度、方向等不同于常规的方法时,要特别强调。此外,针刺治疗疾病频度如何,治疗几次为 1 个疗程等,应根据疾病的具体情况而定。

(三)治疗时机的选择

治疗时机是提高针灸疗效的重要方面。一般来说,针灸治疗疾病没有特殊严格的时间要求。但是,临床上针灸治疗部分疾病在时间上有极其重要的意义。如痛经在月经来潮前几天开始针灸,直到月经过去为止;失眠在下午或晚间针灸等等,这样都能大大地提高疗效。因此,特殊的时间要求也应在处方中说明。

临床上针灸处方常用的符号见表 4-4-1。

表 4-4-1 针灸处方常用的符号

针 灸 方 法	符 号	针 灸 方 法	符 号
针刺平补平泻法	∣	针刺补法	⊤
三棱针点刺出血	↓	针刺泻法	⊥
皮肤针	※	艾条灸	□
艾炷灸 3 壮	△₃	温针灸	⇧
拔罐法	○	水针	IM
皮内针	○—	电针	IN

在针灸处方中,表中符号直接标注在腧穴后面,如补足三里:足三里⊤。

[处方格式]

穴名:每行 4 个穴位,按主次排列。注明单侧或双侧。注明刺灸方法,针法或灸法中具体方法。注

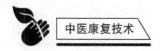

明补泻手法,补法、泻法或平补平泻。注明留针时间及疗程。如寒滞腹痛的处方为

中脘⊥↑　　足三里∣↑　　大横⊥↑　　公孙∣

天枢⊥○　　合谷⊥　　留针 30 min,每日 1 次,3 次为 1 个疗程。

　　总之,腧穴的选取是否恰当,处方的组成是否合理,直接关系到治疗效果。所以,针灸配穴处方必须在分析病因病机、明确辨证立法的基础上,在中医基本理论和针灸治疗原则的指导下,根据经脉的循行分布、交叉交会和腧穴的分布、功能及特异性,结合疾病涉及的脏腑、病情的标本缓急,选择适当的腧穴和刺灸、补泻方法,进行严密组合而成。做到有法有方、配穴精炼、酌情加减、灵活多变。

第五节　特定穴的临床应用

　　特定穴共计 10 大类,包括:在四肢肘、膝以下的五输穴、原穴、络穴、郄穴、八脉交会穴(又称八会穴)、下合穴;在胸腹、背腰部的背俞穴、募穴;在四肢躯干的八会穴以及全身的经脉交会穴。由于这类腧穴的分布和作用的不同,故其临证具有特殊的应用方法。临床刺灸特定穴往往会收到一般腧穴所达不到的效果。

一、五输穴的临床应用

　　十二经脉分布在肘、膝关节以下的井、荥、输、经、合穴,简称"五输穴"。每经 5 个穴位,十二经共有 60 个穴位。五输穴除治疗局部病证之外,对经脉循行远端部位(头面、躯干、四肢)乃至全身性疾病均有较好的治疗作用。

　　五输穴与五行配属,在五行属性上阴经与阳经各不相同。《灵枢·本枢》指出,阴经的井穴属木,阳经的井穴属金。《难经·六十四难》补全了阴阳各经脉五输穴的五行属性,阴、阳经五输穴的五行属性,即"阴井木,阳井金;阴荥火,阳荥水;阴俞土,阳俞木;阴经金,阳经火;阴合水,阳合土"。阴经井、荥、俞、经、合分别属木、火、土、金、水,阳经井、荥、俞、经、合分别属金、水、木、火、土(表 4-5-1、表 4-5-2)。

表 4-5-1　阴经五输穴

经　脉	井(木)	荥(火)	输(土)	经(金)	合(水)
手太阴肺经	少商	鱼际	太渊	经渠	尺泽
手厥阴心包经	中冲	劳宫	大陵	间使	曲泽
手少阴心经	少冲	少府	神门	灵道	少海
足太阴脾经	隐白	大都	太白	商丘	阴陵泉
足厥阴肝经	大敦	行间	太冲	中封	曲泉
足少阴肾经	涌泉	然谷	太溪	复溜	阴谷

表 4-5-2　阳经五输穴

经　脉	井(金)	荥(水)	输(木)	经(火)	合(土)
手阳明大肠经	商阳	二间	三间	阳溪	曲池
手少阳三焦经	关冲	液门	中渚	支沟	天井
手太阳小肠经	少泽	前谷	后溪	阳谷	小海
足阳明胃经	厉兑	内庭	陷谷	解溪	足三里
足少阳胆经	足窍阴	侠溪	足临泣	阳辅	阳陵泉
足太阳膀胱经	至阴	足通谷	束骨	昆仑	委中

　　根据古代文献和临床实际,五输穴的应用可归纳为以下几点。

（一）按五输穴主病特点选用

《灵枢·顺气一日分为四时》篇："病在脏者,取之井;病变于色者,取之荥;病时间时甚者,取之输;病变于音者,取之经;经满而血者,病在胃及以饮食不节得病者,取之于合"。其后《难经·六十八难》又作了补充："井主心下满,荥主身热,输主体重节痛,经主喘咳寒热,合主逆气而泄。"《灵枢》又有"合治内腑"之说。综合近代临床的应用情况,临床上井穴多用于急救,荥穴主要用于治疗热证,输穴主要用于治疗关节疼痛,经穴可用于治疗喘咳;合穴则主要用于治疗脏腑病证等。

（二）按五行生克关系选用

五输穴具有五行属性,根据《难经·六十九难》提出"虚者补其母,实者泻其子"的观点,结合脏腑、经脉和五腧穴的五行特性,虚证补其母穴,实证泻其子穴。这一取穴法亦称为子母补泻取穴法。在具体运用时,分本经子母补泻取穴和异经子母补泻取穴两种方式。

1. 本经子母补泻取穴 病在某经,根据其虚实性质就在本经选取母子穴。例如:肺经实证应"泻其子",肺在五行中属"金",因"金生水","水"为"金"之子,故可选本经五输穴中属"水"的合穴即尺泽;肺经虚证应"补其母",肺属"金","土生金","土"为"金"之母,因此,应选本经属"土"的五输穴,即输穴太渊。

2. 异经子母补泻取穴 按十二经脉之间的五行生克关系,根据"虚者补其母,实者泻其子"原则,分别在病变经脉的母经或子经选穴。如肺经实证,应泻足少阴肾经阴谷(子经本穴)。肺经虚证应补足太阴经太白(母经本穴)。

在运用五腧穴进行子母补泻时,若遇井穴补泻,可以采用"泻井当泻荥,补井当补合"的变通之法,井穴皮肉浅薄,又很敏感,不适合施行补泻手法。按五行相生顺序,井生荥,合生井,故泻荥相当于泻井,补合相当于补井。

各经五输穴子母补泻取穴见表4-5-3。

表4-5-3 五输穴子母补泻取穴

经 脉	虚实	本经取穴	异经取穴	经 脉	虚实	本经取穴	异经取穴
手太阴肺经	虚	太渊	太白	足太阴脾经	虚	大都	少府
	实	尺泽	阴谷		实	商丘	经渠
手少阴心经	虚	少冲	大敦	足少阴肾经	虚	复溜	经渠
	实	神门	太白		实	涌泉	大敦
手厥阴心包经	虚	中冲	大敦	足厥阴肝经	虚	曲泉	阴谷
	实	大陵	太白		实	行间	少府
手阳明大肠经	虚	曲池	足三里	足阳明胃经	虚	解溪	阳谷
	实	二间	足通谷		实	厉兑	商阳
手太阳小肠经	虚	后溪	足临泣	足太阳膀胱经	虚	至阴	商阳
	实	小海	足三里		实	束骨	足临泣
手少阳三焦经	虚	中渚	足临泣	足少阳胆经	虚	侠溪	足通谷
	实	天井	足三里		实	阳辅	阳谷

（三）按时选用

中医整体观念强调天人合一。季节气候、昼夜晨昏变化与人体经脉气血运行和流注有密切的关系。《难经·七十四难》云："春刺井,夏刺荥,季夏刺输,秋刺经,冬刺合。"是结合四季应用五腧穴的方法。春夏之际阳气在上,人体之气也行于浅表,故应浅刺井荥;秋冬之际阳气在下,人体之气也深伏于里,故宜深刺经合。另外,子午流注针法则是根据一日之中十二经脉气血盛衰开合的时间而选用五输

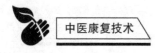

穴的时间针刺法。

二、原穴、络穴的临床应用

（一）原穴的临床应用

原穴是脏腑原气所留止之处。原穴与脏腑之原气有着密切的联系。《难经·六十六难》说："三焦者，原气之别使也，主通行原气，历经于五脏六腑。"三焦为原气之别使，三焦之气源于肾间动气，输布全身，调和内外，宣导上下，关系着脏腑气化功能，而原穴正是其所流注的部位。《灵枢·九针十二原》指出："五脏六腑之有疾者，皆取其原也。""五脏有疾，应出十二原。"因此，原穴可以直接反映脏腑的病变，对本脏腑、本经脉及其连属的组织器官病证，既有诊断价值，又有治疗作用。刺灸原穴，可以和内调外，宣上导下，通达一身之原气，调节脏腑的各种机能，促使阴阳平衡。总之，原穴对本脏腑、本经脉的急、慢、虚、实证均有较好的调治作用。

（二）络穴的临床应用

络穴是络脉从本经别出的部位，由于十二络脉具有加强表里两经联系的作用。因此，络穴主治特点是治疗表里两经的病变。正如《针经指南》所云："络穴正在两经中间……若刺络穴，表里皆治。"如手太阴经的络穴列缺，既能治肺经的咳嗽、喘息，又能治手阳明大肠经的齿痛、头项等疾病。又如肝经络穴蠡沟，既可治疗肝经病证，又可治疗胆经病证；同样胆经络穴光明，既可治疗胆经病证，又可治疗肝经病证。

十六大络穴均有各自不同的主治证候。十六络脉气血异常，出现相关的证候时，均可取相应的络穴加以治疗。如手少阴心经别络，实则胸膈支满，虚则不能言语，皆可取其络穴通里，虚补泻实。

任脉之络散布于胸腹部，故胸腹部病证可取任脉之络穴鸠尾调治；督脉之络从脊柱两旁经腰背上行散布于头，故腰背部和头部疾病可取督脉之络穴长强调治。脾之大络和胃之大络散布于胸胁，网罗周身气血，故全身疼痛不适可取脾之大络大包穴及胃之大络虚里（乳根）穴调治。

（三）原络配穴

临床上常把病变经脉的原穴和相表里的经脉络穴相配合，称为"原络配穴法"或"主客配穴法"，是表里经配穴法的典型用法。主治表里两经的病变，临床应用最为广泛。关于表里经原络配穴法组合中原穴与络穴的选择，一般应遵循以下两点原则。

1. 按表里经脉病变之先后次序定原络 在表里两经同时出现病变的情况下，以先病经脉的原穴配后病经脉的络穴。肺经先病，先取其经的原穴太渊，大肠后病，再取经络穴偏历。反之，大肠先病，先取本经原穴合谷，肺经后病，后取经络穴列缺。

2. 以表里经脉病变的主次轻重定原络 即以主要病经的原穴（主）配次要病经的络穴（客）。如病变以肺经为主，症见咳嗽、喘息、气急、胸闷、咽痛，伴轻微发热、头痛等，就以肺经之原穴太渊为主，配大肠经之络穴偏历为客；反之，如果病变以大肠经为主，症见发热、头项强痛、鼻塞、大便不调，伴轻微咳嗽，则以大肠经之原穴合谷为主，配肺经之络穴列缺为客。

现将十二经脉原穴、络穴列于表 4-5-4 中。

表 4-5-4　十二经脉原穴、络穴

经　脉	原　穴	络　穴
手太阴肺经	太渊	列缺
手厥阴心包经	大陵	内关
手少阴心经	神门	通里
手阳明大肠经	合谷	偏历
手少阳三焦经	阳池	外关

续表

经　脉	原　穴	络　穴
手太阳小肠经	腕骨	支正
足太阴脾经	太白	公孙
足厥阴肝经	太冲	蠡沟
足少阴肾经	太溪	大钟
足阳明胃经	冲阳	丰隆
足少阳胆经	丘墟	光明
足太阳膀胱经	京骨	飞扬

三、郄、会穴的临床应用

（一）郄穴应用

"郄"有空隙之意，郄穴是各经经气深聚的部位。郄穴具有诊断和治疗疾病的双重作用。在诊断方面，许多急性或慢性病会在郄穴出现不同反应，为诊断疾病提供依据。如脏腑疾病可在相应的郄穴上出现疼痛或压痛，此时，按压相应郄穴可协助诊断。在治疗方面，郄穴主要用于治疗本经脉、本脏腑的急性、发作性、疼痛性病证。其中阴经郄穴还可用于治疗各种出血证。例如：急性胃脘痛，取胃经郄穴梁丘；肺病咯血，取肺经郄穴孔最等。

现将各经郄穴列于表4-5-5中。

表4-5-5　十六郄穴

经　脉	郄　穴	经　脉	郄　穴
手太阴肺经	孔最	手阳明大肠经	温溜
手厥阴心包经	郄门	手少阳三焦经	会宗
手少阴心经	阴郄	手太阳小肠经	养老
足太阴脾经	地机	足阳明胃经	梁丘
足厥阴肝经	中都	足少阳胆经	外丘
足少阴肾经	水泉	足太阳膀胱经	金门
阴维脉	筑宾	阳维脉	阳交
阴跷脉	交信	阳跷脉	跗阳

（二）八会穴应用

八会穴是指脏、腑、气、血、筋、脉、骨、髓等精气聚会的八个腧穴，即脏会章门，腑会中脘，气会膻中，血会膈俞，筋会阳陵泉，脉会太渊，骨会大杼，髓会绝骨。

人之一身，本以脏腑、气血、筋脉、骨髓八大组织结构而成。它们相互依赖、相互为用。其中脏与腑互为表里，一阴一阳，共同主持机体的各种活动；而气为血之帅，气行则血行，气滞则血凝；筋为脉之使，筋动则脉急，筋静则脉缓；骨为髓所养，髓充则骨实，髓虚则骨软。由此可见，八大组织的生理表现和病理变化都不是单一的、孤立的，而是有着极为密切的内在联系。八会穴与其所属的八种脏器组织的生理功能有着密切的关系。因此，在治疗方面，八会穴对于脏、腑、气、血、筋、脉、骨、髓相关的病证有特殊的治疗作用。临床上常把其作为治疗这些病证的主要穴位。如腑病可选腑会中脘，脏病可选脏会章门，血证可选血会膈俞等。《难经·四十五难》说："热病在内者，取其会之穴也。"提示八会穴还可治疗相关的热病。

现将八会穴列于表4-5-6中。

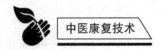

表 4-5-6　八会穴

脏会	腑会	气会	血会	筋会	脉会	骨会	髓会
章门	中脘	膻中	膈俞	阳陵泉	太渊	大杼	绝骨

（三）郄会配穴

临床上，郄穴除单独使用外，常与八会穴配合使用，故有"郄会配穴"之称。如梁丘配腑会中脘治疗急性胃痛；孔最配气会膻中治疗哮喘；孔最配血会、膈俞治疗咯血；养老配髓会悬钟治疗颈项强痛。

四、俞穴、募穴的临床应用

俞、募穴均为脏腑经脉之气输注、聚集的部位。二者脉气相通，募穴在身前，背俞穴在身后，前后均与脏腑相应。脏腑发生病变时，常在背俞穴、募穴上出现阳性反应物，如压痛、敏感等。因此诊察按压背俞穴、募穴，结合其他症状可判断脏腑疾病。俞、募穴的主治作用各有特点。

（一）俞穴应用

俞穴全部位于腰背部足太阳经夹脊第一侧线上，故通常又称为"背俞穴"。背俞穴往往是内脏疾患的病理反应点。其表现可有压痛、敏感、迟钝、麻木、皮下组织变异等，并具有较高的诊断价值和很好的调治内脏疾病的作用。背俞穴的治疗特点主要是扶正补虚、调节脏腑机能，偏于治疗相应脏腑的慢性虚弱性病证。同时，"五脏俞"还用于治疗所开窍的五官病、所主持的五体病。如肝俞既能治疗肝病，又能治疗与肝有关的目疾、筋脉挛急等病；肾俞既能治疗肾病，也可治疗与肾有关的耳鸣、耳聋、阳痿及骨病等。

（二）募穴应用

募穴位于胸腹部，与相应脏腑的位置接近。如果某一脏腑发生病变，常常会以多种不同形式的阳性反应从所属募穴上表现出来。募穴的治疗特点是驱邪泻实，有通调脏腑、行气止痛之功。偏于治疗相应脏腑的急性实证。如胃痛取中脘；腹泻腹痛取天枢、关元；癃闭、小腹胀痛取中极等。

（三）俞募配穴法

针灸临床上，同一脏腑的背俞穴和募穴常常配合使用，称"俞募配穴法"。寓"阴病行阳、阳病行阴"之义，为前后配穴法的代表。俞募配穴法，充分体现了经络的调节阴阳作用。二者一前一后，一阴一阳，相互协调，相辅相成，对治疗阴证、阳证俱见的脏腑病证疗效颇著。《素问·阴阳应象大论》篇曰："善用针者，从阴引阳，从阳引阴"。从阴引阳即阳病行阴，其治在腹募穴；从阳引阴即阴病行阳，其治在背俞穴。可见，腹募穴偏于治疗腑病、阳证、热证、实证；背俞穴偏于治疗脏病、阴证、寒证、虚证。这只是一般规律，因胸膈以上的背俞穴也可主治外感热证、喘急烦热、胸背引痛等阳性病证；腰脐以下的腹募穴也可主治虚劳羸瘦、遗精阳痿、崩漏、中风脱证等阴性病证。

现将十二脏腑俞募穴列于表 4-5-7、表 4-5-8 中。

表 4-5-7　五脏俞募穴

五　脏	肺	心　包	心	脾	肝	肾
俞穴	肺俞	厥阴俞	心俞	脾俞	肝俞	肾俞
募穴	中府	膻中	巨阙	章门	期门	京门

表 4-5-8　六腑俞募穴

六　腑	大　肠	三　焦	小　肠	胃	胆	膀　胱
俞穴	大肠俞	三焦俞	小肠俞	胃俞	胆俞	膀胱俞
募穴	天枢	石门	关元	中脘	日月	中极

五、下合穴的临床应用

六腑胃、大肠、小肠、胆、膀胱、三焦的下合穴依次分别为足三里、上巨虚、下巨虚、阳陵泉、委中、委阳。《素问·咳论》说："治腑者,治其合"。"合治内腑",多用于通降腑气以治疗急腹症。如足三里治疗胃脘痛;下巨虚治疗泄泻;上巨虚治疗肠痈、痢疾;委阳、委中治疗三焦气化失常而引起的癃闭等。

另外,下合穴也可协助诊断。

现将六腑下合穴列于表4-5-9中。

表4-5-9 六腑下合穴

六腑	小肠	三焦	大肠	膀胱	胆	胃
下合穴	下巨虚	委阳	上巨虚	委中	阳陵泉	足三里

六、八脉交会穴的临床应用

八脉交会穴的主治范围比较广泛,不仅主治本经脉循行所过的四肢躯干(包括内脏)、头面五官病变,也主治奇经八脉的有关病变,且为治疗所通奇经病证的首选腧穴。如督脉病变出现的腰脊强痛,可选后溪;冲脉病变出现的胸腹气逆,可选公孙。另外,临床上也常把公孙和内关、后溪和申脉、足临泣和外关、列缺和照海相配,以增强疗效,这属于上下配穴法的范畴。阴经两对按五行相生关系配伍,偏治五脏在里之疾;阳经两对按同名经同气相应关系配伍,偏治头面肢体在表之病。八脉交会穴配伍及主治见表4-5-10。

表4-5-10 八脉交会穴配伍及主治

穴名	所属经脉	所通经脉	相配合主治范围
列缺	手太阴肺经	任脉	肺系、咽喉、胸膈病证
照海	足少阴肾经	阴跷脉	
后溪	手太阳小肠经	督脉	耳、目内眦、头项、肩胛、腰背病证
申脉	足太阳膀胱经	阳跷脉	
公孙	足太阴脾经	冲脉	心、胸、胃病证
内关	手厥阴心包经	阴维脉	
足临泣	足少阳胆经	带脉	耳、目外眦、侧头、颈肩、胸胁病证
外关	手少阳三焦经	阳维脉	

（一）内关配公孙

内关为手厥阴心包经之络穴,联络心包、三焦二经,调理三焦,宣上导下。穴通阴维脉,阴维脉从足至腹,行于胁肋、胸膈和咽喉,既主一身之里,又是手足三阴经之纲维。公孙为足太阴脾经之络穴,联络脾、胃二经,调理脾胃,疏通肠道。穴通冲脉,冲脉亦行于腹、胸、咽喉部位,发病时,气从少腹上冲,状如奔豚,胸腹胀满,胃脘而痛。二穴合于心胸胃,并主治相应病变。

（二）列缺配照海

列缺为手太阴肺经之络穴,属肺络大肠,系于咽喉。穴与任脉相通,任脉循行于胸腹正中,上达咽喉。照海属足少阴肾经,通于阴跷,肾经和阴跷脉均与胸膈、肺系和咽喉相通。二穴合于胸膈、肺系、咽喉,并主治相应病证。

（三）后溪配申脉

后溪属手太阳小肠经,与督脉相通。申脉属足太阳膀胱经,通于阳跷,二穴之经脉在体表均与眼、耳、头项、肩胛、腰背等相连系,故共同主治耳、目内眦、头项、肩胛及腰背的病证。由于二穴所在的经脉

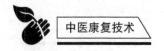

均与督脉相连,通达于脑,故也可主治心、脑、肝、肾的病证。

(四)外关配足临泣

外关为手少阳三焦经之络穴,与阳维脉相通,阳维脉主一身之表。足临泣属足少阳胆经,通于带脉。两穴之经脉均连系于耳、偏头、胸胁,故共同主治耳、目外眦、偏头、胸胁的病证以及外感风邪引起的疾病。

七、交会穴的临床应用

人体全身的交会穴有 90 个左右。其中,有的是在体表交会,有的则在体内贯通。交会穴不但能治本经的疾病,还能兼治所交会经脉的疾病。即交会穴具有治疗交会经脉所属脏腑、组织的病变的特点。如三阴交本属足太阴脾经腧穴,它又是足三阴经的交会穴,因此,它不仅治疗脾经病证,也可治疗足少阴肾经和足厥阴肝经的病证。历代文献对交会穴的记载略有不同,但绝大部分内容出自《针灸甲乙经》,根据该书所载,现将经脉交会穴列于表 4-5-11。

表 4-5-11　经脉交会穴

腧　穴	所属经脉	交会经脉
中府	手太阴经	足太阴经
肩髃	手阳明经	阳跷脉
巨骨	手阳明经	阳跷脉
迎香	手阳明经	足阳明经
承泣	足阳明经	阳跷脉、任脉
巨髎	足阳明经	阳跷脉
地仓	足阳明经	阳跷脉、手阳明经
下关	足阳明经	足少阳经
头维	足阳明经	足少阳经、阳维脉
气冲	足阳明经	冲脉
三阴交	足太阴经	足少阴经、足厥阴经
冲门	足太阴经	足厥阴经
府舍	足太阴经	足厥阴经、阴维脉
大横	足太阴经	阴维脉
腹哀	足太阴经	阴维脉
臑俞	手太阳经	阳维脉、阳跷脉
秉风	手太阳经	手阳明、手、足少阳经
天容	手太阳经	手少阳经
颧髎	手太阳经	手少阳经
听宫	手太阳经	手、足少阳经
睛明	足太阳经	手太阳经、足阳明经、阴阳跷脉
大杼	足太阳经	手太阳经
风门	足太阳经	督脉
附分	足太阳经	手太阳经
跗阳	足太阳经	阳跷脉
申脉	足太阳经	阳跷脉

续表

腧　　穴	所属经脉	交会经脉
仆参	足太阳经	阳跷脉
金门	足太阳经	阳维脉
横骨	足少阴经	冲脉
大赫	足少阴经	冲脉
气穴	足少阴经	冲脉
四满	足少阴经	冲脉
中注	足少阴经	冲脉
肓俞	足少阴经	冲脉
商曲	足少阴经	冲脉
石关	足少阴经	冲脉
阴都	足少阴经	冲脉
腹通谷	足少阴经	冲脉
幽门	足少阴经	冲脉
照海	足少阴经	阴跷脉
交信	足少阴经	阴跷脉
筑宾	足少阴经	阴维脉
天池	手厥阴经	足少阳经
臑会	手少阳经	手阳明经、阳维脉
丝竹空	手少阳经	足少阳经
天髎	手少阳经	阳维脉
翳风	手少阳经	足少阳经
角孙	手少阳经	足少阳经、手阳明经
耳和髎	手少阳经	足少阳经、手太阳经
瞳子髎	足少阳经	手太阳经、手少阳经
上关	足少阳经	手少阳经、足阳明经
颔厌	足少阳经	手少阳经、足阳明经
听会	足少阳经	手少阳经
悬厘	足少阳经	手少阳经
曲鬓	足少阳经	足太阳经
率谷	足少阳经	足太阳经
浮白	足少阳经	足太阳经
头窍阴	足少阳经	足太阳经
完骨	足少阳经	足太阳经
本神	足少阳经	阳维脉
阳白	足少阳经	阳维脉
头临泣	足少阳经	足太阳经、阳维脉
目窗	足少阳经	阳维脉

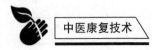

腧　　穴	所属经脉	交会经脉
承营	足少阳经	阳维脉
正灵	足少阳经	阳维脉
脑空	足少阳经	阳维脉
风池	足少阳经	阳维脉
肩井	足少阳经	手少阳经、阳维脉
日月	足少阳经	足太阴经、阳维脉
环跳	足少阳经	足太阳经
带脉	足少阳经	带脉
五枢	足少阳经	带脉
维道	足少阳经	带脉
居髎	足少阳经	阳跷脉
阳交	足少阳经	阳维脉
章门	足厥阴经	足少阳经
期门	足厥阴经	足太阴经、阴维脉
承浆	任脉	足阳明经
廉泉	任脉	阴维脉
天突	任脉	阴维脉
上脘	任脉	足阳明经、手太阳经
中脘	任脉	手太阳经、手少阳经、足阳明经
下脘	任脉	足太阴经
阴交	任脉	冲脉、足少阴经
关元	任脉	足太阴经、足厥阴经、足少阴经
中极	任脉	足太阴经、足厥阴经、足少阴经
曲骨	任脉	足厥阴经
会阴	任脉	督、冲脉
神庭	督脉	足太阳经、阳明经
水沟	督脉	手、足阳明经
百会	督脉	足太阳经
脑户	督脉	足太阳经
风府	督脉	阳维脉
哑门	督脉	阳维脉
大椎	督脉	手、足三阳经
陶道	督脉	足太阳经
长强	督脉	足少阴经、足少阳经

知识达标检测

一、单项选择题

1. 疏通经络作用的体现为（　　）。

A. 止痛　　　　　B. 升压　　　　　C. 降压　　　　　D. 安眠　　　　　E. 增乳

2. 属阴病治阳的为（　　）。

A. 咳喘取肺俞　　　　　　　　　　　B. 亡阳灸关元

C. 失眠补照海、泻申脉　　　　　　　D. 嗜睡泻照海、补申脉

E. 都不对

3. 针灸治疗原则中，"热则疾之"是指（　　）。

A. 施灸壮数多　　　　　B. 急吹其火　　　　　C. 拔罐速度快

D. 拔罐火力强　　　　　E. 毫针点刺疾出少留或不留针

4. 针灸治疗原则中，"寒则留之"是指（　　）。

A. 艾灸时间长　　　　　B. 艾灸量大　　　　　C. 寒证留针时间长

D. 坐罐　　　　　E. 都不是

5. 最能体现"寒则（温之）留之"治疗原则的是（　　）。

A. 埋针法　　　　　B. 艾炷灸　　　　　C. 拔罐　　　　　D. 温针灸　　　　　E. 火针法

6. 久泄、久痢以致脱肛宜用（　　）。

A. 实则泻之　　　　　　　　　B. 宛陈则除之　　　　　　　　　C. 陷下则灸之

D. 不盛不虚以经取之　　　　　E. 都不对

7. 不属于"宛陈则除之"治疗原则的病证是（　　）。

A. 扭伤　　　　　B. 毒虫咬伤　　　　　C. 癫闭　　　　　D. 小儿疳证　　　　　E. 腱鞘囊肿

8. 适宜于胃阴不足证的是（　　）。

A. 针灸并用　　　　　B. 重用灸法　　　　　C. 针补加灸　　　　　D. 泻法　　　　　E. 平补平泻

9. 取心经、心包经和督脉穴为主可用于（　　）。

A. 心气不足证　　　　　B. 心血亏虚证　　　　　C. 心火亢盛证　　　　　D. 痰蒙心窍证　　　　　E. 心脉瘀阻证

10. 穴取关元、足三里、下巨虚，针灸并用、施行补法适宜于（　　）。

A. 大肠虚证　　　　　B. 大肠寒证　　　　　C. 小肠虚寒证　　　　　D. 小肠气滞证　　　　　E. 都不对

11. 针灸并用、泻法适宜于（　　）。

A. 肝血不足证　　　　　B. 肝脉寒滞证　　　　　C. 肝阳上亢证　　　　　D. 肝气郁结证　　　　　E. 肝风内动证

12. 要求针灸并用并强调重用灸法的是（　　）。

A. 气虚证　　　　　B. 气滞证　　　　　C. 气逆证　　　　　D. 气陷证　　　　　E. 都不是

13. 针灸并用、补法适用于（　　）。

A. 肺气上逆证　　　　　B. 胃气上逆证　　　　　C. 肝气上逆证　　　　　D. 肾不纳气证　　　　　E. 都不对

14. 只针不灸、平补平泻适宜于（　　）。

A. 气不摄血证　　　　　B. 血热妄行证　　　　　C. 阴虚火旺证　　　　　D. 瘀血内积证　　　　　E. 气滞血瘀证

15. 按辨位归经，偏头痛属于（　　）。

A. 阳明头痛　　　　　B. 太阳头痛　　　　　C. 少阳头痛　　　　　D. 厥阴头痛　　　　　E. 少阴头痛

16. 哪一种"经络现象"不属于经穴压诊范畴？（　　）

A. 敏感　　　　　B. 麻木　　　　　C. 结节　　　　　D. 丘疹　　　　　E. 凹陷

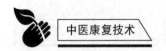

17.《难经·二十九难》记载的带脉病证是（　　）。

A. 带下　　　B. 疝气　　　C. 心痛　　　D. 寒热　　　E. 腹满

18."逆气里急"是何经的病候？（　　）

A. 任脉　　　B. 督脉　　　C. 冲脉　　　D. 带脉　　　E. 阴维脉

19. 以"苦心痛"为主症的奇经八脉是（　　）。

A. 任脉　　　B. 督脉　　　C. 冲脉　　　D. 阳维脉　　　E. 阴维脉

20."阳缓阴急"属于哪一条脉的主病？（　　）

A. 阳维　　　B. 阴维　　　C. 阳跷　　　D. 阴跷　　　E. 督脉

21. 脏腑病远端取穴应首选（　　）。

A. 头面　　　　　　　　　B. 胸腹　　　　　　　　　C. 腰背

D. 四肢肘、膝关节以上　　　E. 四肢肘、膝关节以下

22. 下列属随症选穴的是（　　）。

A. 肝阳上亢取太冲　　　　　B. 发热针曲池　　　　　C. 心肾不交灸神门

D. 五更泄灸命门　　　　　　E. 脾虚腹泻针足三里

23. 百会、长强、足三里治痔疮属什么配穴法？（　　）

A. 局部　　　B. 远端　　　C. 上下　　　D. 三部　　　E. 前后

24. 下列属表里配穴的是（　　）。

A. 合谷、偏历　　　B. 孔最、列缺　　　C. 内关、外关　　　D. 合谷、太冲　　　E. 太溪、太冲

25. 艾条灸的符号是（　　）。

A. △　　　B. ↓　　　C. ×　　　D. □　　　E. ↑

二、多项选择题

1. 属于针灸治疗作用的有（　　）。

A. 疏通经络　　　B. 镇静宁神　　　C. 消炎止痛　　　D. 扶正祛邪　　　E. 调和阴阳

2. 具有扶正祛邪双重作用的腧穴有（　　）。

A. 中脘　　　B. 内关　　　C. 气海　　　D. 水沟　　　E. 足三里

3. 用于"宛陈则除之"治法的穴位有（　　）。

A. 血海　　　B. 气海　　　C. 曲泽　　　D. 委中　　　E. 十宣

4. 属于针灸治疗作用的有（　　）。

A. 疏通经络　　　B. 镇静宁神　　　C. 消炎止痛　　　D. 扶正祛邪　　　E. 调和阴阳

5. 下列属局部取穴的是（　　）。

A. 升压取素髎　　　B. 头痛取百会　　　C. 手麻取八邪　　　D. 失眠取神门　　　E. 腰扭伤取阳陵泉

6. 下列属邻近选穴的是（　　）。

A. 鼻塞取迎香　　　B. 鼻塞取通天　　　C. 近视取风池　　　D. 近视取光明　　　E. 阳痿取关元

7. 下列属远道选穴的是（　　）。

A. 昏迷选水沟　　　B. 癫痫选大椎　　　C. 高血压选曲池　　　D. 项强选列缺　　　E. 牙痛选合谷

8. 多汗取双侧合谷、复溜属（　　）。

A. 上下配穴法　　　B. 左右配穴法　　　C. 表里经配穴法　　　D. 内外配穴法　　　E. 远近配穴法

9. 治疗哮喘的处方选膻中、孔最、尺泽、定喘、天突、肺俞、丰隆体现了什么配穴方法？（　　）

A. 上下　　　B. 前后　　　C. 本经　　　D. 表里　　　E. 三部

10. 宜行针灸并用、补法的病证有（　　）。

A. 肠道虚寒泄泻　　　B. 恶心呕吐　　　C. 脱肛　　　D. 脾虚月经过多　　　E. 痔疮出血

11. 只针不灸、泻法可用于心和心包的病证是（　　）。

A. 心脉瘀阻　　　B. 心气不足　　　C. 心血亏虚　　　D. 心火亢盛　　　E. 痰蒙心窍

12. 膀胱虚寒和膀胱湿热均适用的腧穴是（　　）。

A. 中极　　　　B. 膀胱俞　　　　C. 气海　　　　D. 京骨　　　　E. 委中

13. 太冲、行间适宜于治疗（　　）。

A. 肝气郁结证　　B. 肝阳上亢证　　C. 肝火上炎证　　D. 肝血不足证　　E. 肝风内动证

14. 气虚血瘀、血瘀血虚的共同治疗原则是（　　）。

A. 只针不灸　　B. 针灸并用　　C. 补法　　D. 泻法　　E. 平补平泻

15. 针灸临床应突出经络辨证的病证是（　　）。

A. 水肿　　　　B. 尿闭　　　　C. 牙痛　　　　D. 头痛　　　　E. 面瘫

16. 井穴知热感度测定数据大、时间长提示（　　）。

A. 机能亢进　　B. 属实证　　C. 机能低下　　D. 属虚证　　E. 无意义

17. 手太阴肺经证治中,除选用本经腧穴外,还可配用（　　）。

A. 手太阳经穴　　B. 足太阳经穴　　C. 手阳明经穴　　D. 足阳明经穴　　E. 任脉经穴

18. 足太阴脾经证治可选用（　　）。

A. 太白　　　　B. 章门　　　　C. 脾俞　　　　D. 大横　　　　E. 足三里

19. 阴跷脉的病证是（　　）。

A. 多寐　　　　B. 癫痫夜发　　　　C. 阳缓阴急　　　　D. 阴缓阳急　　　　E. 腰溶溶如坐水中

20. 络脉病证的刺法有（　　）。

A. 豹纹刺　　　　B. 三棱针点刺　　　　C. 皮肤针重叩出血

D. 挑刺　　　　E. 刺血拔罐

21. 属于经筋病证的治法是（　　）。

A. 挑刺　　　　B. 豹纹刺　　　　C. 以痛为腧　　　　D. 燔针劫刺　　　　E. 以知为数

22. 可用于治疗经筋病证的腧穴有（　　）。

A. 筋缩穴　　　　B. 阿是穴　　　　C. 阳陵泉　　　　D. 井穴　　　　E. 募穴

23. "陷下则灸之"适宜于（　　）。

A. 久泄　　　　B. 脉沉伏无力　　　　C. 阳气暴脱、脉微欲绝

D. 血络空虚　　　　E. 内脏下垂

24. 下列腧穴属五输穴"经穴"的是（　　）。

A. 阳溪　　　　B. 阳池　　　　C. 阳谷　　　　D. 阳交　　　　E. 阳辅

25. 根据"五输配五行"的理论,下列子穴正确的是（　　）。

A. 肝经行间　　B. 脾经商丘　　C. 胆经阳辅　　D. 小肠经小海　　E. 膀胱经束骨

参考答案

一、单项选择题

1. A　2. A　3. E　4. C　5. D　6. C　7. C　8. E　9. D　10. C　11. B　12. D　13. D　14. C
15. C　16. D　17. E　18. C　19. E　20. D　21. E　22. B　23. D　24. C　25. D

二、多项选择题

1. ADE　2. ABE　3. CDE　4. ADE　5. BC　6. ABC　7. DE　8. AB　9. ABCE　10. ACD
11. ADE　12. ABDE　13. ABCE　14. BE　15. CDE　16. CD　17. BC　18. ABCDE　19. ABC
20. ABCDE　21. CDE　22. ABC　23. ABCDE　24. ACE　25. ABCDE

（范秀英）

第五章

推拿总论

第一节　推拿疗法的特点及作用原理

推拿疗法是在阴阳、脏腑、经络、气血等中医基本理论指导下，医者运用手或肢体的其他部位，或借助一定的器具，以力的形式作用于患者体表经络、穴位或特定的部位，以减轻患者各种病痛，改善患者运动功能、感觉和认知功能，提高患者生活质量与生活自理能力，促进患者自身康复，达到个体最佳生存状态的一种治疗方法。

一、推拿疗法的特点

（一）操作方便

推拿疗法多凭借医者的双手或肢体的其他部位作用于患者体表，操作方便。

（二）疗效显著

推拿疗法通过手法作用于人体相应的腧穴、经络，以调整气机、疏通瘀滞、调和气血，对患者的功能康复具有显著疗效。

（三）施术安全

在运用推拿疗法时，仔细认真，手法恰当，技术娴熟，操作规范，一般不会对患者造成损伤。

（四）容易推广

推拿疗法的手法内容丰富多彩，大多数手法易于操作，便于推广应用。

二、推拿作用原理

推拿手法的临床应用是以中医基础理论为指导，因此其作用原理主要包括平衡人体阴阳；调整脏腑功能；疏通经络、行气活血；理筋整复、滑利关节四大方面。

（一）平衡人体阴阳

中医理论认为，人体阴阳平衡是维持正常生命活动的根本条件，而阴阳失衡是一切疾病发生的根本原因，贯穿于一切疾病的发生、发展的始终。正如《景岳全书·传中录》曰："医道虽繁，可一言以蔽之，阴阳而已"。因此，中医治疗处处遵循着调和阴阳，以平为期的原则。在辨证论治的指导思想下，针对疾病过程中出现的阴阳失调，采用不同性质的手法或补其不足，或泻其有余，使机体失于平衡的阴阳在不断运动变化的手法中得以调整，重新恢复平衡，达到治疗的目的。推拿可平衡阴阳的功能主要是通过运用不同性质的手法调整经络、气血而起作用的。推拿手法可按动静属性分阴、阳，轻、浅、短、小而偏于柔和的手法归于阴；重、深、长、大而偏于刚劲的手法归于阳。在操作方面，也有不少是以阴阳命名的。如，用两拇指桡侧自眉心向眉梢做分推以及沿腹部季胁和肩胛内缘向两旁分推的方法称为分阴阳。从阴池、阳池向总筋合推的方法称为合阴阳。

（二）调整脏腑功能

脏腑学说认为五脏生理功能之间的平衡协调，是维持机体内环境相对恒定的重要环节。若人体脏腑功能紊乱则会导致疾病的发生。因此,调和脏腑阴阳气血的偏盛偏衰也是中医治疗原则之一。脏腑虽在体内,但通过经络与体表联系,并且每一脏腑都有自己相应的经脉和络脉,沿一定路线在体表循行。内脏病变,往往通过经络反映到体表,即"有诸内必形诸外"。例如背部的背俞穴、胸腹部的募穴,就是脏腑的经气输注和聚集之处。对体表一些部位的按压刺激,也能通过经络传导到内脏及有关部位而产生治疗效应。推拿主要是通过手法刺激体表相应的腧穴、痛点,通过经络发挥其调整脏腑功能的作用。如搓摩胁肋以疏肝,振拍胸廓以肃肺,心前区按压以救神,擦腰骶透热以补肾,顺逆时针摩腹以调肠等。

（三）疏通经络,行气活血

经络内属脏腑,外络肢节,贯穿上下,从而将人体各部分联系成一个有机整体。经络的生理功能主要在于运用全身气血以营养脏腑组织,联络脏腑器官以沟通上、下、内、外,感应传导信息以调节人体各部分功能之平衡。通过经络系统的联系,气血得以循行周身,使人体五脏、六腑、四肢、五官、九窍、皮肉、筋骨得到充分营养从而发挥各自的生理功能。若经络不通,则气血运行不畅,会导致五脏、六腑、皮、肉、筋、脉及关节生理功能出现异常或功能低下。因此,中医学认为疾病的发生、发展、转归与经络系统有密切关联。推拿可以疏通经络,调和气血主要是通过以下途径实现的:首先,在人体施行推拿手法时,通过手法对人体体表的直接刺激,促进了气血的运行。正如《素问·血气行志》中说:"形数惊恐,经络不通,病生于不仁,治之以按摩醪药。"《素问·举痛论》也指出:"寒气客于肠胃之间,膜原之下,血不得散,小络急引故痛,按之则血气散,故按之痛止。"其次通过手法对机体体表做功,产生热效应,从而加速了气血的流动。正如《素问·举痛论》中说:"寒气客于背俞之脉则脉泣,脉泣则血虚,血虚则痛,其俞注于心,故相引而痛,按之则热气至,热气至则痛止矣。"

（四）理筋整复,滑利关节

筋骨、关节是人体的运动器官。经脉畅通、气血调和、阴阳平衡,才能确保机体筋骨强健、关节滑利,从而维持正常的活动功能。中医认为,筋骨关节受损,必累及气血,致脉络损伤,气滞血瘀,为肿为痛,从而影响肢体关节的活动。在《医宗金鉴·正骨心法要旨》中指出:"因跌仆闪失,以致骨缝开错,气血郁滞,为肿为痛,宜用按摩法。按其经,以通郁闭之气,摩其壅聚,以散瘀结之肿,其患可愈。"。说明推拿具有理筋整复、滑利关节的作用。这表现在三个方面:一是手法作用于损伤局部,可以促进气血运行,消肿祛瘀,理气止痛;二是推拿的整复手法可以通过力学的直接作用来纠正筋出槽、骨错缝,达到理筋整复的目的;三是适当的被动运动手法可以起到松解粘连、滑利关节的作用。

三、推拿作用机制的现代研究

推拿是通过手法作用于人体体表的经络、穴位或特定的部位,从而调节机体的生理、病理状况,来达到防病与治疗的目的。推拿的手法治疗实际是由一系列各异的动作产生不同的力在患者体表特定的部位或穴位上做功。这种功是医生根据患者具体的病情,运用各种手法技巧所做的有用功。其一方面可以直接在人体起到局部的治疗作用,另一方面还可以转换成各种能和信息,深透到体内并通过神经、体液等系统对人体的神经、循环、消化、泌尿、免疫、运动等系统及镇痛机制产生影响,从而治疗不同系统的疾病。现代医学将推拿对各系统的作用原理概括为:力、功、能与信息调整。

（一）对神经系统的作用机制

1. 对中枢神经的作用机制 手法刺激主要通过神经反射传导途径来调节中枢神经系统的兴奋和抑制过程。这主要表现在手法能改变脑电波,抑制、兴奋大脑皮层。经实验证明:强手法刺激经穴能引起大脑皮层的抑制,轻柔手法刺激经穴能引起大脑皮层兴奋。

2. 对周围神经的作用机制 各种推拿手法的刺激部位和施术穴位,大多分布在周围神经的神经根、神经干、神经节段或神经通道上,通过手法的刺激作用,能够改善周围神经装置及经络传导,可使周围神经产生兴奋,加速其传导反射。同时,通过手法对穴位的刺激,可调节自主神经功能,治疗多种内

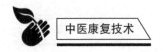

脏疾病。如手法刺激第5胸椎,可使贲门括约肌扩张。此外,手法作用于机体,还能够有效地改善局部血液循环,从而改善局部神经营养供给状况,促使神经细胞和神经纤维恢复作用。

（二）对循环系统的作用机制

1. 对血管的作用机制　各种推拿手法对血管的作用机制主要表现为扩张毛细血管,促进血管网重建以及恢复血管壁的弹性功能三方面。各种推拿手法的运用可以使储备状态下的毛细血管开放,其作用机制主要是推拿可引起一部分细胞内的蛋白质分解,产生组织胺和类组织胺物质,使毛细血管扩张开放;实验证明,将家兔跟腱切断后再缝合,术后进行推拿治疗,发现治疗足跟腱断端中有大量小血管生成,说明推拿有利于血管网的重建。另外,推拿手法在人体体表组织上产生的压力和摩擦力,可有效地清除血管壁上的脂类物质,减缓血管的硬化,利于恢复血管壁的弹性。

2. 对血液循环的作用机制　推拿对血液循环的作用主要表现为促进血液循环以及降低血液黏稠度。推拿手法虽作用于体表,但是其压力却能传递到血管壁,有节律地使血管壁受压与复原,当复原后,受阻的血流骤然流动,使血流旺盛,流速加快。另外,通过推拿手法有节律的刺激,可迫使血液重新流动及提高血液流速,从而降低了血液黏稠度。

3. 对心脏功能的作用机制　推拿手法对心率、心律、心功能有良好的调节作用。目前的研究表明,推拿对心脏功能的作用机制,主要是与降低外周阻力、改善冠状动脉供血、提高心肌供氧状况、减轻心脏负担、改善心功能有关。

4. 对血压的作用机制　推拿手法对血压的影响及其降压的作用机制与降低周围阻力,解除冠状动脉痉挛、改善血管顺应性,以及通过节段神经的传导反射而起的调节作用等因素有关。

（三）对消化系统的作用机制

1. 对胃肠蠕动的作用机制　推拿手法直接刺激穴位,可加强胃壁的收缩能力,使平滑肌的张力、弹力和收缩能力增强,促进胃肠蠕动。

2. 对胃肠分泌吸收功能的作用机制　推拿手法的刺激信号,通过自主神经的反射作用,使支配内脏器官的神经兴奋,促使胃肠消化液的分泌;同时推拿手法能改善胃肠血液淋巴的循环,从而加强胃肠的吸收功能。

（四）对泌尿系统的作用机制

推拿手法可以调节膀胱张力和括约肌功能,故可用于治疗尿潴留和遗尿症。动物实验证明,按揉半清醒状态下家兔的"膀胱俞",可导致平静状态下的膀胱收缩,内压升高。

（五）对免疫系统的作用机制

推拿具有调节免疫功能的作用。实验表明,手法作用于人体背部两侧的膀胱经,可使正常人白细胞总数增加,白细胞吞噬指数(细胞免疫)明显增高,血清补体效价(血清免疫)明显提高。临床上采用点按迎香穴、按揉风池穴、拍打大椎穴、摩面可防治感冒,这说明推拿对提高免疫系统功能有良好的调节作用。

（六）对内分泌系统的作用机制

根据临床观察,对糖尿病患者进行按揉脾俞、膈俞、足三里、擦背部的足太阳膀胱经并结合少林内功锻炼后,部分糖尿病患者的胰岛功能增强,血糖不同程度地降低,尿糖转阴。此外,推拿可用于调治更年期综合征的机制可能与推拿可使绝经后妇女的雌激素水平提高以及血清降钙素降低有关。

（七）对运动系统的作用机制

1. 改善肌肉的营养代谢　运用推拿手法可以促进肌肉得到充分的氧及营养物质,并将组织液中的乳酸等有害代谢产物吸收或排出体外,从而消除肌肉的疲劳,提高肌肉的活力和耐受力。

2. 促进软组织修复　临床上对肌肉、肌腱、韧带部分断裂者采用适当的推拿手法理筋,将断裂的组织抚顺理直,有利于减轻疼痛并有利于断面生长吻合。

3. 分离、松解粘连 体内激素水平紊乱、免疫功能改变而发生的肩关节粘连,或者是软组织损伤后,瘢痕组织的增生、相互粘连,对神经血管束产生卡压,是导致疼痛和运动功能障碍的重要原因。推拿手法中的松动类手法,可间接地将粘连撕离、松解;按、揉、拨等手法则可直接地使粘连分离,促进肌腱、韧带放松,起到松动关节的作用。

4. 纠正解剖位置的异常 骨错缝、筋出槽是推拿临床常见的急性损伤病理状态。运用整复类手法,能使筋、骨各顺其位,从而解除了对组织的牵拉、扭转、压迫的刺激,最终使疼痛消失。

5. 调整神经根与压迫物的关系 经 CT 或 MRI 证实,推拿治疗腰椎间盘突出症,能获得满意的临床疗效。疗效的获得主要是推拿可改变突出物的位置从而调整了神经根与压迫物之间的关系,使临床症状减轻或消除。

6. 解除肌肉痉挛 肌肉痉挛是一种自然的保护机制,然而持久的肌肉痉挛可挤压穿行于其间的神经与血管,从而形成新的疼痛源。经过推拿手法的治疗,既可通过肌肉牵张反射直接抑制肌痉挛,又可通过消除痛源而间接解除肌痉挛。

7. 促进炎症介质分解、稀释 软组织损伤后,血浆及血小板分解产物,形成许多炎症介质,这些炎症介质有强烈的致炎、致痛作用。推拿手法能促进静脉及淋巴回流,加快物质运动,也促进了对炎症介质的分解、稀释,使局部损伤性炎症消退。

8. 促进水肿、血肿的吸收 推拿治疗能促进血液循环、加速静脉回流,因而具有良好的活血化瘀作用,有利于水肿和血肿的吸收。由于肿胀的减轻,降低了组织间压,消除了神经末梢刺激,从而疼痛得以缓解。

（八）镇痛作用机制

1. 镇静止痛 某些疼痛症状的产生是由于大脑皮层接受了恶性刺激信号,表现为异常兴奋状态。使用推拿手法可以产生一种良性刺激信号并传入大脑皮层的相应部位,从而产生新的良性兴奋灶,当新的兴奋灶足以抑制原有的兴奋灶时,便可以起到镇静止痛的作用。

2. 解痉止痛 某些疼痛症状的产生是由于肌肉受到了恶性刺激发生痉挛而导致疼痛。推拿手法的使用能够减轻或消除某些恶性刺激,从而缓解痉挛,达到止痛的目的。

3. 消肿止痛 某些疾病或者损伤造成一定部位的出血或者组织液的渗出,而导致了肿胀。因为肿胀的压迫刺激出现疼痛症状。推拿具有促进血肿、水肿的吸收和消散作用,从而达到消肿止痛的目的。

4. 活血止痛 某些部位气滞血瘀也是导致疼痛的原因。推拿手法可以促进毛细血管扩张、加速血液循环,改善局部营养供给,加速有害物质的排泄,从而起到活血止痛的目的。

（九）心理调节机制

当人体发生疾病时,除了疼痛的感觉外,还常常伴有忧虑、恐惧与孤立无援的心理。这些不良的情绪会加重患者的疼痛感,影响疾病的治疗,不利于康复。因此,转移患者的忧虑、恐惧、孤独感能够减轻患者的疼痛,更好地促进治疗。在对人体施行推拿手法时,患者会不自觉地将注意力集中到对手法作用的感受当中,同时推拿本身具有舒缓作用,也使患者在接受推拿后逐渐放松了心情,从而暂时避免了忧虑、恐惧情绪的干扰。此外,推拿的过程,是医生和患者密切接触的过程,拉近了医患之间的距离,让患者感觉得到关心与照顾,避免产生孤立无援的心理,更好地建立起抵御疾病的信心。另有资料表明,当患者获得镇静、安慰以及欣快感时,会使脑脊液中的内啡肽含量增高,这说明心理调节与中枢控制机制调节神经、内分泌系统等密切相关。

总之,推拿作用机制的物理因素非常复杂,它是以力学作用为主,结合能量、信息的调整,在力、热、生物电及生物场的综合作用下,改善皮肤和肌肉血液循环、加强组织器官的新陈代谢、促进胃肠功能、兴奋或抑制神经、纠正解剖位置的失常并恢复其功能,从而产生消肿、止痛、镇静安神、活血祛瘀、解痉、调整人体生理功能和增强机体免疫功能的作用。

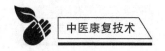
中医康复技术

第二节　推拿治疗原则及基本治法

一、推拿治疗原则

推拿治疗原则是建立在整体观念和辨证施治基础之上,针对疾病制订的具有普遍指导意义的治疗法则,用以指导临床治疗立法。

治疗原则和具体的治疗方法不同。任何具体的治疗方法总是从属于一定的治疗原则。如各种病证以邪正关系来讲,离不开邪正斗争及其消长盛衰的变化。因此,扶正祛邪即为治疗原则。而在此原则指导下,采取的补肾、健脾、壮阳等法,就是扶正的具体方法;发汗、涌吐、通下等法,就属于祛邪的具体方法。

(一)治未病

治未病是推拿的治疗原则之一。早在《黄帝内经》中就已有:"不治已病治未病、不治已乱治未乱"的论述。《金匮要略》亦提到:"夫治未病者,见肝之病,知肝传脾,当先实脾"。这说明古人很早就认识到防病于未然的重要性。推拿用于养生保健在历代医书中屡见不鲜,《诸病源候论》中所记载的自我推拿内容,多是关于养生保健的,说明推拿疗法重视预防,注意发挥人与疾病作斗争的主观能动性。

(二)治病求本

治病求本是指在治疗疾病时,必须针对疾病发生的根本原因进行治疗。在临床运用治病求本这一原则时,必须正确处理"治标与治本"、"正治与反治"之间的关系。

1. 治标与治本

(1)急则治标　标症甚急,不及时解决可危及患者生命,或可引起其他严重并发症等,首先要治疗标病,其目的是抢救生命或缓解患者的最急迫症状,为治疗本病创造有利的条件。"急则治标"是推拿治疗急症中的基本原则。如急性胆绞痛发作,在没有确定是急性胆囊炎,还是胆石症时,首先应以止痛为主,采用抑制性手法,以短时、重刺激点按右侧背部压痛点及胆囊穴,为其他治疗争取时间,其后可对胆石症等进行常规的手法治疗。再如小儿惊风发作时,首先要治其标,立即掐人中、掐十宣,待病情稳定后,再审证求因。

(2)缓则治本　主要用于慢性病和急性病恢复时期,针对其发病原因进行根本性治疗。

(3)标本同治　在标本俱急的情况下,应采取标本同治的方法。如骶髂关节错缝,疼痛剧烈,腰肌有明显的保护性痉挛,治疗应在放松肌肉、缓解痉挛的前提下,实施整复手法,可使错缝顺利回复,而达到治愈的目的。

2. 正治与反治

(1)正治　逆其证候性质而治的一种常用治疗法则,称为正治或逆治。即通过分析疾病的临床证候,辨明寒热虚实,分别选用"寒者热之"、"热者寒之"、"虚则补之"、"实则泻之"等不同的治疗方法。正治是推拿临床中常用的方法之一。如寒邪所致的疼痛,可采用擦法、摩法以达到温阳散寒的作用。胃火炽盛所致的胃痛,即采用挤压类、摆动类手法以达泻热通腑的作用。

(2)反治　顺从疾病假象而治的一种治疗法则,称为反治或从治。究其实质,还是在治病求本法则指导下,针对疾病本质而进行治疗,故其实质上仍是"治病求本"。这是临床中在特殊情况下所采取的治法。主要有"通因通用"、"塞因塞用"、"热因热用"、"寒因寒用"。如小儿湿热泄泻,不能用固涩之法,否则湿热之邪稽留不去,所以当用清大肠、清小肠、退六腑等清下之法,开门祛邪,再配合摩腹、补脾经操作较为合适,此所谓"通因通用"。

(三)扶正祛邪

疾病的过程,在一定意义上可以说是正气与邪气矛盾双方相互斗争的过程,正胜则邪退。因此,治疗疾病就是要扶助正气,祛除邪气,改变邪正双方的力量对比,使之向有利于健康的方向转化。扶正与祛邪相辅相成。扶正即扶助正气,使正气加强,有助于抗御和祛除病邪;祛邪则祛除了病邪的侵犯、干扰和对正气的损伤,有利于保存正气和正气的恢复。所以扶正祛邪也是推拿治疗的基本原则。

"邪气盛则实,精气夺则虚",邪正盛衰决定病变的虚实。"虚则补之"、"实则泻之"。补虚泻实是扶正祛邪这一原则的具体应用。扶正即用补法治疗虚证,祛邪即用泻法治疗实证。一般而言,具有兴奋功能、作用时间长、手法轻柔的刺激为补;具有抑制功能、作用时间短、手法重的刺激为泻。

临床上尚可见虚实夹杂的复杂病证,要认真细致地分析正、邪双方消长盛衰的情况,根据正邪在矛盾斗争中所占的地位,决定扶正与祛邪的主次先后,或以扶正为主,或以祛邪为主,或是扶正与祛邪并重,或是先扶正后祛邪,或是先祛邪后扶正。在扶正与祛邪并用时,应注意扶正而不留邪,祛邪而不伤正。如小儿疳积,多由小儿脏腑娇嫩、脾常不足、不知饥饱、内伤乳食或喂养不当,使乳食积滞,损伤脾胃,而致的脾胃运化失司,积聚留滞于中,久积成疳,从而影响小儿的生长发育。正气不足,积聚难化;积聚不化,正气难复。此时即应扶正祛邪并用,以健脾和胃、消积导滞之法。扶正健脾以促运,祛邪消积以恢复脾之功能,气血得以化生,则疳积必除。

(四)调整阴阳

疾病的发生机制是极其复杂的,但总体可归为阴阳失调。因此,调整阴阳,恢复阴阳的相对平衡是推拿治疗的原则之一。

阴阳偏盛,即阴或阳的偏盛或有余。治疗时应采取"损其有余"的方法。

阴阳偏衰,即正气中阴或阳的不足,或为阴虚或为阳虚。阴虚不能制阳,常表现为阴虚阳亢的虚热证;阳虚则不能制阴,多表现为阳虚阴盛的虚寒证。阴虚而致阳亢者,应滋阴以制阳。如高血压属阴虚阳亢者,除使用常规手法外,可采用补肾经的方法即自太溪穴沿小腿内侧面推至阴谷穴,或按揉涌泉穴。阳虚而致阴盛者,应温阳以治阴。如阳虚而致五更泄泻,可摩揉关元穴,擦肾俞、命门或推上七节骨等。若阴阳两虚,则应阴阳双补。由于阴阳是相互依存的,故在治疗阴阳偏衰时,还应注意"阴中求阳"、"阳中求阴",即是在补阴的同时,辅以温阳,温阳的同时,适当配以滋阴,从而使"阳得阴助而生化无穷,阴得阳升而泉源不竭"。

(五)三因制宜

因时、因地、因人制宜即三因制宜,是指治疗疾病要根据季节、地区以及人体的体质、年龄、性别等不同来制订相应的治疗方法。全面考虑,综合分析,区别对待,酌情施术。

1. 因时制宜 治疗疾病时需要考虑患者所处的季节和气候变化,根据不同时间、温度的变化特点来调整治疗方案。如:秋冬季节,肌肤腠理致密,治疗时手法力度应稍强,推拿介质多用葱姜水、麻油;春夏季节,肌肤腠理疏松,手法力度要稍轻,夏季可用滑石粉以防汗,介质可用薄荷水等。

2. 因地制宜 由于地理环境、气候条件差异,人体生理功能、病理特点也有区别,因此,治疗手法应因地而异。

3. 因人制宜 根据患者的年龄、性别、体质、胖瘦和部位等不同特点来制订合适的治疗方法。在按摩推拿过程中,尤其需要注意因人制宜。如:患者体质强,施术部位在腰臀部、四肢肌肉丰厚部,病变部位较深者,手法刺激量宜大;患者体质弱或小儿,操作部位在头面、胸腹肌肉薄弱部,病变部位较浅的,手法刺激量宜小。

二、推拿基本治法

推拿是在中医学理论指导下,通过手法作用于体表的一定穴位和部位,达到防病治病目的的一种疗法,属中医外治法的范畴。

推拿手法的治疗作用取决于两个要素:一是手法的性质和作用量,二是被刺激部位或穴位的特异性。手法的性质,指不同的手法性质不同,有温热性质的手法,有寒凉性质的手法。如小儿手法的推三

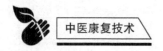

关,性属热,退六腑,性属寒等。《幼科铁镜》记载:"寒热温平,药之四性;推拿掐揉,性与药同,用推即是用药。推上三关,代却麻黄、肉桂;退下六腑,替代滑石、羚羊……。"手法的作用量,包括作用力的大小、作用部位的深浅、作用时间的长短、手法频率的快慢等。如:按手法刺激强度,有"轻揉为补、重揉为泻"之说;按手法频率,有"急摩为泻、缓摩为补"之说;按手法操作时间,有"长时为补、短时为泻"之说;按经络循行方向,有"顺经为补、逆经为泻"之说;按手法旋转方向有"顺转为补、逆转为泻"之说;按手法运动方向,有"推上为补、推下为泻"及"旋推为补、直推为泻"之说;按血液循环方向,有"向心为补、离心为泻"之说。作用部位和穴位的特异性,则是要根据疾病的性质状况,选择相应的部位和穴位。如:诊疗网球肘,要取肱骨外上髁的局部和前臂伸肌群;穴位的选择则要依据辨证选穴,如运用五输穴,虚则补其母,实则泻其子的选穴原则等。在同一部位或穴位用不同性质和量的手法,作用不同,用同一性质和量的手法在不同部位和穴位操作,作用也不同,二者必须有机地结合运用,才能收到较好的治疗效果。

根据手法的性质和作用量,结合治疗部位和穴位,推拿治疗有温、清、补、泻、通、和、汗、散八法。现将八法分述如下。

（一）温法

温即温热,温法有温经散寒、补益阳气的作用。温法以摆动、摩擦、挤压类手法为主。操作时手法多缓慢、柔和、有节律、作用时间较长,使患者局部有较深透的温热感,适用于阴寒虚冷的病证。推拿手法中,产热最强的应属擦法,尤以小鱼际擦法最甚。临床可用摩揉丹田,擦肾俞、命门等温补肾阳;可按摩中脘、关元,拿肚角等温中散寒止痛;分推肩胛骨,揉肺俞,摩中脘,揉足三里等温肺化饮;摩关元,擦八髎,揉龟尾等温阳止泻;推上三关,性温热,治一切虚寒证等。

（二）清法

清法即清除热邪的方法,具有清热凉血、清热祛暑、生津除烦等作用。清法以摩擦类、挤压类手法为主,操作时多快速、重施,具有一定爆发力,但要刚中有柔,适用于热证。推拿用清法,无苦寒伤脾胃之虞。推拿介质多用寒凉之水、滑石粉等。施术部位多见皮肤红、紫等郁热外散之象。

临床上热性病的症状极其复杂,必须辨其卫气营血、表里虚实,是表热还是里热,是实热还是虚热,是气分热还是血分热,要根据不同情况采取相应的治疗方法。实则清泻实热,虚则滋阴清火。病在表者,当治以清热解表,多用开天门、推坎宫手法;表实热者,逆经轻推背部膀胱经,揉大椎等;表虚热者,顺经轻推背部膀胱经,顺揉太阳穴等。病在里且属气分大热者,当清其气分之邪热,逆经轻推督脉,掐揉合谷、外关等;血分实热者,当清热凉血,逆经重推督脉,退六腑等;阴亏虚热者,当养阴清火,轻擦腰部,推涌泉,摩下丹田,清天河水等。

（三）补法

补,即滋补,补气血津液之不足、脏腑机能之衰弱,可健脾胃、强腰肾。补法通常以摆动类、摩擦类为主,但手法要轻而柔,频率缓慢,用力轻,顺着经络的方向,刺激时间较长,适用于虚证,如气血两亏、脾胃虚弱、肾阴不足、虚热盗汗、遗精等虚证。临床上补五脏,以督脉、膀胱经背俞穴、腹部特定穴为主,增强脾胃功能、健脾益气、疏理肝气、促进气血生化,多采用摩揉中脘、关元、脾俞、胃俞、肾俞,按揉膻中、膈俞等。补脾胃以健脾和胃,加强胃腑功能为主,多采用摩腹,揉脐,按揉足三里等。补肝肾以滋阴壮阳为主,多采用擦命门、腰阳关,揉关元、气海,补肾经,摩揉涌泉穴等。

（四）泻法

泻,即泻下。泻法以摆动、摩擦、挤压类手法为主。操作时手法力量较深重,刚中有柔、手法频率由慢而逐渐加快、逆着经络循行的方向、持续时间较短,适用于下焦实证。由于结滞实热,引起下腹胀满或胀痛、二便不通等皆可用本法治疗。推拿之泻,不同于药物峻猛,故体质虚弱、津液不足、气虚无力致大便秘结者,均有较好效果。虽然本法刺激稍强,但因推拿是取手法对内脏功能的调节作用而达到泻实的目的,故一般无副作用。对胃肠燥热者,多采用推揉中脘、天枢、大横,重揉时短,逆时针摩腹,推下七节骨等;对食积便秘者,多采用揉板门,清大肠,揉天枢,运外八卦,摩腹,揉脐等法,以通腑泻实,阴虚火盛、津液不足、大便秘结者,用摩法以顺时针方向在腹部治疗,则可起通便而不伤阴的作用。

（五）通法

通,即疏通,具有祛除病邪之壅滞、通经络、行气血的作用。通法以挤压类、摩擦类、叩击类手法为主。操作时要刚柔兼施,轻重交替。临床上多用于治疗经络不通的病证。通法有以下两种。第一,通经脉气血。《医宗金鉴》"按其经络,以通郁闭之气……",《厘正按摩要术》"按能通血脉","按也最能通气",故经络不通,按之可解,即通经络、行气血,如:用推、拿、搓法于四肢,则能通调经络;拿肩井则有通气机,行气血之作用;点按背部俞穴可通畅脏腑之气血。推法、击法、拨法等最有疏通的效果,可以通调一身之气,多适用于督脉、足太阳膀胱经及大椎、八髎、命门、腰阳关等处。第二,通大小便。如摩腹可以治疗妇女产后小便不通,也可以治疗便秘。

（六）和法

和法即和解、调和之法,以和阴阳为重。和法以摆动、振动、摩擦类手法为主。操作时平稳柔和、频率较缓,并注意经络的特性,以达到阴阳平衡的目的。

凡病在半表半里,且不宜汗、不宜吐、不宜下者,均要运用和解之法。和脏腑、和经络、和气血、和营卫、和脾胃、和肝胃、和脉气、和经血、和筋脉均为常用和法。推揉膀胱经背俞穴,可和脏腑阴阳;揉板门,可和脾胃,消食化滞,运达上下之气;揉中脘、章门、期门,搓胁可和肝胃;揉按关元、中极,搓擦八髎等可和经血;拿揉肩井,运外八卦,可和一身气血。分腕阴阳,可和阴阳、气血,行滞消食,治寒热往来,烦躁不安;分腹阴阳,可健脾和胃,理气消食,治呕吐,腹胀,厌食;推四横纹,和上下之气血,治身体瘦弱不欲饮食;小儿捏脊,有调阴阳、理气血、和脏腑、通经络、培元气的功效。

（七）汗法

汗法即发汗、发散的方法,可使病邪从汗而解。汗法以挤压类和摆动类手法为主。操作时宜柔和轻快,先轻后重,多用于风寒外感和风热外感两类病证。临床以肩井、风池为主穴。在施行推拿手法时:风寒外感,用先轻后重的拿法加强刺激,步步深入,因重则解表,使全身汗透,达到祛风散寒的目的;风热外感,则用轻拿法,宜柔和轻快,使腠理疏松。施术时,患者感觉汗毛竖起、周身舒适、肌表微汗潮润、贼邪自散,病体则霍然而愈。汗法多注重于拿法、按法、一指禅推法等。一指禅推、拿颈项部之风池、风府能疏散风邪;按、拿手部之合谷、外关,可驱一切表邪;大椎为诸阳之会,用一指禅推、按、揉等法治之,有发散热邪、通三阳经气之作用;一指禅推、按、揉风门,肺俞皆可祛风邪,宣肺气。肺主皮毛,拿、按肩井穴,则可开通气血。古人曰:"肩井穴是大关节,推之开通气血,各处推完将此掐,不愁气血不通行。"气血通行无阻,病邪则无所藏匿。所以,凡外感风寒、风热之邪,用拿法、按法、一指禅推法,对祛风散寒、解肌发表有卓著之效。

（八）散法

散法,即消散、疏散的方法。散法一般以摆动类及摩擦类手法为主。手法要求轻快柔和,用于消瘀散结等。推拿的散法很有独到之处,其主要作用是"摩而散之,消而化之"。诸如脏腑之结聚、气血之瘀滞、痰食之积滞均可运用散法,达气血疏通、结聚消散之目的。如饮食不节,脾失健运所致的胸腹胀满、痞闷,可用摩擦类手法散之。《素问·举痛论》:"寒气客于肠胃之间,膜原之下……小络急引故痛,按之则血气散,故按之痛止。"气郁胀满则施以轻柔的一指禅推、摩法散之;肝气郁滞所致的胁肋疼痛,常以抹双肋的方法散之;有形的凝滞积聚,可用一指禅推、摩、揉、搓等手法散之。

第三节 推拿常用诊断方法

推拿疗法强调以中医基础理论为指导,结合现代医学的基本理论,通过四诊及必要的物理检查,实验室检查等手段,全面了解患者的全身情况和局部症状,对疾病进行综合分析,明确诊断,辨清证候。

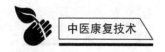

在此基础上,以辨证论治和辨病施治相结合的原则为指导,选择相应的治疗部位和手法进行治疗。现将与推拿治疗有关的全身望诊、触诊及特殊检查介绍如下。

一、头面部

(一) 望诊

机体外形的强弱,与五脏功能的盛衰是统一的。一般来说,内盛则外强,内衰则外弱。小儿额骨及颞骨双侧凸出,顶部扁平,呈方形,头发稀疏不华,多见于佝偻病患儿。小儿头倾向患侧,颜面转向健侧,呈倾斜状态,多见于小儿肌性斜颈。头轻度前倾位,头部姿势牵强,多为落枕、颈椎病。头部不自主地震颤,可见于震颤麻痹患者或老年人。一侧不能闭眼,额部皱纹消失,做露齿动作时,口角斜向健侧,鼻唇沟消失,多为面神经麻痹。中枢性面瘫主要表现为面下半部瘫痪,口角歪向患侧。伸舌舌体偏向患侧,多为脑卒中。

(二) 触诊

医者双手掌分别放在小儿左右颞部,拇指按在额部,用中指与食指检查囟门。正常前囟门可触及与脉搏一致的跳动,囟门与颅骨平齐,稍有紧张感。前囟门应在出生后 12~18 个月闭合。如迟闭,见于佝偻病等。如前囟隆起,多见于高热、颅内出血等颅内压增高的疾病。如前囟凹陷,多见于吐泻大伤津液的患儿。

新生儿肌性斜颈,可在患侧胸锁乳突肌上触及梭形肿物。落枕、颈椎病患者,常可在颈项部触摸到肌肉强硬痉挛。乳突炎可在耳后乳突出现压痛。

(三) 特殊检查

1. 张口度测定 张口时,上下颌牙齿之间的距离,相当于张口者中、食、无名指三指并拢时末节的宽度,如下颌关节强直,则宽度减小或牙关紧闭。

2. 角膜反射检查 将棉花捻成毛笔状,用其末端轻触角膜表面。如立即引起双眼瞬目,说明角膜反射存在。面神经麻痹时,刺激任何一侧角膜,总是患侧不能瞬目,健侧能瞬目。

二、胸腹部

(一) 望诊

应注意胸腹壁有无皮肤发红、肿胀,有无包块、有无皮下青筋暴露;还要注意观察胸廓及腹部的形态,左右是否对称、呼吸动度等情况。若乳房红肿变硬有明显压痛,并伴有发热者,多为乳腺炎。乳头有血性分泌物溢出,多为乳腺肿瘤或结核的一个重要体征。整个胸廓表现为高度扩大,尤其是前后径扩大,外形像桶状,称为桶状胸,多见于肺气肿及支气管哮喘患者。若胸骨(尤其是下部)显著前突,胸廓前后径扩大,横径缩小,称为鸡胸,见于佝偻病。若胸部一侧的呼吸动度减弱或消失,可见于胸腔积液或腹部积聚。腹部胀大,腹壁青筋暴露者,多为臌胀。肚脐偏歪,腹部膨隆,多为癥瘕积聚。小儿骨瘦如柴,腹大如鼓,并见青筋暴露,多为疳积。正常腹部看不到蠕动波,若出现明显的胃肠蠕动波,多为幽门梗阻或肠梗阻。

(二) 触诊

1. 胸部触诊 胸部触诊要注意有无皮下气肿及肋骨骨折。胸壁有皮下气肿时,医者用手按压患者胸壁,可有握雪或捻发感,多由于胸部外伤后,肺或气管破裂,气体逸至皮下所致。肋骨骨折时,压胸试验呈阳性。

2. 腹部触诊 腹部触诊要注意有无压痛。一般来说,内脏病变按照脏器的解剖位置,可在相应的体表上出现疼痛和压痛等反应。

阑尾炎在右髂前上棘与脐连线的中、外 1/3 交点处有压痛,此点临床上称为麦克伯尼(McBurney)

氏点。阑尾炎发作时,阑尾穴(足三里直下 2 寸)常有压痛或酸胀感,以右侧较明显。胆囊炎在胆囊点(右季肋缘与腹直肌右缘的交角处)有压痛。检查时用四指或拇指压住胆囊点,当患者深吸气时,胆囊下移,因碰到手指感到剧痛而突然屏气,即为胆囊压痛试验阳性。胆道蛔虫症患者,在剑突下二指,再向右旁开二指处有明显压痛,称为胆总管压痛点。胃溃疡压痛区在上腹部正中和偏左,范围较广;十二指肠溃疡压痛区在上腹部偏右,常有明显的局限压痛点。胃肠穿孔等急性腹膜炎患者,腹壁紧张,有压痛及反跳痛,为腹膜刺激征。触诊时,腹壁强硬如板,称为板状腹。

（三）特殊检查

1. 压胸试验 患者坐位或站立位,医者将一手掌抵住其背部正中,另一手掌按住胸骨,然后两手轻轻对压,如有肋骨骨折,则骨折部位疼痛,同时伴有骨擦音。

2. 腹壁反射检查 患者仰卧,下肢屈曲,嘱患者放松腹肌,医者用钝尖物轻而迅速地划其两侧季肋部、脐平面和髂部腹壁皮肤,方向由外向内。正常时可见到腹肌收缩。反射中心节段定位,上腹壁在胸髓 7~8,中腹壁在胸髓 9~10,下腹壁在胸髓 11~12。如一侧腹壁反射消失见于锥体束损害,某一水平的腹壁反射消失提示相应的周围神经和脊髓损害。

三、脊柱部

（一）望诊

首先要注意观察脊柱的生理曲线是否改变,脊柱有无畸形。正常脊柱有四个生理弯曲,即颈椎前凸、胸椎后凸、腰椎前凸和骶尾椎后凸。患者一般取站位和坐位检查。坐位检查可排除下肢畸形对脊柱曲线的影响。观察患者姿势有无异常,如脊柱侧弯或倾斜、驼背、腰前凸增大或减小,骨盆歪斜等。脊柱前凸畸形多由于姿势不良或小儿麻痹症;脊柱后凸畸形,表现为成角如驼峰状,多见于小儿佝偻病和脊柱结核;脊柱后凸畸形成圆弧状、姿势强直,多见于类风湿性脊柱炎。老年人后凸畸形多在胸椎一段。脊柱侧突畸形大多由于姿势不良、下肢不等长、肩部畸形、腰椎间盘纤维环破裂症、小儿麻痹症及慢性胸腔或胸廓病变。姿势不良引起的侧突畸形,可在平卧及弯腰时消失。

（二）触诊

1. 棘突定位 肩胛骨内上角相当于第 2 胸椎平面,肩胛骨下角相当于第 7 胸椎平面,第 12 肋与胸椎交角相当于第 12 胸椎,髂嵴最高点的连线相当第 4 腰椎棘突,髂后上棘连线相当腰骶关节,而骶髂关节在髂后上棘下方,相当第 2 骶椎平面。

2. 检查脊柱部压痛点 患者取站位或卧位,沿棘突、棘间、椎旁寻找压痛点。要分别浅、深压痛和间接压痛。浅压痛表示浅部病变,如棘上、棘间韧带等浅层组织。深压痛和间接压痛表示深部病变,如椎体、小关节和椎间盘等组织。腰背部的软组织损伤大多能在病变部位找到肌痉挛和压痛,如:棘间韧带劳损在棘突之间有压痛;棘上韧带劳损在棘上有压痛;腰筋膜劳损多在第三腰椎横突旁有压痛和肥厚感,或见肌痉挛,或见有索状结节;腰背肌劳损出现肌痉挛,在腰部肌肉的附近区有压痛。颈、腰椎间盘纤维环破裂症,在病变椎间盘的棘突间及两旁有深压痛和放射痛。背腰部的压痛点,亦应注意区别是否为内脏疾病在背腰部的反射性疼痛点。如心脏疾病有时可在右侧心俞处有压痛,肝、胆疾病则可表现为右侧肝、胆俞处压痛。如果腰部只有酸痛,压痛点不明确或者根本没有压痛点,用拳叩击腰部反觉舒适,往往是子宫后倾、肾下垂、神经衰弱等的症状性腰痛。因此临床上必须注意详细、全面地诊察。

（三）特殊检查

颈椎关节活动度:颈前屈 0°~45°,后伸 0°~45°,侧屈 0°~45°,旋转 0°~60°。

胸、腰椎关节活动度:前屈 0°~80°,后伸 0°~30°,侧屈 0°~40°,旋转 0°~45°。

1. 压顶、叩顶试验(椎间孔挤压试验) 患者正坐位,医者用双手重叠按压患者头顶,并控制颈椎在不同角度下进行按压,如引起项痛和放射痛者为阳性,说明颈神经根受压。正坐时,用拳隔手掌叩击患者头部,如引起颈痛并有上肢串痛和麻木感或引起患侧腰腿痛者为阳性,提示颈或腰神经根受压(图

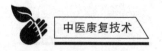

5-3-1)。

2. 臂丛神经牵拉试验 患者颈部前屈,医者以一手抵住患侧头部,一手握患肢腕部,反方向牵拉,患肢有疼痛或麻木感为阳性,提示臂丛神经受压(图 5-3-2)。

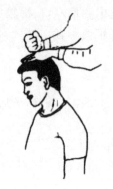
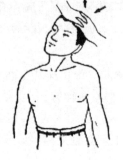
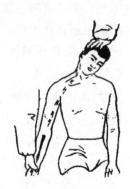

图 5-3-1   图 5-3-2

3. 屈颈试验 患者仰卧,四肢自然放平,医者一手按于患者胸前以固定躯干,另一手托于患者枕部,慢慢将患者颈部屈曲,直至下颏部抵到胸部,引起腰痛及下肢放射痛为阳性,提示腰部神经根受压(图 5-3-3)。

4. 挺腹试验 患者仰卧,双手放于腹部或两侧,以头部及两足跟为着力点,将腹部挺起,腰部及骨盆离开床面,同时咳嗽一声,如引起腰痛或患肢放射痛为阳性,提示腰部神经根受压(图 5-3-4)。

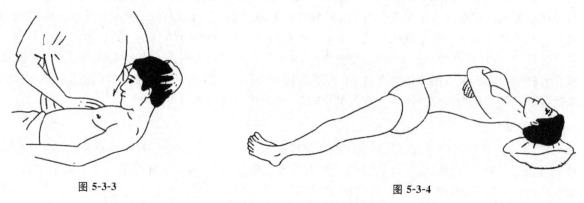

图 5-3-3   图 5-3-4

5. 双膝双髋屈曲试验 患者仰卧,医者将患者屈曲的两下肢同时压向腹部,如活动受限、疼痛,提示腰骶或髋关节病变。如将一侧屈曲的下肢压向对侧腹部引起骶髂关节疼痛,说明有骶髂韧带损伤或关节病变(图 5-3-5)。

6. 骨盆分离或挤压试验 患者仰卧,医者用两手分别压在两侧髂骨翼上,并用力向外按(分离)或向内挤压。有疼痛者为阳性,提示骶髂关节病变,或骨盆骨折等(图 5-3-6)。

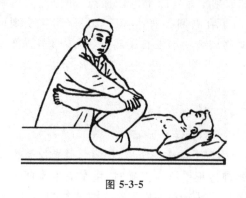
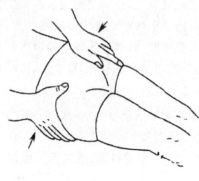

图 5-3-5   图 5-3-6

7. "4"字试验 患者仰卧,健侧下肢伸直,患侧髋关节稍外展外旋,膝关节屈曲,使足置于健侧膝上方,医者一手压住患侧的膝上方,另一手压住健侧髂前上棘,使患侧骶髂关节扭转,产生疼痛为阳性,如无髋关节病变即为骶髂关节有病变(图5-3-7)。

8. 直腿抬高试验及加强试验 患者仰卧,双下肢伸直,一手按压膝关节,一手握踝关节,在保持膝关节伸直的情况下,分别做直腿抬高动作,测量抬高时无痛的范围(抬高肢体与床面的夹角)。正常时,两下肢均能抬高80°以上。如两下肢直腿抬高不等,一下肢抬高明显受限,并出现下肢放射痛,为直腿抬高试验阳性,提示髂胫束、腘绳肌、膝关节囊紧张及神经根受压造成。然后将下肢降低5°~10°至疼痛消失,突然将踝关节背屈,若再次出现下肢放射痛则为加强试验阳性。后者较前者对腰椎间盘突出症的诊断更有临床价值。因为髂胫束及腘绳肌紧张时直腿抬高试验亦可出现阳性。而加强试验阳性是单纯坐骨神经受牵拉的表现(图5-3-8,图5-3-9)。腰椎间盘突出症神经根受压时,直腿抬高明显受限,一般多在60°以下,加强试验阳性。

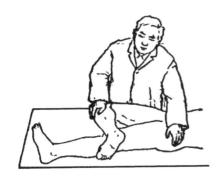

图 5-3-7

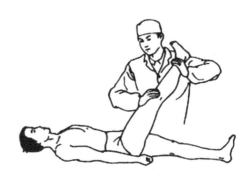

图 5-3-8

9. 床边试验 患者仰卧,患侧臀部靠床边,健侧下肢屈膝屈髋,以固定骨盆。医者将其患肢移至床外并使之尽量后伸,使骶髂关节牵张和移动。若发生疼痛,即为阳性,提示骶髂关节病变(图5-3-10)。

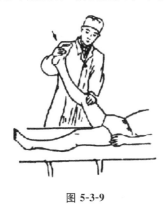

图 5-3-9

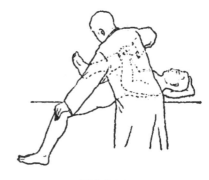

图 5-3-10

10. 跟臀试验 患者俯卧,两下肢伸直,肌肉放松。医者握其足部,使足跟触到臀部。若有疼痛,骨盆连腰部甚至也随着抬起,为阳性,提示腰椎或腰骶关节有病变(图5-3-11)。

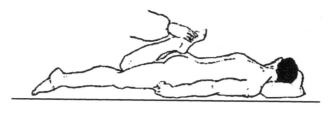

图 5-3-11

四、上肢部

（一）肩部

1. 望诊 检查时应注意两侧对比观察。患者作坐位或站立位,两肩裸露,对比两肩是否等高,肩部有无畸形、肿胀,肌肉有无萎缩,并借助肩关节主动或被动运动来观察其肌肉及关节的形态和功能状况。若肩胛骨高耸,多为先天性肩胛骨高耸症;若肩胛骨内缘向后突起,尤其在用手抵墙时更为明显,则为前锯肌瘫痪,又称翼状肩;对于急性损伤患者,如果在肩后部有明显肿胀,则提示可能有肩关节脱位或肩胛骨骨折。三角肌膨隆消失成"方肩",多提示肩关节脱位。对比两锁骨外端是否高突,或向下、前、内移位,前者说明肩锁关节脱位或锁骨外端骨折,后者则为胸锁关节脱位或锁骨骨折。

在望诊时如发现两侧上肢不等长,肌肉萎缩,需进行测量。上肢的长度一般测量从肩峰至肱骨外髁或尺骨茎突的距离,两侧对比;测量上肢周径时一般选择两臂相应的部位,并标明部位距离肩峰或尺骨鹰嘴突的长度。

2. 触诊 触诊时,用拇指按压寻找压痛点,并注意关节的解剖结构、活动度等,排除骨折。对肩部压痛点,须和肩关节功能检查结合,来判断病变的部位。如压痛点在肩峰前下方,多为肱骨小结节部位的病变;压痛点在肩峰外侧,多见于肱骨大结节部位的病变。

3. 特殊检查 肩关节活动度:屈曲 0°～170°,后伸 0°～60°,外展 0°～180°,内收内旋 0°～60°,外展内旋 0°～70°,内收外旋 0°～80°,外展外旋 0°～90°,水平外展 0°～40°,水平内收 0°～130°。

（1）搭肩试验(杜加氏试验) 正常人手搭于对侧肩部时,肘关节可以紧靠胸壁。若患者手搭于对侧肩部时,肘关节不能靠紧胸壁,即为阳性,提示有肩关节脱位的可能(图 5-3-12)。

（2）骨性三角检查 肩峰、喙突和大结节三点组成三角形。脱位时,因大结节位置变动,故所成三角形与对侧不同。

（3）肩关节外展试验 此试验对于肩部疾病能做大致的鉴别。肩关节只能轻微外展并伴有剧痛时,可能为肩关节脱位或骨折;若从外展到上举过程皆有疼痛,多为肩关节炎;外展开始时不痛,越接近水平位时肩越痛,表明肩关节粘连;若外展过程中疼痛,上举时反而不痛,多为三角肌下滑囊炎;若从外展至上举 60°～120°范围内有疼痛,超越此范围时反而不痛,多为冈上肌肌腱炎;若外展动作小心翼翼,并有突然疼痛者,多为锁骨骨折。

（4）肱二头肌长腱试验

①肩关节内旋试验 让患者主动做肩极度内旋活动,即在屈肘位,前臂置于背后引起肩痛者为阳性,提示肱二头肌长头腱鞘炎(图 5-3-13)。

②抗阻力试验 患者肘关节用力屈曲,医者手握患者腕部,对抗用力,使患者肘关节伸直,若患者疼痛加剧,即为阳性,提示为肱二头肌长头腱鞘炎。

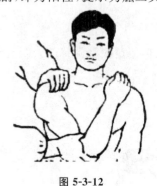

图 5-3-12

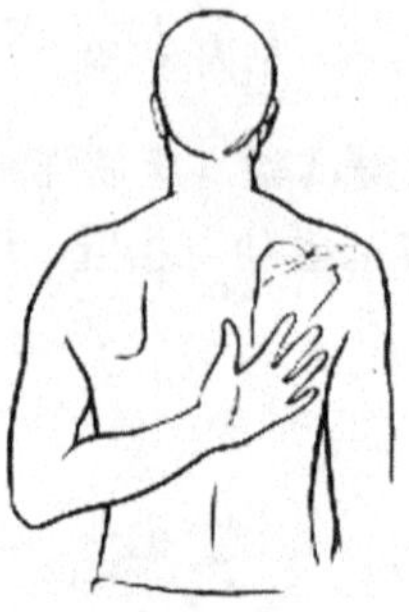

图 5-3-13

（二）肘部

1. 望诊 首先观察肘关节的轮廓有无肿胀和变形。轻度肿胀时，仅见鹰嘴侧窝鼓起，严重肿胀时，整个肘部粗大，甚至肘横纹消失，见于肘关节积液或积血。菱形肿胀，多属慢性关节炎症；一侧肿胀常因肱骨内上髁或外上髁骨折所致。神经麻痹时，可以引起广泛的肌肉萎缩。肘关节的形态如有改变，应注意有无骨折和脱位。如：肘关节处于半屈肘位，多为肘关节脱位或髁上骨折时发生；如鹰嘴后突明显，多为肱骨髁上伸直型骨折或肘关节后方脱位时发生；前臂旋前畸形，多发生于小儿桡骨小头半脱位者。

2. 触诊 肱骨内髁、外髁和尺骨鹰嘴是肘关节触诊的重要骨性标志。此三点所构成的"肘直线"和"肘三角"有无改变，对鉴别肘关节脱位和骨折有实际意义。触诊时要注意压痛点的位置。肱骨外上髁有前臂伸肌群附着，外上髁炎时，压痛明显；肱骨内上髁有前臂屈肌群附着，也可因炎症而有明显压痛；鹰嘴部可因骨折或滑囊炎等而有压痛或肥厚感；桡骨头可于肘后桡侧窝处触及，同时旋转前臂，可触到桡骨头转动的感觉，骨折时此窝鼓起并有压痛；尺骨喙突在肘前不易摸到，需要以拇指在肘前深压，骨折处可有压痛；尺神经位于肘后尺侧，如尺神经有病变，局部可有肥厚感，并有压痛和串麻等现象。肱骨外上髁、内上髁、桡骨小头和鹰嘴骨折时，除局部肿胀和压痛外，可触到骨擦感和异常活动。若前臂外展或内收活动受限，则表示内、外侧前臂屈、伸肌起点或侧副韧带的损伤，或内、外上髁撕脱骨折。肘关节脱位或骨折时，可出现异常的外展和内收活动。

3. 特殊检查

肘关节活动度：伸展-屈曲 $0°\sim135°/150°$。

前臂活动度：前臂旋后 $0°\sim80°/90°$，前臂旋前 $0°\sim80°/90°$。

（1）网球肘试验（密耳（Mill）试验） 前臂旋后位时伸直肘关节，患者不痛，如肘关节稍屈，手半握拳，前臂旋前位并将腕关节尽量屈曲后再伸肘，此时桡侧伸腕肌张力较大，可引起外上髁剧痛，即为阳性。

（2）前臂屈、伸肌紧张（抗阻力）试验

①患者握拳、屈腕，检查者以手按压患者手背，患者抗阻力伸腕，如肘外侧疼痛则为阳性，提示肱骨外上髁有炎性病灶。

②患者伸手指和背伸腕关节，检查者以手按压患者手掌，患者抗阻力屈腕，肘内侧痛为阳性，提示肱骨内上髁的病变。

（3）肘三角 肱骨内、外上髁和尺骨鹰嘴三者的关系，在伸肘位呈一直线，在屈肘 $90°$ 位构成一等腰三角形，称为肘三角。肘后脱位时，肘三角即失去正常关系。

（4）肘外翻与肘内翻 上肢自然下垂，肘关节伸直，上臂与前臂的外侧交角称为提携角。正常男性 $5°\sim10°$，女性 $10°\sim15°$。提携角增大为肘外翻畸形，多见于肱骨髁上骨折或内上髁破坏；提携角减小或前臂尺偏则为肘内翻畸形，多见于肘关节脱位或骨折。

（三）腕掌指部

1. 望诊 手的自然体位（休息位）是自然半握拳状态，犹如握茶杯姿势，手部各组拮抗肌张力相互平衡。腕关节背屈 $10°\sim15°$，并轻度尺偏，拇指处于对掌位，轻度外展，指腹接近或触及食指远侧指间关节的桡侧缘。其他各指的掌指关节和指间关节均呈半屈位，食指屈曲较小，越向小指屈曲越大。食指轻度向尺侧倾斜，小指轻度向桡侧倾斜。当手部受伤，由于肌力不平衡，即可出现手部功能位的异常。

腕掌指部的望诊应注意对比检查，观察骨的轮廓有无畸形、软组织有无肿胀及肌萎缩等。桡骨远端骨折可见到"银叉状"畸形（骨折远端连同手部向背侧移位）或"枪刺状"畸形（骨折远端连同手部向桡侧移位，中指轴线与桡骨轴线不在同一轴线上）；远端尺桡关节脱位时尺骨茎突向背侧凸出。桡神经损伤出现腕下垂；正中神经损伤，拇指不能做对掌、外展动作，拇指和食指不能弯曲，亦不能过伸，大鱼际萎缩,呈"猿手"畸形;尺神经损伤后,拇指不能内收,其余四指不能做内收和外展运动,第四、五手指指掌关节不能屈曲,远端指间关节不能伸直,骨间肌、小鱼际肌萎缩,呈"爪形手"。近节指骨骨折或中节指骨骨折时(骨折线位于屈指浅肌腱止点远端),骨折端向掌侧成角。末节指骨基底部骨折或伸肌腱远端断裂时,手指末节呈下垂位。

"鼻咽窝"处饱满多为舟状骨骨折。两侧近端指间关节呈对称性梭形肿胀,多为类风湿关节炎。沿肌腱的肿胀多为腱鞘炎或肌腱周围炎。腕背侧或桡侧出现无痛圆形隆起,见于腱鞘囊肿。整个手指呈杵状指,多为肺原性心脏病、支气管扩张或发绀型先天性心脏病等疾病。

手指震颤多见于甲状腺功能亢进、震颤麻痹、慢性酒精中毒等。震颤性麻痹患者,运动时震颤减轻或消失,静止时出现。如震颤轻微,可让患者闭眼,双手前平举,在其双手背上放一张纸,可见纸的抖动。

2. 触诊 应注意检查压痛点、肿块和叩击痛。桡骨茎突处压痛,多系拇短伸肌、拇长展肌腱鞘炎。掌指关节掌侧处压痛,多见于第1、2、3、4指腱鞘炎。掌侧腕横纹中央区压痛且伴手指放射痛和麻木感,为腕管综合征,提示正中神经受压。"鼻咽窝"肿胀和压痛,表示舟状骨骨折。腕部背侧触及局限性肿块,且肿块可顺肌腱的垂直方向轻微移动,但不能平行移动者,通常为腱鞘囊肿。远侧和近侧指间关节侧方压痛或伴有侧向活动,为侧副韧带损伤。腕掌部的骨折多在骨折断端有明显肿胀、压痛、畸形和骨擦音,轴心叩击痛。

3. 特殊检查

腕关节活动度:掌屈 0°～80°,背伸 0°～70°,尺偏 0°～30°,桡偏 0°～20°。

手指关节活动度:掌指关节屈曲 0°～90°,过伸 0°～15°/45°,外展 0°～25°,近端指间关节屈曲 0°～110°,远端指间关节屈曲 0°～80°。

拇指关节活动度:拇指掌指关节屈曲 0°～50°,拇指指间关节屈曲 0°～80°/90°,拇指桡侧外展 0°～50°,拇指掌侧外展 0°～50°。

(1)握拳试验 患手握拳(拇指在里、四指在外),腕关节尺偏,桡骨茎突处疼痛为阳性,提示桡骨茎突狭窄性腱鞘炎(图 5-3-14)。

(2)屈腕试验 将患者腕关节极度屈曲,即引起手指麻痛为阳性,提示腕管综合征(图 5-3-15)。

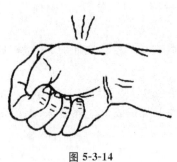

图 5-3-14

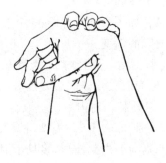

图 5-3-15

五、下肢部

(一)髋部

1. 望诊 首先要患者脱去外衣行走。前面要注意观察两侧髂前上棘是否在同一水平,两侧髂部是否对称,观察下肢有无过度内收、外展和短缩等畸形。侧面要注意髋关节有无屈曲畸形,特别是有无腰椎过度前凸,如不注意腰椎过度前凸,就很容易忽视髋关节轻度前屈畸形。望后面时,注意骨盆与臀皱襞。如患肢屈曲、内收、内旋、短缩,为髋关节后脱位;患肢轻度屈曲、外展、外旋、变长,为髋关节前脱位;髋关节外上方突起(臀部),腰部代偿性过分前突,步行时左右摇摆如鸭步,多由先天性髋关节脱位或半脱位引起。婴幼儿双侧臀皱襞不对称,常提示先天性髋关节脱位。

如发现下肢不等长,肌肉有萎缩,须进行测量,下肢长度应测量从髂前上棘至股骨内髁或内踝的距离;下肢周径的测量应取两下肢相应的部位,写明该部位距髌骨上缘或下缘的长度,并须两侧对比。

2. 触诊 患者仰卧,医者两拇指用同样力量触压两腹股沟韧带中点下 2 cm 处,观察患者的反应。或用拳叩击大转子或足跟,若促发髋关节痛,说明髋关节有病变。外侧大转子浅表压痛,往往提示大转子滑囊炎。对髋关节的活动痛须仔细检查,判定其疼痛的位置。检查旋转痛有两种方法:一种是髋关节伸直旋转试验,以检查关节面摩擦痛;另一种为髋关节屈曲旋转试验,髋关节屈曲位时,髂腰肌松弛,如有轻微旋转即出现疼痛,则为关节面摩擦痛,可以排除髂腰肌的牵扯痛,如小幅度旋转无疼痛,幅度增大时出现疼痛,提示髂腰肌等软组织的病变。

3. 特殊检查 髋关节活动度:屈曲 0°～120°,伸展 0°～15°/30°,内收 0°～35°,外展 0°～45°,内旋 0°～35°。外旋 0°～45°。

(1)髂前上棘与坐骨结节连线检查 患者侧卧,患侧向上,屈髋至 90°～120°。使髂前上棘与坐骨结节在一条直线上。正常情况下,大转子的尖端应在此线以下。超过此线 1 cm,提示大转子向上移位,常系股骨颈骨折或髋关节脱位。

(2)掌跟试验 患者仰卧,下肢伸直,足跟放在医者的掌面上。正常情况下,下肢呈中立位直竖在掌面上。若足倒向一侧呈外旋位,即为阳性,提示股骨颈骨折、髋关节脱位或截瘫(图 5-3-16)。

(3)髋关节过伸试验 患者俯卧,两下肢伸直。医者一手压住其骶后部以固定骨盆,另一手提起患侧小腿,使髋关节过伸。如有腰大肌痉挛,则不能后伸。如用力过伸时,则骨盆随之抬起,臀部疼痛,即为阳性,提示患侧髋关节或骶髂关节有病变(图 5-3-17)。

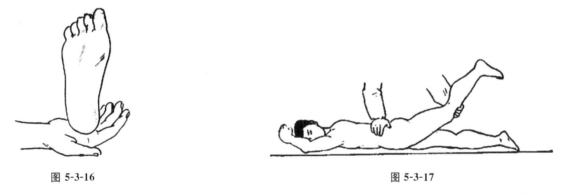

图 5-3-16　　　　　　　　　　　　　　　　图 5-3-17

(4)髋关节屈曲试验(托马氏征) 患者仰卧,将健侧髋、膝关节极度屈曲,置骨盆于前倾体位,患髋即表现出屈曲畸形,大腿与床面的夹角即为畸形角度,提示髂腰肌软组织病变(图 5-3-18)。

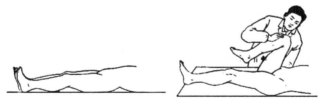

图 5-3-18

(5)足跟叩击试验 患者仰卧,两下肢伸直。医者用一手将患肢抬起,另一手以拳击其足跟。若髋关节处疼痛为阳性,常提示髋关节病变(图 5-3-19)。

(6)屈膝屈髋分腿试验 患者两下肢屈曲外旋,两足底相对,两下肢外展外旋。股内收肌综合征患者,大腿不易完全分开,若被动分开即产生疼痛。

(7)站立屈髋屈膝试验 先嘱患者健侧下肢负重,另一侧下肢屈曲抬起。正常情况下,由于负重侧的髋外展肌群的收缩,使另一侧骨盆向上倾斜高于负重侧。当患侧下肢负重,健侧下肢屈曲抬起时,非但不能使健侧骨盆向上倾斜,反而低于负重侧,即为阳性,提示臀中肌麻痹或髋关节脱位(陈旧性)(图 5-3-20)。

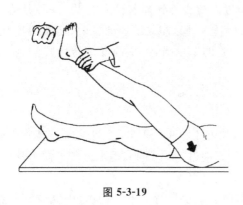

图 5-3-19

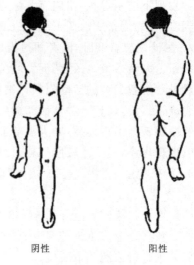

阴性　　　　　　阳性

图 5-3-20

（二）膝部

1. 望诊　观察膝部有无畸形。正常膝关节仅有 5° 的过伸,过伸超过 5° 为后翻畸形(或膝反张)。不能伸直则为屈曲畸形。通常大腿和小腿有 5°～8° 的轻度外翻,如超过或小于此角度,则为膝外翻或内翻畸形。其次应观察膝关节是否肿胀。轻度肿胀表现为两侧膝眼饱满,严重时髌上滑囊及整个膝周均隆起肿大。髌上滑囊区的肿块可能是滑囊炎、关节积液;胫骨和股骨髁部及干骺端的肿大可能是骨肿瘤;腘窝肿块一般为腘窝囊肿;胫骨结节肿大可能是骨软骨炎;膝部菱形肿胀(鹤膝),多因膝关节结核或类风湿关节炎所致。

股四头肌内侧头力量最强,是完成伸膝动作最后 10°～15° 的主要肌肉。任何膝关节疾病,只要引起膝关节运动障碍,股四头肌内侧头即很快萎缩。因此,此肌萎缩与否对判断膝关节有无病变有较大意义。

2. 触诊　检查膝部压痛点。髌骨边缘压痛为髌骨软化症;髌韧带两侧压痛为髌下脂肪垫损伤;关节间隙压痛为半月板损伤;胫骨结节压痛为胫骨结节软骨炎;侧副韧带附着点压痛为侧副韧带损伤;髌骨下缘压痛为髌下韧带病变。

此外,检查肿块也是膝部触诊的一个重要内容。检查时应进一步鉴别其性质、压痛、有无波动感、有无乒乓球感或搏动感等。骨折时局部压痛明显,还可触及断端、异常活动和骨擦音。

3. 特殊检查　膝关节活动度:伸展到屈曲 0°～135°。

（1）浮髌试验　患者平卧,患肢伸直放松。医者一手将髌骨上方髌上囊内液体向下挤入关节腔;另一手食指按压髌骨,一压一放,反复数次。如有浮动感觉,即按压时能感到髌骨碰撞股骨髁的碰击声;松压则髌骨又浮起,则为阳性。提示关节腔内有积液或积血(图 5-3-21)。

（2）侧向活动试验　患者仰卧,患膝伸直,股四头肌放松,做膝关节被动内翻或外翻活动,正常时无侧方活动,亦无疼痛。如韧带完全撕裂,则出现侧方异常活动;如韧带部分撕裂则引起疼痛。

（3）抽屉试验　患者仰卧,屈膝 90° 位,肌肉放松,医者双手握小腿上、下端将其向前和向后反复拉推。正常时无活动,如向前滑动,提示前交叉韧带损伤;向后滑动,则表示后交叉韧带损伤(图 5-3-22)。

（4）膝关节旋转试验　患者仰卧,医者一手扶膝部,另一手握踝,将膝关节做被动屈伸活动,同时内收外旋或外展内旋,引起响声或疼痛时为阳性,为半月板损伤(图 5-3-22)。

（5）研磨试验　本试验是鉴别侧副韧带损伤与半月板破裂的方法。患者俯卧,髋关节伸直,患膝屈曲至 90°。医者将其大腿固定,用双手握住患足,挤压膝关节,并旋转小腿,引起疼痛者为阳性,提示半月板损伤;反之,将小腿提起,使膝关节间隙增宽,并旋转小腿,如引起疼痛,则为侧副韧带损伤(图5-3-24)。

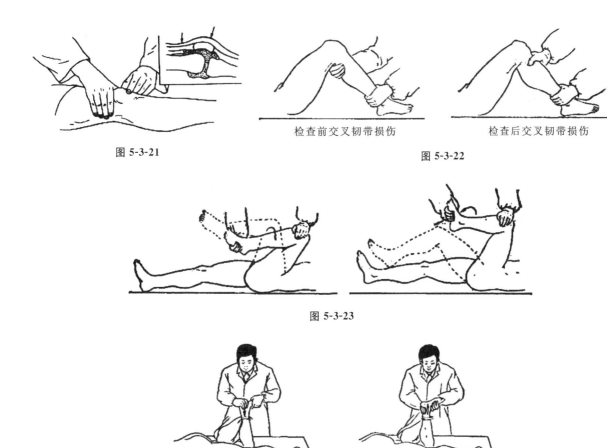

图 5-3-21

检查前交叉韧带损伤 　　　检查后交叉韧带损伤

图 5-3-22

图 5-3-23

检查半月板损伤 　　　　检查侧副韧带损伤

图 5-3-24

（6）膝反射检查　　患者仰卧位,医者左手托起患者下肢,使膝关节屈曲呈 120°左右,或被检查者坐位,一侧下肢膝关节呈 90°屈曲,另一侧下肢架于其上,小腿自然悬垂。检查者用右手持叩诊锤,轻叩髌骨下方的股四头肌腱。正常反应为伸膝动作(股四头肌收缩,小腿伸展)。其反射中枢在 $L_2 \sim L_4$。膝反射亢进,提示痉挛性瘫痪。若膝反射减弱或消失,提示脑出血发病早期、小儿麻痹后遗症、腰椎间盘突出症等(图 5-3-25)。

（7）髌阵挛　　患者仰卧,下肢伸直,医者用拇、食两指夹住髌骨上缘,用力迅速向下推动髌骨并维持一定推力,如出现股四头肌节律性收缩,髌骨呈上下有节律的持续性运动,即为阳性,常与膝反射亢进同时存在(图 5-3-26)。

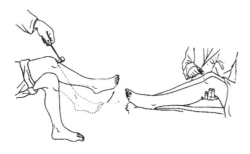

图 5-3-25

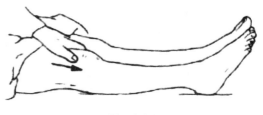

图 5-3-26

175

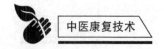

（三）踝部

1. 望诊 观察有无畸形、肿胀、皮下瘀血等。畸形如足下垂（马蹄足）、跟足（仰趾足）、内翻足、外翻足、扁平足和高弓足。内、外踝处肿胀、背屈剧痛，可能为内、外踝骨折；踝下凹陷消失，跟骨增宽，跟腱止点处疼痛，可能为跟骨骨折；内、外踝下方及跟腱两侧的正常凹陷消失，兼有波动感，可能为关节内积液或者血肿；肿胀局限于一侧，多见于侧副韧带损伤。足后部肿胀多属跟腱炎、滑囊炎、骨质增生等。

2. 触诊 踝部软组织较薄，往往压痛点就是病灶的位置。踝、足部压痛点多位于关节间隙，以及骨端和肌腱附着处，如内、外踝及其下方的侧韧带、舟骨内缘，跟腱附着处，第5跖骨基底部，足底跟部，第1、2、3跖骨头等。而其中跟骨压痛点的诊断价值最大。如果压痛在跟腱上，可能是腱本身或腱旁膜的病变；压痛在跟腱的止点处，可能是跟腱后滑囊炎；如果8～12岁儿童，压痛在跟骨后下方，可能是跟骨骨骺炎（塞渥氏病）；压痛点在跟骨的内、外侧，可能是跟骨本身的病变。压痛点在跟骨两侧靠内、外踝的直下方，则可能是距下关节病变；压痛点在跟骨的断面正中偏后，可能是跟骨棘或脂肪垫的病证，靠前部可能是跖腱膜的疼痛。

肿胀一般多有压痛，检查时应注意有无波动感及实质感。软性肿块常属滑膜、腱鞘病变，硬性者为骨病变。此外足背和胫后动脉的触诊对了解血液循环情况，有重要的临床意义。

3. 特殊检查 踝关节活动度：跖屈 $0°～45°/50°$，背伸 $0°～20°$，内翻 $0°～35°$，外翻 $0°～35°$。

（1）跟腱偏斜症 正常站立位，跟腱长轴应与下肢长轴平行。扁平足时，跟腱长轴向外偏斜。

（2）足内、外翻试验 医者一手固定小腿，另一手握足，将踝关节极度内翻或外翻，如同侧疼痛，提示有内或外踝骨折，如对侧疼痛多属副韧带损伤。

（3）跟腱反射 患者卧位、髋关节外旋，膝关节屈曲。医者一手推足底，使踝关节略背屈，另一手用叩诊锤轻叩跟腱，其反应是足跖屈。如不易引起时，可让患者跪在床边，医者一手推足底使其背屈，另一手用叩诊锤轻叩跟腱。其反射中枢在 $S_1～S_2$（图5-3-27）。

（4）踝阵挛 常与跟腱反射亢进同时存在。患者仰卧，髋及膝关节处屈曲位，医者用一手托下肢腘窝部，另一手握其足底前端，快速推足背曲并保持一定推力，踝关节出现节律性屈伸运动即为阳性，提示有锥体束损害（图5-3-28）。

（5）划足底试验（巴宾斯基征） 医者用钝尖物轻划患者足底外缘，由后向前。阳性者踇趾缓缓背屈，其他各趾轻度外展，提示有锥体束损害（图5-3-29）。

（6）弹趾试验 轻叩足趾的基底部或用手将足趾向背面挑动，如引起足趾跖屈为阳性，提示有锥体束损害。

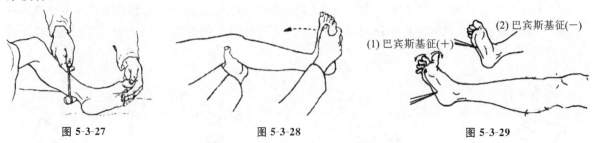

图 5-3-27   图 5-3-28   图 5-3-29

第四节 推拿体位与推拿介质

一、推拿体位

医者与患者都要选择好最佳体位，这样既可以方便医者操作，又可以让患者得到舒适、安全、放松的内、外环境,有利于疾病的治疗。

(一)医者体位

一般来说根据患者体位和被操作治疗的部位而定。医者可以选取站立位和坐位两种方式,最常用的是站立位,站立位又分正立、丁字步、弓步和马步等几种方式。在操作过程中,医者要选择一个手法操作方便,并有利于手法运用、力量发挥的体位,并根据手法操作的需要,随时做相应的调整、变化,思想高度集中,全身各部位动作协调一致。

(二)患者体位

根据病变类型和被动操作治疗的部位,可以相应地选取仰卧位、俯卧位、端坐位、俯坐位。

1. 仰卧位 患者仰面朝上,头下垫薄枕,全身肌肉放松,上肢伸直,自然置于身体两旁,两下肢伸直,或根据治疗需要,嘱患者一侧上肢或下肢保持外展、内收、屈曲位。颜面部使用手法时常采用此体位。

2. 俯卧位 患者背部向上、腹部向下而卧,两下肢伸直,上肢自然置于身体两旁或屈肘向上置于头部两侧,全身肌肉放松,呼吸自然。肩背部操作时常选用此体位。

3. 端坐位 患者端正而坐,双脚分开与肩同宽,两上肢自然下垂,双手置于两膝上,肌肉放松。端坐位是颈椎病患者接受推拿治疗时最常用的体位,它可以同时满足在头面、颈项、肩及上背部施术。

4. 俯坐位 患者端坐位,上半身前倾,两肘屈曲支撑于两膝上或床面(椅背)上,肩背部肌肉放松,在项、肩背部操作时一般采用此体位。

二、推拿介质

推拿介质不仅可以加强手法作用,提高疗效,同时还可起到润滑和保护肌肤的作用。

(一)介质的种类与作用

1. 滑石粉 即医用滑石粉。有润滑皮肤的作用,一般在夏季常用,适用于各种病证,是临床上最常用的一种介质,在小儿推拿中运用最多。

2. 爽身粉 即市售爽身粉。有润滑皮肤、吸水的作用,质量较好的爽身粉可代替滑石粉应用。

3. 葱姜汁 由葱白和生姜捣碎取汁使用,亦可将葱白和生姜切片,浸泡于75%酒精中使用,能加强温热散寒作用,常用于冬春季及小儿虚寒证。

4. 白酒 即食用白酒。适用于成人推拿,有活血祛风、散寒除湿、通经活络的作用,对发热患者尚有降温作用,一般用于急性扭挫伤。

5. 冬青膏 由冬青油、薄荷脑、凡士林和少许麝香配制而成,具有温经散寒和润滑作用,常用于软组织损伤及治疗小儿虚寒性腹泻。

6. 薄荷水 取5%的薄荷脑5 g,浸入75%酒精100 mL内配制而成。具有温经散寒、清凉解表、清利头目和润滑作用,常用于治疗小儿虚寒性腹泻以及软组织损伤,用于擦法、按揉法可加强透热效果。

7. 木香水 取少许木香,用开水浸泡后放凉去渣后使用,有行气、活血、止痛作用。常用于急性扭挫伤及肝气郁结所致的两胁疼痛等症。

8. 凉水 即食用洁净凉水。有清凉肌肤和退热作用,一般用于外感热证。

9. 红花油 由冬青油、红花、薄荷脑配制而成,有消肿止痛等作用。常用于急性或慢性软组织损伤。

10. 传导油 由玉树油、甘油、松节油、酒精、蒸馏水等量配制而成。用时摇匀,有消肿止痛、祛风散寒的作用,适用于软组织慢性劳损和痹症。

11. 麻油 即食用麻油。运用擦法时涂上少许麻油,可加强手法透热的效果,提高疗效,常用于刮痧疗法中。

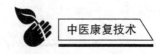

12. 蛋清 将鸡蛋穿一小孔,取蛋清使用。有清凉祛热、祛积消食作用。适用于小儿外感发热,消化不良等症。

13. 外用药酒 取归尾 30g,乳香 20g,没药 20g,血竭 10g,马钱子 20g,广木香 10g,生地 10g,桂枝 30g,川草乌各 20g,冰片 1g,浸泡于 1.5kg 高浓度白酒中,2 周后使用。有行气活血、化瘀通络的功效,适用于各种慢性软组织损伤,骨和软骨退行性病证。

（二）介质的选择

1. 辨证选择 根据中医学理论进行辨证,依据证型的不同选择不同的介质。但总的来说可分为两大类,即辨寒热和辨虚实。寒证用有温热散寒作用的介质,如葱姜水、冬青膏等;热证用具有清凉退热作用的介质,如凉水、医用酒精等;虚证用具有滋补作用的介质,如药酒、冬青膏等;实证用具有清、泻作用的介质,如蛋清、红花油、传导油等。其他证型可用一些中性介质,如滑石粉、爽身粉等,取其润滑皮肤的作用。

2. 辨病选择 根据病情的不同,选择不同的介质。软组织损伤,如关节扭伤、腱鞘炎等选用活血化瘀、消肿止痛、透热性强的介质,如红花油、传导油、冬青膏等;小儿肌性斜颈选用润滑性能较强的滑石粉、爽身粉等;小儿发热选用清热性能较强的凉水、酒精等。

3. 根据年龄选择 成年人,一般而言,不论水剂、油剂、粉剂均可应用。老年人常用的介质有油剂和酒剂;小儿常用的介质主要选择滑石粉、爽身粉、凉水、酒精、薄荷水、葱姜汁、蛋清等。

第五节 推拿适应证、禁忌证及注意事项

一、推拿适应证

推拿疗法对于许多疾病有显著的疗效。其适应证包括骨科、内科、儿科、妇科等疾病,如腰椎间盘突出症、腰椎退行性关节炎、腰椎小关节紊乱、腰肌劳损、坐骨神经痛、颈椎病、落枕、头痛,肩周炎、膝关节退行性关节炎、肱骨外上髁炎、腱鞘炎、腱鞘囊肿、腕管综合征、各种扭挫伤;便秘,腹泻、高血压、冠心病、半身不遂,糖尿病;小儿哮喘、呕吐、腹泻,小儿肌性斜颈,小儿麻痹后遗症;痛经、闭经、月经不调、慢性盆腔炎、妇女绝经期综合征等。推拿还可用于保健、美容。

二、推拿注意事项

（一）辨证施法,严格操作

首先对于病情要认真诊察,明确诊断,确定治疗方案。根据病情需要选择相应的治疗手法。各种手法必须严格按操作步骤进行,做到心中有数。

（二）治疗时要全神贯注

医者在治疗过程中态度要严肃认真,精力集中,操作仔细,并密切注意患者对手法治疗的反应,若有不适,应及时进行调整,以防止发生意外。

（三）手法力量要轻重适宜

手法力量是否得当,对治疗效果有直接影响,治疗时即使选择的手法是正确的,但由于没有掌握好手法的强度,也不能取得良好的效果。手法的轻重程度,要根据患者的病情、体质和耐受程度而定,避免手法过重,防止加重原有的损伤。

（四）患者体位要安置得当

推拿前要把患者安置在合适的体位上,使患者坐卧舒适,治疗部位肌肉放松。

（五）医者要随时调整自己的姿势

一个合适的位置与步态，有利于医生的发力和持久操作，随着操作手法的变换，医者的姿势也应随时调整。

（六）其他

医者必须经常修剪指甲，保持双手清洁；手上不应当戴有其他饰品，以免擦破患者皮肤和影响治疗。冬天治疗时，双手要保持温暖，以免治疗部位受到寒凉的刺激而引起肌肉紧张。另外，除少数手法如擦、推、捏等法，直接接触患者皮肤操作外，治疗时必须用治疗巾覆盖治疗的肢体或局部。

三、推拿禁忌证

推拿疗法的禁忌是指不适宜或暂不适宜进行推拿疗法的情况，一般来说，有以下情况者不适宜或暂不适宜选用推拿治疗。

（1）未经诊断明确的各种急性脊柱损伤或伴有脊髓症状者，推拿疗法的运用会加剧脊髓损伤。

（2）感染性疾病如结核菌、化脓菌所引起的骨结核、化脓性关节炎，运用推拿可使感染扩散，故不宜进行推拿治疗。

（3）传染性疾病不适宜推拿。

（4）各种骨折及严重的老年性骨质疏松病证患者不宜进行推拿治疗。推拿会导致骨质破坏。

（5）严重心、肝、肺、脑疾病患者或身体功能极度衰弱者，不宜进行推拿治疗。

（6）部分肿瘤患者不宜在发病部位进行推拿治疗。

（7）胃、十二指肠溃疡急性出血期，不应使用推拿，以免贻误病情。

（8）有出血倾向或血液病的患者，不宜进行推拿治疗。

（9）皮肤病损、烧伤、烫伤处不宜进行推拿治疗。因为，推拿手法可刺激皮肤加重皮肤损伤。

（10）妇女妊娠期、月经期，腹部和腰骶部禁用推拿治疗；四肢感应较强的穴位如三阴交、合谷、肩井等不宜手法刺激；其他部位确需手法治疗也应以轻手法为宜，以免引起流产或出血过多。

（11）过饥、过饱、疲劳、精神紧张者，应慎用手法或暂缓治疗。

（12）醉酒者、不能配合的精神病患者不宜进行推拿治疗。

第六节　推拿异常情况的预防和处理

推拿是一种外治法，与药物内治是有区别的，没有药物的毒副作用，治疗安全系数比较大。然而它毕竟是一种外力作用于人体，如果手法操作不当，不但达不到推拿治疗应有的疗效，而且能加重患者的痛苦，甚至会导致不良后果，危及生命，故在操作时应熟悉操作规范，切忌使用暴力，积极预防推拿意外的发生。一旦发生，应及时正确处理。推拿意外涉及软组织、肢体的骨与关节、神经系统、内脏系统等。常见意外情况有软组织损伤、骨与关节损伤、神经系统损伤、休克、内脏系统损伤。

一、软组织损伤

软组织包括皮肤、皮下组织、肌肉、肌腱、韧带、关节附件等。推拿最易导致的软组织损伤有皮肤损伤、烫伤、皮下出血、椎间盘等组织损伤。

（一）原因

初学推拿者，手法生硬，不能做到柔和深透，从而损伤皮肤，甚至导致皮下出血；粗蛮的手法也是造成皮肤损伤的原因之一，粗蛮施加压力或小幅度急速而不均匀地使用擦法，则易致皮肤损伤；过久的手法操作，长时间吸定在一定的部位上，局部皮肤及软组织的感觉相对迟钝，痛阈提高，可导致皮肤损伤；

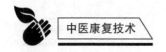

医者没有注意修剪指甲导致患者出现皮肤破损;热敷时,温度过高,或热敷时间过长,或在热敷时、热敷后再加用手法治疗,则容易引起皮肤烫伤;在对颈、腰段脊椎推拿过程中使用过度旋转、侧屈、挤压类手法,从而引起椎间盘等软组织损伤。

（二）临床表现

皮肤损伤的患者,患部往往先有一阵较明显的灼热感或剧痛,然后可发现皮肤的表层不同程度破损。烫伤可表现为热敷局部出现红肿、水疱,甚至表皮脱落并伴有灼热感或剧痛感。皮下出血表现为皮下可见大小不等的瘀斑,局部疼痛,微肿,压痛,甚至关节运动可因疼痛而受限制。椎间盘损伤后,原有病痛加剧,运动障碍明显,出现保护性姿势和体位,局部深压痛、叩击痛,以及受损椎间盘相对应的神经根支配区有疼痛、麻木、皮肤知觉减退等症状和体征。

（三）处理

出现皮肤破损后应当保持伤口清洁,可在局部涂上红药水,避免在破损处继续操作,并防止感染。出现烫伤时,首先判断患者烫伤程度,若只是轻度烫伤,一般在局部涂抹油类就能自愈;如出现水疱,可首先使用生理盐水冲洗患处,并以消毒注射器抽出水疱内的液体,不必剪破表皮,以免感染。如表皮已脱落,可修剪其边缘,在涂以甲紫或磺胺软膏,并加压包扎。微量的皮下出血而出现局部小块青紫时,一般不必处理,可以自行消退;若局部肿胀疼痛较剧烈,青紫面积大而且影响到活动功能时,可先冷敷止血,再热敷以及局部按揉处理,以促使局部瘀血消散吸收。发生椎间盘损伤时,应嘱患者绝对卧床休息,重者,还需针对性地选用镇痛剂、神经营养剂,并加适量镇静剂。如疼痛症状仍不能缓解者,选用局部封闭治疗或脱水剂、激素静脉滴注治疗。有典型脊髓受压症状,而经以上疗法无效者,应考虑手术治疗。

（四）预防

要求医者加强手法基本功的训练,正确掌握各种手法的动作要领,提高手法的娴熟程度,适当使用润滑介质。熟练掌握人体解剖知识,根据人体部位的不同,选取正确的手法。热敷的毛巾要求厚实柔软,折叠平正,使透入的热量均匀,温度以患者能忍受为度,避免皮肤烫伤,热敷时可隔着毛巾运用拍法,切勿按揉,热敷后的局部不可再用手法,以免破伤皮肤。

二、骨与关节损伤

骨与关节损伤主要包括骨折和脱位两大类。如腰椎压缩性骨折、肋骨骨折、寰枢关节脱位、肩关节脱位等。

（一）原因

手法过于粗暴,或对关节的正常活动度认识不足,被动运动超过正常关节活动度,而使骨与关节、软组织损伤。或由于对疾病的认识不足,甚至误诊,施行手法操作造成病理性骨折和医源性骨与关节损伤。

（二）临床表现

骨折后,患部会出现疼痛、肿胀、功能障碍等症状,而且,大多数可见肢体或躯干外形改变,而产生畸形。由于骨折端相互触碰或摩擦而产生骨擦音。如骨干部无嵌插的完全骨折,则会出现假关节活动。关节脱位后,患部会肿胀、疼痛,并出现功能障碍,畸形明显,每一种脱位都可出现特有的畸形,且不能改变。

（三）处理

首先应分辨骨折和脱位,同时要分辨是局部损伤还是合并有临近脏器的损伤。如发生骨折,则要立即复位、固定,必要时请骨科会诊;如发生脱位,则要立即复位、固定,尽早进行功能锻炼。

（四）预防

要求医者对骨与关节的解剖结构和正常的活动幅度有深刻的了解；治疗前，应仔细地诊察，进行相关的实验室检查，以排除某些推拿的禁忌证；在推拿治疗时不乱使用强刺激手法及大幅度的超越骨与关节活动范围的手法。

1. 寰枢关节脱位 第一颈椎又称寰椎，无椎体、棘突和关节突，由前弓、后弓和两个侧块构成；第二颈椎又称枢椎、椎体小而棘突大，椎体向上伸出一指状突起，称为齿突。寰枢关节是由两侧的寰枢外侧关节和寰枢正中关节构成，可围绕齿突做旋转运动。寰枢外侧关节由寰椎下关节面和枢椎上关节面组成，寰枢正中关节由齿突和寰椎前弓和寰椎横韧带组成。正常情况下，进行颈部旋转、侧屈或前俯后仰的运动类推拿手法，一般不会出现寰枢关节脱位。当上段颈椎有炎症或遭受肿瘤组织破坏后，在没有明确诊断的情况下，手法操作者盲目地做较大幅度的颈部旋转运动或急剧的前屈运动，可导致寰椎横韧带撕裂、环枢关节脱位；或者有齿突发育不良等先天异常，也可因盲目的颈部手法操作，姿势不当，手法过度，引起寰枢关节脱位。

预防及处理：寰枢关节脱位属高颈位损伤，多为自发性，可由颈部、咽后部感染引起的寰枢韧带损伤，也可因推拿手法，在外力作用下引起颈椎关节脱位。颈部活动受到年龄限制，年龄越小颈部活动范围越大，年龄越大颈部活动范围越小。因而在进行颈部手法操作特别是颈部旋转复位类手法之前，应常规摄 X 光片，检查血常规、红细胞沉降率等，以排除颈部、咽部及其他感染病灶，了解其疾病的变化和转归，方能行颈部旋转手法，但不宜超过 45°，颈部扳法不要强求弹响声。

2. 肩关节脱位 肩关节由肩胛骨的关节盂与肱骨头所构成。其解剖特点是：肱骨头大，呈半球形，关节盂小而浅，约为肱骨头关节面的 1/3，关节囊被韧带和肌肉覆盖，其运动幅度最大，能使上臂前屈、后伸、上举、内收、外展、内旋、外旋。由于肩关节不稳定的结构和活动度大，因此它是临床中最常见的受损关节部位之一。对肩部疾病推拿治疗时，如果方法掌握不当，或不规范地做肩部的被动运动，就可能造成医源性的肩关节脱位，甚至并发肱骨大结节撕脱骨折、肱骨外科颈骨折等。

预防及处理：要求施术者对肩关节的解剖结构和关节正常的活动幅度有深刻的了解，在做被动运动时，双手要相互配合，运动幅度要由小到大，顺势而行，切不可急速、猛烈、强行操作；对于肩部有骨质疏松改变的患者，在推拿治疗时不应使用强刺激手法及大幅度的肩关节外展、外旋的被动运动，尤其是操作者的双手不能同时做反方向的猛烈运动。一旦造成单纯性的肩关节脱位，应使用手牵足蹬法复位，完成整复。如肩关节脱位合并肱骨大结节骨折、骨折块无移位者，只要脱位一经整复后，骨折块也随之复位。如推拿肩部时造成肱骨外科颈骨折，应分析其骨折类型，再确定整复手法，必要时须转科手术治疗，以免贻误治疗时机。

3. 腰椎压缩性骨折 造成腰椎压缩性骨折的因素，多由高处下坠或足臀部着地，其冲击力由下向上传递到脊柱，从而发生腰椎上部或胸椎下部骨折。推拿操作时，当病员取仰卧位，过度地屈曲双侧髋关节，使腰椎生理弧度消失，并逐渐发生腰椎前屈，胸腰段椎体前缘明显挤压，在此基础上，再骤然增加屈髋、屈腰的冲击力量，则容易造成胸腰段椎体压缩性骨折。

预防及处理：正常的双下肢屈膝屈髋运动是用来检查腰骶部病变的特殊检查方法之一，在临床上也常用此法来解除腰骶后关节滑膜的嵌顿和缓解骶棘肌的痉挛。运用此种方法时，只要在正常的髋、骶关节活动范围内，且双下肢屈髋关节的同时，不再附加腰部前屈的冲击力，腰椎压缩性骨折是完全可以避免的。特别是对于老年人，久病体弱或伴有骨质疏松的患者，行此法时更需谨慎。

单纯性椎体压缩性骨折，是指椎体压缩变形小于二分之一，无脊髓损伤者，可采用非手术疗法，指导患者锻炼腰背伸肌，可以使压缩的椎体复原，早期锻炼可避免产生骨质疏松现象，通过锻炼增强背伸肌的力量，避免慢性腰痛后遗症的发生。对于脊柱不稳定的损伤，即椎体压缩变形大于二分之一，同时伴有棘上、棘间韧带损伤或附件骨折，或伴有脊髓损伤者，应以手术治疗为主。

4. 肋骨骨折 肋骨共有 12 对，左右对称，连接胸椎和胸骨而组成胸廓，对胸部脏器起着保护作用。肋骨靠肋软骨与胸骨相连，肋软骨俗称"软肋"，能缓冲外力的冲击。造成肋骨骨折的因素主要是直接

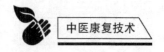

和间接的暴力。在推拿治疗时,由于过度挤压胸廓的前部或后部,使胸腔的前后径缩短,左右径增长,导致肋骨的侧部发生断裂。如患者俯卧位,医者在其背部使用双手重叠掌根按法或肘压法等重刺激手法,在忽视患者的年龄、病情、肋骨有无病理变化等情况下使用此类手法,易造成肋骨骨折。

预防及处理:目前的推拿治疗床一般是硬质铁木类结构,在上背部俯卧位推拿时,要慎重选用手法。对年老体弱的患者,由于肋骨逐渐失去弹性,肋软骨也常有骨化,在受到外力猛烈挤压时易造成肋骨骨折;对某些转移性恶性肿瘤肋骨有病理变化的患者,此背部及胸部的按压手法极易造成医源性或病理性骨折。

单纯的肋骨骨折,因有肋间肌固定,很少发生移位,可用胶布外固定胸廓,限制胸壁呼吸运动,让骨折端减少移位,以达到止痛的目的。肋骨骨折后出现反常呼吸、胸闷、气急、呼吸短浅、咯血、皮下气肿时,应考虑肋骨骨折所产生的胸部并发症,应及时转科会诊治疗。

三、神经系统损伤

由于推拿手法使用不当或外力作用造成神经系统的损伤,包括中枢神经和周围神经损伤两大类。其危害程度之严重,可居推拿意外之首、轻则造成周围神经、内脏神经的损伤,重则造成脑干、脊髓的损伤,甚至造成死亡。

（一）原因

手法使用不当或强行使患者做被动运动。

（二）临床表现

膈神经损伤时出现膈肌痉挛、呃逆。腋神经、肩胛上神经损伤时,出现单侧肩、臂部阵发性疼痛、麻木,肩关节外展功能受限,肩前、外、后侧的皮肤感觉消失。蛛网膜下腔出血,则会出现突发性原有症状加重,双下肢乏力、麻木疼痛。重则出现下肢瘫痪。

（三）处理

对于膈神经损伤,应避免劳累和运动锻炼,教导患者通过腹式呼吸来对抗膈肌瘫痪。对于腋神经、肩胛上神经损伤,应使用轻手法推拿患者局部受损肌群,减少肌肉的萎缩,预防关节挛缩。同时患者应保证充分的休息时间,有利于神经功能的恢复。出现蜘网膜下腔出血时,应减少搬动,避免加剧出血,尽可能就地抢救。治疗以降低椎管内压力为主,必要时,可抗凝治疗。同时请相关科室会诊。

（四）预防

严格遵循在人体各关节正常活动范围内进行操作。提高手法的技巧性及准确性。切忌使用猛烈而急剧的粗暴手法。对于有出血倾向、凝血酶原缺乏或有动脉血管硬化的患者,要避免对其颈椎部位使用重手法治疗。

四、休克

休克是由于感染、出血、脱水、心功能不全、过敏、严重创伤等原因引起的综合征。推拿治疗的过程中,如果使用特殊的手法,持续刺激或在患者空腹、过度疲劳、剧烈运动后行手法治疗,可出现休克症状。

（一）原因

患者体质虚弱、精神紧张、过度疲劳、空腹、饥饿、剧烈运动后、大汗、大泻、大出血之后,或体位不当,或由于医者在推拿时运用的手法过重,或推拿时间过长而致。

（二）临床表现

休克患者,由于脑缺氧,神经细胞的反应进一步降低,神经细胞功能转为抑制。患者表现为表情淡漠、反应迟钝、嗜睡、意识模糊甚至昏迷,并伴有皮肤苍白、口唇、甲床轻度发绀、四肢皮肤湿冷、脉搏细弱而数、血压下降、呼吸深而快、尿量明显减少等表现。

（三）处理

立即终止重手法刺激,如仅表现为心慌气短、皮肤苍白、冷汗等症状,应立即取平卧位,或头低足高位,予口服糖水或静脉注射50%葡萄糖。如病情较重应立即予以抗休克治疗,补充血容量,维持水、电解质和酸碱平衡,运用血管扩张剂,以维护心、脑、肾脏的正常功能,必要时立即请内科会诊。

（四）预防

为了防止推拿治疗诱发休克意外,临床上必须做到,空腹病员不予推拿治疗,剧烈运动后或过度劳累后的患者不予重手法治疗。当患者是初次接受推拿治疗或比较紧张时,应耐心做好病员的思想工作,消除其对推拿的恐惧感。使用重手法刺激时,必须在患者能够忍受的范围内,且排除其他器质性疾病。

五、内脏系统损伤

内脏包括消化器官、呼吸器官、泌尿器官和生殖器官,这四个系统的器官大部分位于胸、腹腔内。推拿治疗中选择不恰当的手法,或在不恰当的时间进行操作,可造成内脏损伤。临床上常见的内脏损伤疾病有胃溃疡出血及穿孔、闭合性肾挫伤。

（一）原因

对内脏的解剖位置认识不清,在脏器位置使用了暴力手法或重手法。如胃溃疡患者在饱餐后,或在溃疡出血期接受了生硬的推拿手法治疗,可引起胃壁的挫伤和黏膜裂伤。

（二）临床表现

胃穿孔后,可有全身症状和腹膜刺激症状,腹肌强直,有剧烈腹痛,伴有压痛,呕吐,呕吐物内可含有血液,易发生休克。单纯性闭合性肾挫伤临床表现较轻,仅有腰部疼痛和暂时性血尿,较严重的损伤主要表现为休克、血尿、腰部疼痛剧烈、患侧腰肌强直,并触及包块。

（三）处理

出现胃溃疡出血,应根据病情需要,监测患者生命体征,禁食,保持平卧位或头低足高位,以预防脑缺血。积极准备输液、输血,立即请消化内科会诊。出现肾挫伤,应嘱患者卧床休息,并进行抗感染和止血治疗,同时观察血尿变化,直至血尿消失。

（四）预防

了解内脏的解剖位置。在脏器位置禁用重手法和叩击类手法。饱餐后不宜立即接受手法治疗。胃溃疡出血期患者,也不宜接受手法治疗。

第七节　推拿功法

一、推拿练功与推拿的关系

推拿练功是我国古代劳动人民创造的一种锻炼身体增强体质的方法,是传统中医推拿学的一个重要组成部分。它通过运动方式、呼吸方法、意识活动的协调训练,从而增强推拿医生的体质,提高推拿医生的功力,使推拿医生具备良好的身体素质和熟练的专业技能,包括基本的指力、臂力、腰腿部力量以及对力的运用、控制和把握,同时也是帮助患者扶助正气,强壮身体,早日康复的方法之一。

推拿与练功的关系非常的密切。练功的过程以及目的是为了更好地提高推拿的技术。首先,推拿是运用各种特定的技巧动作在患者体表进行操作的一种疗法,而正确、熟练的技巧是必须经过长时间

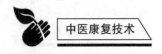

反复练习才能掌握的,这就需要培养推拿练功的习惯。其次,推拿是一项耗费体能的工作,推拿医生需要有强壮的体魄,充沛的精力,能够根据患者的病情灵活运用各种劲力,而这些劲力的获得也必须建立在推拿练功基础之上。第三,长期的临床工作对推拿医生的损伤很大,某些治疗方式容易引发推拿医生的职业病,而通过推拿练功可以使全身经络、气血流畅,五脏六腑调和,改善久站、持续性弯腰、腕部超负荷运动等造成的损伤。练功是为推拿临床服务的,推拿医生要达到手法"持久、有力、均匀、柔和、深透"的要求,就需要有相应的耐力和劲力。因此,需要养成勤于练功的习惯,为推拿临床打下坚实的基础。

二、推拿练功的基本要求

推拿医生要达到推拿练功的预期效果,保证充沛的体力,避免损伤,有以下几个方面的要求。

(1) 每次练功之前,需要做好准备活动,避免练功过程中出现肌肉拉伤情况。练功结束后,必须进行全身放松。

(2) 根据身体承受力以及体质情况随时调整锻炼进度,练功时间应当适宜,长时间训练时中间应当安排适当的休息时间。

(3) 练功应当循序渐进,强度逐步增加,不宜操之过急,要一招一式慢慢学,从简到繁、由浅入深。

(4) 每次练功过程宜全身练功与局部练功相结合。一般而言,全身练功有助于增强体质,提高身体的整体素质。局部练功则能够有针对性地锻炼局部力量,如单纯的挡式练习、步法练习等。通过这些局部力量的锻炼可以使下肢肌肉、韧带以及腹肌、腰肌、背肌等都得到有针对性性锻炼,长期练习可使肌肉发达,力量增大。

(5) 因练功过程需要耗费一定体力,应注意及时补充营养,保证练功消耗的体能。

(6) 练功要持之以恒。过硬的推拿技巧不是一朝一夕就能形成的,而是需要一个日积月累的过程。因此,应当养成规律的练功习惯,如此方可增长功力。

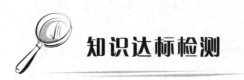

知识达标检测

一、单项选择题

1. 肱骨内上髁炎患者,下述哪项为阳性?(　　　)

A.前臂屈肌紧张试验　　　　　　　B.前臂伸肌紧张试验　　　　　　　C.肘三角检查

D.握拳试验　　　　　　　　　　　E.以上均不是

2. 推拿基本治法中,表实热者宜(　　　)。

A.自下而上轻推背部膀胱经　　　　B.重推督脉　　　　　　　　　　　C.轻擦腰部

D.轻推督脉　　　　　　　　　　　E.以上都不是

3. 下列因素中哪一项不能直接影响推拿手法的补泻作用?(　　　)

A.手法的强度　　　　　　　　　　B.手法的频率　　　　　　　　　　C.解剖位置的异常

D.治疗部位的选择　　　　　　　　E.手法的直接作用

4. 关于清法的叙述不正确的是(　　　)。

A.气分实热者,轻推督脉　　　　　　　　　　　B.表实热者,轻推背部膀胱经

C.血分实热者,重推督脉　　　　　　　　　　　D.气血虚热者,擦督脉

E.表虚热者,轻推背部膀胱经

5. 推拿基本治法中,补法的操作要求是(　　　)。

A.手法轻而柔,不宜过重刺激　　　　　　　　　B.刚柔兼施

C. 手法稍重逐渐加强   D. 轻快柔和,频率逐渐加快

E. 以上都不是

6. 推拿八法中泻法的操作手法要求是(   )。

A. 力量轻,频率慢   B. 力量轻,频率快

C. 力量重,频率由快渐慢   D. 轻快柔和

E. 力量较深重,手法频率由慢而逐渐加快

7. 关于手法补泻哪句描述是错误的?(   )

A. 轻揉为补,重揉为泻   B. 急摩为泻,缓摩为补

C. 顺转为补,逆转为泻   D. 长者为泻,短者为补

E. 以上都不是

8. 推拿基本治法中,表虚热者宜(   )。

A. 自上而下轻推背部膀胱经   B. 重推督脉   C. 轻擦腰部

D. 轻推督脉   E. 以上都不是

9. 腕下垂,应考虑是(   )。

A. 腕管综合征   B. 正中神经损伤   C. 桡神经损伤   D. 尺神经损伤   E. 以上都不是

10. 桡侧三个半手指麻木刺痛见于(   )。

A. 腕关节扭伤   B. 腕管综合征

C. 桡尺远端关节韧带损伤   D. 指部腱鞘炎

E. 桡骨茎突部狭窄性腱鞘炎

11. 正常膝关节过伸幅度为(   )。

A. 3°   B. 5°   C. 6°   D. 4°   E. 7°

12. 推拿治疗踝关节扭伤适用于(   )。

A. 外侧关节囊及腓侧韧带损伤   B. 腓侧韧带断裂   C. 伴有内踝部骨折

D. 伴有外踝尖部横行撕脱性骨折   E. 以上都不是

13. 落枕痛甚,难以转动时(   )。

A. 直接用扳法即可缓解   B. 先按揉患侧天宗穴,当痛稍减后,再施扳法

C. 此证不适合推拿治疗   D. 可先热敷,再推拿治疗,不宜用扳法

E. 等疼痛减轻,头可转动时,再以推拿治疗

14. 抽屉试验阳性,提示膝关节(   )。

A. 关节腔积液   B. 侧副韧带损伤   C. 半月板损伤

D. 交叉韧带损伤   E. 以上都不是

15. 屈腕试验阳性,提示(   )。

A. 前臂屈肌损伤   B. 尺神经损伤

C. 桡骨茎突狭窄性腱鞘炎   D. 腕管综合征

E. 以上都不是

16. 网球肘试验(密耳(Mill)试验)阳性提示(   )。

A. 肱骨内上髁炎   B. 肱骨外上髁炎   C. 肘关节脱位

D. 桡骨茎突部狭窄性腱鞘炎   E. 腕管综合征

17. 哪项检查可提示腰部神经根受压?(   )

A. 压顶试验   B. 下肢后伸试验   C. 挺腹试验

D. 屈膝屈髋分腿试验   E. 床边试验

18. 哪项检查可鉴别侧副韧带与半月板损伤?(   )

A. 膝关节旋转试验   B. 研磨试验   C. 抽屉试验

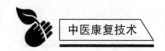

D. 侧向活动试验　　　　　　　　　　　E. 以上都是

19. 侧向活动试验阳性提示（　　　）。

A. 交叉韧带损伤　B. 侧副韧带损伤　　C. 半月板损伤　　D. 关节腔积液　　E. 以上都不是

20. 握拳试验阳性提示（　　　）。

A. 桡骨茎突狭窄性腱鞘炎　　　　　　B. 腕管综合征　　　　　　　　　　C. 指部腱鞘炎

D. 高尔夫球肘　　　　　　　　　　　E. 以上都不是

21. 臂丛神经牵拉试验阳性者提示（　　　）。

A. 腰神经根受压　B. 臂丛神经受压　　C. 颈神经受压　　D. 桡神经受压　　E. 正中神经受压

22. 床边试验阳性提示（　　　）。

A. 腰椎病变　　　B. 腰骶关节病变　　C. 髋关节病变　　D. 骶髂关节病变　E. 膝关节病变

23. 骨盆分离试验阳性提示（　　　）。

A. 骶髂关节病变　B. 腰骶关节病变　　C. 髋关节病变　　D. 腰椎病变　　　E. 膝关节病变

24. 跟臀试验阳性提示（　　　）。

A. 骶髂关节病变　B. 腰骶关节病变　　C. 髋关节病变　　D. 腰神经根受压　E. 膝关节病变

25. 搭肩试验（杜加氏试验）阳性提示（　　　）。

A. 三角肌下滑囊炎　　　　　　　　　B. 肩关节脱位　　　　　　　　　　C. 冈上肌肌腱炎

D. 锁骨骨折　　　　　　　　　　　　E. 肩关节粘连

二、多项选择题

1. 推拿手法的治疗作用取决于（　　　）。

A. 手法作用的性质和量　　　　　　　B. 散法、汗法

C. 作用部位的特异性　　　　　　　　D. 温法、补法

E. 清法、泻法

2. 推拿手法的补泻作用取决于（　　　）。

A. 手法作用的性质和量　　　　B. 手法的频率　　　　　　　　C. 手法的时间

D. 手法的方向　　　　　　　　E. 作用部位的特异性

3. 推拿作用原理主要包括（　　　）。

A. 平衡阴阳　　　　　　　　　B. 调整脏腑　　　　　　　　　C. 疏通经络

D. 行气活血　　　　　　　　　E. 理筋整复、滑利关节

4. 可用舒筋活络法进行推拿治疗的疾病有（　　　）。

A. 肱二头肌长头腱鞘炎　　　　　　　B. 肩关节脱位

C. 肱二头肌短头肌腱损伤　　　　　　D. 肱骨颈骨折

E. 肱二头肌长腱滑脱

5. 以下为补法的是（　　　）。

A. 顺经络循行方向操作的手法　　B. 离心性手法　　　　　　　　C. 轻刺激手法

D. 操作频率慢的手法　　　　　　E. 向下推动的手法

6. 最敏感的压痛点一般在（　　　）。

A. 肌肉起止点　B. 皮肉浅薄处　　C. 肌肉交界处　　D. 沿神经分布处　E. 筋膜起止点

7. 按照推拿临床中因人制宜原则，下列需要手法刺激量大的是（　　　）。

A. 患者体质强　　　　　　　　　　　B. 病变部位较深

C. 操作部位在肌肉丰厚部　　　　　　D. 病变部位在头面部

E. 操作部位在肌肉薄弱处

8. 下列哪项提示锥体束损害？（　　　）

A. 足内、外翻试验（＋）　　　　　　B. 弹趾试验（＋）　　　　　　　　C. 踝阵挛（＋）

D. 跟腱偏斜症（＋）　　　　　　　　　E. 划足底试验（巴宾斯基征）（＋）

9. 下列哪项提示神经根受压？（　　　）

A. 挺腹试验（＋）　　　　　　　B. 压顶试验（＋）　　　　　　　C. 叩顶试验（＋）

D. 屈颈试验（＋）　　　　　　　E. 直腿抬高试验及加强试验（＋）

10. 下列哪些疾病可出现直腿抬高试验阳性？（　　　）

A. 腰椎间盘突出症　　　　　　　B. 梨状肌综合征　　　　　　　C. 慢性腰肌劳损

D. 髂胫束紧张　　　　　　　E. 退生性脊柱炎

三、填空题

1. 颈椎关节活动度，前屈（　　），后伸（　　），侧屈（　　），旋转（　　）。腰椎关节活动度，前屈（　　），后伸（　　），侧屈（　　），旋转（　　）。

2. 肩关节活动度，屈曲（　　），后伸（　　），外展（　　），内收内旋（　　），外展内旋（　　），内收外旋（　　），外展外旋（　　），水平外展（　　），水平内收（　　）。

3. 肘关节活动度，伸展到屈曲（　　）。前臂活动度，前臂旋后（　　），前臂旋前（　　）。

4. 腕关节活动度，掌屈（　　），背伸（　　），尺偏（　　），桡偏（　　）。

5. 手指关节活动度，掌指关节屈曲（　　），过伸（　　），外展（　　），近端指间关节屈曲（　　），远端指间关节屈曲（　　）。拇指关节活动度，拇指掌指关节屈曲（　　），拇指指间关节屈曲（　　），拇指桡侧外展（　　），拇指掌侧外展（　　）。

6. 髋关节活动度，屈曲（　　），伸展（　　），内收（　　），外展（　　），内旋（　　），外旋（　　）。

7. 膝关节活动度，伸展到屈曲（　　）。

8. 踝关节活动度，跖屈（　　），背伸（　　），内翻（　　），外翻（　　）。

9. 肩关节外展试验对于肩部疾病能做大致的鉴别。肩关节只能轻微外展并伴有剧痛时，可能为（　　）；若从外展到上举过程皆有疼痛，多为（　　）；外展开始时不痛，越近水平位时肩越痛，表明（　　）；若外展过程中疼痛，上举时反而不痛，多为（　　）；若从外展至上举60°～120°范围内有疼痛，超越此范围时反而不痛，多为（　　）；若外展动作小心翼翼，并有突然疼痛者，多为（　　）。

10. 掌跟试验阳性提示（　　）。髋关节过伸试验阳性提示（　　）。髋关节屈曲试验阳性提示（　　）。足跟叩击试验阳性常提示（　　）。屈膝屈髋分腿试验阳性提示（　　）。站立屈髋屈膝试验阳性提示（　　）。浮髌试验阳性提示（　　）。膝关节旋转试验阳性提示（　　）。足内、外翻试验，如同侧疼痛提示（　　），如对侧疼痛提示（　　）。"4"字试验阳性提示（　　）。

参考答案

一、单项选择题

1.A　2.A　3.C　4.D　5.A　6.E　7.D　8.A　9.C　10.B　11.B　12.A　13.B　14.D　15.D　16.B　17.C　18.B　19.B　20.A　21.B　22.D　23.A　24.B　25.B

二、多项选择题

1.AC　2.ABCDE　3.ABCDE　4.AC　5.ACD　6.ABCE　7.ABC　8.BCE　9.ABCDE　10.ABD

三、填空题

1. 0°～45°　0°～45°　0°～45°　0°～60°　0°～80°　0°～30°　0°～40°　0°～45°

2. 0°～170°　0°～60°　0°～180°　0°～60°　0°～70°　0°～80°　0°～90°　0°～40°　0°～130°

3. 0°～135°/150°　0°～80°/90°　0°～80°/90°

4. 0°～80°　0°～70°　0°～30°　0°～20°

5. 0°～90°　0°～15°/45°　0°～25°　0°～110°　0°～80°　0°～50°　0°～80°/90°　0°～50°　0°～50°

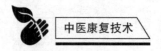

6. 0°～120°　0°～15°/30°　0°～35°　0°～45°　0°～35°　0°～45°

7. 0°～135°

8. 0°～45°/50°　0°～20°　0°～35°　0°～35°

9. 肩关节脱位或骨折　肩关节炎　肩关节粘连　三角肌下滑囊炎　冈上肌肌腱炎　锁骨骨折

10. 股骨颈骨折、髋关节脱位或截瘫　髋关节或骶髂关节有病变　髂腰肌软组织病变　髋关节病变　股内收肌综合征　臀中肌麻痹或髋关节脱位　关节腔内有积液或积血　半月板损伤　内或外踝骨折　副韧带损伤　髋关节病变或骶髂关节病变

（范秀英）

第六章

中医康复技术

项目一　疼痛患者的康复

任务一　使用刮痧疗法为落枕患者康复

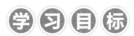

能力目标

1. 运用脏腑经络腧穴理论知识和西医诊断基础知识,能够对患者做出初步诊断;通过辨证分析,辨清证候;根据辨证结果,确定治法;按照选穴原则,结合腧穴定位及主治,选穴组方。

2. 运用刮痧疗法相关技术知识,按照刮痧疗法技术操作规范为落枕患者康复。

3. 严格遵循刮痧疗法技术操作规范,预防刮痧意外情况的发生。一旦发生意外情况,能及时、正确地进行处理。

知识目标

1. 掌握刮痧疗法相关技术知识。

2. 熟悉刮痧疗法的作用、适应范围及注意事项。

3. 掌握刮痧意外情况发生的原因、表现、预防及处理措施。

临床情境

基本情况:陈某,男,29岁,教师。2011年9月1日就诊。

主诉:右侧颈部疼痛,活动受限半天。

现病史:昨晚由于睡眠姿势不当,加之感受风寒,风寒侵袭项背,致使晨起时感右侧颈部疼痛,活动受限。

查体:强迫性头颈位,即头部向右侧偏斜,下颌转向左侧;被动活动,头颈转向左侧时,疼痛不加重,而向右侧转动头颈和使头颈后仰时,则出现剧烈疼痛;触诊时,发现右侧斜方肌、肩胛提肌、胸锁乳突肌分别出现轻度肿胀、痉挛、僵硬、压痛。舌紫暗,脉弦紧。

辅助检查结果:颈椎X线摄片未见异常。

假如你是康复治疗师,请完成以下任务。

基本任务:按照刮痧技术操作规范,实施刮痧。

拓展任务:针对临床情境,运用诊断学基础知识,做出初步临床诊断;运用脏腑经络腧穴理论知识,辨证归经;按照选穴原则,结合腧穴定位及主治,选穴组方;使用刮痧疗法为患者康复。

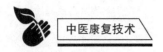

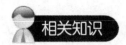相关知识

刮痧疗法

刮痧疗法历史悠久,是我国民间流传的一种古老的自然疗法。它是用铜钱、硬币、瓷汤匙等边缘较钝的工具,在患者的体表皮肤上反复刮拭摩擦,以达到防治疾病、强身健体目的的一种方法。现代刮痧疗法是运用表面光滑的多功能牛角、玉石、木鱼石刮痧板,按照配穴原则,选择相应的经脉、腧穴,涂以特制的刮痧润滑剂进行刮痧操作的治疗方法。

一、术前准备

（一）选择体位

根据患者的病情,确定施术部位。根据施术部位,采取舒适的体位,暴露施术部位。刮痧施术时,体位的选择应以医者能够正确取穴,施术方便,患者感到舒适自然,并能持久配合为原则,常用的体位有以下几种。

1. **仰卧位** 适用于胸腹部、头部、面部、颈部、四肢前侧刮痧。

2. **俯卧位** 适用于头、颈、肩、背、腰、四肢后侧刮痧。

3. **侧卧位** 适用于侧头部,面颊一侧,颈项和侧腹、侧胸以及上、下肢侧刮痧。

4. **仰靠坐位** 适用于前头、颜面、颈前和上胸部刮痧。

5. **俯伏坐位** 适用于头顶、后头、项背部刮痧。

6. **侧伏坐位** 适用于侧头、面颊、颈侧、耳部刮痧。

（二）选择刮痧器具与用品

目前比较常用的刮痧器具与用品为刮痧板和润滑剂。刮痧板有木制、竹制、石制、动物角质或仿动物角质,要求板面洁净,棱角光滑(图 6-1-1)。润滑剂多选用红花油、液状石蜡、麻油或刮痧专用的活血剂。使用前应仔细检查刮痧板边缘是否光滑、边角是否钝圆、厚薄是否适中,以及有无裂纹,以免伤及皮肤。

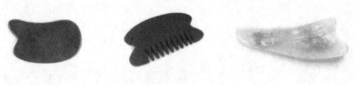

图 6-1-1

（三）选穴

选准穴位或经络、皮部,因刮痧的面积宽,不至于像针灸时要求的那么严,而是经、穴不离面,在其中即可。

（四）消毒

刮痧治疗前必须严格消毒,包括刮痧用具消毒、医者手指和施术部位消毒。

施术部位用热毛巾擦洗干净,再进行常规消毒。刮具要用 1：100 新洁尔灭溶液或 75％酒精严格消毒,防止交叉感染。医者须事先将手用肥皂水洗刷干净,再用 75％酒精棉球擦拭消毒,然后方可刮痧施术。

二、基本操作技术

刮痧疗法又分为直接刮法和间接刮法两种。直接刮法是指在施术部位涂上刮痧介质（刮痧润滑剂），然后用刮痧工具直接接触患者皮肤，在体表的特定部位反复进行刮拭，至皮下呈现痧痕为止。具体操作是患者取坐位或俯伏位，术者用热毛巾擦洗患者被刮部位的皮肤，进行常规消毒，再均匀地涂上刮痧介质，然后持刮痧工具，在刮拭部位进行刮拭，以刮出出血点为止。间接刮法是先在患者将要刮拭的部位放一层薄布，然后再用刮拭工具在布上刮拭。此法可保护皮肤，适用于儿童、年老体弱、高热、中枢神经系统感染、抽搐、某些皮肤病患者。

（一）涂布刮痧润滑剂

在刮拭部位上均匀涂布刮痧润滑剂，用量宜薄不宜厚。因为刮痧润滑剂过多，不利于刮拭，还会顺皮肤流下，弄脏衣服。保健刮痧和头部刮痧可不用介质，亦可隔物刮拭。

（二）刮拭

右手持刮痧板（治疗时，刮板厚的一边朝手掌；保健时，刮板薄的一边对手掌），刮痧板一般与皮肤之间角度以45°～90°为宜，刮板倾斜与刮拭方向一致，不可成推、削之势。灵活运用腕力、臂力，用力要均匀，适中，由轻渐重，压力要深透深层组织，以患者能耐受为度，不可忽轻忽重，忌用蛮力。刮拭面要尽量拉长距离，如背部每条6～15 cm。刮痧顺序方向总原则一般头面、颈项、背腰、胸腹、上肢、下肢为顺序，由上而下，由内而外，单方向刮拭。一般每个部位刮拭20次左右，以痧痕为度，皮下出现微紫红或紫黑痧点、斑块，即可停止刮拭。一般刮处皮肤呈现紫黑色时为病重，应多刮；如刮处皮肤鲜红或不易刮出痧痕为病轻，应少刮。初次刮痧，不可强求出痧，出痧不明显也可以。

1. 刮拭顺序　整体刮拭的顺序是自上而下，先头部、颈、背腰部或胸腹部，后四肢，背腰部及胸腹部可根据病情决定刮拭的先后顺序。每个部位一般先刮阳经，再刮阴经，先刮拭身体左侧，再刮拭身体右侧。

2. 刮拭手法

（1）平刮　就是用刮板的平边，着力于施术部位，按一定方向进行较大面积地平行刮拭。

（2）竖刮　就是用刮板的平边，着力于施术部位上，竖直上下而进行的大面积刮拭。

（3）斜刮　就是用刮板的平边，着力于施术部位上，进行斜向刮拭。适用于人体某些部位，不能进行平、竖刮的情况下采用的操作手法。

（4）角刮　用刮板的棱角和边角，着力于施术部位上，进行较小面积或沟、窝、凹陷地方的刮拭，如鼻沟、耳屏、神阙、听宫、听会、肘窝、关节等处。

3. 刮拭补泻　刮痧疗法同针治疗法一样，分为补法、泻法和平补平泻法。

刮痧疗法的补泻作用，取决于刮拭操作力量的轻重、速度的急缓、时间的长短及刮拭方向等诸多因素。

（1）刮拭力量、速度、时间　刮拭按压力小，刮拭速度慢，刺激时间较长为补法。适用于年老、体弱、久病、重病或体形瘦弱之虚证患者。刮拭按压力大，刮拭速度快，刺激时间较短为泻法。适用于年轻体壮、新病、急病、形体壮实的患者。平补平泻法介于补法和泻法之间。有三种刮拭方法。第一种，按压力大，刮拭速度慢；第二种，按压力小，刮拭速度快；第三种，按压力中等，速度适中。常用于正常人保健或虚实兼见证的治疗。

（2）刮拭的方向　顺经脉循行方向者为补法；逆经脉循行方向者为泻法。

（3）其他因素　选择痧痕点个数少者为补法，选择痧痕点数量多者为泻法。

刮痧后加温灸者为补法；刮痧后加拔罐者为泻法。

4. 时限与疗程

一般每个部位刮20次左右，以使患者能耐受或出痧为度。每次刮拭时间以20～25 min为宜。初次刮拭时间不宜过长，手法不宜过重，不可一味片面追求出痧。第二次应间隔5～7天后或患处无痛感时再实施，直到刮拭处清平无斑块，病证自然痊愈。

5. 刮拭后的反应 一般刮治数分钟后，凡有病源之处，其体表受刮拭皮肤会出现痧痕。有痛感无痧痕则无病灶。

一般刮拭后半个小时左右，皮肤表面的痧点会逐渐融合成片，刮痧后24～48 h出痧表面的皮肤触摸时有疼痛、发痒、虫行感或自觉局部皮肤有微微发热，这些都属于正常反应。痧痕一般3～7天后才会消失。

刮完后，擦干皮肤，让患者穿好衣服，适当饮用一些姜汁、糖水或白开水，促进新陈代谢。使用过的刮具清洁、消毒、擦干后备用。

三、人体各部位刮拭方法

(一) 头部

头部有头发覆盖，必须在头发上面用刮板刮拭，不必涂刮痧润滑剂。为增强刮拭效果可使用刮板边缘或刮板角部刮拭。医者一手扶患者头部，以保持头部稳定，采用平补平泻法，每个部位刮30次左右，刮至头皮发热为宜。

1. 循行路线

(1) 刮拭头部两侧，从头部两侧太阳穴开始至风池穴，经过穴位头维、颔厌等(图6-1-2)。

(2) 刮拭前头部，从百会经囟会、前顶、通天、上星至头临泣(图6-1-3)。

(3) 刮拭后头部，从百会经后顶、脑户、风府至哑门(图6-1-4)。

(4) 刮拭全头部，以百会为中心，呈放射状向全头发际处刮拭，经过全头穴位和运动区、语言区、感觉区等(图6-1-5)。

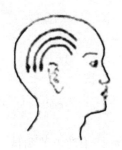 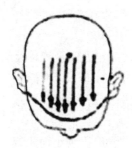 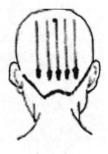 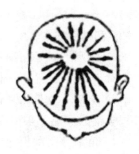

图6-1-2　　　　图6-1-3　　　　图6-1-4　　　　图6-1-5

2. 适应证 头部刮拭有改善头部血液循环，疏通全身阳气之作用，可预防和治疗中风及中风后遗症、头痛、脱发、失眠、感冒等病证。

(二) 面部

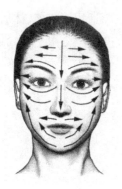

面部出痧影响美观，因此面部刮拭手法要轻柔，以不出痧为度，面部不需涂抹刮痧润滑剂(亦可依据皮肤性质，选择适宜的刮痧介质)，通常用补法，忌用重力大面积刮拭，方向由内向外按肌肉走向刮拭，每天一次(图6-1-6)。

1. 循行路线

(1) 刮拭前额部　从前额正中线分开，经鱼腰、丝竹空朝两侧刮拭。

(2) 刮拭两颧部　由内侧经承泣、四白、下关、听宫、耳门等。

(3) 刮拭下颌部　以承浆为中心，经地仓、大迎、颊车等。

2. 适应证 面部刮拭有养颜祛斑美容的功效。主治颜面五官的病证。如眼病、鼻病、耳病、面瘫、雀斑、痤疮等。

图6-1-6

（三）颈项部

颈后高骨为大椎穴,用力要轻柔,用补法,不可用力过重,可用刮板棱角刮拭,以出痧为度。肩部肌肉丰富,用力宜重些,从风池穴一直到肩髃穴,应一次到位,中间不要停顿,一般用平补平泻手法。

1. 循行路线

（1）刮拭督脉颈项部位　从哑门刮到大椎(图 6-1-7)。

（2）刮拭颈部两侧到肩　从风池开始经肩井、巨骨至肩髃(图 6-1-7)。

2. 适应证　人体颈部有六条阳经通过,其中精髓直接通过督脉灌输于脑,颈项部是必经之路,所以经常刮拭颈项部,具有育阴潜阳,补益人体正气,防治疾病的作用,可主治颈、项病变,如颈椎病、感冒、头痛、近视、咽炎等症。

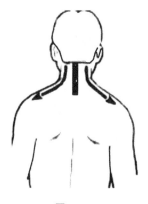

图 6-1-7

（四）背部

背部由上向下刮拭。一般先刮后背正中线的督脉,再刮两侧的膀胱经脉和夹脊穴。背部正中线刮拭时手法应轻柔,用补法,不可用力过大,以免伤及脊椎,可用刮板棱角点按棘突之间。背部两侧可视患者体质、病情选用补泻手法,用力要均匀,中间不要停顿。

1. 循行路线　刮督脉和足太阳膀胱经及夹脊穴,从大椎刮至长强。足太膀胱经位于后正中线旁开 1.5 寸和 3 寸处。夹脊穴位于后正中线旁开 0.5 寸(图 6-1-8)。

2. 适应证　刮拭背部可以治疗全身五脏六腑的病证。如刮拭胆俞可治疗黄疸、胆囊炎、胆道蛔虫、急慢性肝炎等;刮拭大肠俞可以治疗肠鸣、泄泻、便秘、脱肛、痢疾、肠痈等。背部刮痧还有助于诊断疾病。如刮拭心俞部位出现压痛或明显出痧斑时,即表现心脏有病变或预示心脏即将出现问题,其他穴位类推。

（五）胸部

刮拭胸部正中线用力要轻柔,不可用力过大,宜用平补平泻法;两侧用刮板棱角沿肋间隙刮拭。乳头处禁刮。

1. 循行路线

（1）刮拭胸部正中线　从天突穴经膻中穴向下刮至鸠尾穴。用刮板角部自上而下刮拭(图 6-1-9)。

（2）刮拭胸部两侧　从正中线由内向外刮,先左后右,用刮板整个边缘由内向外沿肋骨走向刮拭。中府穴处宜用刮板角部从上向下刮拭(图 6-1-9)。

2. 适应证　胸部主要有心、肺二脏,故刮拭胸部,主治心、肺疾患。如冠心病、慢性支气管炎、支气管哮喘、肺气肿等。另外可预防和治疗妇女乳腺炎、乳腺癌等。

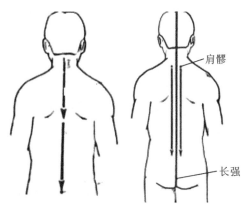

图 6-1-8

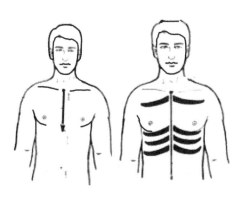

图 6-1-9

（六）腹部

空腹或饱餐后禁刮，急腹症忌刮，神阙穴禁刮。

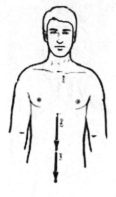

图 6-1-10

1. 循行路线

（1）刮拭腹部正中线　从鸠尾经中脘、关元刮至曲骨（图 6-1-10）。

（2）刮拭腹部两侧　从幽门刮至日月。

2. 适应证　腹部有肝胆、脾胃、膀胱、肾、大肠、小肠等脏腑，故刮拭腹部可治疗以上脏腑病变。如胆囊炎、慢性肝炎、胃及十二指肠溃疡、呕吐、胃痛、慢性肾炎、前列腺炎、便秘、泄泻、月经不调、不孕症等。

（七）四肢

刮拭四肢时，遇关节部位不可强力重刮。对下肢静脉曲张、水肿应从下向上刮拭。皮肤如有感染、破溃、痣瘤等，刮拭时应避开。如急性骨关节创伤、挫伤之处不宜刮痧，但在康复阶段做保健刮痧可提前康复。

1. 循行路线

（1）刮拭上肢外侧部　由上向下刮，在肘关节处可作停顿，或分段刮至外关（图 6-1-11）。

（2）刮拭上肢内侧部　由上向下刮，尺泽穴可重刮（图 6-1-11）。

（3）刮拭下肢前面　从上向下刮，从伏兔至梁丘，由足三里至下巨虚（图 6-1-12）。

（4）刮拭下肢外侧部　从上向下刮，从环跳至膝阳关，由阳陵泉至悬钟（图 6-1-12）。

（5）刮拭下肢后面　从上向下刮，经承扶至委中，由委中至跗阳，委中穴可重刮（图 6-1-12）。

（6）刮拭下肢内侧部　从上向下经过足太阴脾经、足厥阴肝经和足少阴肾经刮拭（图 6-1-12）。

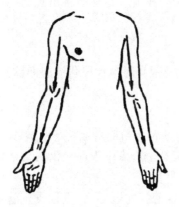

图 6-1-11

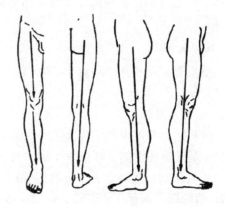

图 6-1-12

2. 适应证　四肢刮痧可主治全身病证。如刮拭手少阴心经主治心脏疾病。刮拭足阳明胃经主治消化系统病证。刮拭四肢肘膝以下五输穴可主治全身疾病。

（八）膝关节

膝关节结构复杂，刮痧时宜用刮板棱角刮拭，以便掌握刮痧正确的部位、方向，而不致损伤关节。刮拭关节动作应轻柔。膝关节内积液者，局部不宜刮，可取远端穴位刮拭。膝关节后方及下端刮痧时易起痧疱，起疱时易轻刮，如遇曲张的静脉可改变方向，由下向上刮。

1. 循行路线

（1）刮拭膝眼　刮拭前先用刮板的棱角点按膝眼。

（2）刮拭膝关节前部　膝关节以上部分从伏兔刮至梁丘，膝关节以下部分从犊鼻刮至足三里。

（3）刮拭膝关节内侧部　从血海穴刮至阴陵泉。

（4）刮拭膝关节外侧部　从膝阳关刮至阳陵泉。

（5）刮拭膝关节后部　委中穴可重刮。

2. 适应证　主治膝关节的病变,如风湿性关节炎、膝关节韧带损伤、肌腱劳损等。另外对腰背部疾病、胃肠疾病有一定的治疗作用。

四、临床应用

（一）四神延刮

刮痧先刮头,不仅能疏通气血,调整阴阳,若配以项丛刮、项三带、肩胛环、膻中刮、三脘刮、骶丛刮、天元刮,则可系统地调节各脏腑功能,从而达到治疗全身各系统疾病之功效。

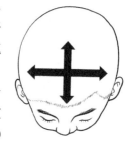

图 6-1-13

四神延对于情志郁结、痰湿停滞、头晕目眩、心神恍惚及防治脑血管病变有很好的疗效,可治失眠、头痛、健忘、脑积水、高血压病、中风后遗症、感冒鼻塞、鼻流清涕、夜尿症等。

位置:在头顶部,为四神聪之延伸,即以百会穴为中心,向前、后、左、右四个方向刮拭。向前刮至前发际,向后刮至枕骨粗隆下,向左、右各刮至两耳尖。宜轻柔、快捷、流畅。朝一个方向反复进行刮拭,每个部位各刮 30 次,共计 120 次。刮拭头部不用活血剂,头部刮拭的运板力度,视头发之厚薄及病之虚实而定(图 6-1-13)。

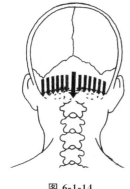

图 6-1-14

（二）项丛刮

刮头必刮项丛刮。项丛刮是在后项部沿颅骨切迹向下密集刮 13 个刺激带,每带刮 30 次,于后项部共刮 390 次。项丛刮具有醒脑开窍、明目聪耳、利咽祛痰、平肝息风的功效,对治疗伤风感冒、偏正头痛、头面五官诸症均有良效,尤以预防感冒效果最佳,是提高免疫力、防治阿尔茨海默病(即老年痴呆症)的重要施治部位。

位置:以后项部督脉经三穴即下脑户、风府、哑门为主要刺激点。辅以枕外隆凸下(即下脑户)至乳突根部,沿颅骨下肌层左右各分成 6 个等份,以每一个等份为 1 个刮拭带,左右两侧计 12 个刮拭带,项丛刮共计有 13 个刮拭带(图 6-1-14)。

（三）天突刮

咽喉为肺、胃所属,全身经脉之要冲,天突刮治疗咳嗽、气管炎、咽喉疾病疗效颇佳,退热快,且无毒副作用,易为患者所接受。主治感冒,急、慢性咽喉炎,扁桃体炎,支气管哮喘,支气管炎,甲状腺肿大,膈肌痉挛,神经性呕吐,声带疾病,嗓音嘶哑等。

位置:在颈前部正中线上,胸骨上窝中央凹陷处。仰头后分两步刮拭(图 6-1-15)。

（四）膻中刮

膻中刮为整体疗法重要组成部分之一,为刮痧术必刮之处。膻中刮以心肺疾病为重点,治疗感冒、咳嗽、支气管炎、哮喘等。

位置:胸部正中两乳间,上至胸骨柄,下至胸骨剑突接合部。分两步刮拭,一步为纵向,即前正中线(任脉)及左右各 1 行,共 3 行,每行间距 0.8 寸(约合 2.7 cm);另一步为横向,即从正中线由内向外,沿肋间隙刮拭(图 6-1-16)。乳头乳晕部禁刮;乳部不明原因肿块禁刮。

（五）三脘刮

三脘刮为治疗脾胃疾病最常用的一组刮法,主治消化系统疾病,也可治疗围绝经期综合征、高血压病、胆囊炎、慢性肝炎、虚劳等病证。注意:肝硬化、腹腔积液、腹部不明原因肿块者禁刮。急腹症宜急送医院治疗。空腹及进餐后 1 h 内禁刮脘腹部。胃下垂者慎刮该部。

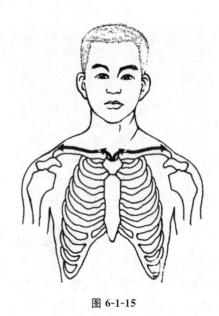

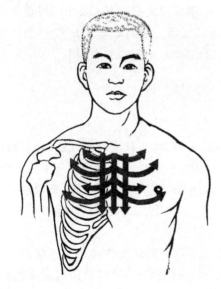

图 6-1-15   图 6-1-16

位置：三脘刮以任脉经上、中、下三脘为主带，辅以足阳明胃经在腹部脐旁2寸之循行路线进行刮拭。上起剑突下，下至脐上，正中及左右两侧共计3带（图6-1-17）。

（六）腹部五带刮

腹部五带刮集三脘刮、天元刮于一体，是治疗全身性疾病的一种方法，对消化、泌尿、生殖系统疾病及妇科疾病疗效颇佳。临床观察对腹部减肥见效迅速。肾下垂、胃下垂者慎用。

位置：分上三带、下五带。上三带相当于三脘刮（上脘、中脘、下脘及左右旁开2寸（约合6.7 cm）处）；下五带，即腹部正中线为第一带，腹部正中线左右旁开2寸处为第二带、第三带，腹部正中线左右旁开4寸（约合13.3 cm）处为第四带、第五带（图6-1-18）。

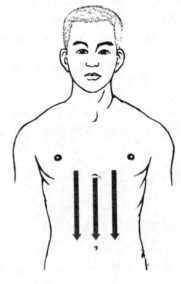

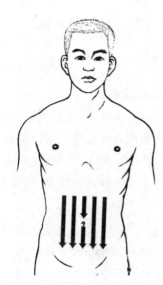

图 6-1-17   图 6-1-18

（七）项三带刮、项五带刮

刮拭后项部可改善头部血液供应，防治脑、耳、鼻、咽喉、颈椎及上肢等部位疾病。特别是项丛刮、项三带、项五带，其位置十分重要，是治疗心脑血管病、五官科疾病、神经系统疾病、难治性疾病、脑源性疾病的重要刮拭部位。

位置：从后发际项正中线至第三胸椎棘突下（身柱穴）为第一带；第二带起于风池穴，经肩上（肩井）

至肩髃穴；第三带同第二带（对侧）；第四带、第五带为第三颈椎至第三胸椎两侧夹脊（图 6-1-19、图 6-1-20）。

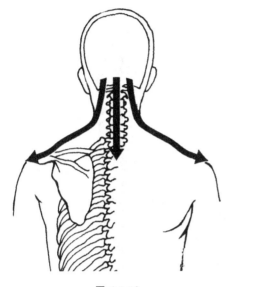
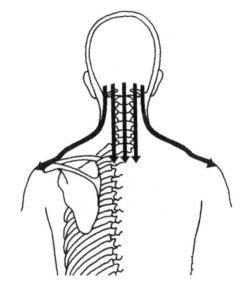

图 6-1-19   图 6-1-20

（八）肩胛环刮

背部穴位，与人体许多重要脏器相对应，一旦内脏器官有病时，可在相应部位出现某种病理征象，如疼痛、发红、脱屑、凹陷等。其中，背部的肩胛环区（胸廓的后面）易于出痧，有"痧岛"之称。主治呼吸系统、循环系统、消化系统等疾病。

位置：①纵五带：从大椎穴至筋缩穴为第一纵行带，两侧佗脊刮为第二、第三纵行带，两侧膀胱经第一侧线为第四、第五纵行带。②横八带：第一胸椎至第九胸椎之肋间隙，沿肋间隙自然生理弧度横向刮拭（图 6-1-21）。

（九）佗脊刮

华佗夹脊穴相传系神医华佗所创。佗脊刮是治疗全身慢性疾病必刮之处，临床上可单独应用，亦可与肩胛环并用。佗脊刮对脊柱、腰部疾病（如腰椎间盘突出症）、第 3 腰椎横突综合征及自主神经功能紊乱和内脏病疗效较好。

位置：自第一胸椎（亦可从颈夹脊刮起）起至第五腰椎棘突下旁开 0.5 寸（约合 1.7 cm），单侧计 17 个穴位，左右共 34 个穴位，加上颈夹脊一侧 7 个穴位，两侧 14 个穴位，总共 48 个穴位（图 6-1-22）。

（十）培元刮

肾脏位于腰部，通过对腰部穴位刮拭，可补益肾气、调经和血、强壮腰脊、明目聪耳。主治坐骨神经痛、腰肌劳损、阳痿、月经不调、带下、下肢瘫痪、神经衰弱、慢性肠炎、哮喘。

位置：正中线起板于督脉脊中穴（第十一胸椎棘突下），向下刮至腰阳关（第四腰椎棘突下）；督脉左右旁开 5 cm 处即第一侧线，从胃俞刮至大肠俞；以脊柱为界向两侧刮，从内向外刮至膀胱经第二侧线处，即纵三带、横六带（图 6-1-23）。

（十一）骶丛刮

位于骶部（腰部下面尾骨上面的部分），内应盆腔，可强腰补肾，活血化瘀，行气止痛，是治疗下肢病必刮之处。刮拭该部，对泌尿生殖系统疾病效果尤其显著。刺激该部还可作用于脑，配合项丛刮，可防治脑部疾病。

位置：起板于督脉经之长强穴，向左、右斜上方刮拭，沿下髎、中髎、次髎、上髎进行倒刮拭，刮成倒"八"字形，其后将其余部分填满，使痧痕呈倒三角形为佳（图 6-1-24）。

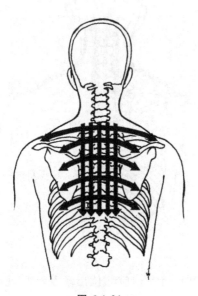

图 6-1-21

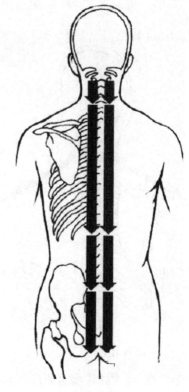

图 6-1-22

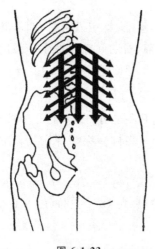

图 6-1-23

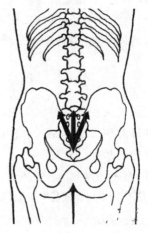

图 6-1-24

（十二）肩前带刮、肩后带刮

肩前带、肩后带为治疗肩周炎必刮之处，特别对肩关节活动障碍者治疗尤为重要，临床对改善肩关节活动度效佳。主治肩臂痛、肩关节周围炎、上肢无力、中风偏瘫、肩关节软组织疾病等。

位置：肩前带由肩峰处起板沿肩关节前内缘刮至腋前纹头顶端。肩后带起板于锁骨肩峰端（巨骨穴）直下经臑俞穴至肩贞穴向下刮至腋后纹头（图 6-1-25）。

（十三）肘窝刮

肘窝刮为民间拍打肘窝、腘窝退热治咳喘之法的发展。今在肘窝处施用刮痧法，临床疗效较佳，主治发热、心悸、胸闷、哮喘、咳嗽、咽炎、扁桃体炎、肩周炎、网球肘、皮肤病或皮肤瘙痒、荨麻疹、湿疹、疔疮。

位置：以肘窝部三穴（尺泽、曲泽、少海）为中心，起板于该三穴上 10 cm 处，止板于该三穴下 10 cm，亦可拉长刮至腕部（图 6-1-26）。

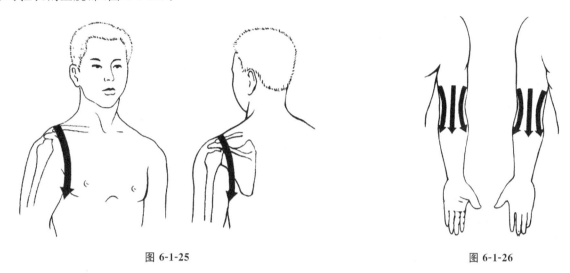

图 6-1-25　　　　　　　　　　　　　　　　图 6-1-26

（十四）委中三带刮

委中三带为骨伤科疾病必刮之处。其治疗范围很广，有凉血泻热、舒筋通络、祛风湿、利腰膝、通三焦、止吐泻、疏水道、利膀胱、益肾壮腰的功效。

位置：双下肢腘窝部，第一带为腘窝横纹中央委中穴上、下 10 cm 处；第二带在腘窝外侧两筋凹陷中委阳穴上、下 10 cm 处；第三带在腘窝内侧凹陷中阴谷穴上、下 10 cm 处，向下亦可尽量拉长刮（图 6-1-27）。

（十五）膝病八步赶蟾刮

该法为统治膝关节病的主要刮拭方法，包括 8 个部位的刮拭：骶丛刮；膝内侧带，即血海→曲泉→阴陵泉，膝外侧带，即中渎→膝阳关→阳陵泉，为治膝病之特效穴、区、带之一；髌周刮；犊鼻一点四向挑；挑鹤顶；委中三带；踝周刮；弹拨金门。主治膝部外伤、膝关节周围软组织劳损、股四头肌萎缩、半月板损伤、骨折石膏固定后关节功能障碍、腰腿痛、坐骨神经痛、中风后遗症、鹤膝风（图 6-1-28）。

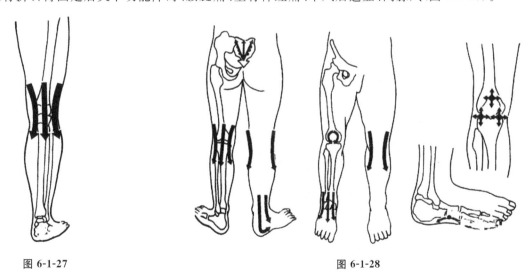

图 6-1-27　　　　　　　　　　　　　　　图 6-1-28

（十六）踝周刮

踝部有足三阴、足三阳经循行，对治疗腰痛，膝、踝部病疗效颇佳。踝周刮对踝关节周围病痛有一定的疗效。踝部及足背部极易扭、挫伤，必须在明确诊断、无骨折时方可行轻手法刮治。

位置：由足三阴经、足三阳经及经外奇穴在踝关节周围的 18 个穴组成。从踝上悬钟、三阴交处起板，向下刮至足背、足跟一周处(图 6-1-29)。

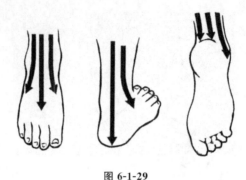

图 6-1-29

五、作用、机理及适应证

（一）作用

1. 调节阴阳　阴阳是中医理论的基本核心。人体在正常的情况下，保持着阴阳相对平衡的状态。如果因七情、六淫以及跌仆损伤等因素使阴阳平衡遭到破坏时，就会导致"阴胜则阳病，阳胜则阴病"等病理变化，而产生"阳盛则热，阴盛则寒"等临床证候。刮痧治疗的关键就在于针对证候的属性来调节阴阳的偏盛偏衰，使机体转归于"阴平阳秘"，恢复其正常的生理功能，从而达到治愈疾病的目的。

2. 舒筋通络，活血化瘀　人体肌肉、韧带、骨骼一旦受到损伤，在局部产生瘀血，使经络气血流通不畅，若瘀血不消，则疼痛不止。这时在局部或相应腧穴刮拭，调节肌肉的收缩和舒张，使组织间压力得到调节，以促进刮拭组织周围的血液循环，增加组织血流量，从而使瘀血消除，新血得生，经络畅通，气血运行，达到通则不痛之目的。

3. 清热消肿　根据中医治法中"热则疾之"的原理，通过刮痧手法的刺激，使热邪疾出，以达清热之目的，使内部阳热之邪透达体表，最终排出体外，以清体内之瘀热、肿毒。

4. 祛痰解痉，软坚散结　由痰湿所致的体表包块及风证，通过刮痧、放痧治疗，使腠理宣畅，痰热脓毒外泄，有明显的止痉散结效果。

5. 扶正祛邪　当人体正气虚时，外邪易乘虚而入，通过补虚泻实之法刮拭相关腧穴部位，使虚弱的脏腑功能得以增强，机体恢复正常状态，能够抵御外邪。一旦邪气入侵，刮治病变相应腧穴的皮肤，使之出现青、紫充血的痧痕，使腠理得以开启疏通，将滞于经络腧穴及相应组织、器官内的风、寒、痰、湿、瘀血、火热、脓毒等各种邪气从皮毛透达于外，经络得以疏通。

（二）作用机理

1. 镇痛　肌肉附着点和筋膜、韧带、关节囊等受损伤时，若不及时治疗，或治疗不彻底，损伤组织可形成不同程度的粘连、纤维或瘢痕化，加重疼痛、压痛和肌肉紧张痉挛。刮痧是消除疼痛和肌肉紧张、痉挛的有效方法，主要机制：一是加强局部循环，使局部组织温度升高；二是在刮痧直接刺激作用下，提高了局部组织的痛阈；三是紧张或痉挛的肌肉通过刮痧板的作用得以舒展，从而解除其紧张痉挛，以消除疼痛。

2. 信息调整　人体的各个脏器都有其特定的生物信息。当脏器发生病变时，有关的生物信息就会随之发生变化。刮痧通过作用于体表的特定部位，产生一定的生物信息，通过信息传递系统输入到有关脏器，对失常的生物信息加以调整，从而起到对病变脏器的调整作用。

3. 排除毒素　刮痧过程可使局部组织的血管扩张及黏膜的渗透性增强，淋巴循环加速，细胞的吞噬作用及搬运力量加强，使体内废物、毒素加速排除，组织细胞得到营养，从而使血液得到净化，增加了全身抵抗力，可以减轻病势，促进康复。

4. 自身溶血　刮痧出痧的过程是一种血管扩张至毛细血管破裂，血液外溢，皮肤局部形成瘀血斑的现象,此等血凝块(出痧)不久即能溃散,而起自身溶血作用,这样可使局部组织血液循环加快,新陈代谢旺盛,营养状况改善,同时使机体的防御能力增强,从而起到预防和治疗疾病的作用。自身溶血是一个延缓的良性弱刺激过程,它不但可以刺激免疫功能,使其得到调整,还可以通过向心性神经作用于大脑皮质,调节大脑的兴奋与抑制过程及内分泌系统的平衡。

（三）适应证

刮痧疗法临床应用广泛,适用于内、外、妇、儿、五官等各科和各系统疾病的治疗,还可用于防病强身。

1. 呼吸系统疾病　感冒、咳嗽、气管炎、哮喘、肺炎等。

2. 消化系统疾病　胃痛、反胃、呃逆、吐酸、呕吐、急性胃炎、胃肠神经官能症、胆道感染、肠易激综合征、便秘、腹泻、腹痛等。

3. 泌尿系统疾病　泌尿系统感染、尿失禁、膀胱炎等。

4. 神经系统疾病　眩晕、失眠、头痛、多汗症、神经衰弱、坐骨神经痛等。

5. 心血管疾病　心悸、高血压等。

6. 运动系统疾病　腱鞘炎、腕管综合征、网球肘、落枕、肩痛、肋间神经痛、腰痛、急性腰扭伤、慢性腰肌纤维炎、梨状肌综合征等。

7. 妇科系统疾病　月经不调、痛经、闭经、经期发热、经期头痛、经前紧张综合征、更年期综合征、产后缺乳、急性乳腺炎等。

8. 五官系统疾病　牙痛、咽喉肿痛、急性鼻炎、耳鸣、失音等。

9. 内分泌系统疾病　糖尿病等。

10. 其他　预防疾病、强身健体、减肥、美容等。

总之,刮痧对颈椎病、肩周炎、腰腿痛、关节炎、腰扭伤等疼痛性疾病治疗效果良好,对高血压、糖尿病、哮喘、中风偏瘫等慢性病有辅助治疗作用,对牛皮癣、不孕不育、类风湿等一些疑难杂病也有较好的效果,还可以用于中暑、急性哮喘、心绞痛等。刮痧还有增智、增高、增加食欲,预防和治疗近视,调理脏腑,延年益寿,养颜美容的功效。

六、慎用证、禁忌证及注意事项

（一）慎用证和禁忌证

1. 有出血倾向的疾病　忌用或慎用本法治疗。如血小板减少性疾病、过敏性紫癜、白血病等,不宜用泻法刮疗,宜用补法或平补平泻法刮疗。

2. 危重病证　如急性传染病、重症心脏病等,应立即住院观察治疗。如果没有其他办法,可用本法进行暂时的急救措施,以争取时间和治疗机会。

3. 新发生的骨折　患部不宜刮痧,须待骨折愈合后方可在患部刮疗。

4. 传染性皮肤病　如痈疮、瘢痕、溃烂、性传播性皮肤病及皮肤不明显原因的包块等,不宜直接在病灶部位刮拭。

5. 手术瘢痕　恶性肿瘤患者手术后,瘢痕局部处慎刮。外科手术瘢痕处亦应在 2 个月以后方可局部刮痧。

6. 妇女、儿童及年老体弱者　孕妇腹部、妇女经期下腹部、女性面部、儿童及年老体弱者,刮拭手法宜轻,用补法,忌用大面积泻法刮拭。孕妇下腹部、腰骶部及三阴交、合谷等穴位禁刮。

7. 对刮痧恐惧或过敏者　慎用或忌用本法。

（二）注意事项

1. 术前注意事项

（1）场所通风　刮痧疗法须暴露皮肤,且刮痧时皮肤汗孔开泄,如遇风寒之邪,邪气可从开泄毛孔

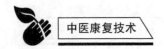

直接入里,影响刮痧疗效,而且易引发新的疾病。故刮痧前要选择一个好的治疗场所,注意通风,空气流通清新,并注意保暖,尽量少暴露皮肤。

(2)体位舒适　以利于刮拭,并能防止晕刮。

(3)刮具完好　刮拭前须仔细检查刮痧工具,以免刮伤皮肤。

(4)了解患者情况　对刮痧恐惧者,刮拭前一定要向患者解释刮痧的一般常识,消除其恐惧心理,取得患者配合。患者过饥、空腹、疲劳不宜立即刮痧。

2. 术中注意事项

(1)刮拭手法　要用力均匀,以患者能耐受为度,达到出痧为止。

(2)刮拭时限　不可一味追求出痧而用重手法或延长刮痧时间。出痧多少受多方面因素影响。一般情况下,血瘀之证、实证、热证出痧多;虚证、寒证出痧少;服药过多者,特别服用激素类药物不宜出痧;肥胖与肌肉丰满者不易出痧;阴经较阳经不宜出痧;室温低时不宜出痧。

(3)精神专注　刮拭过程中,医者要精神专注,随时注意观察患者神色、经常询问患者有无不适感觉。

3. 术后注意事项

(1)饮温水　刮痧治疗使汗孔开泄,邪气外排,消耗体内部分津液,故刮痧后饮温水一杯,休息片刻。

(2)避风寒　刮痧治疗后,为避免风寒之气邪侵袭,须待皮肤毛孔闭合恢复原状后,方可洗浴。

七、刮痧意外

刮痧疗法和针灸、按摩等方法都是对人体穴位进行刺激,只不过使用的工具不同而已。所以刮痧也和针灸一样,有可能像晕针一样出现晕刮。晕刮是指在刮痧过程中,患者出现晕厥。

(一)原因

患者初次接受刮痧治疗,精神紧张,或站立位或体位不适,或空腹、饥饿、过度疲劳、体质虚弱、大汗、吐泻、失血过多;医者刮拭手法过重,或刮拭时间太长,或刮痧部位太多等,均可导致晕刮。

(二)临床表现

在刮痧过程中,患者出现头晕、目眩、心慌、出冷汗、面色苍白、四肢发冷、恶心欲吐或神昏扑倒等现象。

(三)预防

如初次接受刮痧治疗、精神过度紧张者,应做好解释工作,消除患者对刮痧的顾虑,同时要选择让患者舒适,且能保持持久的体位。若患者体质虚弱,刮拭手法要轻即用补法,刮拭时间不要太长,刮拭部位精而少等。若患者饥饿、疲劳、大渴时,不要立即刮痧,应令其进食、休息、饮水后再予刮拭。医者在刮痧过程中要精神专注,随时注意观察患者的神色,询问患者的感受,一旦有不适情况及早采取处理措施,防患于未然。

(四)处理方法

一旦出现晕刮情况,应立即停止刮拭,抚慰患者勿紧张,帮助其平卧,采取头低足高体位,注意保暖。轻者饮用一杯温水或糖水,静卧休息片刻即可恢复。重者用刮痧板刮拭患者百会(重刮),人中(棱角轻刮)、涌泉(重刮)、内关(重刮)、足三里(重刮),经过上述处理仍未缓解者,应采取中、西医综合措施抢救治疗。

能力训练与达标检测

一、基本任务

按照刮痧技术操作规范,学生互为模特,相互实施刮痧。

第一步:教师示教,学生观摩。

第二步:学生学做,教师指导。

刮痧操作流程

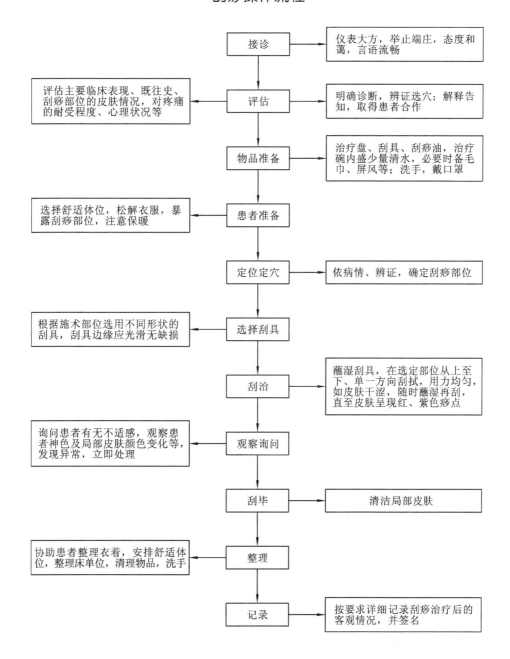

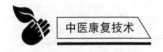

二、拓展任务

针对临床情境,剖析案例,使用刮痧疗法为落枕患者康复。

程　序	步　骤	要 点 说 明
资讯评估 明确诊断 辨清证候	1.诊断	落枕
	诊断依据	①一般无外伤史,多因睡眠姿势不良或感受风寒所致。 ②急性发病,晨起后一侧颈部出现疼痛,酸胀,可向上肢或背部放射,活动不利,活动时伤侧疼痛加剧,严重者使头部歪向病侧。 ③患侧常有颈肌痉挛、胸锁乳突肌、斜方肌、大小菱形肌及肩胛提肌等处压痛,在肌肉紧张处可触及肿块和条索状改变
	2.辨证	瘀滞络脉
	辨证分析	睡眠姿势不良,头颈部长时间处于过度偏转的位置;或因睡眠时枕头不合适,过高、过低或过硬,使头颈处于过伸或过屈状态,均可引起颈部一侧肌肉紧张,使颈椎小关节扭错,加之风寒外袭,脉络受损,颈部气血失和,筋脉拘急,故患部肌肉痉挛、僵硬,活动受限。瘀滞络脉,气血不通,故局部疼痛,舌紫暗,脉弦紧
	3.评估	主要临床表现、既往史、刮拭部位皮肤情况、对疼痛耐受程度、心理状况等
计划决策 立法组方	4.治法	舒筋活血通络,散寒止痛
	5.处方	桥弓刮、八字刮、项丛刮、项五带刮
实施刮痧	6.准备	
	选择体位	端坐位
	准备物品	治疗盘、刮痧板、润滑剂、纱布、毛巾、屏风等
	定穴	选定穴位或经络、皮部
	消毒	刮痧用具消毒、医者手指和施术部位消毒
	7.操作	在选定部位上,涂刮痧润滑剂,手持刮痧板,自上而下,由内向外,单一方向刮拭。用力要均匀、适中,由轻渐重,不可忽轻忽重,以患者能耐受为度。刮拭的按压力要深透深层组织,刮至皮肤紫红或有紫黑痧点、斑块即可
	桥弓刮	自乳突沿胸锁乳突肌自上而下刮至锁骨上窝。胸锁乳突肌痉挛、压痛时刮拭
	八字刮	自肩胛提肌起点附近沿其走行方向刮至其止点(肩胛内上角),在其止点作点、按、揉等复合性手法。肩胛提肌痉挛、压痛时刮拭
	项丛刮	以后项部督脉经穴(脑户、风府、哑门)为主要刺激点。辅以枕外隆凸下至乳突根部,沿颅骨下肌层左右各分成6个等份,以每1个等份为1个刮拭带,左右两侧共计12个
	项五带刮	从后发际项正中线至第3胸椎棘突下(身柱穴)为第一带;第二带起于风池穴,经肩上(肩井)至肩髃;第三带同第二带(对侧);第四带、第五带为第3颈椎至第3胸椎两侧夹脊。第二、第三带必须加强肩井穴刮拭;第四、五带需以刮板厚角作点、按、揉等复合性手法。刮痧时应有明显感应即酸胀感,偶有放射感
	8.观察询问	观察患者的神色及局部皮肤颜色变化,询问患者的感觉,注意患者的反应
	时限疗程	一般每个部位刮20次左右,以患者能耐受或出痧为度,每次刮拭时间以20~25 min为宜。第2次应间隔5~7天后或患处无痛感时再实施,直到刮拭处清平无斑块,病证自然痊愈
	结束	擦干皮肤,协助整理衣着,整理床单位,清理用物(刮具清洁消毒擦干备用),做好记录

续表

程　序	步　骤	要 点 说 明
	9.注意	①治疗前必须明确诊断,辨明证候。 ②对初次接受刮痧者,刮拭前一定要向患者解释清楚刮痧的一般常识,消除其恐惧心理,取得患者配合,以免晕刮。 ③选择舒适的刮痧体位,以利于刮拭和防止晕刮。 ④刮痧时须暴露皮肤,应注意保暖和通风。 ⑤刮拭前仔细检查刮痧工具,严格消毒,以免刮伤皮肤和交叉感染。 ⑥勿在患者过饥、过饱及过度紧张的情况下进行刮痧治疗。 ⑦刮拭手法要用力均匀,以患者能耐受为度,达到出痧为止。婴幼儿及老年人,刮拭手法用力宜轻。不可一味追求出痧而用重手法或延长刮痧时间。出痧多少受多方面因素影响。 ⑧刮拭过程中,要经常询问患者感受。如有不适,立即停止刮拭。 ⑨刮痧后嘱患者饮温水一杯,并避风寒
总　结	10.指导	预防落枕应从以下几方面着手: ①保持正确的睡眠姿势。睡眠时应保持正常的生理弯曲,将枕头放到适当的高度,一般在 8～10 cm 为宜。枕芯要软硬舒适,要选择有一定硬度并能固定头部的荞麦皮枕芯。稍有硬度的枕头,不仅能缓解颈部肌肉的疲劳,同时对位于颈部的穴位也起到了按压的作用。 ②注意颈肩局部保暖。如睡眠时吹风扇、开空调,肩部感受风寒,是引起落枕的常见原因之一。 ③加强颈部锻炼,防止颈部慢性劳损。如做"米"字操,这是一种操作简便的颈部保健操,以加强颈部肌肉的抵抗力,可预防落枕发生。锻炼最好在晨起和长期时间的低头工作以后进行。如长期低头伏案工作,可使肌肉一直处于紧张状态,容易造成颈部慢性劳损、颈椎正常生理曲度改变,引发颈椎病,加上夜间睡眠姿势不良,更易促发落枕。由此可见,落枕也可以是颈椎病的一种表现。 ④落枕起病较快,病程也很短,1 周以内多能痊愈,轻者也可自愈,及时治疗可缩短病程,但复发机会较多。落枕症状反复发作或长时间不愈应考虑颈椎病的存在,找骨科医生检查,以便及早确诊治

 知识达标检测

一、单项选择题

1. 刮拭胸腹部、头部、面部、颈部、四肢前侧宜选用的体位是(　　)。

A. 俯伏坐位　　　B. 俯卧位　　　　C. 站位　　　　D. 侧卧位　　　　E. 仰卧位

2. 刮痧泻法不包括(　　)。

A. 按压力度大　　　　　　　　　　　　B. 刮拭速度快

C. 刮拭时间相对较短　　　　　　　　　D. 选择痧痕点个数少

E. 刮拭方向逆经脉运行方向

3. 刮痧时出现头晕、目眩、心慌、出冷汗、面色苍白、恶心欲吐,甚至昏仆,称为(　　)。

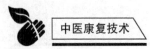

A. 晕刮   B. 晕厥   C. 正常现象   D. 心理紧张   E. 休克

4. 静脉曲张者刮拭的方向应为（   ）。

A. 由上而下   B. 由下而上   C. 由内而外

D. 由外而内   E. 由左而右

5. 刮痧后可（   ）。

A. 洗澡   B. 吹风   C. 喝杯温开水

D. 大量运动   E. 喝杯凉开水

6. 年老体弱、儿童、疼痛敏感者手法应用（   ）。

A. 轻刮法   B. 重刮法   C. 泻刮法   D. 逆刮法   E. 顺刮法

7. 在什么情况下不可以刮痧？（   ）

A. 肩关节疼痛   B. 肩关节活动受限   C. 肩关节麻木

D. 肩关节骨折   E. 高血压

8. 刮痧不具有的作用是（   ）。

A. 调节阴阳   B. 活血化瘀   C. 疏通经络   D. 收缩血管   E. 清热消肿

9. 头部的刮拭方法有（   ）。

A. 放射性和由前向后刮   B. 由后向前刮和放射性

C. 放射由下向上刮性   D. 由外向内刮和由前向后刮

E. 由下向上刮和由外向内刮

10. 面部正确的刮拭步骤（   ）。

A. 刮额部→刮面颊→刮眼周→刮下颌区   B. 刮额部→刮眼周→刮面颊→刮下颌区

C. 刮下颌区→刮面颊→刮眼周→刮额部   D. 刮下颌区→刮眼周→刮面颊→刮额部

E. 刮眼周→刮下颌区→刮面颊→刮额部

二、多项选择题

1. 属于刮痧异常情况的是（   ）。

A. 头晕目眩、昏仆   B. 心慌   C. 面色苍白、汗出

D. 皮肤发热，有红色斑点   E. 四肢发冷

2. 属于晕刮原因的是（   ）。

A. 患者过于了解刮痧   B. 患者过于紧张   C. 患者处于过饥

D. 患者过于疲劳   E. 医者手法过重，刮拭的面积过大

3. 刮痧的程序包括（   ）。

A. 选择器具   B. 选取部位   C. 选择体位

D. 涂刮痧介质   E. 消毒

4. 每个刮痧师应熟练掌握刮痧术的（   ）。

A. 适用范围   B. 基本手法   C. 禁忌、注意事项

D. 刮痧介质的质量   D. 刮痧介质的数量

5. 头痛刮拭头部的步骤包括（   ）。

A. 正头顶向四周刮拭   B. 刮拭头部两侧   C. 刮拭前头

D. 刮拭后头部   E. 按揉重点穴位

参考答案

一、单项选择题

1. E   2. D   3. A   4. B   5. C   6. A   7. D   8. D   9. A   10. B

二、多项选择题

1. ABCE　　2. BCDE　　3. ABCDE　　4. ABC　　5. ABCDE

（范秀英　张志明）

任务二　使用拔罐疗法为腰肌劳损患者康复

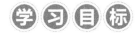

能力目标

1. 运用脏腑经络腧穴理论知识和西医诊断基础知识，能够对患者做出初步诊断；通过辨证分析，辨清证候；根据辨证结果，确定治法；按照选穴原则，结合腧穴定位及主治，选穴组方。

2. 运用拔罐疗法相关技术知识，按照拔罐疗法技术操作规范为腰肌劳损患者康复。

3. 严格遵循拔罐疗法技术操作规范，预防拔罐意外情况的发生。一旦发生意外情况，能及时、正确地进行处理。

知识目标

1. 掌握拔罐疗法相关技术知识。

2. 熟悉拔罐疗法的作用、适应范围及注意事项。

3. 掌握拔罐意外情况发生的原因、表现、预防及处理措施。

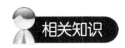 **临床情境**

基本情况：王某，男，24 岁，教师。2011 年 4 月 6 日就诊。

主诉：腰背酸痛 2 年余，劳累后加剧。

现病史：患者 2 年前曾经腰部扭伤，经治疗疼痛缓解。近 2 年来，常常感到腰痛不舒，劳动后疼痛加重，休息后疼痛减轻。晨起时重，活动后缓解。

查体：右侧腰骶棘肌板硬，局部压痛。直腿抬高试验阴性。舌暗，苔薄白，脉弦。

辅助检查结果：腰椎 X 线、CT 检查排除腰椎骨质及椎间盘病变。

假如你是康复治疗师，请完成以下任务：

基本任务：按照拔罐技术操作规范，实施拔罐。

拓展任务：针对临床情境，运用诊断学基础知识，做出初步临床诊断；运用脏腑经络腧穴理论知识，辨证归经；按照选穴原则，结合腧穴定位及主治，选穴组方；使用拔罐疗法为患者康复。

相关知识

拔 罐 疗 法

拔罐疗法是以罐为工具，用燃烧、挤气、抽气等方法，排出罐内空气，造成罐内负压，使其吸着于施术部位，通过负压、温热等作用，使局部皮肤充血、瘀血，以达到防治疾病目的的方法。此法古代多用于外科痈肿，起初是用牛、羊角磨成有孔的筒状，刺破痈肿以角吸出脓血，所以一些古籍中又取名为"角法"。

罐的种类很多，目前临床上常用的有竹罐（图6-1-30）、陶罐、玻璃罐（图6-1-31）、挤压排气罐（图6-1-32）、抽气罐（图6-1-33）和多功能罐（图6-1-34）等。

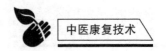

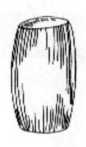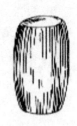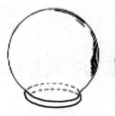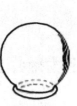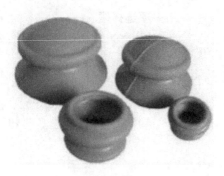

图 6-1-30　　　　　　　　　　图 6-1-31　　　　　　　　　　图 6-1-32

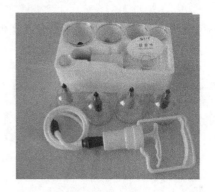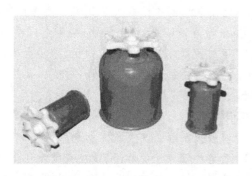

图 6-1-33　　　　　　　　　　　　　　　图 6-1-34

一、施术前准备

（一）选择体位

患者的体位关系着拔罐效果。体位的选择,应以患者感到舒适,肌肉能够放松,施术部位可以充分暴露为原则。

（二）选择穴位

根据疾病诊断与辨证结果,辨病与辨证相结合,结合腧穴的主治,按照选穴原则选穴组方。

（三）擦洗

在选好的治疗部位上,先用毛巾浸开水洗净患部,再以干纱布擦干,为防止发生烫伤,一般不用酒精或碘酒消毒。如因治疗需要,必须在有毛发的地方或毛发附近拔罐时,为防止引火烧伤皮肤或造成感染,应行剃毛。

（四）选罐与温罐

根据施术部位的面积大小、患者体质强弱以及病情需要,而选用大小适宜的玻璃罐、竹罐及其他罐具等。冬季或深秋、初春天气寒冷,拔罐前为避免患者有寒冷感,可预先将罐放在火上燎烤以温罐。温罐时要注意只烤烘底部,不可烤其口部,以防过热造成烫伤。温罐时以罐子不凉,和皮肤温度相等或稍高于体温为宜。

二、基本操作技术

（一）拔罐方法

拔罐的方法有多种,可分为火罐法、水煮法、抽气罐法,其操作如下。

1. 火罐法　利用燃烧时消耗罐中部分氧气,火的热力排出罐内空气,形成负压,将罐吸在皮肤上。此法一般适用于玻璃罐。具体操作有以下几种方法。

（1）闪火法　用镊子夹95％的酒精棉球，点燃后在罐内绕1～3圈抽出，并迅速将罐子扣在应拔的部位上。这种方法比较安全，是常用的拔罐方法，但须注意的是点燃的酒精棉球，切勿将罐口烧热，以免烫伤皮肤（图6-1-35）。本法适用于各种体位。

（2）投火法　用镊子夹住酒精棉球，燃着后投入罐内，趁火最旺时，迅速将罐扣在应拔部位上即可吸住。这种方法吸附力强，但由于罐内有燃烧物质，火球落下很容易烫伤皮肤，故宜在侧面横拔（图6-1-36）。

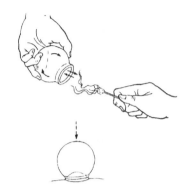

图 6-1-35

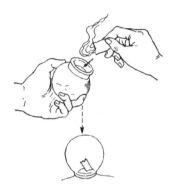

图 6-1-36

（3）贴棉法　用一小方块棉花，浸95％酒精，贴在罐内壁的中、下段或罐底，点燃后，将罐子迅速扣在选定部位上，即可吸住。这种方法须注意棉花浸酒精不宜过多，否则燃烧的酒精滴下时，容易烫伤皮肤，故宜在侧面横拔（图6-1-37）。

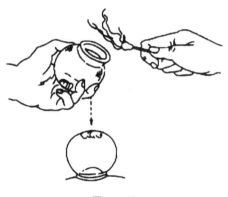

图 6-1-37

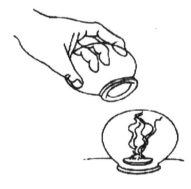

图 6-1-38

（4）架火法　用一不易燃烧和传热的物体，如小瓶盖等（其直径要小于罐口），放在应拔部位，上置小块酒精棉球，点燃后迅速将罐子扣上（图6-1-38）。这种方法吸附力也较强，但适用部位受限，用于仰卧、俯卧的大面积部位及四肢肌肉丰厚的平坦部位。

（5）滴酒法　在火罐内滴入95％酒精1～3滴，翻倒之使其均匀地分布于罐壁，点燃后，手持罐底迅速将罐子扣在应拔的部位上。这种方法须注意滴入酒精要适量，如过少不易燃着；若过多往往淌下会灼伤皮肤。本法适用于各种体位。

2. 水煮法　将罐倒置在沸水或药液之中，煮沸1～2 min，然后用镊子挟住罐底，颠倒提出液面，甩去水液，趁热按在皮肤上，即能吸住。这种方法所用的药液，可根据病情决定。此法一般适用于竹罐。

3. 抽气罐法　用抽气筒套在塑料杯罐活塞上，将空气抽出，使之吸拔在选定的部位上。

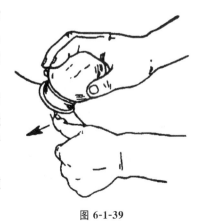

图 6-1-39

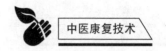

（二）起罐法

起罐时一般先用左手夹住火罐，右手拇指或食指、中指在罐口旁边按压肌肉，使罐口与皮肤之间形成空隙，空气进入罐内，即可将罐取下（图 6-1-39）。切不可强行上提或旋转提拔。

三、临床应用

（一）闪罐法

闪罐是将罐拔住后，随即用腕力取下，如此反复操作直至皮肤潮红为度。此法不仅避免了皮肤瘀斑，还增强了对某些病证的疗效。

（二）留罐法

留罐法又称坐罐法。拔罐后将罐子吸拔留置于施术部位 10～15 min，待施术部位的皮肤充血、瘀血时，将罐取下。留罐时需随时观察皮肤变化。若罐大吸拔力强时，可适当缩短留罐的时间，以免起疱。此法是常用的一种方法，一般疾病均可应用，而且单罐、多罐皆可应用。用留罐法拔多个罐时，依罐间距离的不同，有密排法（罐距＜3.5 cm）和疏排法（罐距＞7 cm）。

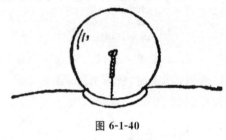

图 6-1-40

（四）刺血拔罐法

（三）留针拔罐法

留针拔罐法，也称针罐法，是将针刺和拔罐结合应用的一种方法。先针刺待得气后留针，再以针为中心点，将火罐拔上，留置 10～15 min，然后起罐起针（图 6-1-40）。本法具有针刺与拔罐的双重治疗作用，疗效明显优于单纯拔罐，对重症及病情复杂者尤为适用。

刺血拔罐法又称刺络拔罐法，此法是在应拔罐部位的皮肤消毒后，用三棱针点刺出血或用皮肤针叩刺，然后将火罐吸拔于点刺部位，使之出血，以加强刺血治疗作用。一般针后拔罐留置 10～15 min。

（五）走罐法

走罐法又称推罐法。选用口径较大的罐，罐口要平滑，最好用玻璃罐。先在罐口或欲拔罐部位涂一些凡士林油膏等润滑油，再将罐拔住，然后用右手握住罐子，上下往返推移，直至所拔部位皮肤潮红、充血甚至瘀血时，起罐（图 6-1-41）。一般用于面积较大、肌肉丰厚的部位，如腰背部等。

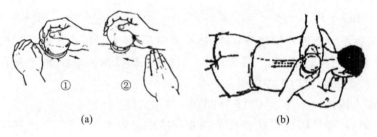

(a)   (b)

图 6-1-41

（六）药罐法

药罐法是指拔罐配合用药的拔罐方法。随用药途径不同而分为药煮罐、药蒸汽罐、药酒火罐、涂敷药罐、药面垫罐等。

四、作用、作用机理和适应范围

（一）作用

拔罐法具有逐寒祛湿、疏经活血、消肿止痛、拔毒泻热等作用。其作用机制是通过局部组织充血或皮下瘀血的吸收、消散,达到扶正祛邪,调整人体阴阳平衡,治愈疾病的目的。拔罐还能增强体质、强身保健、解除疲劳。

（二）作用机理

1. 负压作用　国内外学者研究发现:人体在火罐负压的作用下,皮肤表面有大量气泡逸出,从而加强局部组织的气体交换。通过检查也观察到:负压使局部的毛细血管通透性变化和毛细血管破裂,少量血液进入组织间隙,从而产生瘀血,红细胞受到破坏,血红蛋白释出,出现自家溶血现象,对机体产生一种良性刺激,促使其功能恢复正常。

2. 温热作用　拔罐法对局部皮肤有温热刺激作用,以大火罐、水罐、药罐最明显。温热刺激能使血管扩张,促进以局部为主的血液循环,改善充血状态,加强新陈代谢,使体内的废物、毒素加速排出,改变局部组织的营养状态,增强血管壁通透性,增强白细胞和网状细胞的吞噬活力,增强局部耐受性和机体的抵抗力,起到温经散寒、清热解毒等作用,从而达到促使疾病好转的目的。

3. 调节作用　拔罐法的调节作用是建立在负压和温热作用的基础之上的。首先是对神经系统的调节作用。由于自家溶血等给予机体一系列良性刺激,作用于神经系统末梢感受器,经向心传导,达到大脑皮层;加之拔罐法对局部皮肤的温热和负压刺激,通过皮肤感受器和血管感受器的反射途径传到中枢神经系统,从而产生反射性兴奋,借以调节大脑皮层的兴奋与抑制过程,使之趋于平衡,并加强大脑皮层对身体各部分的调节功能,使患部皮肤相应的组织代谢旺盛,细胞吞噬作用增强,促使机体恢复功能,阴阳失衡得以调整,使疾病逐渐痊愈。其次是调节微循环,提高新陈代谢。微循环的主要功能是进行血液与组织间物质的交换,其功能的调节在生理、病理方面都有重要意义,而且还能使淋巴循环加强,淋巴细胞的吞噬能力活跃。此外,由于拔罐后出现溶血现象,随即产生一种类组织胺的物质,随体液周流全身,刺激各个器官,增强其功能活力,这有助于机体功能的恢复。

4. 不同罐法的不同作用　在火罐共性的基础上,不同的拔罐法各有其特殊的作用。如:走罐具有与按摩疗法、保健刮痧疗法相似的效应,可以改善皮肤的呼吸和营养,有利于汗腺和皮脂腺的分泌;对关节、肌腱可增强弹性和活动性,促进周围血液循环;可增加肌肉的血流量,增强肌肉的工作能力和耐力,防止肌萎缩;并可加深呼吸,增强胃肠蠕动,兴奋支配腹内器官的神经,增进胃肠等脏器的分泌功能;可加速静脉血管中血液回流,降低大循环阻力,减轻心脏负担,调整肌肉与内脏血液流量及储备的分布情况。缓慢而轻的手法对神经系统具有镇静作用;急速而重的手法对神经系统具有一定的兴奋作用。循经走罐还能改善各经功能,有利于经络整体功能的调整。再如药罐法,在罐内负压和温热作用下,局部毛孔、汗腺开放,毛细血管扩张,血液循环加快,药物可更多地被直接吸收,可发挥药物和拔罐双重效应。根据用药不同,发挥的药效各异。如对于皮肤病,其药罐法的局部治疗作用就更为明显。水煮法以温经散寒为主;刺血拔罐法以逐瘀化滞、解闭通结为主;留针拔罐法针罐结合则因选用的针法不同,可产生多种效应。

（三）适应范围

随着拔罐法作用机理研究的进一步深入,现代多功能罐种的问世,药罐法所选用药液不断增加以及拔罐与多种疗法的结合运用,使拔罐法的适用范围越来越广。目前常用于临床的病种已多达 100 多种,如感冒,发热,咳嗽,支气管哮喘,胃痛,腹痛,腹泻,急、慢性软组织损伤,风湿痹痛,落枕,痛经,闭经,痤疮,荨麻疹,高血压,面瘫,肥胖症,毒蛇咬伤及丹毒等。

五、注意事项

（一）选择适当部位

选择肌肉丰满的部位拔罐。骨骼凹凸不平、头发较多的部位均不适宜拔罐。

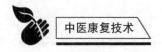

（二）选择适宜罐

拔罐时要根据所拔部位的面积大小而选择大小适宜的罐。操作时必须迅速，才能使罐拔紧，吸附有力。

（三）勿灼伤或烫伤皮肤

用火罐时应注意勿灼伤或烫伤皮肤。若烫伤局部应涂湿润烫伤膏。若留罐时间太长而皮肤起水疱时，小疱无需处理，仅敷以消毒纱布，防止擦破即可。水疱较大时，用消毒针将水放出，涂以龙胆紫药水，或用消毒纱布包敷，以防感染。

（四）下列情况不宜拔罐

皮肤有过敏、溃疡、水肿和大血管分布部位，不宜拔罐。高热抽搐者和孕妇的腹部、腰骶部位，亦不宜拔罐。

六、拔罐意外

拔罐疗法和刮痧、针灸、按摩等方法都是对人体的穴位进行刺激，只不过使用的工具不同而已。所以拔罐也和针灸一样，有可能像晕针一样出现晕罐。晕罐是指在拔罐过程中，患者出现晕厥现象。

（一）原因

引起晕罐的原因为患者体质虚弱、饥饿、疲劳、精神紧张，或置罐于禁忌部位等。一般而言，单纯拔罐引起晕罐者极为罕见，只有在施行留针拔罐法和刺血拔罐法时偶有发生。

（二）临床表现

在拔罐过程中，患者出现头晕、心慌、恶心、呕吐、冷汗甚至晕厥等症状。

（三）预防

如初次接受拔罐、精神过度紧张者，应做好解释工作，消除患者对拔罐的顾虑。当患者饥饿、疲劳、大渴时，不要立即拔罐，应令其进食、休息、饮水后再予拔罐。医者在拔罐过程中要精神专注，随时注意观察患者的神色，询问患者的感受，一旦有不适情况应尽早采取处理措施，防患于未然。

（四）处理方法

一旦出现晕罐情况，应立即起罐，迅速让患者平卧，采取头低足高体位，注意保暖。轻者饮用一杯温水或糖水，静卧休息片刻即可恢复。重者掐人中，灸百会、关元、气海、内关、足三里，经过上述处理仍未缓解者，应采取中、西医综合措施抢救治疗。

 能力训练与达标检测

一、基本任务

按照拔罐技术操作规范，学生互为模特，相互实施拔罐。

第一步：教师示教，学生观摩。

第二步：学生学做，教师指导。

拔火罐技术操作流程

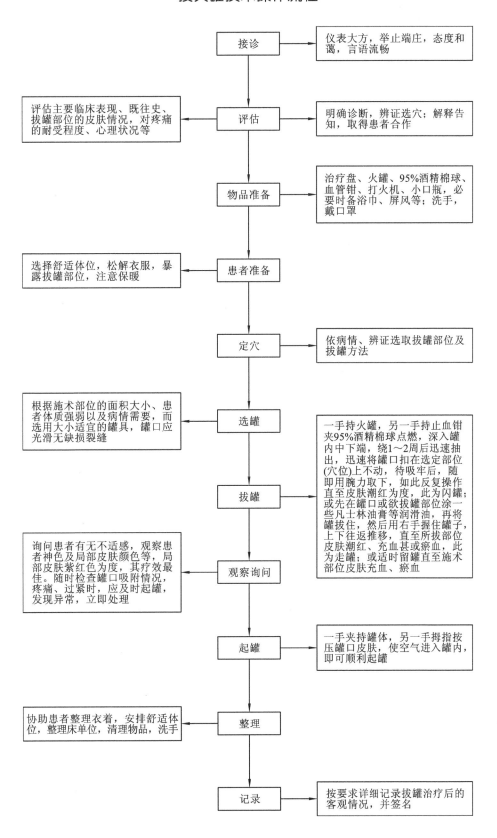

接诊	仪表大方，举止端庄，态度和蔼，言语流畅
评估	评估主要临床表现、既往史、拔罐部位的皮肤情况，对疼痛的耐受程度、心理状况等 / 明确诊断，辨证选穴；解释告知，取得患者合作
物品准备	治疗盘、火罐、95%酒精棉球、血管钳、打火机、小口瓶，必要时备浴巾、屏风等；洗手，戴口罩
患者准备	选择舒适体位，松解衣服，暴露拔罐部位，注意保暖
定穴	依病情、辨证选取拔罐部位及拔罐方法
选罐	根据施术部位的面积大小、患者体质强弱以及病情需要，而选用大小适宜的罐具，罐口应光滑无缺损裂缝
拔罐	一手持火罐，另一手持止血钳夹95%酒精棉球点燃，深入罐内中下端，绕1~2周后迅速抽出，迅速将罐口扣在选定部位(穴位)上不动，待吸牢后，随即用腕力取下，如此反复操作直至皮肤潮红为度，此为闪罐；或先在罐口或欲拔罐部位涂一些凡士林油膏等润滑油，再将罐拔住，然后用右手握住罐子，上下往返推移，直至所拔部位皮肤潮红、充血甚或瘀血，此为走罐；或适时留罐直至施术部位皮肤充血、瘀血
观察询问	询问患者有无不适感，观察患者神色及局部皮肤颜色等，局部皮肤紫红色为度，其疗效最佳。随时检查罐口吸附情况，疼痛、过紧时，应及时起罐，发现异常，立即处理
起罐	一手夹持罐体，另一手拇指按压罐口皮肤，使空气进入罐内，即可顺利起罐
整理	协助患者整理衣着，安排舒适体位，整理床单位，清理物品，洗手
记录	按要求详细记录拔罐治疗后的客观情况，并签名

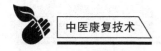

二、拓展任务

针对临床情境,剖析案例,使用拔罐疗法为腰肌劳损患者康复。

程 序	步 骤	要 点 说 明
资讯评估 明确诊断 辨清证候	1. 诊断	腰肌劳损
	诊断依据	①有或无急性劳损史,可反复急性发作。 ②经常腰部不适或轻度疼痛(酸痛、钝痛),久坐及持久弯腰或腰部过度活动时疼痛加重。一侧或两侧腰段骶棘肌有压痛,腰部活动度稍受限。 ③晨起时腰部发僵,活动后缓解。 ④X线摄片排除骨性病变
	2. 辨证	瘀血腰痛
	辨证分析	长期劳伤导致腰部气血阻滞,不通则痛
	3. 评估	主要临床表现、既往史、拔罐部位皮肤情况、对疼痛耐受程度、心理状况等
计划决策 立法组方	4. 治法	活血化瘀
	5. 处方	主穴:阿是穴,委中,腰眼。配穴:膈俞
实施拔罐	6. 准备	
	选择体位	俯卧位
	准备物品	治疗盘、玻璃罐、火柴、95%酒精棉球、血管钳、小口瓶、凡士林、棉签、纱布、毛巾、屏风等
	定穴	在病变局部寻找压痛点,即阿是穴。根据"骨度分寸"、"解剖标志"等定位方法定位委中、腰眼、膈俞
	擦洗	在治疗部位上,先用毛巾浸开水洗净患部,再以干纱布擦干
	7. 操作	
	闪火拔罐	一手持火罐,一手用血管钳夹95%的酒精棉球,点燃后在罐内绕1~3圈抽出,并迅速将罐子扣在穴位上不动(阿是穴,委中,腰眼,膈俞),待吸牢后撒手
	留罐	留罐10~15 min,待施术部位皮肤充血或瘀血呈紫红色为度,将罐取下
	8. 观察询问	观察患者的神色及局部皮肤变化,询问患者的感觉,注意患者的反应
	时限疗程	每日1次,留罐10~15 min,10次为1个疗程,间隔3日,再行第2个疗程
	起罐	一手夹住罐体,一手拇指或食指按压罐口旁边,使空气进入罐内,顺利起罐
	结束	协助患者整理衣着,安排舒适体位,整理床单位,清理用物,做好记录
总 结	9. 注意	①治疗前必须明确诊断,辨明证候。 ②对初次接受拔罐者,要做好解释工作,解除恐惧心理。 ③拔罐时要选择适当体位和肌肉丰满的部位,选择体位应以使患者感到舒适,肌肉能够放松,施术部位可以充分暴露为原则。 ④根据所拔部位的面积大小而选择大小适宜的罐。应用投火法拔罐时,火焰须旺,动作要快,使罐口向上倾斜,避免火源掉下烫伤皮肤。应用闪火法时,棉花棒蘸酒精不要太多,以防酒精滴下烧伤皮肤。用贴棉法时,须防止燃着棉花脱下。用架火法时,扣罩要准确,不要把燃着的火架撞翻。用水煮罐时,应甩去罐中的热水,以免烫伤患者的皮肤。 ⑤若烫伤或留罐时间太长而皮肤起水疱时,小疱无需处理,仅敷以消毒纱布,防止擦破即可。水疱较大时,用消毒针将水放出,涂以龙胆紫,或用消毒纱布包敷,以防感染。 ⑥随时检查罐口的吸附情况,若罐大吸拔力强时,患者有不适如疼痛、过紧等应及时起罐或适当缩短留罐时间,以免起疱

续表

程　序	步　骤	要　点　说　明
总　结	10.指导	了解腰肌劳损的预防保健知识与方法,给予患者康复指导。 　　腰肌劳损是指腰骶部肌肉、筋膜以及韧带等软组织的慢性损伤导致局部无菌性炎症,从而引起腰臀部一侧或两侧的弥漫性疼痛。本病又称腰肌筋膜炎或功能性腰痛。常因长时间的体力劳动或运动,或站、坐姿势过长引起的软组织疲劳性损伤,还可由急性创伤损伤后治疗不当或迁延失治而形成。良好的姿势是健康的基础。站有站姿,坐有坐相,坐如钟,站如松,卧如弓,行如风。不良姿势是病痛的起点。纠正不良姿势和习惯,锻炼与治疗并重,对预防和治疗腰肌劳损非常重要。如搬提重物时要掌握技巧,不要让腰部弯曲,应使髋、膝屈曲,大腿和小腿的肌肉同时用力,分散腰部的力量,从而防止腰部损伤。腰肌劳损患者还应避免从高处取重物。 　　①坐如钟,切勿久坐。长期从事坐位工作者,如办公室的职员和汽车司机等,容易发生腰痛,这是因为久坐腰部负荷时间过长。持续坐位半小时以上就应站起来活动活动(伸伸懒腰耸耸肩,摇摇脖子看看天),或变换一下姿势,使长时间处于紧张状态的肌肉和韧带得到放松,避免劳损而引发腰痛。此外,对于坐位工作者来说,还应选择一把舒适又灵活的座椅,其理想高度是您坐下时膝部略高于臀部,双脚又可以完全放在地上休息,臀部前方的肌肉也处于松弛状态;其理想深度是比大腿的长度略短,坐下时腰部可以靠紧椅背,这样腰肌就不易疲劳。 　　②站如松,切勿久站。长久站立的工作者,应避免以一种姿势长久站立,应不时更换站立姿势。站立时间过长,可稍稍踱上几步,以便使高度紧张的肌肉、韧带得到放松。 　　③卧如弓,尤以右侧卧位为宜。睡眠姿势取侧卧位,让髋、膝处于适当屈曲位。床垫过软的应在软垫下置一硬板,注意褥子不可过薄,防止腰部着凉。 　　④饮食有节,起居有时。起居有时是人体健康的保证。正常人应睡眠充足,早睡早起。合理的饮食、规律的生活,有助防止腰肌劳损。 　　⑤加强腰背肌锻炼。床上练习"飞燕点水"。户外锻炼如游泳、爬山、倒行

 知识达标检测

一、单项选择题

1. 下列疾病中除哪种疾病外均可采用拔罐法治疗?(　　　)

A. 风湿痹痛　　　B. 神经麻痹　　　C. 高热抽搐　　　D. 痛经　　　E. 毒蛇咬伤

2. 拔罐时若需留罐,其留罐的时间一般为(　　　)。

A. 5～10 min　　B. 10～15 min　　C. 15～20 min　　D. 20～25 min　　E. 25～30 min

3. 应用走罐法时多选择哪种罐?(　　　)

A. 竹罐　　　B. 陶罐　　　C. 玻璃罐　　　D. 抽气罐　　　E. 多功能罐

4. 下列情况中除哪一点外均属于不宜拔罐的情况?(　　　)

A. 皮肤过敏、溃疡　　　　　B. 皮肤上有疮疡化脓　　　　　C. 大血管部位

D. 高热抽搐者　　　　　　E. 孕妇的腹部、腰骶

5. 在面积较大、肌肉丰厚处拔罐时,多选用(　　　)。

A. 煮罐法　　　B. 走罐法　　　C. 刺血拔罐法　　　D. 闪罐法　　　E. 药罐法

6. 在肌肉松弛,吸拔不紧处或留罐有困难者以及局部皮肤麻木、功能减退的虚证患者拔罐时多选用(　　　)。

A. 煮罐法　　　　B. 走罐法　　　　C. 刺血拔罐法　　D. 闪罐法　　　　E. 药罐法

7. 用拔罐法治疗感冒、咳嗽、哮喘等呼吸系统疾病时宜选用的穴位为（　　）。

A. 神阙、血海、曲池、阿是穴　　　　　　　　B. 肾俞、大肠俞、腰阳关、委中

C. 大椎　　　　　　　　　　　　　　　　　　D. 大椎、肺俞、孔最

E. 脾俞、胃俞、大肠俞、天枢、气海、足三里、下巨虚

8. 用刺络拔罐方法治疗痤疮时宜选用的穴位为（　　）。

A. 神阙、血海、曲池、阿是穴　　　　　　　　B. 肾俞、大肠俞、腰阳关、委中

C. 大椎　　　　　　　　　　　　　　　　　　D. 大椎、肺俞、孔最

E. 脾俞、胃俞、大肠俞、天枢、气海、足三里、下巨虚

9. 用拔罐法治疗腰痛宜选择的穴位为（　　）。

A. 神阙、血海、曲池、阿是穴　　　　　　　　B. 肾俞、大肠俞、腰阳关、委中

C. 大椎　　　　　　　　　　　　　　　　　　D. 大椎、肺俞、孔最

E. 脾俞、胃俞、大肠俞、天枢、气海、足三里、下巨虚

10. 煮罐法一般应使用的罐种为（　　）。

A. 竹罐　　　　B. 陶罐　　　　C. 玻璃罐　　　　D. 抽气罐　　　　E. 多功能罐

11. 最古老拔罐法名为（　　）。

A. 灸芮　　　　B. 案扤　　　　C. 角法　　　　D. 砭疗　　　　E. 阳燧法

12. 拔罐法治疗局部皮肤麻木虚证，可用（　　）。

A. 单罐　　　　B. 多罐　　　　C. 推罐　　　　D. 闪罐　　　　E. 留罐

13. 下列哪项不属于刺血拔罐治疗范围？（　　）

A. 慢性胃炎　　B. 神经性皮炎　　C. 丹毒　　　　D. 坐骨神经痛　　E. 软组织损伤

14. 抽气罐与竹罐相比较，其优点是（　　）。

A. 质重　　　　　　　　　　B. 价廉　　　　　　　　　　C. 易碎

D. 吸附力可随意调节　　　　E. 制作方便

15. 将棉花浸酒精，贴于罐内，点燃后拔罐的方法使用（　　）。

A. 竹罐　　　　B. 玻璃罐　　　　C. 陶罐　　　　D. 抽气罐　　　　E. 多功能罐

二、多项选择题

1. 治疗风湿痹痛效果较显著的拔罐方法为（　　）。

A. 刺血拔罐法　　B. 闪罐法　　　　C. 煮罐法　　　　D. 走罐法　　　　E. 贮药罐法

2. 一般而言，拔罐法从物理的角度来看其产生作用的因素为（　　）。

A. 负压作用　　B. 调节作用　　C. 温热作用　　D. 扩张血管作用　E. 磁场作用

3. 刺血拔罐法的作用主要为（　　）。

A. 温经散塞　　B. 逐瘀化滞　　C. 解闭通结　　D. 保健强身　　E. 清热泻火

4. 拔罐法的作用有（　　）。

A. 通经活络　　B. 行气活血　　C. 消肿止痛　　D. 祛风散寒　　E. 清热泻火

5. 不宜拔罐的情况有（　　）。

A. 皮肤有过敏、溃疡、水肿　　　B. 大血管部位　　　　　C. 高热抽搐者

D. 孕妇的腹部、腰骶部　　　　　E. 毛发较多的部位

三、填空题

1. 拔罐法是一种以罐为工具，借助热力排除罐中空气，造成（　　），使之吸附于应拔部位体表而产生刺激，使局部皮肤（　　），以达到防治疾病的目的。

2. 拔罐法古代称之为（　　）。在古代主要是治疗（　　）时，用（　　）。

3. 拔罐的基本方法根据吸拔的方式不同包括（　　）、（　　）、（　　）。

参考答案

一、单项选择题

1. C   2. B   3. C   4. B   5. B   6. D   7. D   8. C   9. B
10. A   11. C   12. D   13. A   14. D   15. B

二、多项选择题

1. CE   2. ABC   3. BC   4. ABCD   5. ABCDE

三、填空题

1. 负压　充血、瘀血
2. 角法　疮疡　吸拔脓血
3. 火罐法　煮罐法　抽气罐法

（范秀英　傅青兰　黄佳玮　蒋梨芸）

任务三　使用灸法为膝骨关节炎患者康复

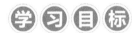

能力目标

1. 运用脏腑经络腧穴理论知识和西医诊断基础知识,能够对患者做出初步诊断;通过辨证分析,辨清证候;根据辨证结果,确定治法;按照选穴原则,结合腧穴定位及主治,选穴组方。

2. 运用灸法相关技术知识,按照灸法技术操作规范为膝骨关节炎患者康复。

3. 严格遵循灸法技术操作规范,预防灸法意外情况的发生。一旦发生意外情况,能及时、正确地进行处理。

知识目标

1. 掌握灸法相关技术操作知识。

2. 熟悉灸法的作用、适应范围及注意事项。

3. 掌握灸法意外情况发生的原因、表现、预防及处理措施。

临床情境

基本情况:王某,女,62岁,退休教师,2010年9月6日就诊。

主诉:左膝关节疼痛反复发作3年,加重1个月。

现病史:患者近3年来常于劳累或受凉后出现左膝关节疼痛,尤以上楼梯或快步行走时症状为重;伴左膝屈伸欠利,活动时有弹响感,局部有酸胀感,畏寒喜暖,症状逐年加重。

查体:左膝关节无红肿,膝关、膝阳关等穴压痛(＋),挺髌试验阳性,浮髌试验阴性,膝关节被动活动幅度为100°;舌体胖大、舌质淡暗、苔白腻,脉弦紧。

辅助检查:左膝关节正侧位CR摄片示左膝关节退行性病变;全血分析、血沉、抗"O"、类风湿因子、血尿酸、血钙等检查均无异常。

假如你是康复治疗师,请完成以下任务。

基本任务:按照艾灸技术操作规范,实施艾灸。

拓展任务:针对临床情境,运用诊断学基础知识,做出初步临床诊断;运用脏腑经络腧穴理论知识,

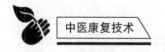

辨证归经;按照选穴原则,结合腧穴定位及主治,选穴组方;使用艾条灸疗法为患者康复。

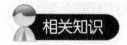相关知识

灸 法

灸法是利用艾绒等某些燃烧材料或其他药物,熏灼或温熨体表一定部位,借助灸火的温和热力以及药物的作用,通过经络的传导,起到温经散寒、扶阳固脱、防病保健等作用的一种方法。

《医学入门》说:"凡病药之不及,针之不到,必须灸之。"说明灸法可弥补针药之不足。施灸的原料很多,但以艾叶为主,其气味芳香,辛温味苦,容易燃烧,火力温和。《名医别录》载:"艾味苦,微温,无毒,主灸百病。"用作灸料的艾绒是用干燥的艾叶,除去杂质,捣碎成绒,储藏备用。以陈久者为佳。《孟子·离娄篇》有"七年之病,求三年之艾"之说。因此,灸法又常常称为艾灸。有时需要针对不同病证采用艾绒以外的其他材料施灸,包括需要点火燃着的火热类药物(灯芯草、硫黄、桑枝等)和无需点火燃着而是利用刺激性药物贴敷穴位使之发泡的非火热类药物(白芥子、甘遂、斑蝥等)。前者为灯火灸,后者为天灸,统称为非艾灸法(图6-1-42)。

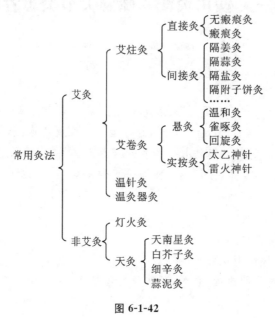

图 6-1-42

一、施术前准备

（一）选择体位

体位的选择,应以便于医者正确取穴施术,患者感到舒适自然,并能保持持久为原则。在可能的情况下尽量选用一种体位,使所选取穴位均能施术。

（二）选择器具与用品

灸法比较常用的是艾灸,利用艾炷、艾条(卷)及借助于温灸器具施灸。艾炷灸有直接灸与间接灸。间接灸应根据病情选择适当的间隔物,如生姜片、蒜片等。温灸器灸是借助于艾灸架、艾灸棒、艾灸盒等施灸。

（三）选穴

根据疾病诊断与辨证结果,辨病与辨证相结合,结合腧穴的主治,按照选穴原则选穴组方。

二、基本操作技术

(一) 艾灸

1. 艾炷灸 将纯净的艾绒放在平板之上,用拇指、食指、中指三指边捏边旋转,把艾绒捏紧成规格大小不同的圆锥形艾炷。小者如麦粒大,中等如半截枣核大,大者如半截橄榄大(图 6-1-43)。将艾炷放在穴位上点燃施灸,称为艾炷灸,每燃烧一个艾炷,称为一壮。根据艾炷与穴位皮肤之间是否间隔药物,分为直接灸和间接灸两大类。

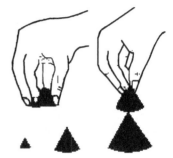

图 6-1-43

(1) 直接灸 又名明灸、着肤灸,是将艾炷直接放在皮肤上施灸的方法(图 6-1-44)。根据灸后有无烧伤化脓,分为化脓灸和非化脓灸。

①化脓灸 又称瘢痕灸。临床上多用小艾炷,亦有用中艾炷者。要求患者体位平正、舒适。体位摆妥后,正确点穴。施灸前先在施术穴位上涂以少量凡士林或大蒜液,以增加黏附性和刺激作用,然后放置艾炷,从上端点燃,烧近皮肤时患者有灼痛感,可用手在穴位四周拍打以减轻疼痛(图 6-1-45)。应用此法一般每壮艾炷须燃尽后,除去灰烬,方可换炷,每换 1 壮,即涂凡士林或大蒜液 1 次,可灸 7～9 壮。灸毕,将局部擦拭干净,在施灸穴位上贴敷玉红膏,大约 1 周施灸部位可化脓形成灸疮,化脓时每天换膏药 1 次。5～6 周灸疮自行痊愈,结痂脱落,局部留有瘢痕,故又称为瘢痕灸。

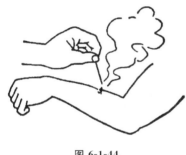

图 6-1-44

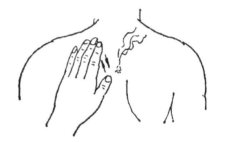

图 6-1-45

在灸疮化脓期间,局部需注意清洁,避免感染。《针灸资生经》说:"凡着艾得疮,所患即瘥,不得疮发,其疾不愈。"可见灸疮的发和不发与疗效密切关系。就灸疮而言,是局部组织经烫伤后产生的无菌性化脓现象,能改善体质,增强机体的抵抗力,从而起到治病和保健作用。临床上常用于治疗顽固性痹症、哮喘、瘰疬、肺痨等慢性疾病。对身体过于虚弱,或有糖尿病、皮肤病的患者不宜使用此法。由于这种方法灸后遗有瘢痕,故灸前必须征得患者的同意及合作。

②非化脓灸 又称无瘢痕灸。临床上多用小艾炷。先在施术部位上涂以少量凡士林,以增加黏附性,然后放置小艾炷于穴位上,从上端点燃。艾火未烧及皮肤但患者有灼痛感时,即用镊子夹去,换炷再灸,一般灸 3～7 壮,以局部皮肤充血、红晕为度。因施灸后不形成灸疮,易为患者接受。此法适用于虚寒轻证,常用于治疗气血虚弱、眩晕、皮肤疣等。

(2) 间接灸 又称隔物灸、间隔灸,即在艾炷与皮肤之间隔垫上某种药物而施灸的一种方法(图 6-1-46)。因隔垫物的不同分为多种灸法,均以所间隔的药物命名。此法火力温和,具有艾灸和药物的双重作用。现将临床常用的几种方法介绍如下。

①隔姜灸 用鲜生姜切成直径 2～3 cm,厚约 0.5 cm 的薄片,中间以针穿刺数孔,上置艾炷放在穴位上,然后点燃施灸。当艾炷燃尽后,可易炷再灸。一般灸 5～10 壮,以皮肤红晕为度。在施灸过程中,若患者感觉灼热不可忍受时,可将姜片向上提起,或缓慢移动姜片。生姜味辛、性微温,具有解表散寒,温中止呕的作用。此法应用很广,适用于外感表证和虚寒病证,如感冒、咳嗽、风寒湿痹、呕吐、腹

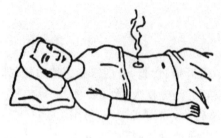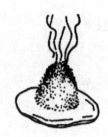

图 6-1-46

痛、泄泻等。

②隔蒜灸　用独头大蒜切成厚约 0.5 cm 的薄片，中间以针穿刺数孔，上置艾炷放在应灸的腧穴部位或患处，然后点燃施灸。待艾炷燃尽，易炷再灸，一般灸 5～7 壮。因大蒜液对皮肤有刺激性，灸后容易起疱，若不使起疱，可将蒜片向上提起，或缓慢移动蒜片。大蒜味辛、性温，有解毒、健胃、杀虫之功。此法多用于治疗肺结核、腹中积块及未溃疮疡等。此外，尚有一种自大椎穴起至腰俞穴铺敷蒜泥一层，约 2.5 cm 厚，6 cm 宽，周围用棉皮纸封固的铺灸法（长蛇灸），用中艾炷在大椎穴及腰俞穴点燃施灸，不计壮数。直至患者自觉口中有蒜味时停灸。此法多用于治疗虚劳、顽痹等证。

③隔盐灸　又名神阙灸，本法只适用于脐部。操作时，患者取仰卧屈膝，用纯净干燥的食盐填敷于脐部，使其与脐平，上置姜片和艾炷施灸。加姜片的目的是隔开食盐与艾炷的火源，以免食盐遇火起爆，导致烫伤。如患者脐部凸出，可用湿面条围脐如井口，再填盐于脐中，上置姜片和艾炷施灸。如患者稍感灼痛，即更换艾炷。一般灸 5～9 壮。此法有回阳、救逆、固脱之功，临床上常用于治疗急性寒性腹痛、吐泻、痢疾、四肢厥冷和虚脱等。

④隔附子灸　本法是以附子片或附子药饼作间隔物施灸。将附子用水浸透后，切成 0.5 cm 厚的附子片；也可用附子研成细末，以黄酒调和制成直径约 3 cm、厚约 0.5 cm 的附子饼，中间以针穿刺数孔，上置艾炷，放在应灸腧穴或患处，点燃施灸，直至皮肤红晕。由于附子辛温大热，有温肾补阳的作用，故多用于治疗命门火衰而致的各种阳虚证，如阳痿、早泄、遗精和疮疡久溃不敛等。

2. 艾条灸　艾条灸即用桑皮纸包裹艾绒卷成圆筒形的艾卷（也称艾条），将其一端点燃，对准穴位或患处施灸的一种方法。按操作方法艾条灸可分为悬起灸和实按灸两种，现介绍如下。

（1）悬起灸　将点燃的艾条悬于施灸部位之上的一种灸法。艾条距皮肤有一定距离，按其操作方法又可分为温和灸、雀啄灸、回旋灸等。

①温和灸　将艾卷的一端点燃，对准应灸的腧穴或患处，距离皮肤 2～3 cm 处进行熏烤（图 6-1-47），使患者局部有温热感而无灼痛为宜，一般每穴灸 10～15 min，至皮肤红晕为度。如果遇到局部知觉减迟或小儿等，医者可将食指、中指两指，置于施灸部位两侧，这样可以通过医者的手指来测知患者局部受热程度，以便随时调节施灸时间和距离，防止烫伤。本法多用于慢性病。

②雀啄灸　施灸时，艾条点燃的一端与施灸部位的皮肤并不固定在一定的距离，而是像鸟雀啄食一样，一上一下移动施灸（图 6-1-48）。本法多用于急性病，如昏厥急救、胎位不正、无乳等。

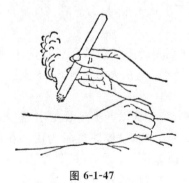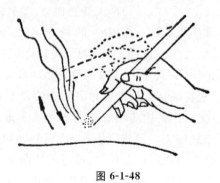

图 6-1-47　　　　　　　　　　　　　　图 6-1-48

③回旋灸 施灸时,艾条点燃的一端与施灸部位的皮肤虽保持一定的距离,但位置不固定,而是均匀地向左右方向移动或反复地旋转施灸(图6-1-49)。本法适用于面积较大的风湿痹痛、损伤、麻木、皮肤病等。

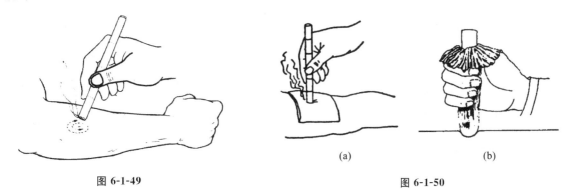

图 6-1-49   图 6-1-50

(2)实按灸 施灸时,将药物艾条的一端点燃,以6～7层粗布包裹艾火,趁热按熨于穴位;或先在施灸腧穴部位或患处垫上布或纸数层,然后将药物艾条的一端点燃,趁热按其上,使热力透达深部(图6-1-50)。冷却后再点燃再按熨,每穴灸5～7次。适用于风寒湿痹、痿证和虚寒证。由于艾绒里掺入的药物处方各异,又分为太乙神针和雷火神针等。

①太乙神针的通用方 艾绒100 g,硫黄6 g,麝香、乳香、没药、松香、桂枝、杜仲、枳壳、皂角、细辛、川芎、独活、穿山甲、雄黄、白芷、全蝎各1 g。上药研成细末,混匀。以桑皮纸1张,约30 cm见方,摊平,先取艾绒24 g,均匀地铺在纸上,次取药末6 g,均匀掺在艾绒里,然后卷紧如爆竹状,外用鸡蛋清涂抹,再糊上桑皮纸1层,两头留空3 cm,捻紧即成。

②雷火神针的药物处方 沉香、木香、乳香、茵陈、羌活、干姜、穿山甲各9 g,麝香少许,艾绒100 g。其制法与太乙神针相同。

3. 温灸器灸 温灸器是一种专门用于施灸的器具,用温灸器施灸的方法称温灸器灸。临床常用的有温灸盒(图6-1-51)和温灸筒(图6-1-52)。施灸时,将艾绒或艾条放入温灸筒或温灸盒里的铁网上,点燃后将温灸筒或温灸盒底对准施灸部位,固定一处或来回熨灸,直到皮肤红晕为度,一般灸15～20 min即可。适用于小儿、妇女、年老体弱及畏惧艾火者。

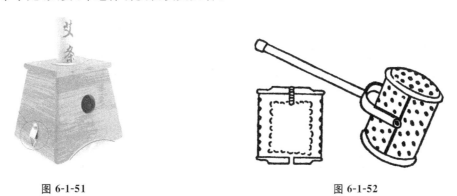

图 6-1-51   图 6-1-52

4. 温针灸 针刺与艾灸相结合的一种方法。

(二)非艾灸

非艾灸是指以艾绒以外的物品作为施灸材料的灸治方法,常用的有以下几种。

1. 灯火灸 灯火灸又称灯草焠、灯草灸、油捻灸(图6-1-53)。取10～15 cm长的灯芯草或纸绳,蘸麻油或其他植物油,浸渍长3～4 cm,点燃起火后用快速动作对准穴位点灸,当听到"叭"的一声爆炸声时迅速提起,如无爆焠之声可重复1次。此法主要用于小儿痄腮、乳蛾、吐泻、麻疹、惊风等病证。此法

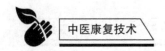

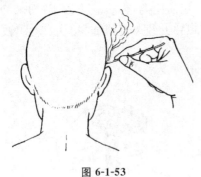

图 6-1-53

是民间沿用已久的简便灸法。

2. 天灸 天灸又称药物灸、发泡灸。取一些具有刺激性的药物,涂敷于穴位或患处,敷后皮肤可起疱,或仅使局部充血潮红。所用药物多是单味中药,也有复方,常用的有蒜泥灸、细辛灸、天南星灸、白芥子灸等。

（1）蒜泥灸 将大蒜捣烂如泥,取 3～5 g 贴敷于穴位上,敷灸 1～3 h,以局部皮肤发痒发红起疱为度。如敷涌泉穴治疗咯血、衄血,敷合谷穴治疗扁桃体炎,敷鱼际穴治疗喉痹等。

（2）细辛灸 取细辛适量,研为细末,加醋少许调和成糊状、敷于穴位上,外覆油纸,胶布固定。如敷涌泉或神阙穴治小儿口腔炎等。

（3）天南星灸 取天南星适量,研为细末,用生姜汁调和成糊状,敷于穴位上,外覆油纸,胶布固定。如敷于颊车、颧髎穴治疗面神经麻痹等。

（4）白芥子灸 取白芥子适量,研成细末,用水调和成糊状,敷贴于腧穴或患处,敷以油纸,胶布固定。一般可用于治疗关节痹痛、口眼歪斜,或配合其他药物治疗哮喘等证。

三、灸感、灸量及灸法补泻

（一）灸感

灸感是指施灸时患者的自我感觉。灸法主要是利用灸火直接或间接地在体表施以适当的温热刺激来达到治病和保健的目的,除瘢痕灸外,一般以患者感觉灸处局部皮肤及皮下温热或有灼痛为主,温热刺激可直达深部,经久不消,或可出现循经感传现象。

（二）灸量

灸量是指灸法达到的温热程度。不同的灸量产生不同的治疗效果。临床上施灸的量是以艾炷的大小和壮数的多少来计算。艾炷分大、中、小三种。一般行直接灸时可用小炷或中炷;间接灸时可用中炷或大炷。根据患者的体质、年龄、施灸部位、病情等情况,每次施灸量及疗程是不同的。一般少壮男子,新病体实,腰腹以下,皮肉深厚处,沉寒厥冷,元气欲脱者需大炷多壮;妇孺老人,久病体弱,胸部、四肢皮肉浅薄处,风寒外感,痈疽痹痛,应用小炷少壮。

施灸疗程的长短是灸疗量的另一个方面,可根据病情不同灵活掌握。急性病疗程较短,有时只需灸治 1～2 次即可。慢性病疗程较长,可灸数月乃至 1 年以上。一般初灸时,每日 1 次,3 次后改为 2～3 天 1 次。急性病亦可 1 天灸 2～3 次,慢性病需长期灸治者,可隔 2～3 天灸 1 次。

（三）灸法补泻

艾灸的补泻,始载于《内经》。《灵枢·背俞》说:"气盛则泻之,虚则补之。以火补者,毋吹其火,须自灭也;以火泻者,疾吹其火,传其艾,须其火灭也"。灸法的补泻亦需根据辨证施治的原则,虚证用补法,而实证则用泻法。艾灸补法,无须以口吹艾火,让其自然缓缓燃尽为止,以补其虚;艾灸泻法,应当以口快速吹艾火至燃尽,使艾火的热力迅速透达穴位深层,以泻邪气。

四、作用及适应范围

（一）防病保健

灸法可以激发人体正气,增强抗病能力,无病时施灸有防病保健的作用。以增强人体抗病能力而达到强身保健目的的灸法称为保健灸,又称之为"逆灸"（《诸病源候论》）。《千金要方》说:"凡入吴蜀地游宦,体上常须三两处灸之,勿令疮暂瘥,则瘴疠瘟疟毒气不能着人也。"《扁鹊心书》说:"人于无病时,常灸关元、气海、命门、中脘,虽未得长生,亦可保百余年寿矣。"

(二)温经散寒

灸火的温和热力具有直接的温通经络、驱散寒邪功用,这正是寒者温之的具体运用。《素问·异法方宜论》说:"藏寒生满病,其治宜灸焫。"临床上可用于治疗风寒湿痹和寒邪为患之胃脘痛、腹痛、泄泻、痢疾等病证。

(三)扶阳固脱

灸火的热力具有扶助阳气、举陷固脱的功能。《素问·生气通天论篇》说:"阳气者,若天与日,失其所则折寿而不彰。"说明了阳气的重要性。阳衰则阴盛,阴盛则为寒、为厥,甚则欲脱。此时,就可用艾灸来温补,以扶助虚脱之阳气。临床上,各种虚寒证、寒厥证、虚脱证和中气不足、阳气下陷而引起的遗尿、脱肛、阴挺、崩漏、带下等病证皆可用灸法治疗。

(四)消瘀散结

艾灸具有行气活血、消瘀散结的作用。《灵枢·刺节真邪》说:"脉中之血,凝而留止,弗之火调,弗能取之。"气为血之帅,血随气行,气得温则行,气行则血亦行。灸能使气机通调,营卫和畅,故瘀结自散。所以,临床上常用灸法治疗气血凝滞之疾,如乳痈初起、瘰疬、瘿瘤等病证。

(五)引热外行

艾火的温热能使皮肤腠理开放,毛窍通畅,热有去路,从而引热外行。《医学入门》说:"热者灸之,引郁热之气外发"。故灸法同样可用于治疗某些热性病,如疖肿、带状疱疹、丹毒、甲沟炎等。对阴虚发热,也可使用灸法,可选用膏肓、四花穴(膈俞、胆俞)等治疗骨蒸潮热、虚痨咳喘。

五、施灸注意

(一)顺序

古人对于施灸的先后顺序有明确的论述。如《千金要方》说:"凡灸当先阳后阴……先上后下。"《明堂灸经》也指出:"先灸上,后灸下;先灸少,后灸多。"就部位而言,应先灸阳经,后灸阴经,先灸上部,再灸下部;就壮数而言,先灸少而后灸多;就大小而言,先灸艾炷小者而后灸大者。但临床上需结合病情,灵活应用,不能拘执不变。如脱肛的灸治,则应先灸长强以收肛,后灸百会以举陷,便是先灸下而后灸上,表明上述施灸顺序是指施灸一般规律。

(二)环境

施灸诊室应通风良好,空气新鲜,避免烟尘过浓伤害人体。施灸过程要防止燃烧的艾绒脱落烧伤皮肤和衣物。

(三)禁忌

1. 不宜施灸部位 面部穴位、乳头、大血管分布部位、关节活动部位等处均不宜使用直接灸;孕妇的腹部和腰骶部不宜施灸。

2. 下列情况慎灸 一般空腹、过饱、极度疲劳和对灸法恐惧者,应慎施灸;阴虚阳亢、邪实内闭及热毒炽盛等病证应根据具体病情,辨证慎灸。

(四)灸后的处理

施灸过量,时间过长,局部出现水疱,只要不擦破,可任其自然吸收。如水疱较大,可用消毒毫针从疱底刺破水疱,放出水液,再涂以龙胆紫。瘢痕灸者,在灸疮化脓期间,疮面局部勿用手搔,以保护痂皮,并保持清洁,防止感染。若感染发生,及时处理创面,并实施抗感染治疗。

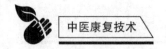

六、灸法意外

(一)晕灸

晕灸是指在灸疗过程中或灸后,患者发生的晕厥现象。大多发生于灸疗过程中,但也有少数患者在灸后数分钟乃至更长时间始出现症状,被称为延迟晕灸。

1. 原因

(1)体质　体质因素为最主要的诱因之一。体质虚弱、精神过于紧张、饥饿、疲劳,特别是过敏体质,血管神经机能不稳定者易发生晕灸。

(2)刺激　穴位刺激过强,可致晕灸。所谓过强,因人而异,很难度量比较。在刺激的种类上,以艾灸多见。

(3)体位　一般来说,正坐位或直立施灸时易发生晕灸。

(4)环境　环境和气候因素也可促使晕灸,如气压低的闷热季节,诊室中空气混浊,声音喧杂等。

2. 临床表现　往往有头部、上腹部或全身不适等先兆,有些患者可无先兆,轻者头晕胸闷,恶心欲呕,肢体发软且凉,摇晃不稳,或伴瞬间意识丧失。重者突然意识丧失,昏倒在地,唇甲青紫,大汗淋漓,面色苍白,两眼上翻,二便失禁。少数可伴惊厥发作。

3. 预防　惧怕灸疗者,可预先做解释工作,以解除患者的恐惧心理;饥饿患者,灸前宜适当进食;过度疲劳者,应令其休息至体力基本恢复。特别对有晕灸史者,最好采取卧位,简化穴位,减轻刺激量。灸疗结束后,最好嘱患者在诊室休息 5~10 min 后始可离开,以防延迟晕灸。

4. 处理　在施灸过程中,一旦患者有先兆晕灸症状,应立即处理。迅速停止施灸,将患者扶至空气流通处,抬高双腿,头部放低。轻度晕灸者静卧片刻即可。如患者仍感不适,给予温热开水或热茶饮服。重度晕灸者,除采取上述措施外,加艾灸百会,针刺水沟、涌泉。必要时,积极采取中、西医抢救措施。

(二)过敏

1. 原因　过敏常见的原因有以下两种。

(1)体质原因　导致过敏的主要原因是患者本身具有过敏体质,多有哮喘,荨麻疹史或对多种药物、花粉过敏史。

(2)药物原因　一般指艾灸致敏,可能因为艾叶中含有某些致敏物质。有人曾将温灸盒盖的烟油取下,敷于曾因艾灸导致急性荨麻疹的患者的前臂内侧,结果 10 h 后,被敷处皮肤发痒,并出现过敏性皮疹,证实可引起过敏。

2. 临床表现　以过敏性皮疹最为常见,表现为局限性(穴位周围区域)的红色小疹,或全身性的风团样丘疹,往往周身发热,瘙痒难忍,重者可伴有胸闷、呼吸困难,甚至面色苍白,大汗淋漓,脉象细微。

过敏出现的时间,发生在灸后一至数小时,文献报道最长者达 10 h。因艾灸引起过敏者,以后往往在艾灸治疗时反复出现。

3. 预防

(1)询问病史　针灸前,应仔细询问病史,了解有无过敏史,特别对艾灸有无过敏史。原有过敏史者,亦应慎用或禁用艾灸疗法。

(2)慎察先兆　艾灸过程中,如出现过敏先兆时,应立即停止艾灸疗法。

4. 处理　有局部或全身过敏性皮疹者,一般于停止艾灸后几天内自然消退。在此期间宜应用抗组织胺、维生素 C 等药物,多饮水。如兼发热、奇痒、口干、烦躁不安等症状时,可适当应用皮质类激素,如强的松,每日服 20~30 mg。中药凉血消风方剂也有效果。当表现为面色苍白、大汗淋漓、脉象细微时,除肌内注射抗组织胺药物外,可肌注或静注肾上腺素,必要时,注射肾上腺皮质激素等药物。

能力训练与达标检测

一、基本任务

按照灸法技术操作规范,学生互为模特,相互实施艾灸。

第一步:教师示教,学生观摩。

第二步:学生学做,教师指导。

艾条(炷)灸操作流程

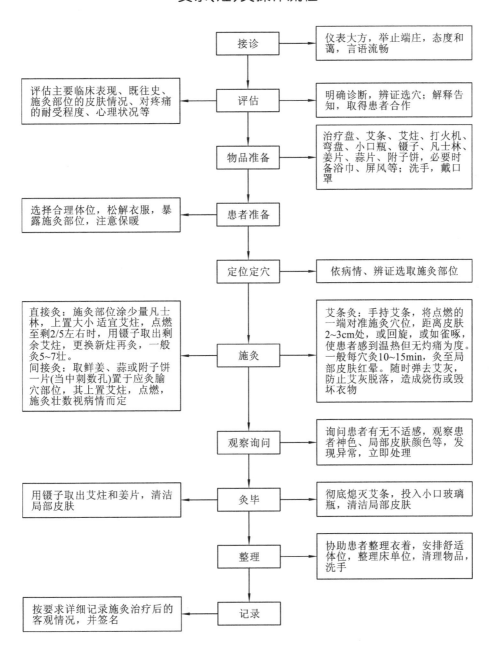

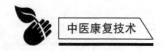 中医康复技术

二、拓展任务

针对临床情境,剖析案例,使用艾条灸疗法为膝骨关节炎患者康复。

程 序	步 骤	要 点 说 明
资讯评估 明确诊断 辨清证候	1.诊断	中期、左侧
	诊断依据	①膝关节疼痛在就诊的前1个月内大多数时间疼痛达14天。 ②X线片示膝关节骨端边缘有骨赘形成。 ③膝关节周围肿胀,关节液(至少2次)清亮、黏稠,关节液检查符合骨关节炎标准(血沉、抗O、血尿酸在正常范围,关节液无细菌生长,WBC≤$2×10^6$/L)。 ④年龄≥40岁。 ⑤膝关节晨僵≤30 min。 ⑥膝关节活动时有摩擦音。 满足①+②或①+③+⑤+⑥,或①+④+⑤+⑥可诊断为膝骨关节炎
	2.辨证	痹证(寒湿阻络型)
	辨证分析	肝肾不足,筋骨失养,寒湿乘袭,闭阻经络,气血不畅,故膝关节屈伸不利而疼痛
	3.评估	主要临床表现、既往史、施灸部位皮肤、对疼痛的耐受程度、心理状况等
计划决策 立法组方	4.治法	温经散寒,化湿通络
	5.处方	阿是穴、内膝眼、犊鼻、膝关、膝阳关、阴陵泉、阳陵泉、鹤顶、血海、梁丘
实施艾灸	6.准备	
	选择体位	仰卧位
	准备物品	治疗盘、艾条、打火机、弯盘、小口瓶,必要时备浴巾、屏风等
	定穴	在病变局部寻找压痛点,即阿是穴。根据"骨度分寸"、"解剖标志"等定位方法定位内膝眼、犊鼻、膝关、膝阳关、阴陵泉、阳陵泉、鹤顶、血海、梁丘
	7.操作	
	点火施灸	医者两手各持一艾条(清艾条),或借助灸架,于主穴(阿是穴,即膝部压痛点)、辅穴(内膝眼、犊鼻、膝关、膝阳关、阴陵泉、阳陵泉、鹤顶、血海、梁丘)处以温和灸法施灸。艾条燃端距皮肤2~3 cm,以局部有温热感但不灼痛为宜,灸至局部皮肤红晕。灸毕,彻底熄灭艾条,投入小口玻璃瓶;清洁局部皮肤
	8.观察询问	观察患者的神色及局部皮肤变化,询问患者的感觉,注意患者的反应
	时限疗程	一般主穴每穴灸5~8 min,辅穴每穴灸2~3 min。每日1次。10日为1个疗程
	结束整理	协助患者整理衣着,安排舒适体位,整理床单位,清理用物,做好记录
总 结	9.注意	①治疗前必须明确诊断,辨明证候。 ②对初次接受灸疗者,要做好解释工作,消除恐惧心理。 ③施灸时要选择适当体位,应以平正、舒适、持久、充分暴露施灸部位为原则。 ④随时弹去艾灰,以防艾灰脱落灼伤患者皮肤或烧毁衣物。 ⑤对于体弱患者,灸时艾炷不宜过大,刺激量不可过强,以防"晕灸"。一旦发生晕灸,应及时处理。 ⑥施灸过量,时间过长,局部出现水疱,可任其自然吸收。如水疱较大,可用消毒针从疱底刺破,放出水液,再涂以碘酊擦拭。 ⑦施灸的诊室应通风良好,空气新鲜,避免烟尘过浓伤害人体

续表

程　序	步　　骤	要 点 说 明
总　结	10.指导	了解膝骨关节炎的预防保健知识与方法,给予患者康复指导。 　膝骨关节炎是一种慢性退行性改变和继发性的骨质增生疾病,以关节软骨生化代谢异常而出现膝关节疼痛、僵硬、活动受限,甚至关节畸形为主要临床症状。膝骨关节炎又称为退行性膝骨关节炎、增生性膝关节炎、老年膝等,多发于中老年人。该病具发病率高、致残率高、病程长等特点,病情易反复发作且逐渐加重,严重影响人类健康。指导患者科学锻炼,成为控制病情反复、发展,提高患者生活质量的关键。 　①首先对受累的膝关节加以保护。对受累关节注意保暖,可以用热水袋、热毛巾等热敷。伏天尽可能避免空调、电扇直接对关节吹风。在日常生活中,穿较有弹性的鞋子,穿戴护膝或弹性绷带。注意休息,避免长时间负重和不良的姿势。减轻体重,降低关节负荷,使用手杖、步行器等。 　②适当锻炼对保护和改善关节活动,缓解疼痛有很大的帮助。有益的锻炼是对关节冲击小的柔和运动,包括游泳、散步、打太极拳、慢跑、骑脚踏车、仰卧直腿抬高或抗阻力训练及不负重位关节的屈伸活动。游泳应是最好的运动方式。有害的运动是增加关节扭力或关节面负荷过大的训练,如爬山或下蹲起立等活动。 　③对骨关节炎患者的锻炼要一分为二,在急性炎症期,应禁止锻炼,少走多坐,甚至卧床休息。这时可行不活动关节的肌肉舒缩运动,促进关节的血液循环,加速炎症的吸收,待炎症消退后,再循序渐进地进行功能锻炼。此外,关节内有游离体形成时,也暂不宜进行关节功能锻炼

 知识达标检测

一、单项选择题

1. 艾炷灸可分为(　　)。

A. 明灸和着肤灸　　　　　　　B. 化脓灸和非化脓灸　　　　　C. 间隔灸与悬灸

D. 着肤灸和直接灸　　　　　　E. 直接灸与间接灸

2. 铺灸法属于(　　)。

A. 直接灸　　　　B. 蒜泥灸　　　　C. 隔蒜灸　　　　D. 发泡灸　　　　E. 隔姜灸

3. 隔姜灸不能用于治疗(　　)。

A. 肺结核　　　　B. 呕吐　　　　C. 泄泻　　　　D. 风寒表证　　　　E. 风寒湿痹

4. 治疗急性寒性腹痛宜选(　　)。

A. 隔姜灸　　　　B. 隔蒜灸　　　　C. 隔盐灸　　　　D. 隔附子灸　　　　E. 细辛灸

5. 治疗未溃疮疡宜选(　　)。

A. 隔姜灸　　　　B. 隔蒜灸　　　　C. 隔盐灸　　　　D. 隔附子灸　　　　E. 细辛灸

6. 治疗疮疡久溃不敛宜选(　　)。

A. 隔附子灸　　　　B. 非化脓灸　　　　C. 化脓灸　　　　D. 隔蒜灸　　　　E. 灯火灸

7. 治疗皮肤疣常选(　　)。

A. 隔附子灸　　　　B. 非化脓灸　　　　C. 化脓灸　　　　D. 隔蒜灸　　　　E. 灯火灸

8. 治疗小儿痄腮宜选(　　)。

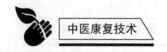

A. 隔附子灸　　　B. 非化脓灸　　　C. 化脓灸　　　D. 隔蒜灸　　　E. 灯火灸

9. 隔附子灸多用于治疗(　　)。

A. 呕吐　　　　　B. 未溃疮疡　　　C. 泄泻　　　　D. 阳痿早泄　　　E. 虚劳

10. 隔盐灸可以治疗(　　)。

A. 虚脱　　　　　B. 阳痿　　　　　C. 早泄　　　　D. 痿证　　　　E. 痹症

11. 不宜采用瘢痕灸的是(　　)。

A. 背部　　　　　B. 下肢部　　　　C. 上肢部　　　　D. 颜面部　　　E. 下腹部

12. 雷火针法属于(　　)。

A. 火针疗法　　　B. 温针疗法　　　C. 艾灸疗法　　　D. 电针疗法　　　E. 皮内针疗法

13. 艾卷灸分为(　　)。

A. 艾炷灸与艾条灸　　　　　　B. 艾卷灸与艾条灸　　　　　　C. 直接灸与间接灸

D. 隔蒜与隔姜灸　　　　　　　E. 悬起灸与实按灸

14. 灸法补法操作方法是(　　)。

A. 任艾灸自然燃尽　　　　　　B. 吹艾火速燃　　　　　　　　C. 直接灸

D. 隔物灸　　　　　　　　　　E. 旋转艾条灸

15. 属于非艾灸法的是(　　)。

A. 艾条灸　　　　B. 直接灸　　　　C. 间接灸　　　　D. 温针灸　　　E. 天灸

二、多项选择题

1. 灸疮的护理(　　)。

A. 无需特别护理

B. 灸后将化脓灸疮切开排脓,做无菌包扎

C. 灸毕在施灸部位敷玉红膏,化脓时每天换膏药一次

D. 灸疮化脓期间,保护痂皮,防止感染

E. 在灸疮化脓期间,将灸疮切开并敷涂消炎膏药

2. 灸法的作用(　　)。

A. 温经散寒　　　B. 清热祛湿　　　C. 扶阳固脱　　　D. 行气通络　　　E. 防病保健

3. 天灸又称为(　　)。

A. 化脓灸　　　　B. 发泡灸　　　　C. 药物灸　　　　D. 实按灸　　　E. 间隔灸

4. 下列穴位可施直接灸的是(　　)。

A. 印堂　　　　　B. 关元　　　　　C. 命门　　　　　D. 人迎　　　　E. 颊车

5. 可选用化脓灸治疗保健的是(　　)。

A. 糖尿病患者　　　　　　　　B. 支气管哮喘缓解期　　　　　　C. 肠道激惹综合征

D. 孕妇　　　　　　　　　　　E. 慢性浅表性胃炎

三、填空题

1. 艾灸可分为艾炷灸、艾卷灸、(　　)、(　　)。

2. 天灸又称药物灸、(　　),是指将(　　)涂敷于穴位或患者处,敷后皮肤可起疱,或仅使局部充血潮红。

3. 常用的药物艾条有(　　)和(　　)。

4. 隔姜灸具有(　　)作用,适用于(　　)和(　　)。隔附子灸有(　　)作用,故多用于治疗(　　),如(　　)、(　　)、(　　)、(　　)的病证。

5. 隔盐灸有(　　)之功,临床上常用于治疗(　　)、(　　)、(　　)、(　　)等;隔蒜灸具有(　　)之功,此法多用于治(　　)、(　　)、(　　)等。

参考答案

一、单项选择题

1．E　2．C　3．A　4．C　5．B　6．A　7．B　8．E　9．D

10．A　11．D　12．C　13．E　14．A　15．E

二、多项选择题

1．CD　2．ACDE　3．BC　4．BC　5．BCE

三、填空题

1．温针灸　温灸器灸

2．发泡灸　具有刺激性的药物

3．太乙神针　雷火神针

4．解表散寒,温中止呕　外感表证　虚寒病证　温肾补阳　命门火衰而致的各种阳虚证　阳痿早泄　遗精　疮疡久溃不敛

5．回阳、救逆、固脱　急性寒性腹痛　吐泻　痢疾　四肢厥冷和虚脱　解毒、健胃、杀虫　肺结核腹中积块　未溃疮疡

（范秀英　倪　刚　叶泾翔　郑昌岳　黄　蕤）

任务四　使用体针疗法为急性腰扭伤患者康复

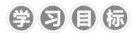

能力目标

1．运用脏腑经络腧穴理论知识和西医诊断基础知识,能够对患者做出初步诊断;通过辨证分析,辨清证候;根据辨证结果,确定治法;按照选穴原则,结合腧穴定位及主治,选穴组方。

2．运用体针疗法相关技术知识,按照体针疗法技术操作规范为急性腰扭伤患者康复。

3．严格遵循体针疗法技术操作规范,预防体针疗法意外情况的发生。一旦发生意外情况,能及时、正确地进行处理。

知识目标

1．掌握体针疗法相关技术操作知识。

2．熟悉体针疗法的作用、适应范围及注意事项。

3．掌握体针疗法意外情况发生的原因、表现、预防及处理措施。

4．掌握行针与得气的概念、得气的表现和意义。

5．熟悉针刺补泻的概念及常用的补泻手法。

6．掌握影响针刺补泻效果的因素。

临床情境

基本情况:患者,男,42岁,工人,2009年7月21日就诊。

主诉:腰部疼痛1天。

现病史:患者于昨天下午在新华书店搬运一批新书,用力过度,当时腰部听到响声,但觉无大碍,继续工作,到晚间睡觉时疼痛剧烈,翻身起坐明显受限,严重影响了正常生活,曾在腰部贴麝香壮骨止痛

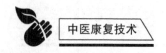

膏,疼痛症状没减轻,今日在家属搀扶下来医院就诊。

查体:表情痛苦,步履迟缓,强迫体位,腰部僵硬,不能转体,局部压痛明显。舌暗红,局部有瘀点,苔薄,脉弦紧。

辅助检查:X线摄片见脊柱生理弯曲变直,未见骨折或其他异常。

假如你是康复治疗师,请完成以下任务。

基本任务:按照体针疗法技术操作规范,实施针刺。

拓展任务:针对临床情境,运用诊断学基础知识,做出初步临床诊断;运用脏腑经络腧穴理论知识,辨证归经;按照选穴原则,结合腧穴定位及主治,选穴组方;使用体针疗法为患者康复。

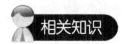相关知识

体 针 疗 法

体针疗法又名毫针刺法,是以毫针为针刺工具,通过在人体腧穴施行一定的操作方法,以通调营卫气血,调整经络、脏腑功能而防治疾病的一种方法。它是我国传统针刺医术中最主要、最常用的一种疗法。作为刺法的主体,毫针刺法具有很高的技术要求和严格的操作规程,因此医者必须熟练掌握毫针刺法的技术操作规范。

一、针刺练习

毫针针体细软,若无一定的指力和熟练的手法,就很难随意进针,实施各种手法的操作。因此,指力和手法的锻炼是初学针灸者的基础,是顺利进针、减少疼痛、提高疗效的基本保证,故必须练好指力和手法。

(一)指力练习

指力是指医者持针之手的力度。凡欲施针进行针刺,其手指应有一定的力度,方能将针刺入机体。指力的练习,可先在纸垫或棉团上进行,可用松软的纸做成纸垫或用棉花扎成棉团。练习时,右手拇指、食指、中指三指如持笔状挟持针柄,使针垂直于纸垫或棉团,当针头抵于纸垫和棉团后,手指渐加压力,待针刺透纸垫或刺入棉团后,再换一处如前刺之,练习至针能灵活迅速刺入为度(图6-1-54、图6-1-55)。

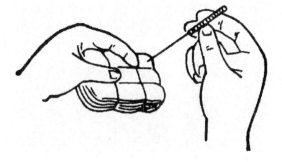

图 6-1-54

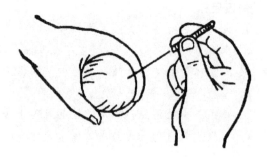

图 6-1-55

(二)手法练习

针刺手法练习是在指力练习的基础上进行的,主要有以下几种。

1. 速刺练习　此法是以左手拇指、食指爪切,右手持针,使针尖迅速刺入2~3 mm,反复练习以掌握进针速度,减少疼痛。

2. 捻转练习　捻转是以右手拇指、食指、中指持针,刺入后,拇指与食指、中指向前、向后在原处不

动地来回捻转。要求捻转的角度均匀,运用灵活,快慢自如。

3.提插练习　提插是以右手拇指、食指、中指持针,刺入后,在原处做上下提插动作。要求提插深浅适宜,针体垂直无偏斜。

练到一定程度,可将三种方法综合起来练习,使之浑然一体。

（三）自身试针

通过纸垫和棉团练习后,掌握了一定的指力和针刺手法,便可以在自己身上选择一些穴位进行试针,也可以彼此相互试针,以体会进针时皮肤的韧性、进针需要用力的大小以及针刺后的各种感觉。

二、施术前准备

（一）选择针具

毫针的结构可分为五个部分,即针尖、针身、针根、针柄、针尾(图6-1-56)。针的尖端锋锐部分称为针尖,又称针芒,是刺入机体腧穴的前锋;以铜丝或铝丝紧密缠绕的部分称为针柄,是执针着力的部位;针尖与针柄之间的主体部分称为针身,又称针体,是刺入腧穴内相应深度的部位;针身与针柄连接的部分称为针根,是观察针身刺入穴位深度和提插幅度的外部标志;针柄的末梢部分称为针尾,是温针灸装置艾绒的部位。针柄的形状有环柄、花柄、平柄、管柄等多种(图6-1-57)。正确选择使用毫针,是提高疗效和防止医疗事故的一个重要因素。

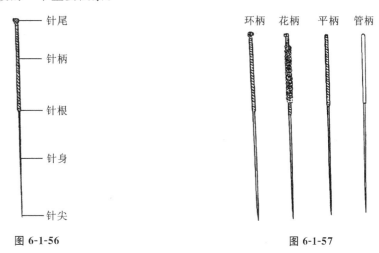

图6-1-56　　　　　　　　　　　　　　　　　图6-1-57

1.毫针质量　衡量毫针的质量,主要指其"质"和"形"。

(1)毫针的"质"　指毫针选料的优劣。金针和银针传热和导电性能虽优于不锈钢针,但其针体较粗,强度、韧性远不如不锈钢针,且价格昂贵,目前较少使用。不锈钢针具有较高的强度和韧性,能耐高热、防锈,不易被化学物品等腐蚀,目前广泛应用于临床。根据 GB 2024—87《针灸针》(中华人民共和国国家标准)规定,不锈钢针应符合 GB 1220—75《不锈耐酸钢技术条件》的规定,以 Cr18 Nig 或 Ocr18Nig 之不锈钢制成者为优。

(2)毫针的"形"　指其形状、造型。选择时应注意以下几点。

①针尖　端正不偏,尖中带圆,圆而不钝,形如松针,锐利适度,以确保进针阻力小而不易顿挫。

②针身　挺直光滑,坚韧而富有弹性。

③针根　牢固,无剥蚀、伤痕。

④针柄　金属丝缠绕均匀,无断丝或松脱。

2.毫针规格　毫针规格包括毫针的长短规格和粗细规格。

根据患者体质、体型、年龄、病情和腧穴部位等不同,选择长短、粗细不同规格的适宜毫针。一般而言,男性、体壮、体胖,且病变部位较深者,可选稍粗、较长的毫针;女性、体弱、体瘦,且病变部位较浅者,

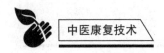
应选针身较短、较细的毫针。皮薄肉少之处和针刺宜浅的腧穴,选针宜短而针身宜细;皮厚肉丰之处和针刺宜深的腧穴,宜选用针身稍长、稍粗的毫针。临床上选针时常以将针刺入腧穴应达到的深度,而针身还应露在皮肤上少许为宜。

(1) 毫针的长短规格　毫针的长短是指针身的长短。旧规格与新规格采用相对值对应,即 1 英寸 =25 mm,0.5 英寸=15 mm(表 6-1-1)。临床上以 1～3 寸(25～75 mm)毫针最为常用,其中又以 1.5 寸(40 mm)者用得最多。

表 6-1-1　毫针的长短规格表

旧规格/英寸	0.5	1	1.5	2	2.5	3	3.5	4	4.5	5
新规格/mm	15	25	40	50	65	75	90	100	115	125

(2) 毫针的粗细规格　毫针的粗细是指针身的直径。从号数与直径的对应关系可知:号数越大,直径越小,针越细。临床上以 26～30 号(0.30～0.40 mm)毫针最常用(表 6-1-2)。现在有些制针厂家不用"号",只用毫米表示粗细,如 0.30 mm(细)、0.35 mm(中)、0.40 mm(粗)。

表 6-1-2　毫针的粗细规格表

号　　数	24	26	28	30	32	34	36
直径/mm	0.45	0.40	0.35	0.30	0.25	0.22	0.20

(二) 选择体位

针刺时患者体位的选择是否适当,不仅对于正确取穴和针刺施术有很大影响,而且还关系到治疗效果。对于一些重症和体力衰弱或精神紧张的患者,体位的选择就更为重要。如所选择的体位不适当,医者取穴困难,不便于操作,也不宜留针。轻则引起患者疲劳,重则发生晕针。若因体位不适而改变体位,还会引起弯针或折针,给患者增加痛苦或发生事故。因此,临床针刺时,选择体位应以便于医者能正确取穴,方便针刺施术,患者感到舒适自然,并能保持持久为原则。在可能的情况下尽量选用一种体位,使所选取的穴位都能实施针刺操作。临床常用的体位基本上有两种,即卧位和坐位,现分述如下。

1. 卧位　可分为仰卧位、侧卧位和俯卧位。

(1) 仰卧位　适用于头、面、颈、胸、腹部和部分四肢的腧穴,如印堂、百会、膻中、中脘、足三里等穴位(图 6-1-58)。

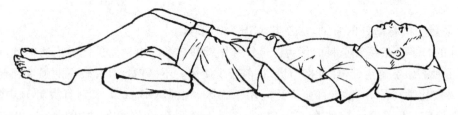

图 6-1-58

(2) 侧卧位　适用于取侧头、侧胸、侧腹、臂和下肢外侧等部位的腧穴,如头维、太阳、下关、肩髃、外关、风市、阳陵泉等穴位(图 6-1-59)。

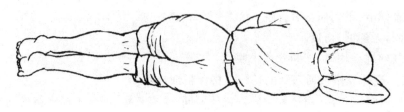

图 6-1-59

（3）俯卧位　适用于头、项、肩、背、腰、骶和下肢后面、外侧等部位的腧穴,如百会、风府、风池、大椎、背俞穴、承扶、委中、悬钟等穴位(图 6-1-60)。

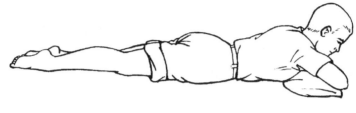

图 6-1-60

2. 坐位　可分为仰靠坐位、侧伏坐位、俯伏坐位。

（1）仰靠坐位　适用于前头、面、颈、胸上部和上肢的部分腧穴,如上星、印堂、天突、肩髃、曲池等穴位(图 6-1-61)。

（2）侧伏坐位　适用于侧头、侧颈部的腧穴,如头维、太阳、风池、颊车、听宫等穴位(图 6-1-62)。

（3）俯伏坐位　适用于头顶、后头、项、肩、背部的腧穴,如风池、风府、肩井、天宗、背俞穴等穴位(图 6-1-63)。

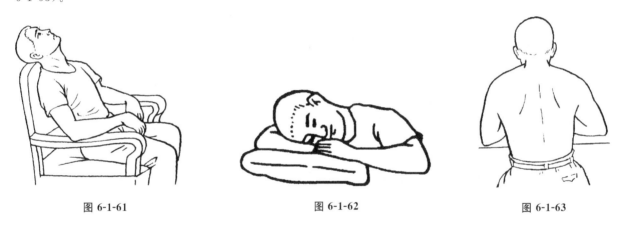

图 6-1-61　　　　　　　　　图 6-1-62　　　　　　　　　图 6-1-63

（三）消毒

针刺治疗前必须严格消毒,包括针具器械消毒、医者手指和施术部位消毒。

1. 针具器械消毒　如使用非一次性针具,可根据具体情况选择下列一种方法对其进行消毒,其中以高压蒸汽灭菌法效果最有保证,已被广泛采用。

（1）高压蒸汽灭菌法　将毫针等应用器械用布包扎,或装在试管、针盒里,放在密闭的高压消毒锅内,一般在 1.2 kg/cm² 的压力、120 ℃高温下保持 30 min 以上,即可达到消毒灭菌目的。

（2）煮沸消毒法　将毫针等应用器械用布包扎后,放入盛有清水的消毒锅中,加热至沸腾后,持续煮 15~30 min,可达消毒目的。此法简便易行,无需特殊设备,故比较常用。但长期使用容易使锋利的金属器械锋刃变钝。如在水中加入碳酸氢钠使之成为 2% 的溶液,一可提高沸点至 120 ℃,二可减轻沸水对金属器械的腐蚀作用。

（3）药液浸泡消毒法　将针具洗净后置于 75% 的酒精溶液内浸泡 30 min,取出用消毒巾或消毒棉球擦干后使用。

直接与毫针接触的针盘、镊子等也应进行消毒,已消毒的毫针必须放在消毒的针盘内。

针具的重复使用,虽然可以节约部分费用,但可能导致交叉感染,应尽量避免。目前市场上已有灭菌的一次性针具,可供选用,但须注意灭菌有效期。

2. 医者手指消毒　针刺前,医者须事先将手用肥皂水洗刷干净,再用 75% 酒精棉球擦拭消毒,然后方可持针施术。

3. 施术部位消毒 在针刺部位用75%酒精棉球擦拭消毒，或用2%的碘酊涂擦，再用75%酒精棉球擦拭脱碘。擦拭时应由施术中心点向外绕圈擦拭。消毒之处须避免接触污物，以防重新污染。

（四）选穴、定穴与揣穴

针对病证，按照选穴原则选穴组方。针刺前医者必须将腧穴的位置定准，这是针灸获得疗效的基础。定穴是指医者根据"骨度分寸"、"解剖标志"等方法确定腧穴位置。揣穴是医者以手指在穴位处揣、摸、按、寻，找出指感强烈的穴位。定穴与揣穴相辅相成，密不可分。

三、基本操作技术

（一）持针

一般将医者持针的右手称为"刺手"，按压穴位旁或辅助进针的左手称为"押手"。刺手主要用来掌握毫针，实施操作，押手主要用来固定穴位皮肤，使毫针能够准确地刺中腧穴，并使长毫针针身有所依靠，不致摇晃和弯曲（图6-1-64）。

持针的姿势因状似执持毛笔，故称为执毛笔式持针法（图6-1-65）。根据持针用手分为单手持针法和双手持针法。

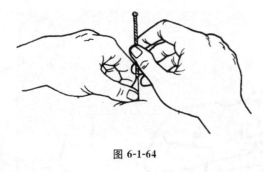

图 6-1-64   图 6-1-65

1. 单手持针法 根据持针用指的多少及持针部位，又分为两指持针法、三指持针法、四指持针法及持针身法。

（1）两指持针法 即用右手拇指、食指两指末节指腹捏持针柄。此法多用于短针持针（图6-1-66）。

（2）三指持针法 即用右手拇指、食指、中指三指末节指腹捏持针柄。此法多用于长针的持针（图6-1-67）。

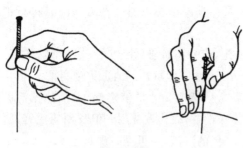
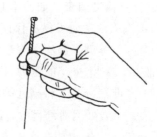

图 6-1-66   图 6-1-67

（3）四指持针法 即用右手拇指、食指、中指三指末节指腹捏持针柄，用无名指抵住针身。此法多用于长针的持针（图6-1-68）。

（4）持针身法 即用拇指、食指两指捏一棉球，裹针身近针尖的末端部分，对准穴位，用力将针迅速刺入皮肤。此法多用于长针的持针（图6-1-69）。

2. 两手持针法 即用右手的拇指、食指、中指持针柄，左手拇指、食指两指握固针体末端，留出针尖1至2分。适用于长针、芒针持针（图6-1-70）。

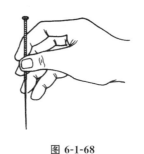

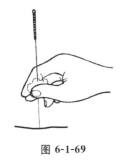

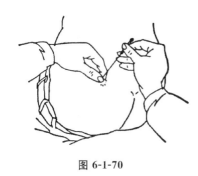

图 6-1-68　　　　　　　　　　图 6-1-69　　　　　　　　　　图 6-1-70

（二）进针

进针法又称刺针法、下针法，是指在刺手与押手的密切配合下，运用各种手法将针刺入腧穴皮下的方法，是毫针刺法的首要操作技术。进针时将指、掌、腕之力集于刺手，使针尖快速透入皮肤，可以减轻痛感，做到无痛或微痛进针。

1. 进针手法　毫针进针方法很多，可依进针速度快慢、刺手刺入术式、刺手和押手姿势以及使用进针器具等多种不同方法进行分类。现在常用的进针法举例如下。

（1）速刺法和缓刺法　按进针速度不同分为速刺法和缓刺法。

①速刺法　将针尖抵于腧穴皮肤时，运用指力快速刺透表皮，针入皮下的手法。速刺法适用于四肢腧穴和耳穴。

②缓刺法　将针尖抵于腧穴皮肤时，运用指力缓缓刺透表皮，针入皮下的手法。缓刺法适用于头身腧穴和头穴。

（2）插入法、捻入法、飞入法和弹入法　按刺入术式不同分为插入法、捻入法、飞入法和弹入法。

①插入法　针尖抵于腧穴皮肤时，运用指力不加捻转或其他术式，直接将针尖刺入皮下的手法。

②捻入法　针尖抵于腧穴皮肤时，运用指力稍加捻动将针尖刺入皮下的手法。

③飞入法　针尖抵于腧穴皮肤时，运用指力并以拇指和食指捻动针柄，拇指后退瞬即将针尖刺入，刺入皮下时，五指放开作飞鸟状的手法。

④弹入法　针尖抵于腧穴皮肤时，运用指力并以中指弹动针柄时，瞬即将针尖刺入皮下的手法。

（3）单手进针法和双手进针法　按刺手、押手姿势分为单手进针法和双手进针法。

①单手进针法　只用刺手将针刺入穴位的方法。

a. 挟持针柄进针法　右手拇指、食指持针柄下段，中指指腹紧贴针身下段，当拇指、食指向下用力按压时，中指随之屈曲，将针刺入穴位，直刺至所要求的深度（图 6-1-71）。此法适用于短针的进针。

b. 挟持针身进针法　右手拇指、食指夹持针身，中指紧贴针身下段，针尖露出 2~3 分，对准穴位，运用指力、腕力、臂力将针快速刺入皮下（图 6-1-72）。此法长针、短针均可适用。

②双手进针法　刺手与押手互相配合，协同进针。常用的有以下几种。

a. 指切进针法　以左手拇指或食指之指甲掐切穴位上，右手持针将针紧靠左手指甲缘刺入穴位的手法（图 6-1-73）。此法临床最为常用。

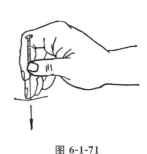

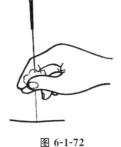

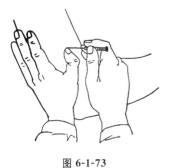

图 6-1-71　　　　　　　　　　图 6-1-72　　　　　　　　　　图 6-1-73

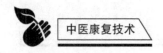

b. 夹持进针法　左手拇指、食指两指用消毒干棉球捏住针身下段，露出针尖，右手拇指、食指、中指执持针柄，将针尖对准穴位，双手配合，用插入法或捻入法将针刺入皮下，直至所要求的深度（图6-1-74）。此法多用于长针进针。

c. 舒张进针法　左手拇指、食指或食指、中指两指将穴位皮肤向两侧撑开，使之绷紧，右手持针，针尖从左手两指间刺入穴位（图6-1-75）。此法多用于皮肤松弛部位，如腹部腧穴的进针。

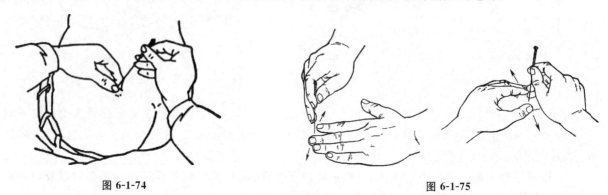

图 6-1-74　　　　　　　　　　　　　　　　　　　图 6-1-75

d. 提捏进针法　用左手拇指、食指两指将腧穴部位的皮肤捏起，右手持针从捏起部的上端刺入（图6-1-76）。此法多用于皮肉浅薄处穴位，如面部腧穴的进针。

（4）针管进针法和进针器进针法　按进针器具不同分为针管进针法和进针器进针法。

①针管进针法　用金属、塑料、有机玻璃等制成长短不一的细管，代替押手。选用长短合适的平柄针或管柄毫针置于针管内，针的尾端露于管的上口，针管下口置于穴位皮肤上，左手压紧针管，右手食指对准针柄拍击或弹击针尾将针尖迅速刺入腧穴皮下，然后将套管抽出，再将针刺入穴内（图6-1-77）。此法特点是进针快而不痛，多用于儿童和惧针者。

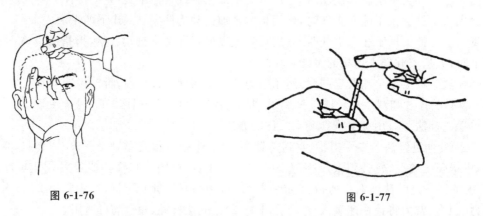

图 6-1-76　　　　　　　　　　　　　　　　　　　图 6-1-77

②进针器进针法　用特制的圆珠笔式或玩具手枪式进针器，将长短合适的平柄或管柄毫针装入进针器内，下口置于腧穴皮肤上，左手压紧针管，用右手拉扣弹簧，使针尖迅速弹入腧穴皮下，然后将进针器抽出。

临床上应用上述各种进针法时，需根据腧穴部位的解剖特点、针刺深度、手法要求等具体情况，灵活选用，以便于进针、易于得气、避免痛感为目的。

2. 针刺角度、方向、深度　针刺角度、方向、深度是对毫针刺入皮下后的具体操作要求。针刺操作过程中，掌握正确的针刺角度、方向和深度，是获得针感、施行补泻、提高疗效、防止针刺意外发生的重要环节。取穴的正确性，不仅指其皮肤表面的位置，还必须与选取正确的针刺角度、方向和深度结合起来，才能发挥相应的治疗作用。因此，不能简单地将腧穴看作是一个二维平面上小点，而应有一个三维立体的腧穴概念。针刺同一个腧穴，角度、方向和深度不同，刺达的组织结构、产生的针刺感应和治疗效果就会有一定的差异。针刺角度、方向和深度主要根据施术部位、治疗需要、患者体质、体形等具体情况,灵活掌握。

(1)针刺角度　指进针时针身与皮肤表面所构成的夹角。角度大小应根据腧穴所在部位和治疗目的而定。一般分为直刺、斜刺、平刺三种(图6-1-78)。

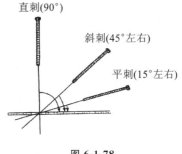

图 6-1-78

①直刺　即针身与皮肤表面成90°角垂直刺入腧穴。适用于大部分腧穴,尤其是肌肉丰厚部位的腧穴。

②斜刺　即针身与皮肤表面成45°左右夹角倾斜刺入腧穴。适用于皮肉较为浅薄处,或内有重要脏器,不宜直刺、深刺以及关节部的腧穴。

③平刺　又称横刺、沿皮刺,即针身与皮肤表面成15°左右夹角横向刺入腧穴。适用于皮薄肉少处的腧穴,如头皮部、颜面部、胸背部的腧穴。透穴刺法中的横透法和头皮针法、腕踝针法都用平刺。

(2)针刺的方向　指进针时和进针后针尖所朝的方向,简称针向。针刺方向虽与针刺角度密切相关,但二者却不是同一概念。进针角度主要以穴位所在部位的解剖特点为准,而针刺方向则是根据不同病证治疗的需要而定。以颊车穴为例,治疗面瘫、口眼歪斜时,针尖向口吻平刺,但治疗牙痛时则用直刺。针刺入腧穴后,根据针感强弱及其传导方向等情况,及时提退针、调整针刺方向,激发经络之气,以达催气、行气目的。

(3)针刺的深度　指针身刺入腧穴皮肉内的深浅程度。掌握针刺深度,应以既要有针下气至感觉,又不伤及组织器官为原则。在实际操作时,每个腧穴的针刺深度还必须结合腧穴部位、患者的病情、年龄、体质、季节时令、经脉循行深浅等诸多因素作综合考虑,灵活掌握。

①部位　皮薄肉少、内有重要脏器处腧穴,宜浅刺;肌肉丰厚处腧穴,可适当深刺。

②病情　阳证、表证、新病宜浅刺;阴证、里证、久病宜深刺。

③年龄、体质　年老幼小、形瘦体弱者,宜浅刺;青壮之龄、形盛体强者,可适当深刺。

④时令　人体与时令息息相关,针刺必须因时而异。一般认为春夏宜浅刺,秋冬宜深刺。

⑤经络　经络在人体的分布和属性有深浅、属阴属阳之不同。古代文献认为,经脉较深,刺经可深,络脉较浅,刺络宜浅;阳经属表宜浅刺,阴经属里宜深刺。大凡循行于肘臂、腿膝部位的经脉较深,故刺之宜深;循行于腕踝、指趾部位的经脉较浅,故刺之应浅。

针刺的角度、方向和深度三者之间有着不可分割的关系。一般而言,深刺多用直刺,浅刺多用斜刺或平刺。对延髓部、眼区、胸腹、背腰部的腧穴,由于穴位所在部位有重要脏腑、器官,更要严格掌握针刺的角度、方向和深度,以防意外情况的发生。

(三)行针与得气、守气、行气

进针后,为使患者获得针感,或为进一步调控针感,以及为使针感向某一方向扩散、传导而采取的操作方法称为"行针",亦称"运针"。行针手法包括基本手法和辅助手法两类。

1. 行针手法

(1)基本手法　行针的基本手法主要有提插法和捻转法两种,既可单独应用,也可配合应用。

①提插法　即将针刺入腧穴一定深度后,施以上提下插动作的手法(图6-1-79)。提插的幅度、频率和操作时间等,应根据患者的体质、病情、腧穴部位和针刺目的等而灵活掌握。使用提插法时,要求上提下插幅度、频率、指力均匀一致。提插幅度一般应掌握在1~5分为宜,频率在60~160次/分,保持针身垂直,不改变针刺角度、方向和深度。提插幅度大(3~5分),频率快(120~160次/分),刺激量就大,针感即强;反之,提插幅度小(1~2分),频率慢(60~80次/分),刺激量就小,针感相对较弱。因此,需根据患者体质、年龄、腧穴部位、病情等,调节提插的幅度与频率。

②捻转法　即将针刺入腧穴一定深度后,施以向前、向后反复捻转动作的操作手法(图6-1-80)。使用捻转法时,要求往返捻转角度、频率、指力均匀一致。捻转角度一般应掌握在180°~360°,频率在60~160次/分。捻转角度大(360°),频率快(120~160次/分),刺激量就大;捻转角度小(180°),频率慢

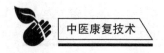

（60～80次/分），刺激量则小。捻转的角度、频率、操作时间等，应根据患者的体质、病情、腧穴部位、针刺目的等具体情况而定。切忌单向捻针，否则针身易被肌纤维等缠绕，引起局部疼痛，或导致滞针而出针困难。

图 6-1-79　　　　　　　　　　　　　　　　图 6-1-80

（2）辅助手法　辅助手法是行针基本手法的补充，主要有下列几种。

①循法　医者用指顺着经脉的循行径路，在腧穴的上下部轻柔地循按或叩打（图 6-1-81）。

②弹法　在留针过程中，医者以手指轻弹针尾或针柄，使针体微微振动（图 6-1-82）。

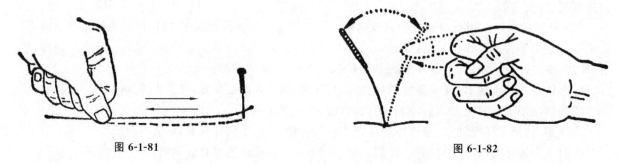

图 6-1-81　　　　　　　　　　　　　　　　图 6-1-82

③刮法　针刺入一定深度后，经气未至，医者以拇指或食指的指腹抵住针尾，用拇指、食指指甲由下而上或由上而下频频刮动针柄（图 6-1-83）。

④飞法　医者用右手拇指、食指两指执持针柄，细细捻搓数次，然后张开两指，一搓一放，反复数次，状如飞鸟展翅，故称飞法（图 6-1-84）。

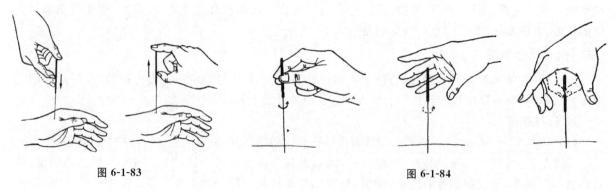

图 6-1-83　　　　　　　　　　　　　　　　图 6-1-84

⑤摇法　针刺入一定深度后，医者手持针柄，将针轻轻摇动，或以指捻针柄，摇动针体，边捻动边退针，摇时上下、左右摆动，使针孔扩大，而后疾出针（图 6-1-85）。

⑥震颤法　针刺入一定深度后，医者右手持针柄，用小幅度、快频率的提插、捻转手法，使针身轻微震颤（图 6-1-86）。

毫针行针手法以提插、捻转为基本方法，根据临证情况，选用相应的辅助手法。如：刮法、弹法可应用于一些不宜施行大角度捻转的腧穴；飞法可应用于某些肌肉丰厚部位的腧穴；摇法、震颤法可用于较为浅表部位的腧穴。

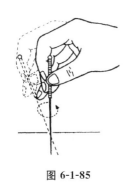

图 6-1-85

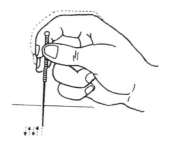

图 6-1-86

2. 得气　得气,古称"气至",近称"针感",是指毫针刺入腧穴一定深度后,施以提插或捻转等行针手法,针刺部位获得"经气"感应。

(1) 得气的临床表现　针下是否得气可从以下两方面来分析、判断:一是患者对针刺的感觉和反应;二是医者刺手下的感觉。

①患者对针刺的感觉和反应　当针刺得气时,患者的针刺部位有酸、麻、胀、重、热、凉、触电、抽动、蚁行、气流、水波等感觉及少有的疼痛感觉,或呈现上述感觉扩散,或沿着一定方向传导现象。有的还可见到所刺局部红晕或循经性皮疹带或红、白线状现象。这与机体反应性、疾病的性质和针刺部位密切相关。一般敏感强壮者反应强,迟钝虚弱者反应弱。寒证、虚证属阴,得气后多为酸麻痒;热证、实证属阳,得气后多为胀、触电样感觉。指(趾)末端多痛;四肢肌肉丰厚处多酸、麻、胀、重,易出现触电感,向上下传导、远端放散等;腹部多为沉压感;腰背多为酸胀感。总之,患者对针刺的感觉和反应,因人、因病、因施术部位而异。

②医者刺手下的感觉　针刺得气时,医者的刺手能体会到针下沉紧,如鱼吞钩饵等手感。

(2) 得气的意义　得气是针刺产生治疗作用的关键,也是医者判断正确定穴、针刺效应及患者经气盛衰、疾病预后的依据,还是进一步实施针刺补泻手法的基础。

①得气与疗效密切相关　《灵枢·九针十二原》说:"刺之要,气至而有效。"针刺的根本作用在于通过针刺腧穴,激发经气,调整阴阳,补虚泻实,达到治病的目的。针刺气至,说明经气通畅,气血调和,并通过经脉、气血的通畅,调整"元神"(人体内在调整功能),使元神发挥主宰功能,则相应的脏腑器官、四肢百骸功能就能达到平衡协调,消除病痛。所以,针刺得气与否和针治疗效有密切的关系。

②得气快慢与患者正气盛衰、疾病预后及针刺取效快慢相关　《针灸大成》说:"针若得气速,则病易痊而效亦速也;若气来迟,则病难愈而有不治之忧。"一般而论,针后得气迅速,多为正气充沛、经气旺盛的表现。正气足,机体反应敏捷,故取效相应也快,疾病易愈。若针后得气迟或不得气,多为正气虚损、经气衰弱的表现。正气虚,机体反应迟缓,收效则相对缓慢,疾病缠绵难愈。若经反复施用各种行针手法候气、催气后,经气仍不至者,多属正气衰竭,预后多不良。临床常可见到,初诊时针刺得气较迟或不得气者,经过针灸等方法治疗后,逐渐出现得气较速或有气至现象,说明机体正气渐复,疾病向愈。针刺得气虽然表现于腧穴局部或所属经络范围,据得气的快慢能够推断机体的正气盛衰、疾病预后以及针刺取效快慢。

③得气与补泻手法有关　针下得气是施行行气法和补泻手法的基础和前提。不得气,热补、凉泻或气至病所均无法实现。《针灸大成》说:"若针下气至,当察其邪正,分清虚实"。说明针下得气,尚有正气、邪气之分。如何分辨,则根据《灵枢·终始》所说"邪气来也紧而疾,谷气来也徐而和"的不同,辨别机体的气血、阴阳、正邪等盛衰情况,施以或补或泻的刺法。即当针下感觉紧涩而疾速时,表示邪气来至,施以泻法祛邪;当针下感觉徐缓而舒和时,表示正气来至,施以补法扶正。

(3) 影响得气的因素　一般情况下,毫针刺中腧穴后,运用一定的行针手法即能得气。如不得气或气至不够理想时,就要分析原因,针对有关影响得气的因素,采取相应方法,促使得气。影响针刺得气的因素主要有下述几个方面。

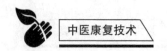

①与患者的关系　针刺得气与否和患者的精神状态、体质强弱和机体阴阳盛衰等情况密切相关。一般地说，新病、体形强壮、病证属实者，针后感应出现较快、较强；久病体衰、病证属虚者，针下感应出现较慢、较弱，甚或不得气。有些患者阳气偏盛、神气敏感，容易得气，并可出现循经感传。如属阴气偏盛的患者，多需经过一定的行针过程方有感应，或出针后针感仍然明显存在等。多数患者机体阴阳之气无明显偏颇者，气血润泽通畅，脏腑功能较好，故针刺感应既不迟钝，亦不过于敏感，得气适时而平和。

②与医者的关系　医者如取穴不准，操作不熟练，未能正确掌握好针刺的角度、方向、深度和强度，或施术时患者的体位和行针手法选用不当等，都是影响针刺得气的因素。若医者在施术时精神不集中、注意力分散、不能"治神"，也会影响针刺得气。

③与环境的关系　人与环境密切相关，环境对于机体无时无刻不在发生影响。就气候而言，晴天、气候较温暖时，针刺容易得气；而阴天、气候较寒冷时，针刺得气较慢或不易得气。除气候的阴晴、冷热外，还有空气、光线、湿度、海拔高度、电磁、音响等很多环境因素，都会对针刺得气产生直接或间接的影响。

（4）促使得气的方法　针刺时，如不得气或得气较迟者，在分析其原因的基础上要采取相应措施，促使得气，以发挥针刺治疗效果。具体方法如下。

①纠偏法　针刺不得气或得气不满意，可能是因为腧穴的体表定位不准确，或者虽然腧穴定位准确，但针刺入腧穴的角度、方向、深度和强度不恰当。腧穴是脏腑、经络之气输注于体表的特定部位，刺中腧穴，才能得气。因此，针刺时既要取穴准确，更要掌握好针刺角度、方向、深度和强度，以达到得气为准。如果腧穴的定位相差较大，应出针重新定准腧穴正确位置后，再行针刺。

②候气法　当针下不得气时，需取留针候气的方法等待气至，亦可采用间歇运针，施以提插、捻转等手法，以待气至。前者为静留针候气法，后者为动留针候气法。

③催气法　催气是指针刺入腧穴后，通过各种手法，催促经气速至的方法。临床上常用的催气法如下。

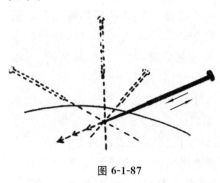

图 6-1-87

a. 搜气法　如针入所定深度后，尚不得气或气至不明显，可将针退至浅层，改变针刺方向，再行针刺。如仍不得气，再向前后或左右有目的地直刺或斜刺，反复进退搜索，以催其气至（图 6-1-87）。

b. 循按法　针后气至不畅，或得气后瞬即消失，可用手指于针穴附近向上下、左右循按、爪摄或叩击，以催引其气至（图 6-1-81）。

c. 弹震法　弹是用手指弹动针柄，促其气至；震是用右手半握拳状将中指突出，敲震穴位周围，或用手指弹震，以激发经气，促使气至。此外，如摇、搓、捻、飞、刮等法，也都有催气的作用（图 6-1-82）。

④益气法　对于少数机体虚弱、正气不足而致针刺不易得气的患者，可根据其具体情况，在其他已得气的腧穴（多用具有强身保健的腧穴，如足三里、气海、关元等）上加强补的手法；或在未得气的腧穴上施以温针灸法、艾灸法以温经益气；或加服适当的补益药物，使机体正气渐复，经气充实，促使针刺得气。

3. 守气法　守气法是指在针下得气后，使气留守勿去的方法。得气后宜手不离针，或持针不动，保持针尖不要偏离已得气的部位，或在原位施以轻巧的手法，使已经出现的经气感应保持一定的强度和时间。只有守住针下之气，才能在此基础上施以不同手法，使针刺对机体继续发生作用。常用的守气方法如下。

（1）推弩法　得气后将针尖顶住有感应的部位，手持针柄使针身弯曲成弓弩之状，持续 1～3 min。即用拇指、食指夹持针柄，中指侧压针身使针身弯曲成弩弓之状，以保持感应时间延长。

（2）搬垫法　即在针下得气后，医者刺手将针柄搬向一方，用手指垫在针体与穴位之间，顶住有感觉的部位。如用拇指搬针，即用食指垫针；反之，用食指搬针，即用拇指垫针，以加大经气感应。如配合补泻者，用于补法时，针尖要往里按着，搬垫的角度要小；用于泻法时，针尖要往外提着，搬垫角度要大。

4. 行气法　行气法是指在针刺得气基础上，为了促使针刺感应沿着经脉循行传导（循经感传），向病所方向扩散、传布（气至病所）而采用的手法，又称运气法。行气的目的在于进一步激发经气，推动经气运行，使"气至病所"。气至病所不仅是行气的目的，是循经感传的最佳表现，而且是得气的最高表现。行气法常用的有以下几种。

（1）循摄法　临床上常用于经气不足，气行缓慢的病例。施术时，用左手食指、中指、无名指平按在所针穴位的经络通路上，顺着经脉循行的方向，上下往来轻柔循摄，以使气行加速，气至病所。

（2）逼针法　得气后如气不行或气行不远，可将针尖于得气之处，压住不动，欲使经气向上行时，针尖略朝向上方，欲使经气向下行时，针尖略朝向下方。医者施术时，要集中精神，意守于针，停留片刻以逼使经气运行。

（3）推气法　得气后，若气行不远时，可用拇指、食指将针由得气处轻轻提起，使针尖朝向意欲行气的方向，拇指向前均匀而有力地推捻针柄，当拇指推至指腹后横纹时，即轻轻退合，然后再用力向前推第二次。如此反复施术，直至针下之气至病所。

（4）按截法　得气后，右手握住针柄，左手按压针穴的上方，然后施以捻转、提插等手法，可使经气下行；反之，按压针穴下方，可使经气上行。应用此法，必须掌握好针刺方向。如在病所下方取穴针刺时，针尖应斜向上；在病所上方取穴针刺时，针尖应斜向下。此外，要充分运用押手的按截，才能达到行气的目的。

（四）针刺补泻

针刺补泻是在得气的基础上，根据疾病的虚实状态采用的相应补泻手法。针刺补泻手法是提高临床疗效的重要环节。

1. 针刺补泻的临床依据

（1）辨别虚实　通过四诊合参，辨别证候虚实，作为针刺补泻的依据。虚证采用针刺补法，以激发经气，调整阴阳气血不足，使之恢复正常的生理机能。实证采用针刺泻法，以祛散其邪。虚实不明显而表现为机能紊乱者采用平补平泻法以调其气。对虚实夹杂者，须辨清虚实多少、邪正缓急，分清标本主次。根据虚实的多少、缓急、主次确定补泻的先后或补泻兼施。一般情况下，病情单纯，虚多实少者，先补后泻；虚少实多者，先泻后补。复杂情况要先补正气，后泻邪气，这是处理复杂情况的原则。运用针刺补泻治疗疾病是有一定范围的，在阴精阳气、形体气血俱虚的情况下，不宜针刺，宜用药物治疗。

（2）审察经气　对于针刺补泻而言，尤须审察其经气的虚实变化情况，以及针刺穴位时指下的感觉。根据经气的虚实情况而分别施行针刺补泻。凡表现为麻痹、厥冷、陷下、瘦弱，针下空虚和感觉迟钝等现象为虚，宜补；凡表现为疼痛、红肿、硬结、肥大，针下紧涩和感觉过敏等现象为实，宜泻。根据得气后针刺感应辨别正邪虚实，决定针刺补泻。凡针下得气徐缓，如鱼吞钩饵或沉或浮，患者自觉针下柔和舒适，为谷气至，此时宜慎守勿失，以激发经气扶正。凡针下沉紧、牢实，行针涩滞，患者自觉针感强烈难忍，为邪气盛，宜采用针刺泻法，祛邪泻实，使针下徐和。凡针下虚滑无力，如插豆腐之空虚，经行针手法之后仍然针感慢迟微弱或无针感者，为正气虚，宜采用针刺补法扶正补虚，或留针候气，使针下徐和有力。在应用针刺补泻手法后，还可根据补泻效应辨别手法是否适宜。若施行补泻手法后，虚者针感由弱转强，或出现热感，说明补法适宜，起到了补虚扶正的治疗作用。若施行补泻手法后，实者针感由盛转衰，强烈感应变得柔和，或出现凉感，说明泻法适宜，起到了祛邪泻实的治疗作用。

2. 影响针刺补泻的主要因素　针刺补泻效果的产生取决于以下三个因素。

（1）机体反应状态　对针刺补泻效应起决定作用的是人体本身的机能状态。人体机能处在不同的病理状态下，针刺可以产生不同的作用，其效果也迥然不同。当机体处于虚惫状态而呈虚证时，针刺相

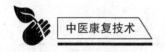

应腧穴可以起到扶正补虚的作用；机体处于邪盛实证情况下，针刺相应腧穴又可以起到祛邪泻实作用。如胃肠痉挛疼痛时，针刺可以解痉而使疼痛缓解；肠胃蠕动缓慢而弛缓时，针刺可以增强肠胃蠕动而使其功能恢复正常。这种针刺的双向良性调节作用与机体的反应状态密切相关。临床上与实验研究表明：机体所处的功能状态是针刺补泻效果产生的主要因素。

（2）腧穴特性　腧穴的主治作用不仅有其普遍性，而且有些腧穴的主治作用具有相对特异性。如有的腧穴适宜于补虚，而有些腧穴适宜于泻实。如足三里、关元等具有强壮作用，多用于补虚，而少商、十宣等具有泻邪作用，多用于泻实。所以，针刺补泻的效果与腧穴的特性也有密切关系。腧穴作用的相对特异性，是产生针刺补泻效应的重要条件。

（3）针刺手法　针刺手法是促进内因转化、产生补泻效果的主要手段。针刺补泻手法是对机体虚实不同状态进行治疗的主要手段，通过针刺补泻手法，可以使针刺的良性调整作用进一步加强，补虚泻实的效应进一步提高。

3. 针刺补泻手法

（1）单式补泻手法

①徐疾补泻　主要是根据针体在穴位内的深浅，进内与退外、出针与按穴动作的快慢来区分补泻的针刺手法。

补法：毫针刺入皮肤后，先在浅层得气，然后将针慢慢推进到深层，快速退针到皮下（可反复施术）；出针时快速出针，并疾按其穴。重在徐入。

泻法：将针快速透皮后，迅速插入深层得气，然后慢慢退针到皮下（可反复施术）；出针时慢慢出针，不按其穴或缓按其穴。重在徐出。

徐疾补泻法的作用主要是调和阴阳。徐疾补法可致针下热感，治疗虚寒证。徐疾泻法可致针下凉感，治疗实热证。

②提插补泻　主要是根据针体在穴位内提、插手法轻重来区分补泻的针刺手法。

补法：针刺得气后，在针下得气处小幅度提插，重插轻提（急按慢提）。下插时用力重，速度快；上提时用力轻，速度慢。

泻法：针刺得气后，在针下得气处小幅度提插，轻插重提（慢按急提）。下插时用力轻，速度慢；上提时用力重，速度快。

提插补泻手法能补虚泻实，调和阴阳。补法以重插为主，引导阳气入内，故有温补作用，用于治疗虚寒证。泻法重提为主，引导阴气外出，邪气得泻，故有凉泻作用，用于治疗实热证。

③捻转补泻　主要是根据针体在穴位内捻转的方向、用力的轻重来区分补泻的针刺手法。

补法：针刺得气后，在针下得气处小幅度捻转，拇指向前左转时用力重，指力沉重向下，拇指向后右转还原时用力轻，反复操作。

泻法：针刺得气后，在针下得气处小幅度捻转，拇指向后右转时用力重，指力浮起向上，拇指向前左转还原时用力轻，反复操作。

也有以捻转角度、频率、用力、时间区分补泻的捻转补泻手法。

补法：针下得气后，捻转角度小、频率慢、用力轻、时间短。

泻法：针下得气后，捻转角度大、频率快、用力重、时间长。

捻转补泻法具有补虚泻实作用。捻转补法用于虚证，捻转泻法用于实证。临床上常用于四肢部腧穴，尤其在欲使针感沿一定方向传导时，具有较好的催气、守气、行气作用。

④呼吸补泻　在使用针刺补泻手法时，配合患者的呼吸以区分补泻的手法。本法属于辅助手法。

补法：患者呼气时进针，得气后，患者呼气时行针；患者吸气时出针。

泻法：患者吸气时进针，得气后，患者吸气时行针；患者呼气时出针。

呼吸补泻法是一种辅助补泻手法，必须配合提插补泻或捻转补泻手法应用。

⑤开合补泻　在针刺补泻过程中，以出针时是否按闭针孔区分补泻的方法。本法亦属于辅助

手法。

补法:缓慢出针,疾按针孔。

泻法:疾速出针,出针时摇大针孔,出针后不按针孔或缓按针孔。

开阖补泻法是一种辅助补泻手法,一般不单独应用,应配合捻转补泻或提插补泻法应用。

⑥迎随补泻　主要是根据进针针向来区分补泻的针刺手法。进针时针尖随着经脉循行去的方向刺入为补法;针尖迎着经脉循行来的方向刺入为泻法。另有依据经气深浅及经气流注盛衰来区分的迎随补泻法。

⑦平补平泻　进针得气后,施用均匀地提插、捻转手法即为平补平泻。本法适用于虚实不太显著或虚实兼有的病证。

(2)复式补泻手法　将多种单式针刺补泻手法配合应用,操作较为繁复的针刺补泻手法。

①烧山火　由呼吸、徐疾、提插、开阖等单式补法组成,通过实施一系列的手法,使机体阳气渐隆,热感渐生,阴寒自除,起到补虚的作用。临床上适用于脾肾阳虚、沉寒痼结、阳气衰微等所致的中风脱证、瘫痪、痿证、寒湿痹证、腹痛、腹泻、阳痿、遗精、内脏下陷等。如膝关节寒痹,可在足三里穴烧山火。

具体操作方法:将所刺腧穴的深度分浅、中、深三层(天、人、地三部)。进针时,医者重用指切押手,令患者自然地鼻吸口呼,随其呼气时,将针刺入浅层(天部)得气。得气后,重插轻提,连续重复9次(行九阳数)。再将针刺入中层(人部),重插轻提,连续重复9次(行九阳数)。再将针刺入深层(地部),重插轻提,连续重复9次(行九阳数)。此时,如果针下产生热感,少待片刻。随患者吸气时将针1次提到浅层,此为一度。如果针下未产生热感,可再施前法,一般不过三度。手法操作完毕后,留针15～20 min,待针下松弛,患者吸气时将针快速拔出,疾按针孔(图6-1-88)。

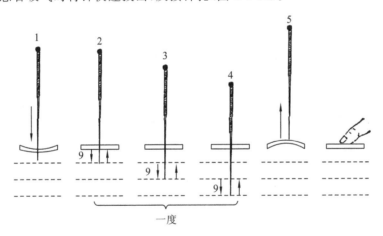

图6-1-88

烧山火分层手法操作,也可用捻转补法代替提插补法。即将针刺入腧穴应刺深度的上1/3(天部),得气后行捻转补法,再将针刺入中1/3(人部),得气后行捻转补法,然后再将针刺入下1/3(地部),得气后行捻转补法,再慢慢地将针提到上1/3,如此反复操作3次,即将针紧按至地部留针。

操作要点:先浅后深,三进一退,重插轻提,行九阳数,以针下产生热感为效应标准。热感是在得气的基础上产生的。热感无论在哪一层出现,都可以停止操作而留针。临床上以酸胀感容易引出热感,麻胀感则难以引出热感。操作过程中,必须密切观察患者的表情,发现晕针先兆,及时处理。若施针3度仍无热感,不必强求,以防晕针。必要时,可将针放置浅部候气3～5 min后再行手法。

②透天凉　由呼吸、徐疾、提插、开阖等单式泻法组成。通过实施一系列的手法,使机体阴气渐隆,凉感渐生,邪热得消,起到泻实的作用。临床上适用于由实热痰火所致的中风闭证、癫狂、痈肿、丹毒、热痹、咽喉肿痛、牙痛、聤耳、痢疾等实热病证。如膝关节热痹,在阳陵泉施透天凉法;癫狂,在内关、丰隆施透天凉法。

具体操作方法:将所刺腧穴的深度分浅、中、深三层(天、人、地三部)。进针时,医者轻用指切押手,令患者自然地鼻吸口呼,随其吸气时,将针刺入深层(地部)得气。得气后,轻插重提,连续重复6次(行六阴数)。再将针提至中层(人部),轻插重提,连续重复6次(行六阴数)。再将针提至浅层(天部),轻插重提,连续重复6次(行六阴数)。此为一度。如果针下未产生凉感,可再施前法,一般不过三度。手法结束后,可随患者呼气时将针缓慢拔出,不按针孔或缓按针孔(图6-1-89)。

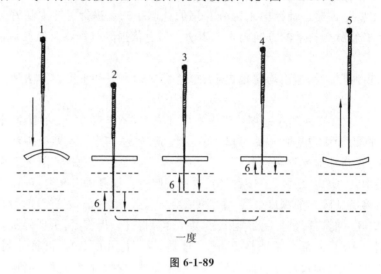

图 6-1-89

透天凉分层手法操作,也可用捻转泻法代替提插泻法。将针刺入腧穴应刺深度的下1/3(地部),得气后行捻转泻法,再将针紧提至中1/3(人部),得气后行捻转泻法,然后将针紧提至上1/3(天部),得气后行捻转泻法,将针缓慢地按至下1/3。如此反复操作3次,将针紧提至上1/3即可留针。

操作要点:先深后浅,三退一进,轻插重提,行六阴数。以针下产生凉感为效应标准。凉感是在得气的基础上产生的。凉感无论在哪一层出现,都可以停止操作而留针。临床上以麻胀容易引出凉感,但触电感不行。操作过程中,必须密切观察患者的表情,发现晕针先兆,及时处理。若施针3度仍无凉感,不必强求,以防晕针。必要时,可将针放深部候气3~5 min后再行手法。

4. 针刺补泻手法与刺激强度、刺激量

(1) 刺激强度　指毫针行针时所用的刺激强度。刺激强度反映了针刺手法的轻重。它与诸多因素有关,如针具粗细、长短,刺入的角度、深度,行针时幅度、频率等。一般来说,粗毫针用的指力要重,刺激强度大。细毫针用的指力较轻,刺激强度就小。毫针刺入腧穴的角度、深度不同,其刺激强度也不同,一般直刺、深刺激强度要大些,平刺、浅刺强度就小些。行针时的幅度、频率与刺激强度密切相关。提插的幅度大于0.5 cm、捻转的角度大于180°者,其刺激强度就大。反之,提插的幅度小于0.3 cm、捻转的角度小于90°者,其刺激强度就小。施行手法时的频率每分钟90次以上者,其刺激强度大,反之每分钟60次以下者,其刺激强度小。刺激强度一般分为强刺激、弱刺激与中等刺激。

①强刺激　大幅度、快频率的捻转、提插,可配合刮、飞等辅助手法加强刺激,患者有强烈的感应向四周或远端扩散。适用于体质较强而耐受程度较好者,多用于四肢腧穴,临床适用于急性疼痛或痉挛等病证。

②弱刺激　小幅度、慢频率的捻转、提插,以有得气感为度,患者仅有轻微的感应。适用于体质虚弱、耐受程度差、容易晕针者,或初诊、情绪紧张者,临床用于重要脏器所在处。

③中等刺激　捻转、提插的幅度、频率适中,患者有中等度的感应,有时也可向近处扩散,临床适用于一般患者和病证。

从上可见,刺激强度应以患者的机体反应状态作为衡量标准,包括得气感应与耐受程度。

(2) 刺激量　作为针刺刺激量主要包括刺激强度和累积刺激时间在内,是刺激强度与累积刺激时间的乘积。若以刺激强度、累积刺激时间和频率速度这三个因素叠加在一起,在一般情况下,弱刺激、频率小、速度慢、短时间,机体可产生较弱的兴奋效应;弱刺激、频率小、速度慢、长时间,机体可产生较弱的抑制效应;刺激强、频率大、速度快、时间短,机体可产生较强的兴奋效应;刺激强、频率大、速度快、时间长,机体可产生较强的抑制效应。即不论刺激强弱,短时间的刺激可对机体产生兴奋效应,长时间的刺激可对机体产生抑制效应。强刺激对机体产生的兴奋或抑制效应强,弱刺激对机体产生的兴奋或抑制效应弱。

(3)针刺补泻手法与刺激强度 针刺补泻手法是针对病证的虚实而施以补或泻的针刺方法,即虚证用补法,实证用泻法。针刺刺激量是指针刺刺激构成的刺激量(剂量),主要包括刺激强度和累积刺激时间。刺激强度主要取决于行针手法的幅度、频率。由此可见,针刺补泻法和刺激强度概念不同,但二者有一定联系,具体表现在以下三方面。

①刺激强度的选择和补泻手法的应用,都应以机体反应状态为先决条件,根据机体不同的生理病理情况进行灵活选择。

②刺激强度可作为一个参数,置于补泻手法的全过程中去考察。

③针刺补泻手法本身包含有刺激强度的因素。如提插补泻法,重插轻提为补,重提轻插为泻。捻转补泻法,左转用力重,速度快为补,右转用力重,速度快为泻。无论补法还是泻法,都包括了用力轻重,速度快慢等刺激强度大小的因素。补泻手法因素复杂,包括进退针的快慢,呼吸的配合,针孔的按揉与否,提插的轻重,捻转角度的大小,以及针向的调节等。刺激强度的因素简单,以手法的幅度和频率为主。补泻手法主要是调阴阳,通经脉;强弱刺激则以兴奋、抑制为主。古代既有补法刺激轻、泻法刺激重的"轻补重泻"说,又有补法刺激重、泻法刺激轻"重补轻泻"论,更有补法可轻可重、泻法可重可轻的"大补大泻"、"平补平泻"观。因此,不能简单地认为弱刺激为补,强刺激为泻。

(五)留针

当毫针刺入腧穴,行针得气并施以或补或泻手法后,将针留置在穴内一段时间后,再予出针,称为留针。留针是毫针刺法的一个重要环节,对于提高针刺治疗效果有重要意义。通过留针,可以延长刺激,维持和加强针感,促使针感循经传导,起到候气、守气、行气的目的。留针方法根据针留置穴内是否运针分为静留针法和动留针法。

1. 静留针法 针留置穴内,留针过程中不再施用任何针刺手法。根据病证情况的不同,分别采取短时间静留针法和长时间静留针法。短时间静留针法,一般留针 20～30 min;长时间静留针法,可留针几小时,甚至几十小时,现代大多用皮内针埋植代替。

2. 动留针法 针留置穴内,留针期间间歇行针,施以各种手法。短时间动留针法,可留针 20～30 min,其间行针 1～3 次;长时间动留针法,可留针几小时,甚至几十小时,每隔 10～30 min 行针 1 次。症状发作时尤当及时行针,加强刺激量。

留针与否以及留针时间长短,应视病证、证候性质、患者的针感、腧穴位置而定。就病证而论,急性病证或慢性病急性发作,宜采取长时间动留针法。慢性病患者一般采用静留针法。体质虚弱不耐针刺者可短时间静留针,顽固性病证可长时间静留针。正气不虚,症状不显著者,亦常采用短时静留针。就证候而论,表证、热证、阳证宜短时留针,或不留针;里证、寒证、阴证宜久留针。就患者针感而论,针感显著,气至病所,或对针刺不能耐受者,留针时间宜短或不留针;针感不显,反应迟钝或对针刺耐受性强者,留针时间宜长或间歇行针。就腧穴位置而论,后头部、眼区、胸背部腧穴,留针时间宜短。四肢部、腰臀部、腹部腧穴,留针时间可适当长一些。留针还必须因人、因时制宜。小儿可浅刺疾出不留针;老人、体虚者可短时间留针;青壮年留针时间可适当延长。春夏季留针时间宜短,秋冬季留针时间宜长。

(六)出针

出针,又称起针。在施行针刺手法或留针、达到预定针刺目的和治疗要求后,即可出针。出针是整个毫针刺法过程中的最后一个操作程序,预示针刺结束。

出针前,稍捻针柄,待针下轻松滑利时方可出针。出针时,一般是以左手拇指、食指两指持消毒干棉球轻轻按压于针刺部位,右手持针作轻微的小幅度捻转,并随势将针缓缓提至皮下,静留片刻出针,随即用消毒干棉球按压针孔片刻。出针后,除特殊需要外,都要用消毒棉球轻压针孔片刻,以防出血。当针退完后,要仔细查看针孔是否出血;询问针刺部位有无不适感;检查核对针数有无遗漏;还应注意有无晕针延迟。

四、临床常用刺法

临床常用刺法很多,现主要介绍透穴刺法、局部多针刺法、病位深浅刺法、运动针刺法等内容。

(一)透穴刺法

透穴刺法又称透针刺法,简称透刺法,指一针透两穴或一针透多穴治疗疾病的刺法。此法具有取穴少、得气穴位多、疗效好等特点。透刺法依据针刺角度的不同,可分为直透法、斜透法、横透法三种。

1. 操作方法及临床应用

(1)直透法

操作:直刺进针,由甲穴向其对应的乙穴透刺,刺入甲穴得气后,继续刺入乙穴,得气后实施相应手法。

临床应用:本法主要用于病变涉及肢体表里、阴阳两经的病证。如:内关透外关治胸痛、心悸、疟疾;太溪透昆仑治肾虚牙痛、足跟痛;阳陵泉透阴陵泉治胆道病、膝痛;悬钟透三阴交治偏头痛;条口透承山治肩周炎、肩部扭伤。

(2)斜透法

操作:斜刺进针,从甲穴透至本经或相关经的乙穴,得气后施行相应手法。

临床应用:本法多用于病变涉及相邻经脉、穴位的透刺。如:曲池透手三里治疗肘关节疼痛、上肢瘫痪;足三里透上巨虚治疗腹泻、腹痛;太冲透涌泉治疗头顶痛、足趾麻木;足三里透承山治疗下肢瘫痪、腓肠肌痉挛。

(3)横透法

操作:横刺进针,从甲穴透向本经或相关经的乙穴,得气后施相应手法。

临床应用:本法多用于皮肉浅薄处(头面、胸背)以及邻近有血管、深层有重要脏器的部位,或病邪在浅表的疾病。如:百会透前顶治疗巅顶痛;上星透神庭治疗鼻塞;地仓透颊车治疗口眼歪斜;地仓透人中治疗上唇麻木不仁。

2. 注意事项

(1)透穴深度以相关穴位得气为度,不必刺穿乙穴皮肤,也不一定要透达乙穴的表皮下。

(2)透穴进针时要避开血管、骨骼、肌腱、内脏,进针缓慢,注意方向和深度,防止针刺损伤组织器官。

(3)透穴刺法手法要轻柔缓慢,透皮后缓慢进针,捻转角度与力度宜小,透刺穴位得气后,用小幅度提插捻转手法。

(4)因人施术:年轻体壮、针刺耐受性强、针感迟钝者多用本法;年老体弱、针刺敏感者慎用本法;孕妇、婴幼儿忌用本法。

(二)局部多针刺法

在病变局部或腧穴处,用多支毫针刺入施术的方法称为局部多针刺法。此法由于施术局部刺入的针数多,可促进针刺感应的扩散与传导,提高临床疗效。傍针刺法、齐刺法、扬刺法和围刺法均属此法。

(1)傍针刺法 在病变局部或腧穴处先直刺一针,再在其旁斜刺一针的刺法(图6-1-90)。

操作:先在患部痛点正中(或反应点,或某一腧穴)直刺一针(主针),得气后施捻转提插手法1 min;再在针旁边0.5~1寸处向痛点正中斜刺一针(辅针),针尖朝向并靠近主针,得气后施捻转提插手法1 min,促使针感向四周扩散。留针20~30 min,隔5~10 min行针1次,针下空虚松滑后出针。

临床应用:本法主要用于治疗"留痹久居",即病位固定不移,病灶较小,缠绵难愈的痹痛,如头痛、关节痛、腰腿痛等。某些顽固性疾病,也可参照本法治疗。

(2)齐刺法 在病变中心直刺一针,两侧各斜刺一针的刺法(图 6-1-91)。

操作:以压痛点为主取治。用 3 支等长毫针,先在痛点中心直刺一针(主针),捻转得气后,再用 2 支毫针在其两侧(上下或左右)1～1.5 寸处向痛点中心各斜刺(辅针)一针。再分别捻转,促使针感向深层与四周扩散。留针 20～30 min,隔 5～10 min 行针 1 次,待针下空虚松滑后出针。

临床应用:本法主要用于寒湿久居、痛点固定、压痛明显而又缠绵不愈的痹痛。如梨状肌损伤以环跳穴为主针齐刺;腰痛取腰阳关、大肠俞三针齐刺。

(3)扬刺法 在病变中心直刺一针,其上下左右各刺一针的刺法(图 6-1-92)。

操作:取 1～1.5 寸毫针 5 支。先用 1.5 寸毫针在病变中心直刺一针(主针),捻转得气后,再用 4 支毫针在其上下左右各 1～2.5 寸处朝病变中心斜刺或沿皮刺(辅针),然后分别捻转得气,使针感向四周扩散。留针 20～30 min,隔 5～10 min 行针 1 次。

临床应用:本法适用于寒邪凝滞,经络气血痹阻所致的疼痛、麻木、局部肿胀等病变范围较大,病位浅表的病证,如腱鞘囊肿、腱鞘炎等。

(4)围刺法 围刺法在扬刺法基础上发展而来,是由多针向病变中心刺入的刺法。

操作:在患部四周边缘处向中心斜刺或平刺 4～8 针,并在病变中心再直刺一针。捻转得气后,留针 20～30 min,隔 5～10 min 捻针 1 次,促进针感向四周扩散。

临床应用:本法用于范围较大的肿块、疼痛、麻木、皮肤病,如股外侧皮神经炎、慢性湿疹、神经性皮炎、带状疱疹等。

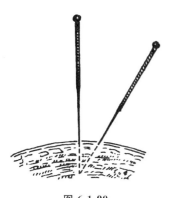 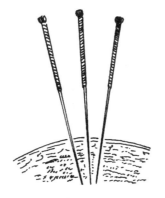 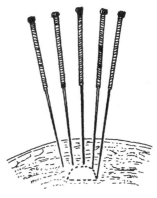

图 6-1-90　　　　　　　　　图 6-1-91　　　　　　　　　图 6-1-92

(三)病位深浅刺法

根据不同的病变部位实施深浅不同的刺法,称病位深浅刺法。病位有皮、脉、肉、筋、骨之分,针刺深浅也当有别。《素问·刺齐论》有刺皮、刺脉、刺肉、刺筋、刺骨浅深之分。刺脉络(放血)法多用三棱针刺法。现按刺皮肤、刺肌肉、刺经筋、刺骨骼四个方面予以介绍。

1. 毛刺、直针刺、半刺 均出于《灵枢·官针篇》,属于刺皮毛之法。

(1)操作方法及临床应用

①毛刺 《灵枢·官针篇》:"毛刺者,刺浮痹于皮肤也。"《素问·刺要论》:"刺毫毛腠理无伤皮。"浮痹指浅表疾病,如麻木不仁、疼痛、瘙痒。

操作:用短毫针轻浅点刺皮毛,不透皮,勿出血。

临床应用:本法用于浅表疾病、小儿疾病。如小儿腹泻,可轻浅点刺水分、天枢、气海、关元、足三里、上巨虚、下巨虚等穴。

②半刺 《灵枢·官针篇》:"半刺者,浅内而疾发针,无针伤肉,如拔毛状,以取皮毛,此肺之应也。"半与全相对,半刺指进针半途而止,操作时不深入。

操作:浅刺针,快出针,不伤肌肉,定位于皮毛,如同拔出毫毛一样。

临床应用:本法用于浅表疾病、小儿疾病。如小儿感冒发热,半刺曲池、合谷、列缺、尺泽、风池、风门、大椎、肺俞、身柱等穴。再如面瘫初期半刺阳白、太阳、四白、迎香、地仓、颊车、下关、颧髎、人中、承浆、合谷、翳风、风池等穴。治疗斑秃或脂溢性脱发,半刺百会、风池、头维、上星、前顶、大椎等穴或用梅花针叩刺局部。目前的梅花针法为毛刺、半刺法发展而来。

③直针刺 《灵枢·官针篇》:"直针刺者,引皮乃刺之,以治寒气之浅者也。"直并不是指进针90°的直刺,而是针尖直对病所。

操作:押手捏起穴位两旁皮肤,刺手持针,针尖朝病所沿皮刺入。

临床应用:本法用于"寒气之浅",浅表病证。如面瘫阳白沿皮刺向鱼腰,地仓沿皮刺向颊车,人中沿皮刺向地仓。

(2)注意事项

①毛刺与半刺均为浅刺疾出,但毛刺较浅,浅刺勿透皮,不出血;半刺较深,浅刺透皮后快速出针。

②毛刺与半刺均治疗浅表疾病、小儿疾病,刺激量较小不留针,要求取穴较多,一般可取5～15个穴位,不然难以构成有效刺激量。

③直针刺法发展为现代的沿皮横透法,可酌情留针。

2. 浮刺、分刺及合谷刺 均出自《灵枢·官针篇》,属于刺肌肉之法。

(1)操作方法及临床应用

①浮刺 《灵枢·官针篇》:"浮刺者,傍入而浮之,以治肌急而寒者也。"傍入指从旁边斜针刺入;浮,浅;肌急而寒,指寒邪袭表引起的肌肉拘急疼痛、肌肤麻木不仁等症。

操作:斜刺进针至肌肉浅层施术。

临床应用:本法用于风寒束表引起的肌肉拘急疼痛、全身酸困不适、肌肤麻木不仁等,或扭伤导致肌肉浅层的疼痛、麻木不适等。

浮刺与毛刺、半刺均为浅刺法,但毛刺浅刺皮毛而不透皮,半刺浅刺疾出而透皮,毛刺与半刺均定位于皮肤;浮刺则是斜针浅刺至肌肉浅层施术,定位于肌肉浅层。

②分刺 《灵枢·官针篇》:"分刺者,刺分肉之间也。"《素问·调经论》:"病在肉,调之分肉。"分肉主要有两种说法,一指皮下脂肪与肌肉之间赤白相分处,二指接近骨骼的肌肉。间:缝隙、间隙。

操作:刺入肌肉间隙捻转提插行针施术。

临床应用:本法用于治疗各种肌肉病变。如肌肉疼痛、痉挛、震颤、萎缩,软组织损伤等。如治疗痿证,于肌肉萎缩处局部穴配阳明经穴,采用分刺法。

③合谷刺 《灵枢·官针篇》:"合谷刺者,左右鸡足,针于分肉之间,以取肌痹,此脾之应也。"《素问·气穴论》:"肉之大会曰谷。"合谷指肌肉会合的肌肉丰厚处,左右鸡足有两说,一说指一针多向刺,形如左右鸡足;一说指三针刺入呈鸡爪形,一支直刺,另两支交叉刺向两侧。肌痹指肌肉痹痛。

操作:在肌肉丰厚处先直刺至深层,退至浅层后分别向左、右斜刺,使针刺痕迹形如鸡足(图6-1-93)。

临床应用:本法用于治疗各种肌肉病变。如重症肌无力,局部穴施合谷刺法,配阳明经穴。再如梨状肌综合征,局部穴施合谷刺法,配足少阳经、足太阳经腧穴。

(2)注意事项

①浮刺与分刺、合谷刺均为刺肌肉之法,但浮刺刺入肌肉浅层,而分刺与合谷刺刺入肌肉深层。

②分刺与合谷刺均刺"分肉之间",即均在肌肉丰厚部位施术,分刺只在肌肉丰厚处作捻转插行针,而合谷刺要求一针多向刺,形如鸡足。

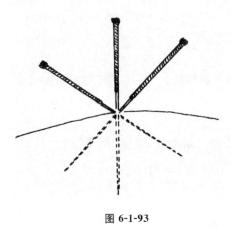

图 6-1-93

3. 恢刺与关刺 均出自《灵枢·官针篇》,为刺筋之法。

(1)操作方法及临床应用

①关刺 "关刺者,直刺左右尽筋上,以取筋痹,慎无出血,此肝之应也;或曰渊刺,一曰岂刺。"关即关节。因为经筋聚会于关节,四肢筋肉尽端都在关节附近,所以刺筋多在关节附近的肌腱上针刺。因为针刺较深,所以不要刺伤血管。肝主筋,因此与肝相应。

操作:在关节附近的肌腱上针刺,可作小幅度捻转提插,不宜大幅度捣针,防止刺伤肌腱或出血。

临床应用:本法用于肌腱、韧带、关节病变。经筋病"以痛为腧",刺受损肌腱处阿是穴或附近的穴位,可配合循经远取。如治疗岗上肌腱炎,取阿是穴、肩髎、曲池、合谷。治疗肱骨外上髁炎,取阿是穴、手三里、合谷。

②恢刺 "恢刺者,直刺傍之,举之前后恢筋急,以治筋痹也。"恢即扩大、宽松、舒缓,在此有缓解痉挛,恢复经筋功能之意。张景岳《类经》注解:"筋急者,不刺筋而刺其旁边,必数举其针或前或后以恢其气,则筋痹可舒也。"张景岳在这里把"傍"解为刺受损经筋之旁边,"举"解为上提、提举针身。即针刺受损经筋的旁边,或前或后地提插捻转,以缓解经筋拘急,恢复正常功能。又有解释,"傍"解为从受损肌腱旁边针刺进针,"举"解为患者抬举活动关节,恢刺便成了一种互动刺法。

操作:方法一,针刺受损经筋的旁边,或前或后地提插捻转,为一针多向刺法;方法二,从受损肌腱旁刺入,捻转提插行针,将针提至皮下,配合关节屈伸活动,为一种互动刺法;方法三,从受损肌腱旁刺入,得气后,令患者作关节功能活动,不断更换针刺方向,以舒缓筋急。

临床应用:本法用于肌腱、韧带、关节病变。如:肩周炎,取阿是穴或肩髃等局部穴施恢刺法,配合循经远取;上肢痉挛性瘫痪,可在肱二头肌腱处施恢刺法。

(2)注意事项

①关刺法直接刺筋,禁止大幅度提插、捣针,防止损伤肌腱;一般只宜小幅度捻转提插,刺激其边缘。

②恢刺法令患者活动关节前,必须将针提到皮下,防止弯针、断针。

③无论是关刺还是恢刺,施术时手法必须轻柔,注意针刺方向与深浅,因为肌腱、韧带附着的关节处血管丰富,针刺不慎容易引起出血、疼痛,甚至关节屈伸功能障碍。

4. 短刺与输刺 短刺与输刺均出自《灵枢·官针篇》,为刺骨骼之法。

(1)操作方法及临床应用

①输刺 "输刺者,直入直出,深内之至骨,以取骨痹,此肾之应也。"输有内外输通之意,其操作直入直出,内外输通,故名输刺;肾主骨,故应合于肾。

操作:直刺进针,深刺至骨,在病变处捻转提插,然后逐步退针。

临床应用:本法用于骨与关节病变。如治疗腰椎骨质增生,取相应的夹脊穴斜刺进针至骨,作捻转提插后留针20~30 min,隔5~10 min行针一次。

②短刺 "短刺者,刺骨痹,稍摇而深之,致针骨所,以上下摩骨也。"短:接近。本法深刺近骨,故名短刺。骨痹:骨关节疼痛,肿胀,活动不利,如骨关节炎、类风湿关节炎、骨质增生等。致:通至。上下摩骨:上下提插,如摩刮骨。

操作:进针时,边摇动针柄,边逐步深入,深刺至骨后上下提插,如摩刮骨状。其手法特点是摇法与提插法结合,有扩大针感的作用。

临床应用:本法用于骨与关节病变。如类风湿关节炎,可在局部阿是穴处施短刺法。

(2)注意事项

①短刺与输刺均以局部取穴为主,以针刺至骨为度。

②为避免损伤骨骼,两法手法要轻柔,可作小幅度捻转提插,不宜作大幅度捣针。

(四)运动针刺法

运动针刺法是指医者在针刺施术时,指导患者活动相关部位的刺法。由于医者与患者配合互动,

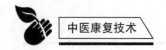

又称为互动式刺法。本法可以调动患者自身的潜能,提高疗效。

1. 操作方法 由于本法要求活动局部,所以以远道取穴为主。可以上病下取、下病上取、左病右取、右病左取。针刺得气后,实施手法1~2 min,指导患者活动相关部位5~10 min,重复上述操作1~2次,此为先针后动。亦可边针边动,即针刺得气后,一边行针施术,一边嘱患者活动相关部位。关节部位以屈伸、旋转为主,如举臂、行走等;眼、口腔、咽喉、肛门等部位以其生理活动为主,如吞咽、叩齿、缩肛等;语言障碍者以指导其发音为主;内脏以胸式或腹式深呼吸为主。

2. 临床应用 运动针刺法目前多用于肢体关节疼痛,运动功能障碍者。如治疗肩周炎,同侧条口透承山,得气后行泻法,边行针边嘱患者活动患侧肩关节,也可以行针片刻后嘱患者活动肩关节。治疗急性腰扭伤,针刺人中得气后,边捻针边嘱患者活动腰部,也可以行针片刻后嘱患者活动腰部。治疗中风偏瘫,刺健侧肢体对应穴或头皮针,边捻针边嘱患者活动患肢,或者行针片刻后嘱患者活动患肢。

3. 注意事项

(1)实施针刺手法时,应由弱渐强,并随时观察患者的面部表情,防止晕针。

(2)指导患者运动时,幅度宜由小到大,速度宜由慢渐快,以患者能耐受为度。

(3)是先针后动,还是边针边动,是否留针,一次治疗的总时间等问题,应根据临床实际灵活掌握。通常对体质壮实、针感迟钝者采用边针边动;对体质虚弱、针刺敏感者采用先针后动。

五、分部腧穴针刺操作

不同的部位,由于其局部解剖结构不同,因此,针刺时也应有所不同,防止刺伤内脏、神经、血管等组织器官。

(一)头面颈项部腧穴

1. 头部腧穴 头部(项部除外)皮薄肉少,血管丰富,针刺时大多采用平刺0.5~0.8寸。毫针快速透皮后,刺入帽状腱膜下层(有落空感),手法以捻转行针为主,出针后用消毒干棉球按压止血。小儿囟门未闭时禁针囟会穴。

2. 眼眶内腧穴 眼眶内血管丰富,组织疏松,深部还有视神经,针刺手法宜慢宜轻,一般不作捻转提插手法,得气便可留针,必要时可酌情小幅度捻转,禁止大幅度提插捣针,防止出血。具体操作如下。

(1)进针前,嘱患者闭目,左手将眼球推开并固定。

(2)进针时,针沿眶骨边缘缓慢刺入0.5~1寸,最深不可超过1.5寸。

(3)得气后便留针,一般不作捻转提插手法;必要时可酌情小幅度捻转,但不宜大幅度提插捣针。

(4)缓慢出针,出针后用消毒干棉球压迫针孔2~3 min,防止出血。若出血不止,可作冷敷止血,24 h后热敷以促进瘀血消散。

若进针时过于贴近眼球,容易刺中眼球,这时针下有滞针感或硬物感,眼球可随针而动。若进针太深,超过1.5寸,可能刺伤视神经,患者有眼内冒火光、头痛、头晕、恶心呕吐感觉。若继续深刺,针尖穿过眶上裂至海绵窦,可造成颅内出血,引起剧烈头痛、恶心呕吐,甚至休克、死亡。

3. 耳部腧穴

(1)耳前三穴 张口进针,由前外向后内刺入0.5~1寸,留针时闭口。不宜作大幅度捻转提插,防止出血。

(2)耳后完骨 斜刺0.5~0.8寸。

(3)翳风 直刺0.8~1寸,或由后外向内下方刺0.5~1寸。不宜深刺,防止刺伤面神经干;面瘫初期手法宜轻。

4. 面部腧穴 面部血管丰富,针刺手法宜轻,防止出血。

(1)四白 由内下方向外上方斜刺0.3~0.5寸,即可刺入眶下孔。本穴不宜深刺,若超过1寸可刺伤眼球;手法轻柔,不宜大幅度捻转提插,防止刺伤眶下动、静脉引起出血。

(2)额、颞穴位 平刺0.5~1寸。阳白向下平刺0.5~1寸(透鱼腰);印堂一般向下平刺;丝竹空、瞳子髎向后平刺;攒竹向下或向外平刺。太阳可直刺 0.5～0.8 寸。

（3）面部口鼻周围穴 直刺 0.2～1 寸;斜刺或平刺 0.3～3 寸。下关直刺 0.5～1 寸;人中、素髎向上斜刺 0.3～0.5 寸;迎香向上平刺 0.5～1 寸;地仓、颊车可平刺透穴 3 寸。

5. 项部穴 一般直刺或向下斜刺 0.5～1 寸。

（1）哑门、风府 直刺或向下斜刺 0.5～1 寸。禁止向上深刺。当向上深刺 1.5 寸以上,容易出现危险。当针至寰枕后膜时,可有阻力增大感;进入蛛网膜下腔时,则有突破感;刺入延髓时,针下有松软感,同时伴有全身触电感、恐惧感,患者可头部剧痛、眼花、心慌、呕吐,甚至呼吸困难、昏迷、休克、死亡。

（2）风池 朝鼻尖方向刺入 0.5～1 寸。深部是寰枕关节、延髓,不宜向上深刺,向上深刺超过 1.5 寸就有危险。可向鼻尖方向刺入 0.5～1 寸,通过皮肤、皮下组织、肌层,到达寰椎横突。

6. 颈部穴

（1）天突 先直刺 0.2 寸,再沿胸骨柄后缘,气管前缘刺入 0.5～1 寸。若直刺过深,可刺中气管,这时针下坚韧而有弹性,患者感觉喉中作痒、咳嗽、血痰、呼吸困难。若向两侧斜刺,可刺伤肺尖,造成气胸。若未贴紧胸骨柄后缘,而是向下斜刺,可刺伤气管或主动脉弓等大血管,如果针下柔软而有弹性,搏动明显,说明刺中主动脉弓等大血管。

（2）人迎 左手扪住颈总动脉,在动脉内侧缓慢刺入 0.2～0.5 寸,不超过 1 寸。深部偏外有颈内静脉、迷走神经,若进针过深偏外,可刺穿颈内静脉,刺中迷走神经,引起心率减慢、心悸、胸闷,甚至心脏停搏。若刺中颈总动脉,针下有黏滞感,可见毫针随动脉而动,拔针可见喷射状射血。

（二）胸腹部腧穴

1. 胸胁部穴 胸部穴一般宜平刺 0.5～0.8 寸,胁部穴宜平刺或斜刺 0.5～0.8 寸。可沿肋间隙刺入。

（1）膻中 向下平刺 0.5～1 寸,治乳疾向乳头方向平刺。

（2）期门、日月 沿肋间隙平刺或斜刺 0.5～0.8 寸。

（3）章门、京门 向下斜刺 0.5～0.8 寸;不宜直刺、深刺,防止损伤肝脾,对肝脾肿大者更应注意。

2. 腹部穴 腹部穴一般宜直刺 0.5～1.5 寸。

（1）上腹穴

鸠尾 直刺过深损伤肝脏,向上深刺则刺伤心脏。宜向下斜刺 0.5～0.8 寸。

中脘 直刺 0.5～1 寸,针刺过深或大幅度捣针,则易刺中胃,使胃内容物进入腹腔,引发腹膜炎。

（2）下腹穴 通常情况下,肠道通过蠕动可自动避让异物,但在肠梗阻等肠蠕动减弱或消失的情况下,其避让功能消失。因此,针刺时不宜大幅度提插捣针,防止刺破肠壁。

深刺腹部穴时,应缓慢、柔和,小幅度捻转,禁止提插。大动物针刺试验证明:用此法将腹腔脏器刺伤贯通后,仅出现不同程度的小出血点。如用提插与捻转并重手法时,就会扩大伤口引起大量出血,胃肠内容物溢出。

正常情况下膀胱在耻骨联合以下,但在膀胱充盈时,膀胱尖高出耻骨联合以上。所以,针刺中极等下腹穴时应排空膀胱,防止刺破膀胱。孕妇禁刺或慎刺下腹穴,防止流产。

（三）背腰骶部腧穴

1. 背部穴

（1）督脉穴 向上斜刺 0.5～1 寸。针刺时透皮针下较轻松,到达棘间韧带后阻力增大;穿过黄韧带进入椎管后,阻力突然消失而出现落空感,这时应停止进针。如果再继续深刺,则可能刺伤脊髓,导致四肢瘫痪。

（2）膀胱经穴 第一侧线腧穴宜向内斜刺 0.5～0.8 寸;第二侧线腧穴宜向外斜刺 0.5～0.8 寸。不宜直刺、深刺,防止刺伤肺。

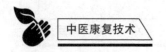

2. 腰部穴 腰部穴不可针刺太深;督脉穴针刺过深可刺伤脊髓,膀胱经穴针刺太深容易刺伤肾脏等组织器官。

(1)督脉穴 直刺或向上斜刺 0.5~1 寸。

(2)膀胱经穴 直刺 0.5~1 寸。

3. 骶部穴

(1)八髎 八髎穴与 4 对骶后孔对应。上髎可在髂后上棘内上缘与后正中线连线中点取穴,次髎可在髂后上棘内下缘与后正中线连线中点取穴,中髎可在次髎直下 1.5 cm,距正中线 1.5 cm 处取穴,下髎可在中髎直下 1.4 cm、距正中线 1.4 cm 处取穴。八髎穴均应刺入骶后孔中,深度在 1 寸左右。

(2)尾骶穴

长强 膝胸位取穴,沿尾骨与直肠之间斜刺 0.5~1 寸。针尖偏下则易刺伤直肠。

腰俞 俯卧位取穴,向上斜刺 0.5~1 寸。针刺过深或大幅度提插捣针,容易造成蛛网膜下腔出血。

(四)上肢和下肢穴位

1. 上肢穴

(1)肩腋与上臂 肩部穴一般可针刺 1~1.5 寸。上臂穴可直刺 0.8~1.5 寸。

肩井 直刺 0.5~0.8 寸,深刺易刺伤肺尖,孕妇慎用。

极泉 用押手扪住腋动脉,避开腋动脉刺入 0.5~1 寸,不宜提插捣针,防止刺伤腋部动、静脉。

肩髃、肩髎 上臂外展上举时取穴,直刺 0.5~1 寸,肩髎可刺入更深(1~2 寸)。

尺泽、曲泽 在肱二头肌腱两侧取穴,直刺 0.5~1 寸,或点刺放血,放血时刺浅小静脉,不能伤及动脉。

(2)前臂与手 前臂穴一般可直刺 0.5~1.2 寸(骨边列缺、偏历、养老、阳池、阳溪等穴除外)。手部穴位针刺深度一般不超过 1 寸。心包经前臂部穴注意不要刺伤正中神经。心经前臂穴注意不要刺伤尺神经。太渊穴避开桡动脉而刺。合谷、后溪透穴时手法轻柔,不要伤及掌深弓。

2. 下肢穴

(1)大腿穴 大腿部肌肉丰厚,可适度深刺 1~3 寸,臀部可刺 2~5 寸。

针刺环跳穴应取侧卧屈股,伸下足,屈上足体位,直刺 3 寸左右,治疗腰腿痛时针感有向足跟部放射者效果较好。气冲、冲门、箕门等穴注意避开动脉而刺。

(2)小腿穴 一般直刺 0.5~2 寸。犊鼻穴取屈膝位,由外向内刺入 0.5~1 寸,留针时不能屈伸关节。凡刺入关节腔的腧穴,手法应轻柔,不可损伤关节面,不可使关节液流出,并注意严格消毒,防止感染。

(3)足部穴 一般针刺深度不超过 1 寸。冲阳穴避开足背动脉而刺。照海穴不宜偏向后侧,防止刺破胫后动、静脉。

总的来说,项部穴要注意方向与深度,防止刺伤延髓;眼眶内穴要注意手法轻柔,勿大幅度捻转提插,防止出血;胸背部穴位宜平刺或斜刺,不宜直刺、深刺,防止刺伤内脏;四肢部穴位相对较为安全,除个别穴位注意不要损伤血管、神经外,大多数穴位都可以放心针刺。

六、针刺异常情况的预防和处理

针刺治疗是一种安全、有效的疗法,但由于操作不慎、疏忽大意,或犯刺禁,或针刺手法不当,或对人体解剖部位缺乏了解等,有时也可能出现某种异常情况,如晕针、滞针、弯针、折针等。因此,应随时加以预防。一旦发生上述情况,必须立即进行妥善有效处理。

（一）晕针

晕针是在针刺过程中患者发生的晕厥现象。

1. 表现 轻者可见精神疲倦,头晕目眩,恶心欲吐;重者可见心慌气短,面色苍白,出冷汗,脉象细弱,甚则神志昏迷,唇甲青紫,血压下降,二便失禁,脉微欲绝等症状。

2. 原因 因患者精神紧张、体质虚弱、劳累过度、饥饿空腹、大汗后、大泻后、大出血后等引起,也有因体位不当,医者手法过重等引起。多见于初次接受针刺治疗的患者。

3. 处理 立即停止针刺,起出全部留针,使患者平卧,头部放低,松解衣带,注意保暖。轻者静卧片刻,给饮温开水或糖水,即可恢复。如未能缓解者,用指掐或针刺急救穴,如人中、十宣、素髎、合谷、内关、足三里,灸百会、气海、关元、神阙等,必要时可配用现代急救措施。

4. 预防 对晕针要重视预防,如初次接受针治者,要做好解释工作,解除恐惧心理。正确选取舒适持久的体位,尽量采用卧位。选穴宜少,手法要轻。对劳累、饥饿、大渴者,应嘱其休息,进食、饮水后,再予针治。针刺过程中,医者应随时注意观察患者的神色,询问患者的感觉。一有不适等晕针先兆,需及早采取处理措施。

（二）滞针

滞针是指在行针时或留针后医者感觉针下涩滞,捻转、提插、出针均感困难而患者则感觉疼痛的现象。

1. 表现 针在穴位内,运针时捻转不动,提插、出针均感困难。若勉强捻转、提插时,则患者感到疼痛。

2. 原因 患者精神紧张,针刺入后局部肌肉强烈挛缩;或因医者行针手法不当,单向捻转太过,以致肌纤维缠绕针身;若留针时间过长,有时也可出现滞针。

3. 处理 若因精神紧张,局部肌肉强烈挛缩而致,可延长留针时间,或于滞针腧穴附近用循、摄、按、弹等手法,或在滞针附近加刺一针,以缓解局部肌肉紧张。如因单向捻针而致者,需反向将针捻回。

4. 预防 对精神紧张者,应先做好解释工作,消除顾虑,并注意行针手法,避免连续单向捻针。

（三）弯针

弯针是进针时或针刺入腧穴后,针身在体内形成弯曲的现象。

1. 表现 针柄改变了进针时或刺入留针时的方向和角度,提插、捻转和出针均感困难,患者感到针处疼痛。

2. 原因 医者进针手法不熟练,用力过猛,进针过速,以致针尖碰到坚硬组织;或因患者在留针过程中变动体位,或针柄受到某种外力碰压等。

3. 处理 出现弯针后,就不能再行手法。如针身轻度弯曲,可慢慢将针退出;若弯曲角度过大,应顺着弯曲方向将针退出。若因患者体位改变所致者,应嘱患者慢慢恢复原来体位,使局部肌肉放松后,再慢慢退针。遇有弯针现象时,切忌强拔针,以免将针体折断。

4. 预防 医者进针手法要熟练,指力要轻巧。进针前患者的体位要选择恰当,并嘱其在留针过程中不要随意变动。注意保护针刺部位,针柄不能受到外力碰压。

（四）断针

断针是指针体折断在人体内。

1. 表现 针身折断,残端留于患者腧穴内。

2. 原因 针具质量欠佳,针身或针根有损伤剥蚀;针刺时针身全部刺入腧穴内,行针时强力提插、捻转,局部肌肉猛烈挛缩;留针时患者体位改变,导致弯针、滞针未能进行及时正确处理。

3. 处理 医者态度必须从容镇静,嘱患者切勿更动原有体位,以防断针陷入深层。如残端显露,可

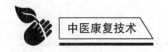

用手指或镊子取出。若断端与皮肤相平,可用左手拇指、食指垂直下压针孔两旁,使断针暴露体外,右手持镊子将断针取出。如断针完全没入皮肉内,应在 X 线下定位,手术取出。

4. 预防 针前应仔细检查针具,对不符合质量要求的针具应剔除不用。医者进针、行针时,避免用力过猛,针刺时不宜将针身全部刺入。针刺入穴位后,患者不要随意变动体位,遇有滞针、弯针现象时,应及时正确处理。

（五）出血与血肿

出血与血肿是指针刺部位出血,或皮下出血而引起的肿痛。

1. 表现 出针后,或针孔出血,或针刺部位肿痛,继则局部皮肤呈青紫色。

2. 原因 针尖弯曲带钩,使皮肉受损,或刺伤血管。

3. 处理 针孔出血者可用消毒干棉球按压针孔片刻,即可止血。若微量的皮下出血造成局部小块青紫者,一般不需处理,可自行消退。如局部肿痛较剧,青紫较明显且影响功能活动时,应先作冷敷止血,再行热敷或在局部轻轻揉按,促使局部瘀血消散。

4. 预防 仔细检查针具。熟悉人体解剖部位,避开血管针刺,在血管丰富的部位不宜采用提插法。出针时立即用消毒干棉球按压针孔片刻。

（六）创伤性气胸

创伤性气胸是指针刺时刺伤胸膜腔及肺脏,气体进入胸腔,从而造成气胸出现呼吸困难等现象。

1. 表现 患者突感胸闷、胸痛、气短、心悸,严重者出现呼吸困难、心跳加速、发绀,烦躁、恐惧,甚至出现血压下降等休克危象。体检时,肋间隙变宽,叩诊呈鼓音,听诊肺呼吸音减弱或消失,气管可向健侧移位。X 线胸透可见肺组织被压缩现象。有的针刺创伤性气胸者,起针后并不出现症状,而是过了一定时间才慢慢感到胸闷、胸痛、呼吸困难等症状。

2. 原因 医者不熟悉解剖部位,针刺胸部、背部、腋胁部和锁骨附近的穴位时,角度、深度不当;或因外力碰撞使刺在胸部、背部、腋胁部和锁骨附近的针身移动,刺穿胸腔和肺组织,气体积聚于胸腔而导致气胸。

3. 处理 一旦发生气胸,应立即起针,并让患者采取半卧位休息,不要过多移动。嘱患者保持安静,切勿恐惧。烦躁不安者可给予镇静剂。医者要密切观察,随时对症处理。如给予镇咳类药物,以防肺组织因咳嗽扩大创孔,加重漏气和感染。有感染存在时应视情况选用相应抗生素。胸痛剧烈者,可给予相应的止痛剂。一般漏气量少者,可自然吸收。对严重病例需及时组织抢救,如胸腔排气、少量慢速输氧、抗休克等。

4. 预防 医者针刺时要思想集中。针前选好适当体位。针刺胸部、背部、腋胁部和锁骨附近的穴位时,掌握进针深度和方向。胸、背、腋胁、缺盆部腧穴应斜刺、横刺,不宜大幅度提插和长时间留针。

（七）刺伤脑脊髓

刺伤脑脊髓是指针刺颈项、背部腧穴过深,针具刺入脑脊髓,引起头痛、恶心、抽搐、呼吸困难等,甚至危及生命。

1. 表现 针刺不当误伤延脑时,可出现头痛、恶心、呕吐、抽搐、呼吸困难、休克和神志昏迷等症状。刺伤脊髓时,患者可出现触电样感觉向四肢放射,甚至引起暂时性肢体瘫痪,严重时可危及生命。

2. 原因 延脑和脊髓是中枢神经系统的重要组成部分,其表层分布有督脉腧穴和华佗夹脊穴等一些重要腧穴,如风府、哑门、大椎、风池以及背部正中线第一腰椎以上棘突间腧穴。若针刺过深,或针刺方向、角度不当,均可伤及脑脊髓,造成严重后果。

3. 处理 当出现上述症状时,应立即出针。轻者安静休息一段时间后,可自行恢复。重者则应及时进行抢救。

4. 预防 凡针刺12胸椎以上督脉腧穴及华佗夹脊穴时,必须严格掌握针刺深度、方向和角度。如针刺风府、哑门穴,针刺方向不可上斜,也不可过深;悬枢穴以上的督脉腧穴及华佗夹脊穴,均不可深刺。上述腧穴在行针时只宜采用捻转手法,避免提插手法,禁用捣刺手法。

（八）刺伤内脏

刺伤内脏是指针刺内脏周围腧穴过深,针具刺入内脏引起内脏损伤。

1. 表现 刺伤肝、脾,可引起内出血,肝区或脾区疼痛,有的可向背部放射。如出血不止,腹腔聚血过多,会出现腹痛、腹肌紧张,并有压痛及反跳痛等急腹症症状。刺伤心脏时,轻者可出现强烈刺痛,重者有剧烈撕裂痛,引起心外射血,即刻导致休克。刺伤肾脏,可出现腰痛、肾区叩击痛、血尿,严重时血压下降、休克。刺伤胆囊、膀胱、胃、肠等空腔脏器时,可引起疼痛、腹膜刺激征或急腹症等症状。

2. 原因 主要是医者缺乏解剖学知识,对腧穴和脏器的部位不熟悉,加之针刺过深,或角度不当,或提插幅度过大,造成相应的内脏受损伤。

3. 处理 损伤轻者,卧床休息一段时间后,一般即可自愈。损伤严重,出血较多,应密切观察病情,注意生命体征。对于休克、腹膜刺激征,则必须迅速采取相应措施,进行急救。

4. 预防 医者必须掌握解剖学知识,明确腧穴下的脏器组织。针刺胸腹、腰背部的腧穴时,应控制针刺深度和角度,行针幅度不宜过大。

七、适应范围

毫针疗法的适应证非常广泛,适用于临床各科的多种常见病、多发病。通过辨证论治,精心配穴,结合手法技巧,一般均能取得理想的效果。

八、注意事项

（1）患者在过于饥饿、疲劳、精神过度紧张时,不宜立即进行针刺。

（2）妇女怀孕3个月以内者,不宜针刺其小腹部的腧穴。怀孕3个月以上者,其腹部、腰骶部腧穴也不宜针刺。至于三阴交、合谷、昆仑、至阴等一些通经活血的腧穴,怀孕期间也应禁刺。

（3）小儿囟门未闭合时,头顶部的腧穴不宜针刺。

（4）常有自发性出血或损伤后出血不止者,不宜针刺。

（5）皮肤有感染、溃疡、瘢痕或肿瘤的部位,不宜针刺。

（6）对胸、胁、腰、背脏腑所居之处的腧穴,不宜直刺、深刺,肝脾肿大、心脏扩大、肺气肿等患者更应注意。

 能力训练与达标检测

一、基本任务

按照体针疗法技术操作规范,学生互为模特,相互实施针刺。

第一步:教师示教,学生观摩。

第二步:学生学做,教师指导。

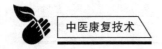

体针疗法技术操作流程

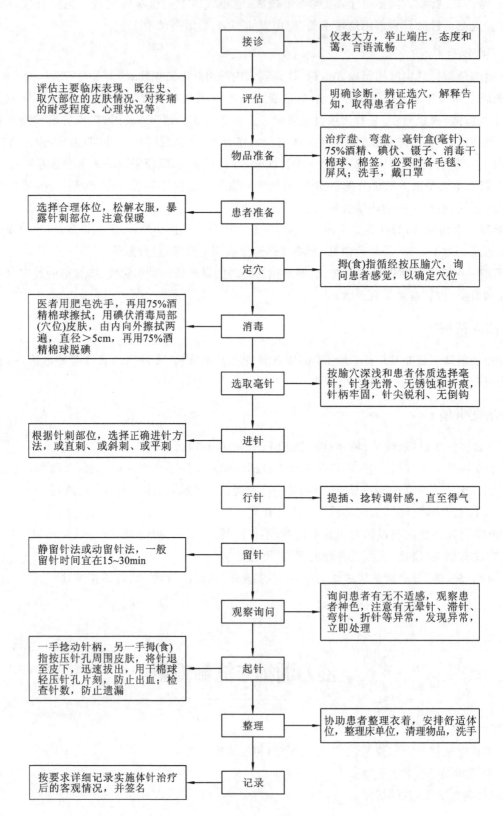

接诊 → 仪表大方，举止端庄，态度和蔼，言语流畅

评估 ← 评估主要临床表现、既往史、取穴部位的皮肤情况、对疼痛的耐受程度、心理状况等
评估 → 明确诊断，辨证选穴，解释告知，取得患者合作

物品准备 → 治疗盘、弯盘、毫针盒(毫针)、75%酒精、碘伏、镊子、消毒干棉球、棉签，必要时备毛毯、屏风；洗手，戴口罩

患者准备 ← 选择合理体位，松解衣服，暴露针刺部位，注意保暖

定穴 → 拇(食)指循经按压腧穴，询问患者感觉，以确定穴位

消毒 ← 医者用肥皂洗手，再用75%酒精棉球擦拭；用碘伏消毒局部(穴位)皮肤，由内向外擦拭两遍，直径>5cm，再用75%酒精棉球脱碘

选取毫针 → 按腧穴深浅和患者体质选择毫针，针身光滑、无锈蚀和折痕，针柄牢固，针尖锐利、无倒钩

进针 ← 根据针刺部位，选择正确进针方法，或直刺、或斜刺、或平刺

行针 → 提插、捻转调针感，直至得气

留针 ← 静留针法或动留针法，一般留针时间宜在15~30min

观察询问 → 询问患者有无不适感，观察患者神色，注意有无晕针、滞针、弯针、折针等异常，发现异常，立即处理

起针 ← 一手捻动针柄，另一手拇(食)指按压针孔周围皮肤，将针退至皮下，迅速拔出，用干棉球轻压针孔片刻，防止出血；检查针数，防止遗漏

整理 → 协助患者整理衣着，安排舒适体位，整理床单位，清理物品，洗手

记录 ← 按要求详细记录实施体针治疗后的客观情况，并签名

二、拓展任务

针对临床情境,剖析案例,使用体针疗法为急性腰扭伤患者康复。

程 序	步 骤	要 点 说 明
资讯评估 明确诊断 辨清证候	1.诊断	急性腰扭伤
	诊断依据	①有腰部扭伤史。 ②多见于青壮年体力劳动者、运动员或偶尔参加体力劳动的人。 ③急性腰痛,腰部一侧或两侧剧烈疼痛,呈僵直状态,不能活动或活动受限,不能翻身、坐立和行走。 ④患者处于强迫体位,脊柱强直或侧凸,腰肌或臀肌痉挛,触摸僵硬,或可触及条索样硬块,损伤部位有明显压痛点。 ⑤直腿抬高试验阳性,但直腿抬高加强试验阴性。 ⑥X线摄片示脊柱生理弧度改变,无骨质破坏,并排除腰椎滑脱、脊椎病变、骶髂关节病变及腰椎间盘突出。 ⑦X线摄片可见脊柱生理弯曲变直,一侧伤者可见脊柱侧凸,排除骨折或其他异常(腰椎滑脱、脊椎病变、骶髂关节病变及腰椎间盘突出);CT 或 MRI 检查排除脊髓或神经根受压征象
	2.辨证	气滞血瘀
	辨证分析	闪挫及强力负重导致腰部脉络受损,气滞血瘀,发为疼痛,腰部活动不利
	3.评估	主要临床表现、既往史、取穴部位的皮肤情况、对疼痛耐受程度、心理状况
计划决策 立法组方	4.治法	活血化瘀,通络止痛
	5.处方	阿是穴、肾俞(双)、腰阳关(双)、委中(患侧)
实施针刺	6.准备	
	选择体位	俯卧位或侧卧位
	准备物品	治疗盘、弯盘、毫针盒、75%酒精、镊子、消毒干棉球、棉签、必要时备毛毯、屏风等
	消毒	针具、医者手指、腧穴局部皮肤均需消毒
	定穴揣穴	根据"骨度分寸"、"解剖标志"等定位方法定位阿是穴、肾俞(双)、腰阳关(双)、委中(患侧),以手指在穴位处揣、摸、按、寻,找出指感强烈的穴位
	7.操作	
	持针	使用 1 寸毫针时,用拇指、食指两指末节指腹捏持针柄法;使用 1.5 寸及以上毫针时,用拇指、食指两指捏一消毒棉球裹针身近针尖的末端部分夹持针身
	进针行针	插入或捻入进针,直刺阿是穴、肾俞(双)、腰阳关(双)、委中(患侧)。针刺深度以得气又不伤及重要脏器为原则。施以提插、捻转基本行针手法,泻法,直至局部出现酸、麻、胀、重等感觉(得气),甚则向远处扩散传导,停止捻转提插
	留针	采取动留针法,每 5 min 行针 1 次。若同时加电磁波治疗器(TDP)可以增强疗效。用 TDP 直接照射腰部,照射处皮肤距涂料板 20~30 cm,温度以患者感觉舒适为宜,温度过热可加大皮肤与涂料板间的距离
	8.观察询问	观察患者的神色,询问患者的感觉,注意患者的反应
	时限疗程	一般每次留针加 TDP 照射 30 min,每日 1 次,7 次 1 个疗程,疗程间隔 2 天,可再行第 2 个疗程,直至病证痊愈

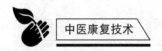

程　序	步　骤	要　点　说　明
实施针刺	出针	撤去 TDP 照射,稍等片刻,再行起针。以左手拇指、食指两指持消毒干棉球轻轻按压于针刺部位,右手持针做轻微的小幅度捻转,并随势将针缓缓提至皮下,疾速出针。出针后按针孔片刻以防出血
	结束	协助患者整理衣着,安排舒适体位,整理床单位,清理用物,做好记录
总　结	9.注意	①治疗前必须明确诊断,辨明证候。 ②对初次接受针刺者,要做好解释工作,解除恐惧心理。 ③选择体位应以便于医者能正确取穴,针刺施术,患者感到舒适自然,并能保持持久为原则。在可能的情况下尽量选用一种体位,使所选取的穴位都能操作治疗。 ④针刺过程中,医者应随时注意观察患者的神色,询问患者的感觉。患者一有不适,及早采取处理措施。 ⑤急性腰肌扭伤明确诊断后可配合推拿治疗。推拿治疗本病效果明显。治疗应根据患者的具体情况,选择适宜的手法以免加重损伤。推拿作用于患部有显著的舒筋通络、活血散瘀,促使损伤组织修复等作用。轻则 2～3 天,重则 1 周左右,症状逐渐消失。急性腰扭伤在没有经过骨伤科专科医师排除骨折、椎间盘脱出等情况下,不宜行推拿治疗
	10.指导	了解急性腰扭伤的预防保健知识与方法,给予患者康复指导。 急性腰扭伤是腰部肌肉、筋膜、韧带、椎间小关节、腰骶关节的急性损伤,多系突然遭受间接外力所致。俗称闪腰、岔气。中医称为瘀血腰痛,属于"腰部伤筋"的范畴。 多发于青壮年和体力劳动者;平时疏于锻炼偶然劳动时;男性多于女性。临床常划分为急性腰肌筋膜损伤、急性腰部韧带损伤和急性腰椎后关节紊乱。常发生于肢体超限度负重,姿势不正确,动作不协调,突然失足,猛烈搬抬重物,活动时没有准备,活动范围过大,腰部肌肉强力收缩时。急性腰椎后关节紊乱多由于腰部突然扭闪,或无准备的弯腰前屈和旋转,腰椎后关节后缘间隙张开,关节内的负压吸入滑膜(急性腰椎后关节滑膜嵌顿),关节突关节面的软骨相互错位。 ①预防急性腰扭伤的发生首要增强保健意识和懂得腰部保护保健常识。第一,在剧烈运动前要做好准备活动,尤其是腰部的准备活动更要认真去做,如前后弯腰、左右转身、上跳下蹲、伸长缩短等,也可用拳头轻轻捶拍,用手掌揉按,待腰部的血液流通好转、局部发热以后再参加剧烈活动。有慢性腰痛者,可用重叠五六层的宽腰带缠腰,增强腰部的支撑力量。第二,体力劳动者、运动员在劳动或运动时,要注意姿势正确,用力得当。每一项体育运动,都有一定的动作要领,应注意掌握正确的姿势。腰部用力要逐渐加强,动作要协调平衡不要过猛。对于从事长期弯腰工作的体力劳动者,尽量避免弯腰性强迫姿势工作时间过长,尽可能改善劳动条件,以机械操作代替繁重的体力劳动。劳动时注意力要集中,特别是集体抬扛重物时,应在统一指挥下,齐心协力,步调一致。掌握正确的劳动姿势,扛、抬重物时要尽量让胸、腰部挺直,髋膝部屈曲,起身应以下肢用力为主,站稳后再迈步;搬、提重物时,应采取屈膝下蹲的姿势,不要过度弯腰,使物体尽量贴近身体。加强劳动保护,在做扛、抬、搬、提等重体力劳动时,应使用护腰带,以协助稳定腰部脊柱,增强腹压,增强肌肉工作效能。还要注意保暖,若在寒冷潮湿环境中工作后,应洗热水澡以祛除寒湿,消除疲劳。第三,加强腰部肌肉的锻炼,尤其是以腰部活动为主的健身项目,能够使脊椎骨的活动度增加,韧带的弹性和伸展性增强,肌肉更加发达有力,即使在承受较大力量的情况下,也不容易发生撕裂。第四,睡眠时要尽量睡硬一点的床,因为过软的床可以改变腰椎的生理屈度,使腰椎的生理屈度增大,加重腰肌的负担

续表

程　序	步　骤	要　点　说　明
总　结	10.指导	②急性腰扭伤发生后正确的应急处理措施是立即让伤员平卧在硬板床上休息。在急救现场如无硬板床,则可直接平卧在地上,再设法找到门板、宽木板等,将伤员水平搬上,腰部两侧塞垫衣物固定,使腰部制动,然后转送医院接受治疗。 ③伤后即可用冷水袋敷腰部,24 h后可热敷。并内服跌打丸、七厘散等活血化瘀、消肿止痛药物,局部贴止痛膏等。有条件的可做理疗,如红外线照射,能起辅助作用。 ④腰扭伤患者应卧硬板床休息,有利损伤组织的修复。损伤早期应减少腰部活动,并注意局部保暖,待病情缓解后,逐步加强腰部肌肉锻炼

知识达标检测

一、单项选择题

1. 针刺肺俞穴的适宜体位是(　　)。

A. 仰卧位　　　　B. 俯卧位　　　　C. 侧卧位　　　　D. 仰靠坐位　　　　E. 侧伏坐位

2. 适宜于皮肉浅薄处腧穴进针的方法是(　　)。

A. 爪切进针法　　B. 夹持进针法　　C. 舒张进针法　　D. 提捏进针法　　E. 弹入速刺法

3. 斜刺法的进针角度是多少度左右?(　　)

A. 15°　　　　　B. 30°　　　　　C. 45°　　　　　D. 70°　　　　　E. 90°

4. 临床上留针时间一般为多少分钟?(　　)

A. 10～20　　　B. 20～30　　　C. 30～40　　　D. 40～50　　　E. 50～60

5. 高压蒸汽灭菌法要求在规定的压力与温度条件下保持多少分钟以上?(　　)

A. 10　　　　　B. 20　　　　　C. 30　　　　　D. 40　　　　　E. 50

6. 行气是(　　)。

A. 等待经气而至　　　　　　　　　　　　B. 催促经气速至针下

C. 使气循经而行,乃至达到病所　　　　　D. 调整经络气血

E. 针下得气之后使气留守勿去

7. 易出现触电感、向上下传导、远端放散等针刺感应的部位是(　　)。

A. 腹部　　　　　　　　B. 指趾末端　　　　　　　C. 四肢肌肉丰厚处

D. 腰背　　　　　　　　E. 头面

8. 易出现沉压感针刺感应的部位是(　　)。

A. 腹部　　　　　　　　B. 指趾末端　　　　　　　C. 四肢肌肉丰厚处

D. 腰背　　　　　　　　E. 头面

9. 易出现痛感的部位是(　　)。

A. 腹部　　　　　　　　B. 指趾末端　　　　　　　C. 四肢肌肉丰厚处

D. 腰背　　　　　　　　E. 头面

10. 易出现痛感的组织层面是(　　)。

A. 神经干　　　　B. 肌肉　　　　C. 骨膜　　　　D. 血管　　　　E. 肌腱

11. 易出现麻感的组织层面是(　　)。

A. 神经干　　　　B. 肌肉　　　　C. 骨膜　　　　D. 血管　　　　E. 肌腱

12. 针刺前必须( )。

A. 守神   B. 定神   C. 制神   D. 养神   E. 移神

13. 进针要注意( )。

A. 守神   B. 定神   C. 制神   D. 养神   E. 移神

14. 针刺后要注意( )。

A. 守神   B. 定神   C. 制神   D. 养神   E. 移神

15. 凡针下沉紧、牢实,行针涩滞不利,患者自觉针感强烈难耐者为( )。

A. 邪气盛   B. 正气虚   C. 邪盛正虚   D. 正气实   E. 虚实不显著

16. 针下虚滑无力,如插豆腐样空虚为( )。

A. 邪盛正虚   B. 邪气盛   C. 正气虚   D. 正气实   E. 虚实不显著

17. 针刺感应为谷气至的是( )。

A. 针下沉紧涩滞   B. 针下虚滑空虚   C. 针感强烈难耐

D. 针下徐和有力   E. 以上均不是

18. 对针刺的疗效,起决定作用的是( )。

A. 针刺手法   B. 人体机能状态   C. 腧穴特性

D. 毫针粗细   E. 毫针长短

19. 徐疾泻法是( )。

A. 先在深层得气,快速地退出,缓慢地进入

B. 先在浅层得气,缓慢地进入,快速地退出

C. 先在浅层得气,快速地进入,快速地退出

D. 先在深层得气,缓慢地退出,快速地进入

E. 得气后,缓慢地进入,缓慢地退出

20. 开阖泻法是( )。

A. 出针时摇大针孔,出针后疾按针孔   B. 出针后疾按针孔

C. 出针时摇大针孔,出针后不闭针孔   D. 出针后轻轻叩打针孔

E. 以上都不是

21. 提插泻法是( )。

A. 重提轻插,急提慢按   B. 重提轻插,慢提急按   C. 重插轻提,急提慢按

D. 重插轻提,慢提慢按   E. 重插轻提,慢提急按

22. 捻转泻法是( )。

A. 拇指向后右转时用力重,指力沉重向下;拇指向前左转还原时用力轻

B. 拇指向前左转时用力重,指力沉重向下;拇指向后右转还原时用力轻

C. 拇指向前左转时用力重,指力浮起向上;拇指向后右转还原时用力轻

D. 拇指向前左转时用力重,指力浮起向上;拇指向前左转还原时用力轻

E. 拇指向后右转时用力重,指力浮起向上;拇指向前左转还原时用力轻

23. 呼吸泻法是( )。

A. 吸气时进针,吸气时出针   B. 呼气时进针,呼气时出针

C. 吸气时出针,呼气时进针   D. 吸气时进针,呼气时出针

E. 以上均不是

24. 产生较弱的兴奋效应,以下哪些不是应具备的条件?( )

A. 弱刺激   B. 短时间   C. 频率小   D. 速度快   E. 速度慢

25. 产生较强的抑制效应下面哪些不是应具备的条件?( )

A. 强刺激   B. 长时间   C. 频率大   D. 速度慢   E. 速度快

26. 临床采用的平补平泻法是(　　)。

A. 先用泻法,后用补法　　　　B. 小补小泻　　　　　　　C. 先用补法,后用泻法

D. 以泻为主,兼有补法　　　　E. 进针后均匀提插、捻转、得气后出针

27. 透穴刺法操作方法中,下面哪项是错误的?(　　)

A. 直透法:直刺进针,由一侧腧穴向其对侧相应腧穴透刺

B. 斜透法:斜刺进针,从一穴透至与病变经络、脏腑相关的腧穴

C. 横透法:横刺进针,由一穴向相关腧穴透刺

D. 直透法:斜刺进针,由一侧腧穴向其对侧相应腧穴透刺

E. 以上均不是

28. 用1支毫针,先直刺至穴位肌层深处,然后退至浅层,依次分别向左右两旁斜刺,使穴内的针刺痕迹成鸡足状。此法为(　　)。

A. 直针刺法　　　B. 半刺法　　　C. 分刺法　　　D. 合谷刺法　　　E. 恢刺法

29. 下面哪个穴位针刺时须闭口?(　　)

A. 耳门　　　　B. 听宫　　　　C. 听会　　　　D. 下关　　　　E. 翳风

30. 在针刺手法上,眼眶内的经穴应(　　)。

A. 速刺　　　　　　　　　B. 轻、慢,不可提插捻转　　　　C. 进针超过1.5寸

D. 可作中等度提插　　　　E. 先捻转后提插

二、多项选择题

1. 采用仰卧位取穴的穴位包括(　　)。

A. 人中　　　　B. 足三里　　　C. 曲池　　　　D. 中府　　　　E. 承山

2. 晕针的处理方法是(　　)。

A. 立即起针,给患者饮以温开水或糖水　　　　B. 可灸百会、足三里

C. 重者可针刺人中、合谷、足三里等穴位　　　　D. 给患者安置头高脚低仰卧体位

E. 仍不省人事,脉弱者,可采取急救措施

3. 能鼓舞人体正气,增强抗病能力的腧穴有(　　)。

A. 关元　　　　B. 气海　　　　C. 足三里　　　D. 内关　　　　E. 命门

4. 具有泻邪作用的腧穴有(　　)。

A. 人中　　　　B. 中冲　　　　C. 十宣　　　　D. 委中　　　　E. 少商

5. 透天凉手法的操作过程有(　　)。

A. 慢提急按　　　　　　　B. 一进三退　　　　　　　C. 捻转幅度大

D. 出针不闭其穴　　　　　E. 重插轻提

6. 作为针刺的刺激量包括(　　)。

A. 刺激轻重程度　　　　　B. 频率幅度　　　　　　　C. 机体情况

D. 累积时间　　　　　　　E. 腧穴

7. 影响针刺的刺激量的因素包括(　　)。

A. 针刺深浅　　　B. 针刺方向　　　C. 针具大小粗细　　　D. 机体情况　　　E. 腧穴

8. 运动针刺法选穴原则一般是(　　)。

A. 病在上取之下　　　　　　　　　　　　B. 病在下取之上

C. 病在左取之右,病在右取之左　　　　　D. 病在中取之外

E. 病在左取之左,病在右取之右

9. 局部多针刺法包括(　　)。

A. 半刺　　　　B. 围刺　　　　C. 齐刺　　　　D. 分刺　　　　E. 扬刺

10. 根据有关古籍记载,孕妇禁针的穴位有(　　)。

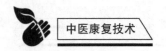

A. 合谷   B. 昆仑   C. 三阴交   D. 石门   E. 肩井

参考答案

一、单项选择题

1. B   2. D   3. C   4. B   5. C   6. C   7. C   8. A   9. B

10. C   11. A   12. B   13. A   14. D   15. A   16. C   17. D

18. B   19. D   20. C   21. A   22. E   23. D   24. D   25. D

26. E   27. D   28. D   29. D   30. B

二、多项选择题

1. ABCD   2. ABCE   3. ABCE   4. ABCDE   5. BD   6. ABD

7. ABC   8. ABCD   9. BCE   10. ABCDE

（范秀英）

任务五　使用腕踝针疗法为肩周炎患者康复

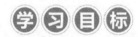

能力目标

1. 运用脏腑经络腧穴理论知识和西医诊断基础知识,能够对患者做出初步诊断;通过辨证分析,辨清证候;根据辨证结果,确定治法;根据腕踝针选点原则,结合腕踝针体表分区及腕踝针进针点的定位及主治,选择相应的腕踝针进针点。

2. 运用腕踝针疗法相关技术知识,按照腕踝针疗法技术操作规范为肩周炎患者康复。

3. 严格遵循腕踝针疗法技术操作规范,预防腕踝针疗法意外情况的发生。一旦发生意外情况,能及时、正确地进行处理。

知识目标

1. 掌握腕踝针疗法的技术操作知识。

2. 熟悉腕踝针疗法的作用、适应范围及注意事项。

3. 熟悉腕踝针疗法意外情况发生的原因、表现、预防及处理措施。

4. 掌握腕踝针进针点的定位及主治。

5. 掌握腕踝针进针点的选择原则。

临床情境

基本情况:张某,女,50岁,农民,2010年6月12日就诊。

主诉:左侧肩部酸痛,活动受限半年余,加重1个月。

现病史:半年前,患者开始自觉左侧肩部酸痛,时发时止。常因天气变化及劳累而诱发,尤以肩部受凉时疼痛明显。近1个月以来,左侧肩部疼痛呈持续性,并逐渐加重,昼轻夜重,痛甚则夜不能寐,不能向患侧侧卧。洗脸、梳头、穿衣均受影响。

查体:左肩关节周围无红肿,但有多处压痛,并向颈部及肘部放射。左臂上举外展、后伸、内旋、外旋均受限制。

辅助检查结果:X线检查颈椎及左肩关节无骨性异常改变,血沉正常,舌质淡,苔薄白腻,脉弦紧。

假如你是康复治疗师,请完成以下任务。

基本任务:按照腕踝针疗法技术操作规范,实施腕踝针刺。

拓展任务:针对临床情境,运用诊断学基础知识,做出初步临床诊断;运用脏腑经络腧穴理论知识,辨证归经;按照选穴原则,结合腧穴定位及主治,选穴组方;使用腕踝针疗法为患者康复。

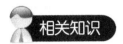
相关知识

腕踝针疗法

腕踝针疗法是在腕踝部选取特定的进针点,采用毫针循肢体纵轴沿真皮下刺入一定长度以治疗疾病的一种简易方法。

一、施术前准备

(一) 选择体位

根据病情选取患者舒适、医者便于操作的施术体位,针刺部位肌肉尽量放松。

(二) 选择针具

一般通常选用 28～30 号 1.5 寸长不锈钢毫针。

(三) 选择进针点

腕部进针点共 6 个,约在腕横纹上二横指(相当于内关、外关)环绕腕部的一圈处。从掌面尺侧至桡侧,再从背面桡侧至尺侧,依次称为上 1～上 6(图 6-1-94)。

上 1:位于小指侧尺骨缘与尺侧腕屈肌腱之间。

上 2:位于腕掌侧面的中央,掌长肌腱与桡侧腕屈肌腱之间,即内关处。

上 3:位于桡动脉与桡骨缘之间。

上 4:位于拇指侧的桡骨内、外缘之间。

上 5:位于腕背中央,尺、桡骨之间,即外关处。

上 6:位于腕背侧,距小指侧尺骨缘 1 cm 处。

踝部进针点共 6 个,约在内、外踝最高处上三横指(相当于三阴交、悬钟)环绕踝部一圈处。从跟腱内侧起向前转到跟腱外侧,依次称为下 1～下 6(图 6-1-95)。

下 1:靠跟腱内缘。

下 2:位于踝部内侧面中央,靠胫骨内侧后缘处。

下 3:位于胫骨前嵴向内 1 cm 处。

下 4:位于胫骨前嵴与腓骨前缘的中点。

下 5:位于踝部外侧面中央,靠腓骨后缘处。

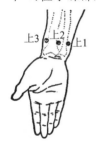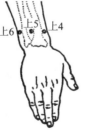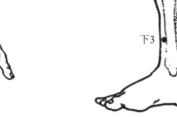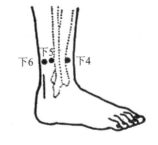

图 6-1-94　　　　　　　　　　　　　　　图 6-1-95

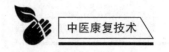

下 6：靠跟腱外侧缘处。

1. 根据病位选择进针点 根疾病的症状和体征所在身体分区，选择编号相同的腕部或踝部进针点。

（1）上病取上，下病取下，上下同取 以横膈线为界，病变在横膈线以上选腕部进针点，病变在横膈线以下选踝部进针点，即上病取上，下病取下。病变位于横膈线附近时，则上下同取。如：前额头痛选上 1 进针点为主；急性腰扭伤选下 5 进针点和下 6 进针点为主；胃脘痛取双上 1 进针点、左上 2 进针点和双下 1 进针点、左下 2 进针点。

（2）左病取左，右病取右，左右同取 以前后中线为界，选病变同一侧的进针点，即左病取左，右病取右。病变位于中线附近，则左右同取。如：左侧乳痛，选左上 2 进针点；右侧乳痛，选右上 2 进针点；脐周疼痛，选左下 1 进针点和右下 1 进针点。

（3）病位不明，选双侧上 1 进针点 全身性病证或不能定位的病证，如全身皮肤感觉麻木、皮肤瘙痒症、荨麻疹、高血压、失眠、某些精神症状等可取双侧上 1 进针点。

（4）肢体有感觉或运动功能障碍，选上 5 进针点或下 4 进针点 发生在上肢选上 5 进针点，发生在下肢选下 4 进针点。

几种病证同时存在时，要分清症状的主次、轻重、缓急，取与主、重、急证所在区编号相同的进针点。若有疼痛，首先按疼痛所在区选择与其所在区编号相同的进针点。

2. 根据病证选择进针点

（1）上 1 进针点主治病证：前额、眼、鼻、口、门齿、舌、咽喉、胸骨、气管、食管及左上肢、右上肢 1 区的病证。如前额痛、面神经麻痹、面肌痉挛、三叉神经痛、近视眼、白内障、麦粒肿、结膜炎、鼻炎、花粉症、前牙痛、口疮、耳鸣、冠心病、心律失常、胸痛、胃痛、呃逆、自主神经功能紊乱、失眠、嗜睡、烦躁、梅核气、肢体麻木、荨麻疹、遗尿、甲状腺功能亢进症、抽动秽语综合征、高血压、糖尿病、肠易激综合征、失眠、盗汗、郁证、更年期综合征、癔病、癫痫、腕关节痛、小指疼痛麻木等。

（2）上 2 进针点主治病证：额角、眼、后齿、肺、乳房、心（左上 2 区）及左上肢、右上肢 2 区内的病证。如颞前痛、三叉神经痛、后牙痛、眼睑下垂、白内障、麦粒肿、面肌痉挛、颞颌关节综合征、甲状腺疾病、胸痛、胁痛、乳腺炎、乳腺增生、乳房胀痛、缺乳、回乳、冠心病、心律失常、美尼尔氏病、腕关节屈伸不利、腕关节扭伤、中指及无名指扭伤、手掌心痛、指端麻木等。

（3）上 3 进针点主治病证：面颊、侧胸及左上肢、右上肢 3 区的病证。如偏头痛、耳前痛、急性腮腺炎、面神经麻痹、颞颌关节综合征、肩周炎、颈肩综合征、胁痛、侧胸痛、腋臭、腋窝多汗症、肩关节疼痛、桡骨茎突炎、拇指和食指扭挫伤等。

（4）上 4 进针点主治病证：颞、耳、侧胸及左上肢、右上肢 4 区病证。如巅顶痛、美尼尔氏病、耳鸣、耳痛、面神经麻痹、面肌痉挛、三叉神经痛、颞颌关节综合征、胸锁乳突肌炎、颈肩综合征、颈椎病、侧胸痛、腋臭、腋窝多汗症、肩关节前侧疼痛、上肢运动性损伤、中风偏瘫、腕关节疼痛、桡骨茎突炎、拇指和食指扭挫伤等。

（5）上 5 进针点主治病证：后头部、后背部、心肺及左上肢、右上肢 5 区内的病证。如头痛、枕神经痛、眩晕、美尼尔氏病、颈椎病、落枕、颈肩综合征、肩背筋膜炎、肩关节痛、中风偏瘫、小儿舞蹈症、帕金森病、冠心病、腕关节屈伸不利、腕关节肿痛、手背痛、中指和无名指疼痛等。

（6）上 6 进针点主治病证：后头部、脊柱颈胸段及左上肢、右上肢 6 区的病证。如后头部痛、颈椎病、落枕、肩关节后侧疼痛、上肢运动性损伤、三叉神经痛、胸椎小关节紊乱、甲状腺疾病等。

（7）下 1 进针点主治病证：胃、膀胱、子宫、前阴及左下肢、右下肢 1 区的病证。如胃痛、脐周围疼痛、下腹痛、淋证（泌尿系感染）、月经不调、痛经（盆腔炎）、白带、阴部瘙痒痛、遗尿、遗精早泄、阳痿、睾丸肿胀、腹股沟痛、膝关节肿痛、腓肠肌痉挛、足跟痛、跟腱痛等。

（8）下 2 进针点主治病证：胃、脾、肝、大小肠及左下肢、右下肢 2 区内的病变。如肝区痛、侧腹痛、肠易激综合征、阑尾炎、带下病、痛经、腹股沟痛、膝关节炎、内踝扭挫伤等。

（9）下3进针点主治病证：肝、胆、脾、胁部及左下肢、右下肢3区内的病变。如胁痛、髋关节屈伸不利、膝关节炎、踝关节扭伤等。

（10）下4进针点主治病证：胁部、肝、脾及左下肢、右下肢4区内的病变。如侧腰痛、股外侧皮神经炎、股四头肌酸痛、坐骨神经痛、膝关节炎、踝关节扭伤、足背痛、趾关节痛等。

（11）下5进针点主治病证：腰部、肾、输尿管、臀及左下肢、右下肢5区内的病变。如肾绞痛、腰痛、髋关节痛、腰背痛、腰椎间盘突出、腰椎骨质增生、臀上皮神经炎、股外侧皮神经炎、坐骨神经痛、膝关节炎、外踝关节扭伤等。

（12）下6进针点主治病证：脊柱腰骶部、肛门及左下肢、右下肢6区内的病变。如急性腰扭伤、腰椎间盘突出、腰椎骨质增生、腰肌劳损、骶髂关节痛、肛门周围湿疹、痔疮、尾骨疼痛、坐骨神经痛、腓肠肌痉挛、足前掌痛等。

腕踝针选择进针点处方举例见表6-1-3。

表 6-1-3 腕踝针选择进针点处方举例

病 证	进 针 点	病 证	进 针 点
感冒	双上1,配双上2、双上5、双上4	腹痛	双下1,双下2,配双下3
眩晕	双上1,配双上3	痛经	双下1,配双下2
呃逆	双下1,配双上1	肩周炎	患侧上4、上5、上6
带下病	双下1,配双下2	肘关节痛	患侧上4、上5
荨麻疹	双上1	腰痛	双或单下5、下6
失眠	双上1	肾绞痛	双侧下2、下5,配下6
心悸	左上2	胁痛	下2配下1、下3或上2

（四）消毒

针具、施术部位及医者的手指均要消毒。

1. 针具消毒 应选用高压蒸汽灭菌法消毒针具或选择一次性毫针。

2. 医者手指消毒 针刺前,医者须事先将手用肥皂水洗刷干净,再用75%酒精棉球擦拭消毒,然后方可持针施术。

3. 施术部位消毒 在针刺部用75%酒精棉球擦拭消毒,或2%的碘酊涂擦,再用75%酒精棉球擦拭脱碘。擦拭时应由施术中心点向外绕圈擦拭。消毒之处须避免接触污物,以防重新污染。

（五）环境要求

应注意环境清洁卫生,避免污染。

二、基本操作技术

（一）持针

右手拇指在下,食指、中指在上夹持针柄。

（二）进针

进针时,左手用舒张或提捏手法固定进针点上部或下部,右手持针,针体与皮肤成30°角,快速刺入真皮下。进皮后,将针体放平,贴近皮肤表面,针体与皮肤成10°角左右,循肢体纵轴沿真皮下缓慢刺入,以针下松软、无针感为宜。刺入长度1.2～1.4寸,露出针身2 mm(图6-1-96)。针刺方向一般朝向近心端。若病变部位丁四肢末端时,针刺方向朝向远心端,此时进针点位置可沿纵轴向近心端移动,以不妨碍腕踝关节活动为宜。

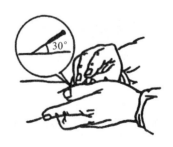

图 6-1-96

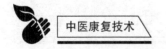

（三）调针

如针下出现阻力，患者有酸、麻、胀、重、痛的感觉，说明针体已进入筋膜下层或肌层，进针过深，须将针退到皮下，重新调整角度沿真皮下刺入。针刺方向不正时将针退至皮下，重新调整方向后沿纵行的直线刺入。

（四）留针

一般留针 20～30 min，不捻转、不提插。疼痛性病证或某些慢性病可适当延长留针时间 1 h 至数小时，但一般不能超过 48 h。留针期间不行针，可用胶布固定针柄。一般每日或隔日 1 次，急性病可每日针刺 1～2 次，10 次为 1 个疗程。

（五）出针

左手用消毒干棉球轻压进针点，右手迅速拔针，按压针孔片刻，防止皮下出血。

三、适应范围

在腕踝针疗法中，每个区域所治疗的病证大致包括两方面：其一是同名区域内所属脏腑、组织、器官的各种病证；其二，主要症状落在同名区域内的各种病证。如神经性疼痛及某些功能性疾病，头痛、牙痛、关节痛、腰腿痛、痛经、失眠、哮喘、过敏性肠炎、神经衰弱、皮肤瘙痒等。总之，本法适应范围广、见效快。

四、注意事项

（一）严格消毒，防止感染

针刺治疗前必须严格消毒，包括针具消毒、医者手指和施术部位消毒，防止操作部位感染。

（二）把握针刺方向

检查针尖是否循肢体纵轴沿纵行直线刺入，针刺方向朝向病变部位，即病变位于进针点上部，应向心而刺；病变位于进针点下部，须离心而刺。

（三）灵活调整进针位置，做到"离点不离线"

针刺部位有瘢痕、伤口、较粗的血管或针尖进皮处有明显的疼痛或针朝指（趾）端时，可适当地将针刺位置沿纵线作上下移动，即"离点不离线"。

（四）观察患者神色，询问患者感觉，及时调针，以防发生意外

腕踝针进针无针感，针刺时如出现痛、胀、麻等针感，说明进针过深，须将针退至皮下重新刺入，调至不痛不胀为宜。若患者出现头昏、心慌、恶心、面色苍白、出冷汗等晕针现象，应立即停止针刺，迅速出针，并令患者平卧，处理措施参见体针疗法。

（五）下列情况慎用或禁用腕踝针

孕妇慎用；腕踝部肌肉挛急者及针刺部位有血管怒张、瘢痕、伤口、严重溃疡及肿物者禁用。

附：腕踝针疗法身体分区

腕踝针疗法将人体体表分为"纵行六区，上下两段"。纵行六区包括头、颈、躯干六区和四肢六区。头、颈、躯干六区的划分是以前、后正中线为界，将身体分为左右两侧。每侧由前向后分为 6 个纵行区。以臂干线和股干线作为四肢与躯干的分界，臂干线作为上肢与躯干的分界，股干线作为下肢与躯干的分界。当上肢和下肢处于内侧面向前的外旋位，即四肢的内、外侧面分别与躯干的前、后面一致，并向躯干靠拢时，以靠拢处出现的缝为界，在前面的相当于前正中线，在后面的相当于后正中线，然后按躯干的分区方法推演，将四肢分为 6 个区。以胸骨末端和两侧肋弓交界处为中心，划一条环绕身体的

水平线称为横膈线。横膈线将身体 6 个区分成上、下两段。横膈线以上各区分别称为上 1 区、上 2 区、上 3 区、上 4 区、上 5 区、上 6 区;横膈线以下各区分别称为下 1 区、下 2 区、下 3 区、下 4 区、下 5 区、下 6 区。在左在右又可称为右上 1 区或左下 6 区等(图 6-1-97)。

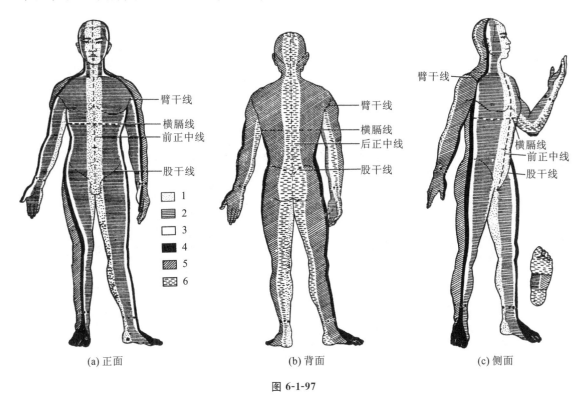

(a) 正面　　　　　　　(b) 背面　　　　　　　(c) 侧面

图 6-1-97

一、头、颈、躯干六区

1 区　前正中线两侧的区域,即由前正中线向左、向右各旁开 1.5 寸(同身寸)所形成的体表区域,左右对称。头面部自前正中线至以眼眶外缘为垂线之间的区域,包括前额、眼、鼻、唇、舌、前牙、咽喉、扁桃体、颏、颈部沿气管、食管;胸部自前正中线至胸骨缘,包括胸肋关节、气管、食管、乳房近胸骨缘、心前区(左);腹部自前正中线至腹直肌区域,包括胃,胆囊,脐,下腹部之膀胱、子宫、会阴部。

2 区　从 1 区边线到腋前线之间的区域,左右对称。头颈部包括颞前部、面颊部、后牙、颌下部;胸部沿锁骨中线向下区域包括锁骨上窝、上胸部、乳中部、前胸、肺、肝(右)、侧腹部。

3 区　从腋前线至腋中线之间的区域,范围狭窄,左右对称。包括沿耳廓前缘、腮腺、腋前缘垂直向下的狭窄区域及乳房近腋前缘部分。

4 区　躯体前后面交界处,即从腋中线至腋后线之间的区域,左右对称。包括自头项经耳向下至颈,肩部沿斜方肌缘,胸腹部自腋窝至髂前上棘的胸侧部及腹侧区域。

5 区　躯体后面两旁,腋后线至 6 区边线之间所形成的区域,左右对称。与前面的 2 区相对。包括颞后部、颈后外侧斜方肌缘、肩胛冈上窝及肩胛中线垂直向下区域的背、腰部。

6 区　躯体后正中线两侧的区域,与前面的 1 区相对,即后正中线向左、右各旁开 1.5 寸所形成的体表区域,左右对称。包括枕、颈后部、颈椎棘突至斜方肌缘、胸椎棘突至肩胛骨内缘、腰椎与骶正中嵴至尾骨两侧、肛门。

二、四肢六区

上肢六区:将上肢的体表区域纵向六等分,从上肢内侧尺骨缘开始,右侧顺时针、左侧逆时针,依次为 1 区、2 区、3 区、4 区、5 区、6 区,左右对称。

下肢六区:将下肢的体表区域纵向六等分,从下肢内侧跟腱缘开始,右侧顺时针、左侧逆时针,依次为 1 区、2 区、3 区、4 区、5 区、6 区,左右对称。

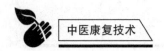

能力训练与达标检测

一、基本任务

按照腕踝针疗法技术操作规范,学生互为模特,相互实施腕踝针刺。

第一步:教师示教,学生观摩。

第二步:学生学做,教师指导。

腕踝针疗法技术操作流程

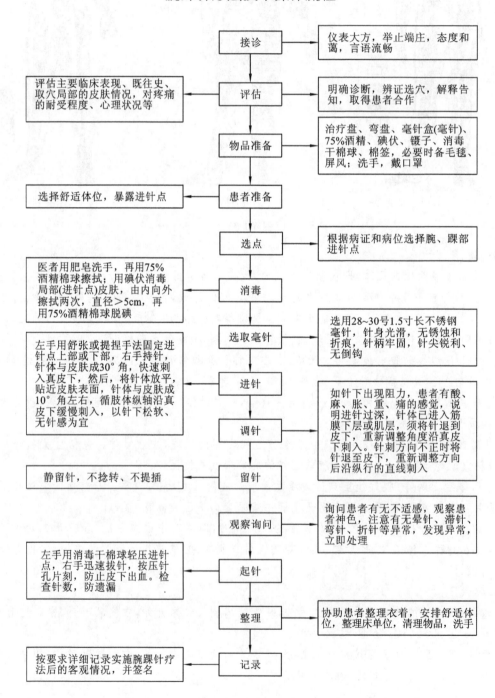

接诊 → 仪表大方,举止端庄,态度和蔼,言语流畅

评估 → 明确诊断,辨证选穴,解释告知,取得患者合作

评估 ← 评估主要临床表现、既往史、取穴局部的皮肤情况,对疼痛的耐受程度、心理状况等

物品准备 → 治疗盘、弯盘、毫针盒(毫针)、75%酒精、碘伏、镊子、消毒干棉球、棉签,必要时备毛毯、屏风;洗手,戴口罩

患者准备 ← 选择舒适体位,暴露进针点

选点 → 根据病证和病位选择腕、踝部进针点

消毒 ← 医者用肥皂洗手,再用75%酒精棉球擦拭;用碘伏消毒局部(进针点)皮肤,由内向外擦拭两次,直径>5cm,再用75%酒精棉球脱碘

选取毫针 → 选用28~30号1.5寸长不锈钢毫针,针身光滑,无锈蚀和折痕,针柄牢固,针尖锐利、无倒钩

进针 ← 左手用舒张或提捏手法固定进针点上部或下部,右手持针,针体与皮肤成30°角,快速刺入真皮下,然后,将针体放平,贴近皮肤表面,针体与皮肤成10°角左右,循肢体纵轴沿真皮下缓慢刺入,以针下松软、无针感为宜

调针 → 如针下出现阻力,患者有酸、麻、胀、重、痛的感觉,说明进针过深,针体已进入筋膜下层或肌层,须将针退到皮下,重新调整角度沿真皮下刺入。针刺方向不正时将针退至皮下,重新调整方向后沿纵行的直线刺入

留针 ← 静留针,不捻转、不提插

观察询问 → 询问患者有无不适感,观察患者神色,注意有无晕针、滞针、弯针、折针等异常,发现异常,立即处理

起针 ← 左手用消毒干棉球轻压进针点,右手迅速拔针,按压针孔片刻,防止皮下出血。检查针数,防遗漏

整理 → 协助患者整理衣着,安排舒适体位,整理床单位,清理物品,洗手

记录 ← 按要求详细记录实施腕踝针疗法后的客观情况,并签名

二、拓展任务

针对临床情境,剖析案例,使用腕踝针疗法为肩关节周围炎患者康复。

程　序	步　骤	要　点　说　明
资讯评估 明确诊断 辨清证候	1.诊断	肩周炎
	诊断依据	①常有慢性劳损、气血不足复感受风寒湿邪史。 ②好发年龄在40～50岁,女性发病率高于男性,左肩多于右肩,多见于体力劳动者,多为慢性发病。 ③肩周疼痛及活动痛,以夜间为甚,常因天气变化及劳累而诱发,可放射到颈、上肢,但无感觉异常。 ④肩关节活动功能障碍,肩关节活动尤以上举、外展、内旋、外旋受限多见。外展功能受限明显,出现典型的"扛肩"现象。 ⑤肩周压痛,特别是肱二头肌长头腱沟处压痛最明显,肩峰下、三角肌止点处、冈上肌、冈下肌肌腱附着处也有压痛。 ⑥肩部肌肉痉挛或萎缩。 ⑦X线及化验检查一般无异常发现。病程久者肩周肌腱、韧带或滑囊可见钙化点,骨质疏松,有时可有冈上肌腱钙化,或大结节处有密度增高的阴影
	2.辨证	风寒湿痹
	辨证分析	风寒湿邪乘虚而入,筋脉痹阻,不通则痛
	3.评估	临床表现、发病部位、既往史、针刺部位皮肤情况、对疼痛耐受程度、心理状况
计划决策 立法组方	4.治法	温经散寒,通络止痛
	5.处方	上4(患侧)、上5(患侧)、上6(患侧)
实施针刺	6.准备	
	选择体位	坐位或卧位。
	准备物品	治疗盘、弯盘、毫针盒、75%酒精、镊子、消毒干棉球、棉签等
	定进针点	腕背横纹上2寸,拇指侧的桡骨内外缘之间定上4。 腕背横纹上2寸,尺、桡骨之间定上5。 腕背横纹上2寸,距小指侧尺骨缘1cm处定上6
	消毒	针具、医者手指、所选腧穴均需消毒
	7.操作	
	持针	右手拇指在下,食指、中指在上夹持针柄
	进针	左手用舒张或提捏手法固定进针点上部,针体与皮肤成30°角,快速刺入患侧上4、上5、上6皮下。进皮后,将针体放平,贴近皮肤表面,针体与皮肤成10°角左右,沿真皮下刺入1.2～1.4寸。针刺时宜缓慢,以针下阻力由紧转松,针下有松软感为佳,不捻转。患者针下无任何不适感觉
	调针	如针下出现阻力,患者有酸、麻、胀、重、痛的感觉,说明针体已进入筋膜下层或肌层,进针过深,须将针退到皮下,重新调整角度沿真皮下刺入。针刺方向不正时将针退至皮下,重新调整方向后沿纵行的直线刺入
	留针	静留针法,不做捻转和提插
	8.观察询问	观察患者的神色,询问患者的感觉,注意患者的反应

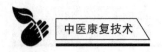

程　序	步　骤	要 点 说 明
实施针刺	时限疗程	一般可留针 1 h,每日 1 次;也可用橡皮膏固定针柄,留针 12 h,每日 1 次,10 次 1 个疗程,疗程间隔 3 天,再行第 2 个疗程
	出针	用消毒干棉球压住针孔,迅速拔针,防止皮下出血
	结束	协助患者整理衣着,整理床单位,清理用物,核查针数,防止遗漏,做好记录
总　结	9.注意	①治疗前必须明确诊断,辨明证候。 ②对初次接受针刺者,要做好解释工作,解除恐惧心理。 ③选择体位应以便于医者能正确取穴、针刺施术,患者感到舒适自然,并能保持持久为原则。 ④针刺过程中,医者应随时注意观察患者的神色,询问患者的感觉。患者一有不适,及早采取处理措施。 ⑤腕踝针进针一般不痛、不胀、不麻等,如出现上述症状,说明进针过深,须调至不痛、不胀为宜。 ⑥把握针刺方向。即病证表现在进针点上部,应向心而刺;病证表现在进针点下部,须离心而刺。检查针尖是否沿纵行直线方向插入。 ⑦针刺部位皮下有瘢痕、伤口、较粗的血管或针尖进皮处有明显的疼痛或针朝指(趾)端时,可适当地将针刺位置沿纵线作上下移动,即"离点不离线"
	10.指导	了解肩周炎的预防保健知识与方法,给予患者康复指导。 　肩周炎是肩关节囊及肩关节周围软组织(肌腱、滑囊、韧带)损伤、退变引起的慢性无菌性炎症。以肩周围疼痛,活动障碍为主要表现。嘱患者在治疗的同时进行肩关节自主功能锻炼以巩固疗效。锻炼方法如下: ①持重甩臂,即手提 3～4 kg 重物,身体略前倾,前后、左右尽可能大范围地甩臂。 ②背后拉手,即在背后用健侧手尽可能向上方、向健侧牵拉患侧臂。 ③对比爬墙,即患者立于墙边,用患侧臂爬墙,并留记号对比,力争逐渐增高,直至与健侧等高

 知识达标检测

一、单项选择题

1. 腕踝针进针后以出现下列哪种感觉为宜?(　　)

A. 痛感　　　　B. 胀感　　　　C. 酸胀感　　　　D. 重感　　　　E. 无任何不适感觉

2. 治疗眩晕时,腕踝针疗法的处方多为(　　)。

A. 上1配下1　　　　　　B. 上2配下2　　　　　　C. 上1配下6

D. 上1配上3　　　　　　E. 上2配上4

二、多项选择题

1. 运用腕踝针疗法治疗肾绞痛可选用(　　)。

A. 下1　　　B. 下2　　　C. 下3　　　D. 下4　　　E. 下5

2. 运用腕踝针疗法治疗腹痛可选用(　　)。

A. 下1　　　B. 下2　　　C. 下3　　　D. 下4　　　E. 下5

3. 运用腕踝针疗法治疗肩周炎常选的进针点是(　　)。

A. 上2   B. 上3   C. 上4   D. 上5   E. 上6

4. 下列腕踝针选点原则中正确的是（　　）。

A. 上下同取   B. 左右共针   C. 区域不明，选双上1

D. 上病取上，下病取下   E. 左病取右，右病取左

5. 下列哪几项可鉴别肩周炎与肩部扭挫伤？（　　）

A. 肩关节疼痛   B. 明显外伤史   C. 年龄因素   D. 局部压痛   E. 功能活动受限

三、填空题

1. 腕踝针疗法将人体体表分为（　　）和（　　）。

2. 临床上对于失眠、高血压、更年期综合征等无法确定体表区域的疾病，一般选用腕踝针进针点（　　）进行治疗。

3. 在腕踝针疗法中，以（　　）为标线，将身体两侧分为6个纵行区，（　　）将身体两侧分成上下两段；（　　）作为上肢与躯干的分界，（　　）作为下肢与躯干的分界。

4. 腕踝针上1～上6进针点在腕背横纹上两指，分别位于（　　）、（　　）、（　　）、（　　）、（　　）（　　）。

5. 腕踝针下1～下6进针点在踝上3寸，分别位于（　　）、（　　）、（　　）、（　　）、（　　）、（　　）。

参考答案

一、单项选择题

1. E   2. D

二、多项选择题

1. BE   2. ABC   3. CDE   4. ABCD   5. BC

三、填空题

1. 纵行六区　上下两段

2. 双上1

3. 前后正中线　横膈线　臂干线　股干线

4. 小指侧的尺骨缘与尺侧腕屈肌腱之间　掌长肌腱与尺侧腕屈肌腱之间　桡动脉与桡骨缘之间　拇指侧的桡骨内外缘之间　腕背中央，尺、桡骨之间　距小指侧尺骨缘1 cm处

5. 靠跟腱内缘　位于踝内侧面中央，靠胫骨后缘处　位于胫骨前嵴向内后1 cm处　胫骨前嵴与腓骨前缘中点　下肢外侧面中央，靠腓骨后缘　靠跟腱外缘

（范秀英）

任务六　使用三棱针疗法为踝扭伤患者康复

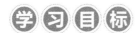

能力目标

1. 运用脏腑经络腧穴理论知识和西医诊断基础知识，能够对患者做出初步诊断；通过辨证分析，辨清证候；根据辨证结果，确定治法；按照选穴原则，结合腧穴定位及主治，选穴组方。

2. 运用三棱针疗法相关技术知识，按照三棱针疗法技术操作规范为踝扭伤者康复。

3. 严格遵循三棱针疗法技术操作规范，预防三棱针疗法意外情况的发生。一旦发生意外情况，能及时、正确地进行处理。

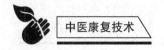

知识目标

1. 掌握三棱针疗法相关技术操作知识。

2. 熟悉三棱针疗法的作用、适应范围及注意事项。

3. 掌握三棱针疗法意外情况发生的原因、表现、预防及处理措施。

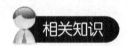

基本情况:陈某,男,18岁,学生。2011年9月11日就诊。

主诉:右足踝关节肿痛1天。

现病史:患者昨日下午踢球不慎扭伤右侧外踝部,当时即剧烈疼痛,用红花油等药外涂,疼痛减轻。今晨起发现右足踝部淤肿疼痛,难以行走。

查体:右足踝部青紫肿胀,外踝前下方压痛明显;踝关节内翻活动受限,足作内翻动作时,外踝前下方剧痛;舌质淡红、边有瘀点,脉弦。

辅助检查结果:X片提示右足无骨折。

假如你是康复治疗师,请完成以下任务。

基本任务:按照三棱针疗法技术操作规范,实施三棱针针刺。

拓展任务:针对临床情境,运用诊断学基础知识,做出初步临床诊断;运用脏腑经络腧穴理论知识,辨证归经;按照选穴原则,结合腧穴定位及主治,选穴组方;使用三棱针疗法为患者康复。

相关知识

三棱针疗法

三棱针疗法是用三棱针点刺穴位或血络,放出少量血液,或挤出少量液体,或挑断皮下纤维组织,以防治疾病的方法。其中放出少量血液以治疾病的方法属刺血络法或刺络法,又称放血疗法。

三棱针由不锈钢制成,针长6~8 cm,针柄稍粗呈圆柱形,针身呈三棱形,尖端三面有刃,针尖锋利,有大号及小号两种(图6-1-98)。

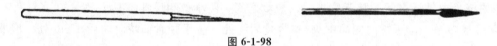

图6-1-98

一、施术前准备

(一)选择针具

根据病情需要和操作部位选择不同型号的三棱针,针身应光滑、无锈蚀,针尖应锐利、无倒钩。

(二)选择部位

根据病情选取适当的施术部位。

(三)选择体位

根据病情选取患者舒适、医者便于操作的体位。

(四)消毒

1. 针具消毒 应选用高压蒸汽灭菌法消毒针具,或选择一次性三棱针。

2. 医者手指消毒 针刺前,医者须事先将手用肥皂水洗刷干净,再用75%酒精棉球擦拭消毒,然后方可持针施术。

3. 施术部位消毒 在针刺部位用75%酒精棉球擦拭消毒,或2%的碘酊涂擦,再用75%酒精棉球擦拭脱碘,擦拭时应由施术中心点向外绕圈擦拭,消毒之处须避免接触污物,以防重新污染。

(五)环境要求

应注意环境清洁卫生,避免污染。

二、基本操作技术

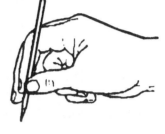

(一)持针

右手拇指和食指捏住针柄中段,中指指腹抵住针身侧面,露出针尖3~5 mm,以控制进针深度和方向(图6-1-99)。

(二)针刺

左手捏住指(趾)部,或夹持、舒张皮肤,右手持三棱针对准施术部位

图 6-1-99

实施针刺。三棱针刺法有点刺法、刺络法、散刺法和挑刺法四种。

1. 点刺法 用三棱针快速刺入人体特定浅表部位后快速出针的方法。

针刺前,在预定点刺腧穴上下用左手拇指、食指向点刺处推按,使血液积聚于点刺部位,继而用2%碘酒棉球消毒,再用75%酒精棉球脱碘。针刺时,左手拇指、食指、中指三指夹紧被刺部位,右手持针,用拇指、食指两指捏住针柄,中指指腹紧靠针身下端,针尖露出3~5 mm,对准已消毒的部位,直刺入3~5 mm深,随即将针迅速退出,轻轻挤压针孔周围,使出血少许,或挤出少许液体,然后用消毒干棉球将血液或液体擦去,按压针孔。此法多用于四肢末端腧穴及肌肉浅薄处的腧穴。如十宣、十二井穴、四缝和耳尖及头面部的攒竹、太阳、印堂等穴位,治疗高热、昏迷、惊厥、头痛、目赤肿痛、咽喉肿痛、中风失语等(图6-1-100)。

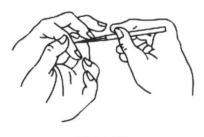

图 6-1-100

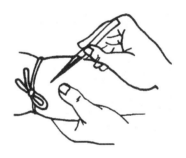

图 6-1-101

2. 刺血络 用三棱针刺破人体特定部位的血络,放出适量血液的方法,有浅刺和深刺之分。

浅刺:点刺随病显现得浅表小静脉出血的方法。常规消毒后,右手持针垂直点刺,快进快出,动作要求稳、准、快,一次可出血5~10 mL。此法多用于额、颞、耳背、足背等部位。

深刺:点刺随病显现得较深、较大静脉并放出一定量血液的方法。此法由于出血量较多,也称泻血法(图6-1-101)。针刺前,先用带子或橡皮管结扎针刺部位上端(近心端),使局部静脉充分暴露,然后局部严格消毒。针刺时,左手拇指压在被针刺部位下端,右手持三棱针对准针刺部位的静脉向心斜刺,迅速出针,血液流出后,松开止血带。出血较多时,用敞口器具盛接,所出血液应做无害化处理。出血停止后,再用消毒干棉球按压针孔,并以75%酒精棉球清理创口周围的血液。在出血时,也可轻轻按压静脉上端,以助瘀血外出。此法多用于肘窝和腘窝静脉(曲泽、委中等穴位),治疗急性吐泻、中暑发热、急性腰扭伤等。

3. 散刺法 又叫豹纹刺,用三棱针在人体特定部位施行多点点刺的方法。此法是对病变局部及其周围进行多针点刺以治疗疾病的 一种方法(图6-1-102)。局部严格消毒后,一手固定施术部位,另一手持针在瘀肿局部或由病变外缘环形向中心施行多点点刺,以促使瘀血或水肿、热毒的排除,达到祛瘀生

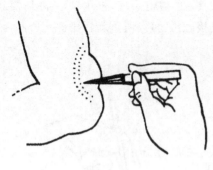

图 6-1-102

新、清热解毒的目的。根据病变部位大小不同,可刺 10～20 针。此法多用于局部瘀血、血肿或水肿、顽癣、痈肿初期和丹毒等。如局部散刺后拔火罐以治疗外伤瘀血肿痛;大椎穴区散刺后拔火罐治疗痤疮;局部散刺,配合针刺血海、三阴交、曲池治疗神经性皮炎等。

4. 挑刺法 用三棱针在人体特定部位挑断皮肤及皮下纤维组织以治疗疾病的方法。挑刺部位可选用经穴、奇穴,更多的是选用阿是穴或随病而现的阳性反应点。局部严格消毒后,用左手按压施术部位两侧,或夹起皮肤,使皮肤固定,右手持针先横刺入皮肤 1～2 mm,随即将针身倾斜挑破皮肤,再将针深入皮下,将针身倾斜并使针尖轻轻提起,挑断皮下白色纤维组织,以挑尽为止,挤出少量血液或少量黏液,然后用无菌敷料覆盖疮口以胶布固定。此法常用于治疗慢性顽固性疾病如疳积、痤疮、瘰疬、瘿气、慢性劳损、肩周炎等。如在腰骶旁开 1～1.5 寸范围寻找痔点(红色丘疹)一至数个挑刺以治疗痔疮。在肩胛区第 1～7 胸椎棘突两侧寻找丘疹或敏感点及肝俞穴挑刺以治疗麦粒肿。

（三）疗程

每日或隔日治疗 1 次,3～5 次为 1 个疗程,出血量多者,每周 1～2 次。一般每次出血量以数滴至 5 mL 为宜。

三、适应范围

三棱针疗法具有清热泻火、开窍醒神、行气活血、消肿止痛等作用,临床上主要用于以发热、疼痛、肿胀为主要表现的气滞证、血瘀证、实热证。目前较常用于某些急证和慢性顽固性疾病,如昏厥、高热、中暑、中风闭证、急性咽喉肿痛、目赤红肿、顽癣、疖痈初起、扭挫伤、疳积、痔疮、久痹、头痛、丹毒、指(趾)麻木等。

四、注意事项

（一）精神紧张、饥饿、疲劳、大汗大渴者不宜立即针刺

对精神紧张者要做必要的解释工作,以消除其思想上的顾虑,解除恐惧心理。对疲劳、饥饿、大汗大渴者,应嘱其休息,进食、饮水后,再予针刺。

（二）操作时手法宜轻、宜稳、宜准、宜快

不可用力过猛,以防刺入过深、创伤过大,损害其他组织,更不可伤及动脉。

（三）严格消毒,防止感染

针刺治疗前必须严格消毒,包括针具消毒、医者手指和施术部位消毒,防止操作部位感染。

（四）下列情况不宜使用本法

对体弱、贫血、低血压、妇女怀孕和产后、有自发性出血倾向者等,不宜使用本法。血管瘤及不明原因的肿块部位禁刺。

（五）医者严密观察,防止患者发生晕针、晕血

三棱针刺激较强,治疗过程中须注意患者体位要舒适,医者应随时观察患者的神色,询问患者的感觉,尤其应注意心率、血压变化,一有不适等晕针、晕血先兆,及早采取处理措施。

能力训练与达标检测

一、基本任务

按照三棱针疗法技术操作规范,学生互为模特,相互实施三棱针刺。

第一步:教师示教,学生观摩。

第二步:学生学做,教师指导。

三棱针疗法技术操作流程图

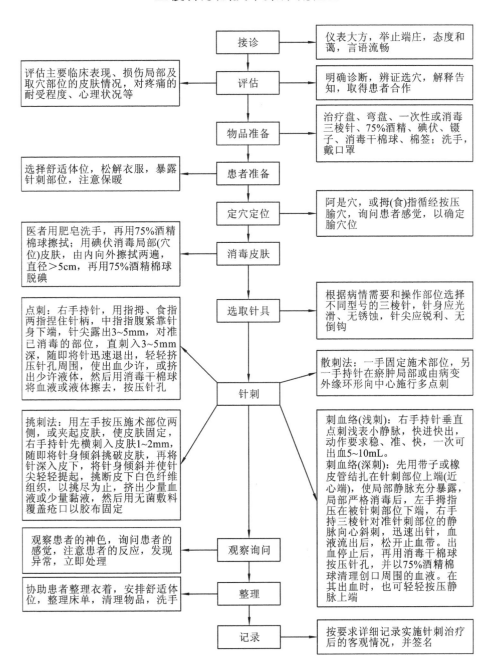

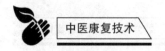

二、拓展任务

针对临床情境,剖析案例,使用三棱针疗法为踝扭伤患者康复。

程　序	步　骤	要　点　说　明
资讯评估 明确诊断 辨清证候	1.诊断	踝扭伤
	诊断依据	①有明显的踝部外伤史。 ②损伤后踝关节即出现疼痛,局部肿胀,皮下瘀斑,伴跛行。 ③局部压痛明显。 ④足内、外翻试验阳性,即外踝扭伤时,将足做内翻动作时,外踝前下方疼痛;内踝扭伤时,做外翻动作时,内踝前下方疼痛。 ⑤X线排除骨折
	2.辨证	气滞血瘀
	辨证分析	剧烈运动,踝关节周围络脉损伤,经气受阻,气血瘀滞
	3.评估	主要临床表现、针刺部位的皮肤情况、对疼痛的耐受程度、心理状况等
计划决策 立法组方	4.治法	通经活络、消肿止痛。针刺为主,泻法(陈伤者可灸)
	5.处方	以局部和邻近取穴为主,阿是穴、解溪、昆仑、丘墟、照海、太溪、绝骨、阳陵泉
实施针刺	6.准备	
	选择体位	仰卧位
	准备器具	弯盘、消毒的三棱针、75%酒精、棉签、消毒纱布、胶布、抽气罐
	定穴揣穴	寻按压痛点定位阿是穴,再根据"骨度分寸""解剖标志"等定位方法定位解溪、昆仑、申脉、丘墟、照海,再以手指在腧穴处揣、摸、按、寻,找出指感强烈的腧穴位
	消毒	针具、医者手指、扭伤局部及所选腧穴均需严格消毒(先用2%碘酒棉球消毒,再用75%酒精棉球脱碘)
	7.操作	
	点刺	踝关节扭伤处上10 cm用止血带结扎,取阿是穴(压痛点)或瘀斑严重处,右手持三棱针快速刺3针,三针呈三角形,每针相距1 cm
	拔罐	在点刺部位用抽气罐拔罐,抽出适量血后,立即起罐;或用玻璃罐闪火法拔罐,10 min后取下,将瘀血擦净
	局部处理	局部常规消毒,无菌纱布包扎
	配合体针	直刺解溪、昆仑、丘墟、照海、太溪、阳陵泉,针刺深度以得气又不伤及重要组织为原则,采取提插捻转泻法
	8.观察询问	观察患者的神色,询问患者的感觉,注意患者的反应
	时限疗程	留针30 min,每日1次,7次为1个疗程
	出针	以左手拇指、食指两指持消毒干棉球轻轻按压于针刺部位,右手持针做轻微的小幅度捻转,并随势将针缓缓提至皮下,疾速出针。出针后按针孔片刻以防出血
	结束	协助患者整理衣着,安排舒适体位,整理床单位,清理用物,做好记录

续表

程　序	步　骤	要　点　说　明
	9.注意	①治疗前必须明确诊断,辨明证候。 ②对初次接受三棱针治疗者,要做好解释工作,解除恐惧心理。 ③操作时注意严格消毒,防止感染。手法宜轻、宜稳、宜准、宜快,不可用力过猛,防止刺入过深、创伤过大,损害其他组织,更不可伤及动脉。 ④对体弱、贫血、低血压、妇女怀孕和产后、有自发性出血倾向者等,不宜使用本法。 ⑤三棱针刺激较强,治疗过程中须注意患者体位要舒适,谨防晕针
总　结	10.指导	了解踝扭伤的预防保健知识与方法,给予患者康复指导。 　　急性踝扭伤是临床常见的一种运动性软组织损伤疾病,多由运动或负重不当、跌扑、牵拉以及过度扭转等原因引起韧带损伤。 　　踝关节的内侧有比较坚韧的内侧韧带加强,外侧有距腓前韧带、距腓后韧带和跟腓韧带,这三条韧带起于外踝,前两条止于距骨,后一条止于跟骨,因此它们相对来说是比较独立、比较薄弱的,运动中常因猛力使足内翻过度,而造成外侧韧带损伤。另外,当踝关节跖屈时关节比较松动,稳定性较差,容易扭伤,尤以内翻扭伤较多见。在体育运动及日常活动中应尽量避免扭伤踝关节,一旦发生踝关节扭伤,初期正确处理相当重要。 　　①尽量选择比较平整的场地进行体育运动。运动时严肃认真,胆大心细,以免踏空、踩翻和滑倒。 　　②在运动前认真做好热身运动,充分活动开全身的关节,以增强肌肉、韧带的柔韧度和适应力。 　　③踝关节扭伤初期,首先是冷敷,在关节扭伤 24 h 以内,有条件的用布或毛巾包适量冰块敷在患处,每次敷 5 min 间隔一次,以免冻伤皮肤。如没有冰块用凉水敷也行,也可以喷洒一些镇痛气雾剂。其次是制动,先用夹板或石膏绷带固定踝关节,然后抬高患脚,高度以超过心脏为宜,使患足血液回流加快。初期正确处理可使破裂扩张的血管收缩,减少关节肿胀,避免再损伤。 　　④初期处理后,也就是扭伤 24 h 后进行热敷。自己可用热毛巾外敷患处 15 min 左右,每天 1～2 次。也可选择"神灯"、红外线治疗仪,并用红花油、正骨水、活络油等活血止痛的外用药物擦患处,以达到活血化瘀、消肿止痛的目的。患处有皮肤破损的情况下禁止在患处外用药物。 　　⑤经过上述治疗一周后可慢慢活动患肢,以期恢复关节的活动功能

 知识达标检测

一、单项选择题

1. 三棱针法治疗咽喉肿痛可选取少商,宜采用(　　)法。

A. 点刺　　　　　B. 割治　　　　　C. 深刺血络　　　D. 散刺　　　　　E. 挑刺

2. 三棱针法治疗中暑选取曲泽、委中,宜采用(　　)法。

A. 点刺　　　　　B. 割治　　　　　C. 深刺血络　　　D. 散刺　　　　　E. 挑刺

3. 直接在病变局部,应用三棱针由病变外缘环行向中心连续垂直点刺数十针以上的方法称(　　)法。

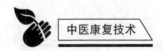

A. 挑刺　　　　B. 点刺穴位　　　C. 浅刺血络　　D. 割治　　　　E. 散刺

4. 下列哪项是三棱针的适应证?(　　)

A. 中风脱证　　B. 孕妇　　　　C. 低血压　　　D. 挫伤　　　　E. 贫血

5. 挑刺法是用三棱针(　　)。

A. 挑破皮肤　　　　　　　　　　　　　　B. 挑出脂肪组织

C. 挑出皮下白色纤维样物　　　　　　　　D. 挑出肌纤维

E. 挑断皮下白色纤维样物

二、多项选择题

1. 踝关节扭伤的诊断依据是(　　)。

A. 踝部疼痛肿胀　　　　　　　　　　　　B. 多有劳损史

C. 好发于 50 岁以上的人　　　　　　　　D. 足内、外翻试验阳性

E. 掌跟试验阳性

2. 三棱针刺法中散刺法多用于治疗(　　)。

A. 局部瘀血　　B. 局部肿痛　　C. 顽癣　　　　D. 中暑　　　　E. 昏厥

3. 中暑时,三棱针刺络常选哪些穴位?(　　)

A. 曲泽　　　　B. 合谷　　　　C. 太冲　　　　D. 委中　　　　E. 解溪

4. 三棱针刺法中点刺常用的穴位为(　　)。

A. 十宣　　　　B. 十二井　　　C. 太阳　　　　D. 耳尖　　　　E. 足三里

5. 属于三棱针适应证的是(　　)。

A. 发热　　　　B. 中暑　　　　C. 高血压　　　D. 咽喉肿痛　　E. 中风脱证

三、填空题

1. 三棱针疗法具有(　　)、(　　)、(　　)、(　　)等作用。

2. 三棱针疗法主要用于(　　)、(　　)、(　　)等证。

参考答案

一、单项选择题

1. A　2. C　3. E　4. D　5. E

二、多项选择题

1. AD　2. ABC　3. AD　4. ABCD　5. ABCD

三、填空题

1. 清热泻火　开窍醒神　行气活血　消肿止痛

2. 气滞证　血瘀证　实热证

(黄岩松　范秀英)

任务七　使用水针疗法为肱骨外上髁炎患者康复

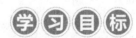

能力目标

1. 运用脏腑经络腧穴理论知识和西医诊断基础知识,能够对患者做出初步诊断;通过辨证分析,辨清证候;根据辨证结果,确定治法;按照选穴原则,结合腧穴定位及主治,选穴组方。

2. 运用水针疗法相关技术知识,按照水针疗法技术操作规范为肱骨外上髁炎患者康复。

3. 严格遵循水针疗法技术操作规范,预防水针疗法意外情况的发生。一旦发生意外情况,能做出及时、正确的处理。

知识目标

1. 掌握水针疗法相关技术操作知识。

2. 熟悉水针疗法的作用、适应范围及注意事项。

3. 掌握水针疗法意外情况发生的原因、表现、预防及处理措施。

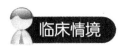

基本情况:郭某,女,45岁,2012年7月8日就诊。

主诉:右肘关节疼痛6个月,加重1个月。

现病史:6个月前,开始出现右肘关节酸痛不适。近1个月来工作劳累过度,右肘关节疼痛加剧,右手不能用力持物,尤其是提重物或扭毛巾时疼痛难忍,做前臂旋转动作时疼痛加重,有时向前臂外侧放射,夜间烦痛难眠。曾服用芬必得、双氯芬酸钠等药物,疗效欠佳。

查体:右肘关节无畸形、红肿发热,关节活动正常,右肱骨外上髁处压痛明显,并可触及局部条索样硬结,前臂旋转活动及伸腕活动受限,前臂伸肌紧张试验(+),网球肘试验(+)。舌淡红,苔薄白,脉弦紧。

辅助检查结果:X线片示右肘关节未见异常。

假如你是康复治疗师,请完成以下任务。

基本任务:按照水针疗法技术操作规范,实施穴位注射。

拓展任务:针对临床情境,运用诊断学基础知识,做出初步临床诊断;运用脏腑经络腧穴理论知识,辨证归经;按照选穴原则,结合腧穴定位及主治,选穴组方;使用水针疗法为患者康复。

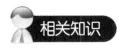

水 针 疗 法

水针疗法,又称穴位注射疗法,是以中西医理论为指导,依据穴位作用与药物性能,在穴位内注入药物以防治疾病的方法。本法在针刺腧穴治疗疾病的基础上,将针刺刺激与药物的作用及对穴位的渗透刺激作用有机结合在一起,发挥综合效能,以提高临床疗效。

一、施术前准备

(一)选取药物

一般适宜于肌内注射的药物,均可作水针疗法的注射液(表6-1-4)。根据治疗目的选择相应的药物,但需注意刺激量不宜过大。

1. 药物种类 穴位注射疗法常用药物包括中药及西药肌内注射剂。

2. 药物剂量 一般穴位注射的用药总量须小于一次的常规肌内注射用量。具体用量因注入的部位和药物种类不同各异。肌肉丰厚处用量可较大,皮肉浅薄处用量宜小。刺激性较小的药物如葡萄糖、生理盐水等用量可较大,每次可注入10~20 mL;刺激性较大的药物、特异性药物如阿托品、抗生素等用量宜小,每次用量为常用量的1/5~1/3。

在一次穴位注射中各部位的每穴注射量宜控制在:耳穴0.1~0.2 mL,头面部穴位0.1~0.5 mL,胸背及四肢部穴位1~2 mL,腰臀部穴位2~5 mL。

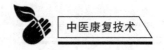

表 6-1-4　穴位注射常用药物

药 物 名 称	常规剂量(每次)	作用或用途
复方柴胡注射液	1～2 mL	解热镇痛
银黄注射液	1～2 mL	清热解毒
板蓝根注射液	2～4 mL	清热解毒
鱼腥草注射液	2～4 mL	清热解毒
丹参注射液	2～4 mL	活血化瘀,调经止痛,安神
复方丹参注射液	2～4 mL	活血化瘀,调经止痛,安神
川芎嗪注射液	2～4 mL	活血止痛
当归注射液	2～4 mL	补血调经,活血化瘀
红花注射液	2～4 mL	活血化瘀,消肿止痛
黄芪注射液	1～4 mL	益气固表,升阳托疮
人参注射液	1～2 mL	补气助阳固脱,健脾益肺安神
生脉注射液	2～4 mL	补气固脱,生津止渴
威灵仙注射液	2～4 mL	祛风除湿,通络止痛
雷公藤注射液	2～4 mL	祛风除湿,消肿止痛
维生素 B_1 注射液	50～100 mg	神经炎,神经痛,食欲不振
维生素 B_6 注射液	25～50 mg	神经炎,呕吐,斑秃,耳聋,肝炎
维生素 B_{12} 注射液	0.1～0.2 mg	贫血,神经炎,营养不良
维生素 C 注射液	100 mg	急慢性感染,紫癜
维丁胶性钙注射液	2 mL	佝偻病,骨软化症,支气管炎,荨麻疹
1%～2%盐酸普鲁卡因注射液	2 mL	神经阻滞
强的松龙注射液	1～2 mL	面神经炎,风湿性关节炎,肩周炎,带状疱疹
地塞米松注射液	1～2 mg	肩周炎,腰腿痛
5%～10%葡萄糖注射液	10～20 mL	主要是刺激穴位,无明显药理作用
0.9%生理盐水	10～20 mL	主要是刺激穴位,无明显药理作用

3. 药物浓度　穴位注射用药浓度为药物肌内注射的常规浓度。

4. 药物质量　药物包装应无破损,安瓿瓶身应无裂痕,药液应无浑浊变色且无真菌。

(二) 选择针具

根据病情和操作部位的需要,选择不同型号的一次性使用的无菌注射器和一次性使用的无菌注射针。一般躯干和四肢部穴位选用 5～10 mL 注射器和 6～7 号注射针头,头面部穴位及耳穴选用 1～2 mL 注射器和 4～5 号注射针头。

(三) 选择体位

选择患者舒适、医者便于操作的体位。

(四) 选择穴位

一般根据病证需要,按照针灸治疗时的选穴原则进行穴位选取,并结合经络、穴位触诊法选取阳性反应点,如有压痛、结节、隆起、凹陷等,反应不明显则多取有关俞、募、原、郄、合穴等特定穴位进行治疗,尽可能选取局部肌肉丰满的穴位,软组织损伤可选取最明显的压痛点,一般每次取 2～4 个穴位,不宜过多,取穴宜少而精。

（五）消毒

（1）医者消毒　医者用肥皂水清洗双手,继用清水冲净后再用75％酒精棉球擦拭消毒,然后方可施术。

（2）施术部位消毒　局部用75％酒精棉球擦拭消毒,或2％的碘酊涂擦,再用75％酒精棉球擦拭脱碘。擦拭时应由施术中心点向外绕圈擦拭5 cm×5 cm区域,不留空隙。消毒之处须避免接触污物,以防重新污染。

（六）环境要求

应注意环境清洁卫生,避免污染。

二、基本操作技术

（一）核对患者基本信息及所选药物

按注射卡或医嘱本仔细核对患者姓名、年龄及药名、浓度、剂量、时间、用法、用药禁忌等。

（二）检查注射器是否漏气

从包装中取出一次性使用的无菌注射器,将针头斜面和注射器刻度调到一个水平面旋紧,检查注射器是否漏气。

（三）遵医嘱取药

用注射器抽取药液,排出空气,药液吸入针筒后再次核对。

（四）穿刺进针

1. 持针

（1）执笔式、五指握持式　执笔式如手持钢笔的姿势,以拇指和食指在注射器前夹持,以中指在后顶托扶,适用于各种注射器的操作。五指握持式是以拇指与其他四指对掌握持注射器,适用于短小或粗径注射器的操作。

（2）掌握式　用拇指、中指、无名指握住注射器,将食指前伸抵按针头,小鱼际抵住活塞;或用同样的方法握特长穿刺针头。主要适用于穿刺、平刺。

（3）三指握持式　用拇指在内,食指、中指在外的方法握持注射器,主要适用于进针后的提插操作。

2. 进针

（1）单手进针法　以执笔式或五指握持式握持注射器,针尖离穴位0.5 cm,瞬间发力刺入。此法多用于短针。

（2）舒张进针法　对于皮肤松弛或有皱纹的部位,可将穴位两侧皮肤用左手拇指、食指向两侧用力绷紧,以便进针。操作时注意两指相对用力时要均衡固定皮肤,不能使锁定准的注射点移动位置。然后右手持针从两指之间刺入穴位。此法多用于腹部和颜面部的穴位进针。

（3）夹持进针法　戴无菌手套或用左手拇指、食指二指持捏无菌棉球,夹住针身下端,露出针尖,右手握注射器,将针尖对准穴位,在接近皮肤时,双手配合用力,迅速刺入皮肤内。此法主要用于长针或皮肤致密的部位。

（4）提捏进针法　左手拇指、食指按着所要刺入的穴位两旁皮肤,将皮肤轻轻提起,右手持针从捏起部位的前端刺入。此法多用于皮肉浅薄的部位。

3. 进针角度

（1）直刺法　将针体垂直刺入皮肤,使针体与皮肤成90°角。此法适用于人体大多数穴位,浅刺和深刺都可应用。

（2）斜刺法　将针倾斜刺入皮肤,使针体与皮肤成45°角。此法适用于骨骼边缘和不宜深刺的穴位,为避开血管,肌腱以及瘢痕组织也宜倾斜进针。

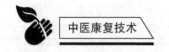

（3）横刺法　又称沿皮刺，是沿皮下进针横刺穴位的方法，针体与皮肤成15°角。适用于头面、胸背、腹部穴位以及皮肉浅薄处的穴位。此法在施行透穴注药法时常用。

依据穴位所在的部位、注射器的规格等因素，选择不同的持针、进针方式及进针角度。各种进针法均要求速刺，手法需熟练。术者用前臂带动腕部的力量，将针头迅速刺入患者穴位处皮肤。进针后要通过针头获得各种不同感觉、握持注射器的手指感应及患者的反应，细心分辨出针头在不同组织中的进程情况，从而调整进针的方向、角度。患者感觉有麻木感、触电感及放射感，表示刺中神经，应退针少许；术者感觉有硬性阻力感，表示刺中骨膜；若有落空感，表示针尖通过组织进入某种空隙或腔隙，在危险区域注射时，该感觉往往提示下面可能有重要脏器，继续进针时应小心谨慎；若有搏动感，表示针尖位于大动脉旁，当回抽有血时表明刺中血管，应退针调整；若有致密感，表示刺中韧带；若有突破感，表示针尖穿过筋膜、韧带、囊壁或病灶部位，此处上下往往是推注药物治疗的重点部位。

（五）调整得气

针头刺入穴位后细心体察针下是否得气，针尖到达所定深度后若得气感尚不明显，可将针退至浅层，调整针刺方向再次深入，直至患者出现酸、胀的得气反应。

（六）注入药物

患者产生得气反应后回抽针芯，无回血、无回液时，即可将药液推入穴内。推入药液一般用中等速度。慢性病、体弱者可缓慢推入；急性病、体强者可快速推入。如需注入较多药液，可将注射针由深部逐步退出到浅层，边退边推药，或将注射针更换几个方向注射药液。在注射过程中随时观察患者的反应。根据临床治疗需要选择不同的注射方法。

1. 探寻注药法　此法用于针下有危险或空隙的区域。进针到一定的预警深度，接近危险部位时，暂停进针，改为间断式进针，即停针后推注少许药物试探阻力，如果有阻力，则可再进针少许，再停针推药少许试压，如此数次，如果阻力变小或突然消失，则表明已抵达注射部位或已绝对靠近危险部位。

注：当针刺危险或重要部位时，为避免造成不必要的损伤和危险，可先进针到与穴位相邻的组织，如骨骼、韧带、神经等处，并以此为参照物测定进针深度、方向和探索周围情况，然后在周围反复试探进针，或根据参照物退针到浅层改变针尖方向再进针，直至所需部位。本法临床上用于危险和重要部位及穴位的准确注射，有校正进针方向的作用。

2. 分层注药法　将针刺入穴位深部或病灶反应部位，得气后推注入大部分药液，然后退针少许，将剩余药液推入以扩大药物的渗透作用层面。注意分清主次层面，主要部位用药较多，次要层面则用药较少。

3. 快推刺激法　将针刺入穴位深部或病灶反应部位，得气后加大压力快速推进药液，加大刺激量。分离粘连一般选用较粗的针径，以便药液快速进入组织，增加内压。如果单纯为了分离粘连，药液剂量可以酌情加大。

4. 柔和慢注法　将针刺入穴位深部或病灶反应部位，待得气后缓慢柔和地推进药液。

5. 退针匀注法　针刺到穴位一定的深度或病灶部位，在得气后推注一定量的药物，然后在匀速缓慢地退针的同时，均匀地推注药物直至浅部。退针与推药要同步协调，行走成一条直线，保持平稳，推药要有连贯性，不可时断时续。

6. 透穴注药法　先将针刺入某穴位，再将针尖刺抵相邻的另一穴位，推注部分药物，然后在匀速缓慢地退针的同时，均匀地推注药物直至浅部。在头面、背部、腹部操作时，多用横刺沿皮透穴，在四肢内外侧或前后侧相对穴位间，可沿组织间隙直透。

（七）出针

根据针刺的深浅选择不同的出针方式。浅刺的穴位出针时用左手持无菌棉签或无菌棉球压于穴位旁，右手快速拔针而出。深刺的穴位出针时先将针退至浅层，稍停顿后缓慢退出。针下沉紧感或滞针时，不应用力猛拔，宜循经按压或拍打穴位外周以宣散气血，待针下感觉轻滑方可出针。出针后用无菌棉签或无菌棉球按压片刻,以减少漏液,防止出血。

（八）结束

术者整理用物,嘱患者保持舒适体位休息 5～10 min,以便观察是否出现不良反应,防止发生晕针等意外。

三、疗程时限

同一组穴位两次注射间宜相隔 1～3 天,穴位注射两个疗程间宜相隔 5～7 天,穴位注射 1 个疗程的治疗次数取决于疾病的性质及特点,以 3～10 次为宜。对于急性病痛,每日可注射 1～2 次,一般治疗 1～5 次即可缓解或治愈。慢性病一般每日或隔日注射 1 次,5～10 次为 1 个疗程,反应强烈者,可隔 2～3 天注射 1 次,注射穴位可轮换使用。

四、适应范围

水针疗法的适应范围较广,大部分针灸适应证都可用本法治疗。临床上可用于以下系统疾病的治疗:运动系统疾病如肩周炎、关节炎、腰肌劳损、骨质增生等;神经精神疾病如面神经炎、多发性神经炎、精神分裂症等;消化系统疾病如胃痛、腹泻、痢疾;呼吸系统疾病如支气管炎、哮喘等;心脑血管疾病如冠心病、心绞痛、高血压、中风偏瘫等;皮肤病如荨麻疹、神经性皮炎等。

五、注意事项

（1）严格遵守无菌操作,防止感染。如因消毒不严而引起局部红肿、发热等,应及时处理。

（2）注意药物的性能、药理作用、剂量、配伍禁忌、毒副作用、过敏反应等情况,凡能引起过敏反应的药物,如青霉素、链霉素、普鲁卡因等,必须先做皮试,皮试阳性者禁用,皮试阴性者方可使用。副作用较强的药物,使用亦当谨慎。

（3）注意药物的有效期,勿使用过期、变质药物。

（4）注射时药物不能注入血管、关节腔、脊髓腔内。注射前先回抽,如有血应更换注射位置并压迫止血;误入关节腔,可引起关节红肿、疼痛、发热等;误入脊髓腔,则可能损伤脊髓。

（5）注射时应注意避开神经干,以免损伤神经。如针尖触到神经干,有触电样感觉,应及时退针,改变进针方向,避开神经,再行注射。

（6）胸背部等内有重要脏器的部位,在水针注射时,要注意针刺的角度、方向和深度,以免刺伤内脏。

（7）孕妇的下腹部、腰骶部及合谷、三阴交、昆仑等穴位不宜做水针疗法,以免流产。

（8）年老体弱及初次接受治疗者,宜取卧位,取穴宜少,药量宜小,刺激强度宜弱,以防晕针。

（9）注射时应关注患者反应,胀感过于强烈者应减缓推注速度或减少药液注射用量,注射后 24 h 内局部有酸胀等感觉,属正常现象,可不必处理或做热敷以缓解。

 能力训练与达标检测

一、基本任务

按照水针疗法技术操作规范,学生互为模特,相互实施穴位注射。

第一步:教师示教,学生观摩。

第二步:学生学做,教师指导。

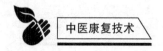

水针疗法技术操作流程图

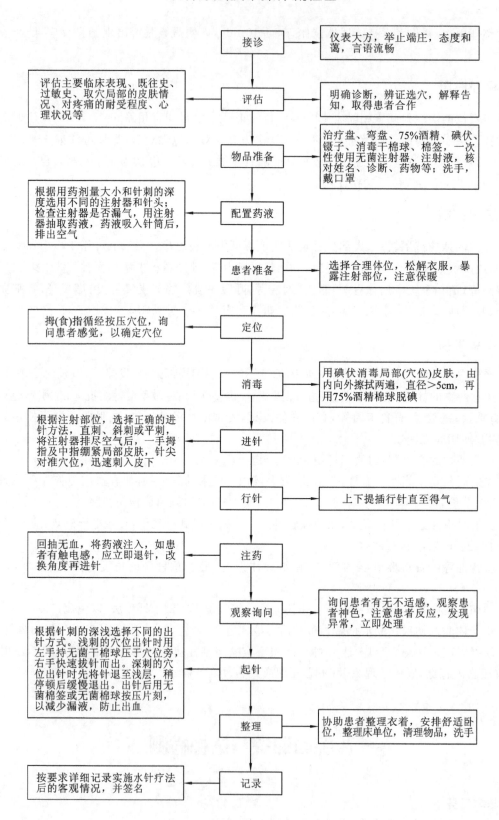

接诊 → 仪表大方，举止端庄，态度和蔼，言语流畅

评估 → 明确诊断，辨证选穴，解释告知，取得患者合作

评估 ← 评估主要临床表现、既往史、过敏史、取穴局部的皮肤情况、对疼痛的耐受程度、心理状况等

物品准备 → 治疗盘、弯盘、75%酒精、碘伏、镊子、消毒干棉球、棉签、一次性使用无菌注射器、注射液，核对姓名、诊断、药物等；洗手，戴口罩

配置药液 ← 根据用药剂量大小和针刺的深度选用不同的注射器和针头；检查注射器是否漏气，用注射器抽取药液，药液吸入针筒后，排出空气

患者准备 → 选择合理体位，松解衣服，暴露注射部位，注意保暖

定位 ← 拇(食)指循经按压穴位，询问患者感觉，以确定穴位

消毒 → 用碘伏消毒局部(穴位)皮肤，由内向外擦拭两遍，直径>5cm，再用75%酒精棉球脱碘

进针 ← 根据注射部位，选择正确的进针方法，直刺、斜刺或平刺，将注射器排尽空气后，一手拇指及中指绷紧局部皮肤，针尖对准穴位，迅速刺入皮下

行针 → 上下提插行针直至得气

注药 ← 回抽无血，将药液注入，如患者有触电感，应立即退针，改换角度再进针

观察询问 → 询问患者有无不适感，观察患者神色，注意患者反应，发现异常，立即处理

起针 ← 根据针刺的深浅选择不同的出针方式。浅刺的穴位出针时用左手持无菌干棉球压于穴位旁，右手快速拔针而出。深刺的穴位出针时先将针退至浅层，稍停顿后缓慢退出。出针后用无菌棉签或无菌棉球按压片刻，以减少漏液，防止出血

整理 → 协助患者整理衣着，安排舒适卧位，整理床单位，清理物品，洗手

记录 ← 按要求详细记录实施水针疗法后的客观情况，并签名

二、拓展任务

针对临床情境,剖析案例,使用水针疗法为肱骨外上髁炎患者康复。

程 序	步 骤	要 点 说 明
资讯评估 明确诊断 辨清证候	1.诊断	肱骨外上髁炎
	诊断依据	①无明显外伤史,起病较缓慢,大多有肘部劳损史。 ②多见于特殊工种或职业,肘关节活动多的工作都可诱发肱骨外上髁炎,如网球运动员、砖瓦工、木工、打字员及操持家务的妇女等。 ③肘关节外侧酸胀不适、疼痛,疼痛可涉及前臂,亦可向上涉及上臂。患者手握力下降,不能提物。 ④肱骨外上髁、环状韧带或肱桡关节间隙处压痛,以肱骨外上髁部为多。 ⑤严重者前臂旋转活动受限。 ⑥网球肘试验(密耳氏试验)(＋)、前臂伸肌紧张(抗阻)试验(＋)。 ⑦X线检查显示多阴性,偶见肱骨外上髁骨质密度增高的钙化阴影或骨膜肥厚影像
	2.辨证	筋痹(气血瘀阻)
	辨证分析	劳伤致局部经筋受损,气血瘀滞,脉络痹阻,筋脉失养
	3.评估	临床表现、既往及药物过敏史、穴位注射局部皮肤、疼痛耐受程度、心理状况等
计划决策 立法组方	4.治法	舒筋活血,通络止痛
	5.处方	2％普鲁卡因 2 mL,醋酸强的松龙 2 mL;曲池、阿是穴,肌内注射
实 施	6.准备	
	选择体位	坐位或卧位
	准备物品	治疗盘、弯盘、碘酒、75％酒精、镊子、砂轮、消毒干棉球、棉签,一次性使用无菌注射器(5 mL)和一次性使用无菌注射针(5 号针头),遵医嘱配置药液:排出注射器内空气,抽取 2％普鲁卡因 2 mL 与醋酸强的松龙 2 mL 混合
	定穴揣穴	患者屈肘 90°左右,放于治疗床上,先确定肱骨外上髁附近最明显的压痛点(阿是穴)。然后根据"骨度分寸""解剖标志"等定位方法定位曲池,再以手指在穴位处揣、摸、按、寻,找出指感强烈的穴位,并爪切定位,即以指甲在穴位上按掐一"十"字痕,便于取穴准确
	消毒	局部皮肤先用 2％碘酒擦拭消毒,再用 75％酒精棉球擦拭脱碘
	7.操作	
	穴位注射	一手持注射器,一手绷紧皮肤,针尖对准穴位迅速刺入皮下,缓慢进针,针身刺至一定深度,上下提插寻找针感,待针下得气后,回抽无血,即可以中等速度将药液推入穴内,每穴 2 mL
	8.观察询问	观察患者的神色,询问患者的感觉,注意患者的反应
	时限疗程	隔日注射 1 次,5～10 次为 1 个疗程
	起针	药液注射完毕,拔出针头,用消毒棉签轻按针孔片刻,以防出血,并注意用药反应
	结束	协助患者整理衣着,安排患者舒适体位,整理床单位,清理用物,做好记录

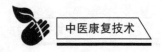

中医康复技术

续表

程　序	步　骤	要 点 说 明
	9.注意	①治疗前必须明确诊断,辨明证候。 ②对初次接受穴位注射者,要做好解释工作,解除恐惧心理。 ③注射器型号的选择依据所需注射药液的剂量,注射针头的选择依据注射的深浅,此为上肢穴位,可用5号针头。 ④注射器进针方法同肌内注射,快速透皮,曲池直刺,阿是穴根据部位直刺或斜刺,针头至皮下后缓慢推进,一般患者此时即胀感明显,说明得气。 ⑤为避免药液直接进入血管,必须在回抽无血时才能推入药液。 ⑥根据患者反应调节推注速度,防止患者因刺激强度过大发生晕针。 ⑦一般边注射边退针,避免药液过于集中于某一局部
总　结	10.指导	了解肱骨外上髁炎的预防保健知识与方法,给予患者康复指导。 肱骨外上髁炎是由急慢性损伤造成肱骨外上髁周围软组织疼痛,以肘后外侧痛,前臂旋转或提、拉、端重物时疼痛加重为特征的一种病证。因多见于网球运动员,故称为"网球肘"。因病位在肱骨外上髁部伸肌总腱处,故又称肱骨外上髁慢性损伤性肌筋膜炎、前臂伸肌总腱损伤、肱骨外上髁综合征、肱桡外侧滑囊炎等。预防方法如下: ①运动员预防网球肘的方法:首先在进行网球、羽毛球、乒乓球等运动时,避免局部负担过重,反拍、下旋回击用力时要掌握要领。其次,运动前肘关节要充分活动开,运动后要做好局部按摩,改善局部血液循环。再次,平时加强肘关节的锻炼,增强前臂肌肉的力量和肘关节的稳定性。 ②家庭主妇预防肱骨外上髁炎最好的方法就是在干家务活时应避免长时间用手操作。如:洗完衣服不要用力拧挤,可用脱水机;用手推车载孩子代替用手抱和背。做饭、炒菜、洗衣服时要经常变换姿势,避免做某个动作太久。连续劳作的时间不要太长,要适当休息。 ③由于肱骨外上髁炎容易复发,故患者应注意休息。无论是家务劳动还是工作,停止一些使用肘部、腕部力量的劳作。伸肘伸腕都不要用力过猛,屈肘、屈腕时也要尽量缓和些

 知识达标检测

一、单项选择题

1. 一般水针在面部每穴可注射(　　)。

A. 0.1 mL　　　　　　B. 0.3～0.5 mL　　　　　C. 0.5～1 mL

D. 2 mL　　　　　　E. 2～5 mL

2. 应用水针时,慢性病体弱者一般应(　　)。

A. 快速推入药液　　　　B. 先快后慢地推入药液　　　C. 缓慢推入药液

D. 先慢后快地推入药液　　E. 中等速度推入药液

3. 应用水针时,急性病体强者一般应(　　)。

A. 快速推入药液　　　　B. 先快后慢地推入药液　　　C. 缓慢推入药液

D. 先慢后快地推入药液　　E. 中等速度推入药液

4. 以 0.9％生理盐水穴位注射于背俞穴,其剂量哪一项较合适?(　　)

A. 0.2 mL 　　　 B. 1 mL 　　　 C. 5 mL 　　　 D. 10 mL 　　　 E. 以上均不是

5. 穴位注射剂量根据部位不同而有异,四肢部每穴可注射(　　)。

A. 1～2 mL 　　　　　　　 B. 0～15 mL 　　　　　　　 C. 4 mL

D. 0.1～0.2 mL 　　　　　　 E. 3 mL 左右

二、多项选择题

1. 穴位注射的特点是(　　)。

A. 用药剂量小 　　　　　　 B. 无过敏反应 　　　　　　 C. 不会晕针

D. 选穴精炼 　　　　　　 E. 发挥针刺与药物对穴位的双重作用

2. 下列水针操作中说法正确的是(　　)。

A. 首诊患者,选用了普鲁卡因,必须先做皮试 　　　 B. 操作应使患者得气

C. 在推入药液前必须确认回抽无血 　　　　　　 D. 水针注射无需做皮试

E. 在治疗关节炎时,为了取得更好疗效,需将药液注入关节腔

3. 水针可注入的部位是(　　)。

A. 皮下 　　　 B. 肌肉深部 　　　 C. 神经根附近 　　　 D. 关节腔 　　　 E. 阳性反应点

三、填空题

1. 穴位注射时药液不可注入(　　)、(　　)、(　　)。

2. 初诊或年老体弱者,水针治疗选择卧位,且刺激强度宜弱,以防(　　)。

参考答案

一、单项选择题

1. B 　 2. C 　 3. A 　 4. D 　 5. A

二、多项选择题

1. AE 　 2. ABC 　 3. ABCE

三、填空题

1. 血管内　关节腔　脊髓腔

2. 晕针

(范秀英　陈志伍)

项目二　精神障碍患者的康复

任务一　使用电针疗法为抑郁症患者康复

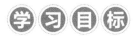

能力目标

1. 运用脏腑经络腧穴理论知识和西医诊断基础知识,能够对患者做出初步诊断;通过辨证分析,辨清证候;根据辨证结果,确定治法;按照选穴原则,结合腧穴定位及主治,选穴组方。

2. 运用电针疗法相关技术知识,针对病情选择适宜的刺激参数,按照电针疗法技术操作规范为抑郁症患者康复。

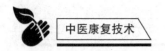

3. 严格遵循电针疗法技术操作规范,预防电针意外情况的发生。一旦发生意外情况,能及时、正确地进行处理。

知识目标

1. 掌握电针疗法相关技术操作知识。

2. 熟悉电针疗法的作用、适应范围及注意事项。

3. 掌握电针疗法意外情况发生的原因、表现、预防及处理措施。

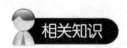

基本情况:张某,女,33 岁,职员,2012 年 3 月 8 日就诊。

主诉:情绪低落 2 年余,自责自罪、睡眠差加剧一个多月。

现病史:2 年前因人际关系处理不佳,未能升职,心中渐感不悦,对日常活动兴趣明显减退。经常去公司医务室,诉头昏脑胀、食欲不佳,医生给服"去痛片""地西泮"及"维生素"等药物,无济于事。曾去心理咨询门诊就诊,诊断为"抑郁症"。予氟西汀治疗剂量 20 mg,每日 1 次,治疗 3 个月后病情有明显好转,后坚持服药 1 年后自行停药。停药期间病情有所反复,自感有情绪低落、心情压抑、睡眠差,自行服用氟西汀,自述服药后情绪有所改善。1 个月前患者因工作差错受上级责骂导致病情反复加剧,时时太息、闷闷不乐、悲忧善哭、茶饭不思、精力明显减退、无明显原因的持续疲惫感。对日常活动、周围事物丧失兴趣,始觉人生无味,自觉成了废物,活着没意思。症状昼重夜轻。睡眠差,易早醒,夜眠 2~3 h/d,体重 1 个月内下降近 5 kg。因此前来就诊。起病至今无明显持续情绪高涨或易激惹表现。

既往史:否认曾患躯体疾病,否认家族有同类病史。

体格检查:体温 36.8 ℃,脉搏 64 次/分,呼吸 18 次/分,血压 120/75 mmHg。舌微红,苔薄腻,脉弦滑。余无异常发现。

精神检查:神清合作,愁眉苦脸,言语较少,交谈时回答问题缓慢,反应迟钝,思维迟缓,轻度精神运动性抑制,自知力存在。

实验室检查:粪、尿、血常规正常。脑电图在正常范围;心电图示窦性心动过速。

汉密尔顿抑郁量表(HAMD)评分:28 分。

假如你是康复治疗师,请完成以下任务。

基本任务:按照电针疗法技术操作规范,实施针刺。

拓展任务:针对临床情境,运用诊断学基础知识,做出初步临床诊断;运用脏腑经络腧穴理论知识,辨证归经;按照选穴原则,结合腧穴定位及主治,选穴组方;使用电针疗法为患者康复。

电 针 疗 法

电针疗法是在毫针针刺得气的基础上,应用电针仪输出脉冲电流,通过毫针作用于人体一定部位以防治疾病的一种方法。其优点:针和电两种刺激相结合,可以提高疗效;能代替手法运针,节省人力;且能比较客观地控制刺激量。

一、施术前准备

(一)电针仪准备

检查电源开关,使用干电池的主机要备好干电池,并确保电量充足;检查输出电极线,并保证导电性能良好,应确保电针仪正常工作。

(二) 选择针具

用于电针治疗的针具金针、银针、不锈钢针均可,临床上选针时常以将针刺入腧穴应至深度,而针身还应露在皮肤上少许为宜。根据患者体质、体型、年龄、病情和腧穴部位等不同,选择长短、粗细不同规格的针具,针身光滑、无锈蚀和折痕,针柄牢固,针尖锐利、无倒钩。

(三) 选择腧穴

1. 选穴原则　电针疗法配穴处方除按经络辨证和脏腑辨证取穴外,还可根据神经干通过及肌肉神经运动点选取穴位。具体如下:

头面部:听会、翳风(面神经);下关、阳白、四白、夹承浆(三叉神经)。

上肢部:颈夹脊6～7、天鼎(臂丛神经)、青灵、小海(尺神经)、手五里、曲池(桡神经);曲泽、郄门、内关(正中神经)。

下肢部:环跳、殷门(坐骨神经)、委中(胫神经)、阳陵泉(腓总神经);冲门(股神经)。

腰骶部:气海俞(腰神经)、八髎(骶神经)。

2. 选穴规律　按电流回路要求,选穴宜成对,以1～3对(2～6个穴位)为宜。当选择单个腧穴治疗时,应使用无关电极。

(四) 体位选择

便于医者正确取穴,方便针刺施术;患者感到舒适,并能保持持久。

(五) 电针参数选择

根据疾病的性质,选取合适的电针参数。电针参数包括电针仪输出的脉冲波形、脉冲波幅、脉冲波宽、频率。

(六) 消毒

针刺前必须严格消毒,包括针具消毒、医者手指和施术部位消毒。

(七) 环境要求

保持治疗环境清洁卫生,防止污染。

二、基本操作技术

(一) 开机前检查

检查电针仪各输出旋钮或按键并调至零位。

(二) 针刺

选取腧穴,按毫针进针和行针方法完成操作。

(三) 输出连接

将电极线插头端插入相应的主机输出插孔,电极线输出端两极分别连于毫针柄或针体。当单穴治疗时,电极线输出端一极接穴位,另一极接无关电极,用盐水浸湿的纱布裹上,用胶布固定在同侧经脉的皮肤上。应确保连接牢靠,导电良好。一般同一对输出电极连接在身体的同侧。在胸背部的穴位上使用电针时,更不可将两个电极跨接在身体的两侧,避免电流回路通过心脏。

(四) 开机

将电源插头插入220 V交流电插座内,或使用直流,在确保供电之后,打开电针仪电源开关。

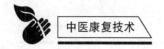

（五）选择波形和频率

调节波形、频率旋钮或按键，选择治疗所需的波形、频率。

1. 波形　常见的脉冲波形有方波、尖波、三角波、锯齿波等（图6-2-1）。也有正向是方波，负向是尖波的（图6-2-2）。单个脉冲波可以以不同方式组合而形成连续波（图6-2-3）、疏密波、断续波和锯齿波等。

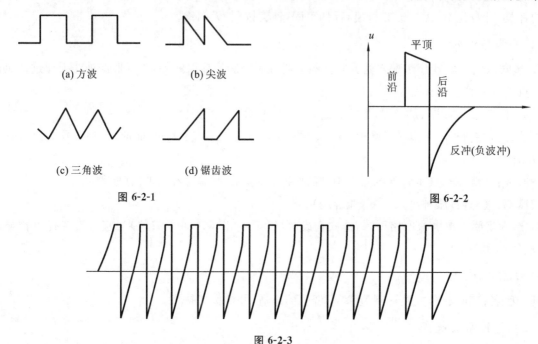

图 6-2-1　　　　　　　　　　　　　　　　　　图 6-2-2

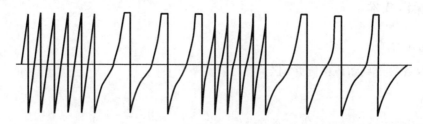

图 6-2-3

（1）疏波　频率低于30 Hz的连续波。疏波刺激作用较强，能引起肌肉收缩，提高肌肉韧带的张力。常用于治疗痿证和各种肌肉、关节、韧带、肌腱的损伤等。

（2）密波　频率高于30 Hz的连续波。密波能降低神经应激功能。先对感觉神经起抑制作用，接着对运动神经也产生抑制作用。常用于止痛、镇静、缓解肌肉和血管痉挛，亦用于针刺麻醉。

（3）疏密波　疏波、密波交替出现的一种波形（图6-2-4）。疏波、密波交替持续的时间各约1.5 s。疏密波能克服单一波形产生电适应的缺点，并能促进代谢及血液循环，改善组织营养，消除炎性水肿等，常用于扭挫伤、关节炎、痛证、面瘫、肌无力等。

图 6-2-4

（4）断续波　有节律地时断、时续自动出现的一种组合波（图6-2-5）。断时在1.5 s时间内无脉冲电输出；续时是密波连续工作1.56 s。机体对断续波不易产生电适应性，其刺激作用较强，能提高肌肉组织的兴奋性，对横纹肌有良好的刺激收缩作用。常用于治疗痿证、瘫痪等。

（5）锯齿波　脉冲波幅按锯齿状自动改变的起伏波。每分钟16～20次或20～25次，其频率接近人体呼吸频率，故可用于刺激膈神经，做人工电动呼吸，配合抢救呼吸衰竭患者。

2. 波幅　波幅指脉冲电压或电流的最大值与最小值之差。电针的刺激强度主要取决于波幅的高低。治疗时通常不超过20 V。若以电流表示，一般不超过2 mA，多在1 mA以下。也有以电压与电流

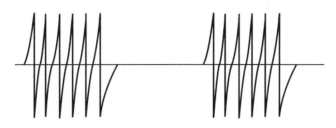

图 6-2-5

的乘积表示的。

3. 波宽 波宽指脉冲的持续时间。脉冲的宽度也与刺激强度有关,宽度越大则刺激量越大。电针仪一般采用适合人体的输出脉冲宽度约为 0.4 ms。

4. 频率 频率是指每秒钟出现的脉冲个数,单位为 Hz,脉冲的频率不同,其治疗作用也不同,临床上应根据不同病情作适当选择。

（六）调节输出电流强度

调节对应输出旋钮或按键,逐级、缓慢增加输出电流强度,以患者可耐受为度,或根据使用说明书的规定,在许可的范围内调节强度。调节时为了防止患者产生"电震"感,调节幅度应小,慢慢调试强度旋钮,逐渐加大电流强度,调至所需输出电流量,使患者出现酸、麻、胀、热等感觉,或局部肌肉作节律性收缩。通电时间一般为 15～20 min。如作较长时间的电针治疗,患者往往会产生电适应现象,即感觉减弱,此时可适当加大输出电流量,或采用间歇通电的方法（暂时断电 1～2 min 后再行通电）。电流强度的选择要根据疾病的性质、患者的敏感程度等不同情况而定。一般应以患者能耐受的电流强度为宜。当电流升到一定强度时,患者有麻刺感,这时的电流强度称为"感觉阈"。如电流强度再稍增加,患者会突然产生刺痛感,能引起疼痛感觉的电流强度称为"痛阈"。超过痛阈的电流强度,患者不易接受。脉冲电流的"痛阈"强度因人而异,在各种病理状态下其差异也较大。一般情况下在感觉阈和痛阈之间的电流强度,患者能耐受,即是治疗最适宜的刺激强度,但此范围较小,须仔细调节。刺激强度可分为强、中、弱三种。

1. 强刺激 刺激量大,针感强,能引起局部肌肉明显收缩;患者有明显痛感。多用于瘫痪、肌肉麻痹等病证的治疗。

2. 中刺激 刺激量介于强、弱之间,能引起局部肌肉收缩;患者痛感不明显。多用于镇痛和一般疾病的治疗。

3. 弱刺激 刺激量较小,不引起局部肌肉收缩,但可见略有震动;患者无痛感。多用神经衰弱、冠心病等病证的治疗。

（七）术中调整

有必要在电针治疗过程中对波形、频率进行调整时,应首先调节输出强度至最小,然后再变换波形、频率。

（八）关机

电针治疗完成后,应首先缓慢调节强度旋钮或按键,使输出强度置于零位,关闭电针仪电源开关,然后从针柄或针体上取下电极线。

（九）出针

按毫针操作规范要求进行出针操作。

（十）疗程时限

每次通电时间为 15～20 min。每日或隔日 1 次,5～10 次为 1 个疗程,两个疗程之间间隔 3～5 天。

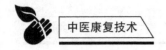

三、适应范围

电针疗法具有止痛镇静,促进气血循环,调整肌张力等作用。电针的适应范围和毫针刺法基本相同,可广泛用于内、外、妇、儿、五官、骨伤科等各种疾病,如头痛、三叉神经痛、坐骨神经痛、牙痛、痛经、面神经麻痹、多发性神经炎、肩周炎、风湿关节炎、类风湿关节炎、腰肌劳损、骨质增生、关节扭挫伤、脑血管病后遗症、神经衰弱、脏腑疾病等,并可用于针刺麻醉。

四、注意事项

(一)首次使用电针仪前,应仔细阅读产品使用说明书

掌握电针仪的性能、参数、使用方法、注意事项及禁忌证等内容。

(二)每次使用电针仪时,必须检查性能是否完好,输出是否正常

电针治疗过程中应确保每组输出电流回路通畅。如电流输出时断时续,须注意导线接触是否良好,即电针仪输出端与电极线、电极线与毫针之间是否存在接触不良。一般输出导线夹持针柄,如毫针的针柄经过温针火烧之后,针柄表面氧化不导电,可将输出导线夹持针体。干电池使用一段时间如输出电流微弱,就需更换新电池。

(三)调节输出电流应由小到大,缓慢增加输出电流强度

为防止引起肌肉强烈收缩,患者难以忍受,或造成弯针、折针、晕针等意外情况,不可突然增大输出电流。电针治疗过程中,一旦发生弯针、折针、晕针现象,应立即停止电针治疗,关闭电源,按毫针弯针、折针、晕针的处理方法处理。

(四)电流回路不可跨越心脏及中枢神经系统

禁止电流直接流过心脏,如不允许左右上肢的两个穴位同时接受一路输出治疗。接近延髓、脊髓部位使用电针时,电流输出量宜小,不可过强刺激,并注意电流回路不可跨越中枢神经系统。

(五)防止发生触电

电针仪最大输出电压在 40 V 以上者,最大输出电流应限制在 1 mA 以内,防止发生触电。

(六)其他

电针仪的维护和保养规则参考产品使用说明书。使用毫针的注意事项,同样适用于电针。

五、禁忌

皮肤溃疡处、肿瘤局部、孕妇腹部、心脏附近、安装心脏起搏器者、颈动脉窦附近禁忌电针。

 能力训练与达标检测

一、基本任务

按照电针疗法技术操作规范,学生互为模特,相互实施电针操作。

第一步:教师示教,学生观摩。

第二步:学生学做,教师指导。

电针疗法技术操作流程

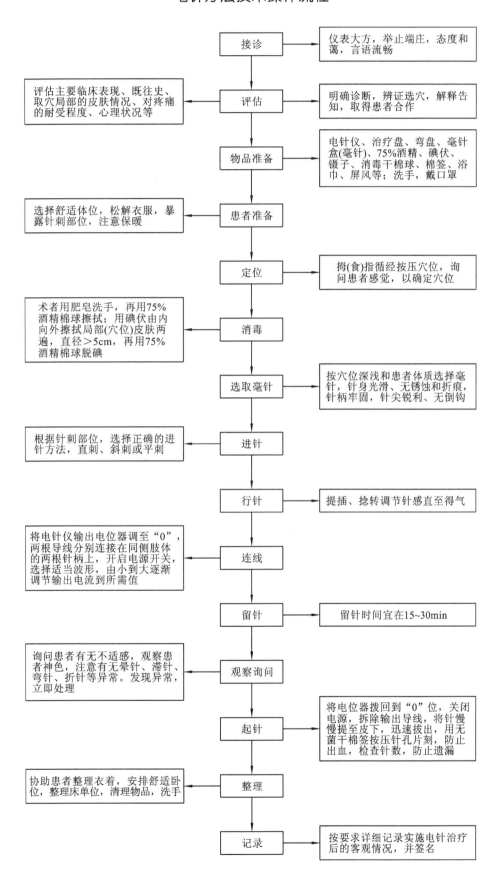

接诊 → 仪表大方，举止端庄，态度和蔼，言语流畅

评估主要临床表现、既往史、取穴局部的皮肤情况、对疼痛的耐受程度、心理状况等 → 评估 → 明确诊断，辨证选穴，解释告知，取得患者合作

物品准备 → 电针仪、治疗盘、弯盘、毫针盒(毫针)、75%酒精、碘伏、镊子、消毒干棉球、棉签、浴巾、屏风等；洗手、戴口罩

选择舒适体位，松解衣服，暴露针刺部位，注意保暖 → 患者准备

定位 → 拇(食)指循经按压穴位，询问患者感觉，以确定穴位

术者用肥皂洗手，再用75%酒精棉球擦拭；用碘伏由内向外擦拭局部(穴位)皮肤两遍，直径＞5cm，再用75%酒精棉球脱碘 → 消毒

选取毫针 → 按穴位深浅和患者体质选择毫针，针身光滑、无锈蚀和折痕，针柄牢固，针尖锐利、无倒钩

根据针刺部位，选择正确的进针方法，直刺、斜刺或平刺 → 进针

行针 → 提插、捻转调节针感直至得气

将电针仪输出电位器调至"0"，两根导线分别连接在同侧肢体的两根针柄上，开启电源开关，选择适当波形，由小到大逐渐调节输出电流到所需值 → 连线

留针 → 留针时间宜在15~30min

询问患者有无不适感，观察患者神色，注意有无晕针、滞针、弯针、折针等异常。发现异常，立即处理 → 观察询问

起针 → 将电位器拨回到"0"位，关闭电源，拆除输出导线，将针慢慢提至皮下，迅速拔出，用无菌干棉签按压针孔片刻，防止出血，检查针数，防止遗漏

协助患者整理衣着，安排舒适卧位，整理床单位，清理物品，洗手 → 整理

记录 → 按要求详细记录实施电针治疗后的客观情况，并签名

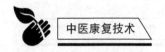

二、拓展任务

针对临床情境,剖析案例,使用电针疗法为抑郁症患者康复。

程 序	步 骤	要 点 说 明
资讯评估 明确诊断 辨清证候	1.诊断	诊断:抑郁症(中度)
	诊断依据	按照CCMD-3-R(《中国精神疾病分类方案及诊断依据》)中抑郁症诊断依据。 (1)症状标准:以心境低落为主,并至少有下列4项:①兴趣丧失、无愉快感;②精力减退或疲乏感;③精神运动性迟滞或激越;④自我评价过低、自责,或有内疚感;⑤联想困难或自觉思考能力下降;⑥反复出现想死的念头或有自杀、自伤行为;⑦睡眠障碍,如失眠、早醒,或睡眠过多;⑧食欲降低或体重明显减轻;⑨性欲减退。 (2)严重标准:社会功能受损,给本人造成痛苦或不良后果。 (3)病程标准:①符合症状标准和严重标准至少已持续2周。②可存在某些分裂性症状,但不符合分裂症的诊断。若同时符合分裂症的症状标准,在分裂症状缓解后,满足抑郁发作标准至少2周。抑郁症患者严重程度按汉密尔顿抑郁量表(HAMD)评分(共24项),其中轻度抑郁症HAMD评分在20~26分,中度抑郁HAMD评分在27~34分,重度抑郁HAMD评分≥35分。排除器质性精神障碍及精神分裂症
	2.辨证	郁证(肝气郁结)
	辨证分析	因情志刺激或其他疾病,影响肝的疏泄功能,而致肝气郁结,疏泄失职,导致情绪低落、沮丧、郁闷、时时太息、悲伤欲哭、生活无望
	3.评估	患者主要临床表现、既往史、针刺部位皮肤情况、对疼痛的耐受程度、心理状况等
计划决策 确立治法 选穴组方	4.治法	疏肝理气,调畅气机,安神解郁
	5.处方	百会、印堂、神门(双)、合谷(双)、内关(双)、三阴交(双)、足三里(双)、太冲(双)
实 施	6.准备	
	选择体位	仰卧位
	准备物品	电针仪、治疗盘、针盒、毫针、镊子、棉签、碘酊、75%酒精,必要时准备毛毯、屏风等
	消毒	针具、医者手指、所选穴位均需消毒
	定穴揣穴	根据"骨度分寸""解剖标志"等定位方法确定百会、印堂、神门、合谷、内关、三阴交、足三里、太冲;再以手指在穴位处揣、摸、按、寻,找出指感强烈的穴位
	7.操作	
	持针	使用1寸毫针时,用拇指、食指两指末节指腹捏持针柄;使用1.5寸及以上毫针时,用拇指、食指两指捏一消毒棉球裹针身近针尖的末端部分夹持针身
	进针、行针	插入或捻入进针,平刺百会、印堂;直刺神门、合谷、内关、三阴交、足三里、太冲。针刺深度以得气又不伤及重要脏器为原则。施以提插、捻转等基本行针手法,平补平泻,直至局部出现酸、麻、胀、重等感觉(得气),甚则向远处扩散传导,停止捻转提插
	连线	将电针仪输出电位器调至"0",再将一对输出电极两个针夹接在身体同侧的一对穴位:百会与印堂;神门与内关;太冲与三阴交;足三里与合谷。每次取同侧肢体1~3对穴位(即用1~3对导线)为宜
	通电	开启电针仪的电源开关,选择疏密波,慢慢旋转电位器,由小至大逐渐调节输出电流到所需值,患者有酸麻感,局部肌肉有抽动,且患者能耐受
	8.观察询问	观察患者的神色,注意患者的反应,询问患者的感觉

续表

程 序	步 骤	要 点 说 明
实 施	时限疗程	每次通电时间为 30 min。每日 1 次,10 次为 1 个疗程,两个疗程之间间隔 3～5 天
	电针完毕	将电位器拨回到"0"位,关闭电源,取下导线,将针慢慢提至皮下,迅速拔出,用无菌干棉球按压针孔片刻
	结束	协助患者整理衣着,安排患者舒适体位,整理床单位,清理用物,做好记录
总 结	9.注意	①治疗前必须明确诊断,辨明证候。 ②对初次接受电针治疗者,要做好解释工作,解除恐惧心理。 ③选择体位应以便于医者能正确取穴、针刺施术,患者感到舒适自然,并能保持持久为原则。在可能的情况下尽量选用一种体位,在所选取的穴位都能操作。 ④针刺过程中,医者应随时注意观察患者的神色,询问患者的感觉。患者一有不适,及早采取处理措施。 ⑤使用前须检查电针仪性能,导线接触是否良好。 ⑥调节输出电流应由小到大,不可突然增强,以防发生意外。 ⑦颈项、脊柱两侧及心前区等部位针刺时,不能横贯通电,避免电流回路通过脊髓和心脏。在接近延髓、脊髓部位使用电针时,电流输出量宜小,不可强刺激,以免发生意外。 ⑧年老、体弱、醉酒、饥饿、过饱、过劳等不宜使用,孕妇慎用电针。 ⑨电针仪最大输出电压在 40 V 以上者,最大输出电流应限制在 1 mA 以内,防止发生触电
	10.指导	了解抑郁症的预防保健知识与方法,给予患者康复指导。 抑郁症并不是不能预防和避免的,做到以下几点对防止抑郁症非常有益。 ①多参加社交活动、多找朋友谈心是避免抑郁症最方便、有效的方法。但如果在工作压力过重、人际关系紧张、患有躯体疾病时出现担心、焦虑、无助甚至悲观等情绪,应去看心理医生。 ②运动也是预防抑郁症的积极方法。研究证明它比药物治疗要有效得多。 ③健康饮食,多吃富含脂肪酸的鱼类,被证明有利于调节脑部的化学反应,有助于保持身心舒畅而摆脱抑郁症

 知识达标检测

一、单项选择题

1. 电针选穴可用神经干通过和肌肉神经运动点取穴,如三叉神经痛可取(　　)。

A. 青灵、小海　　　　　　B. 环跳、殷门　　　　　　C. 听会、翳风

D. 颈夹脊 6～7、天鼎　　　E. 下关、阳白、四白、夹承浆

2. 下列电针操作错误的是(　　)。

A. 通电前各旋钮调至"0"　　B. 选同侧上下肢腧穴施针　　C. 电流输出逐渐增大

D. 可跨延髓施针　　　　　　E. 心脏区域不可左右跨接电极

3. 治疗各种肌肉、关节及韧带损伤宜选用(　　)。

A. 密波　　B. 疏波　　C. 断续波　　D. 锯齿波　　E. 疏密波

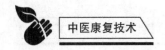

4. 治疗痿证、瘫痪常选用(　　)。

A. 密波　　　　　B. 疏波　　　　　C. 断续波　　　　　D. 锯齿波　　　　　E. 疏密波

5. 下列哪项为密波?(　　)

A. 2 Hz　　　　　B. 20 Hz　　　　　C. 25 Hz　　　　　D. 3 Hz　　　　　E. 30 Hz

二、多项选择题

1. 电针治疗中,密波常用于(　　)。

A. 止痛　　　　　　　　　　B. 抢救呼吸衰竭患者　　　　　　　　　　C. 缓解肌肉、血管痉挛

D. 针刺麻醉　　　　　　　　E. 镇静

2. 电针波形中,疏密波的作用包括(　　)。

A. 降低神经应激功能　　　　B. 消除炎性水肿　　　　　　　　　　C. 增加代谢

D. 提高肌肉韧带的张力　　　E. 促进气血循环

参考答案

一、选择题

1. E　　2. D　　3. B　　4. C　　5. E

二、多项选择题

1. ACDE　　2. BCE

(许　智　范秀英)

任务二　使用耳针疗法为失眠患者康复

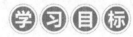

能力目标

1. 运用脏腑经络腧穴理论知识和西医诊断基础知识,能够对患者做出初步诊断;通过辨证分析,辨清证候;根据辨证结果,确定治法;按照耳针选穴原则进行选穴组方。

2. 运用耳针疗法相关技术知识,按照耳针疗法技术操作规范为失眠患者康复。

3. 严格遵循耳针疗法技术操作规范,预防耳针疗法意外情况的发生。一旦发生意外情况,能及时、正确地进行处理。

4. 运用耳穴定位知识,结合耳廓表面解剖标志,能够准确定位常用耳穴。

知识目标

1. 掌握耳针疗法的技术操作知识。

2. 熟悉耳针疗法的作用、适应范围及注意事项。

3. 掌握耳针意外情况发生的原因、表现、预防及处理措施。

4. 掌握耳穴的分布规律。

5. 掌握耳穴的选穴原则。

6. 了解耳穴的探查方法及诊断意义。

临床情境

基本情况:张某,男,28岁,职员。2011年5月8日就诊。

主诉:反复发作头痛、失眠 1 年,加重半个月。

现病史:由于工作压力大,于一年前开始出现夜间入睡困难。近半个月以来,夜间仅睡 2～3 h,多梦,易醒,伴心悸、健忘,倦怠,乏力,纳差便溏。曾长期服用地西泮,疗效不佳。

入院查体:神清,心、肺、腹部未查及异常,神经系统检查未见异常。面色萎黄,舌淡有齿痕、苔薄白,脉细弱。

辅助检查结果:X 线胸片、心电图、三大常规及生化检查未见异常。

假如你是康复治疗师,请完成以下任务。

基本任务:按照耳针疗法技术操作规范,实施针刺。

拓展任务:针对临床情境,运用诊断学基础知识,做出初步临床诊断;运用脏腑经络腧穴理论知识,辨证归经;按照选穴原则,结合腧穴定位及主治,选穴组方;使用耳针疗法为患者康复。

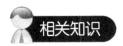 相关知识

耳针疗法

耳针是以耳穴作为刺激部位。耳针疗法是用针刺或其他方法,通过对耳穴的刺激以防治疾病的一类方法。

耳与经络、脏腑关系密切。早在两千多年前的医书《阴阳十一脉灸经》就记述了"耳脉"。《黄帝内经》对耳与经脉、经别、经筋的关系作了较详细的阐述。手太阳、手足少阳、手阳明等经脉、经别都入耳中。足阳明、足太阳的经脉则分别上耳前,至耳上角。六阴经虽不直接入耳,但都通过经别与阳经相合,而与耳相联系。因此,十二经脉都直接或间接上达于耳。奇经八脉中阴跷脉、阳跷脉并入耳后,阳维脉循头入耳。所以,《灵枢·口问》说:耳者,宗脉之所聚也。耳与脏腑在生理上也息息相关。如《灵枢·脉度》解说:肾气通于耳,肾和则耳能闻五音矣。《难经·四十难》说:肺主声,令耳闻声。后世医家在论述耳与脏腑的关系时更为详细,如《证治准绳》说:肾为耳窍之主,心为耳窍之客。《厘正按摩要术》进一步将耳廓分为心、肝、脾、肺、肾五部,曰:耳珠属肾,耳轮属脾,耳上轮属心,耳皮肉属肺,耳背玉楼属肝。

耳部是整个人体的缩影。耳穴是人体内脏器官、四肢躯干在耳廓上的反应点。当机体患病时,往往会在耳廓相应区域出现各种病理反应,如变形、变色、脱屑、丘疹、压痛敏感、皮肤低电阻等,这些阳性反应点可作为诊治疾病的刺激部位。根据患者的症状和体征,结合耳廓相应区域出现的阳性反应点,可做出临床诊断。治疗时刺激这些反应点,可提高疗效。因此掌握耳穴诊治技术对辅助诊断和提高疗效均具有重要意义。

一、耳穴诊断技术

常用的耳穴诊断方法,主要有以下三种。

(一)观察法

医者以拇指、食指二指拉住耳轮后上方,用肉眼或借助于放大镜在自然光线下,对耳廓由上而下分区观察,注意有无变色、变形、脱屑、丘疹、血管充盈、局部隆起、结节、凹陷等。

(二)按压法

人体患病时,尤其是急性病,耳廓相应部位痛阈会下降,出现疼痛敏感反应。医者可用探针、火柴棒等物由周围向中心以均匀压力在耳穴区进行仔细探压,寻找压痛最明显的反应点,以辅助诊断,并以患者会出现皱眉、呼痛、躲闪等反应时压痛最敏感的耳穴作为耳针疗法的刺激点。

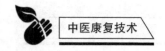

（三）电测定法

人体患病时，多数患者相应耳穴皮肤电阻值下降，导电量增高，形成良导点。探测时，患者一手握棒状电极，另一极连接探测笔。医者手持探测笔在患者耳廓相应区阈进行探测，当探测笔触及良导点时，探测仪通过指示信号、音响或仪表等反映出来，借此辅助诊断，并作为耳针疗法的刺激点。

二、耳穴治疗技术

（一）施术前准备

1. 选择针具、压丸　针具的针身应光滑、无锈蚀，针尖应锐利、无倒钩。压丸应大小适宜，不易碎，无毒。

2. 选择体位　选取患者舒适、医者便于操作的体位。

3. 选择穴位　明确诊断后，根据病情，按照耳穴选穴原则，选择耳穴，或用探棒或耳穴探测仪在耳廓上寻找阳性反应点，将所测得的敏感点或耳穴做好标记，作为施术的刺激点。耳穴选穴原则介绍如下。

（1）按疾病相应部位取穴　根据临床诊断，选用相应的耳穴。当机体患病时，在耳廓的相应部位上有一定的敏感点，它便是本病的首选穴位。如：胃痛取"胃"穴；坐骨神经痛选"坐骨神经"穴；肩周炎选"肩"穴；眼病选"眼"穴及屏间前、屏间后穴；妇女经带病选"内生殖器"穴等。

（2）按脏腑辨证取穴　根据脏腑学说的理论，按各脏腑的生理功能和病理反应进行辨证取穴。如：耳鸣、脱发取"肾"穴，因"肾开窍于耳，其华在发"；皮肤病取"肺"穴，因"肺主皮毛"；失眠选"心"穴，因"心主神志"等。

（3）按经络辨证取穴　根据十二经脉循行及其病证选取穴位。如根据疼痛部位结合经络循行路线，辨证归经取穴。坐骨神经痛可选"胆"穴或"膀胱"穴；牙痛取"大肠"穴，偏头痛选"胆"穴等。

（4）对症取穴　按现代医学的生理病理知识，对症选取有关耳穴。耳穴中一些穴名是根据现代医学理论命名的，如"交感""肾上腺""内分泌""降压点"等。这些穴位的功能基本上与现代医学理论一致，故在选穴时应考虑其功能。如：炎性疾病取"肾上腺"；妇科、生殖系统疾病选"内分泌"；尿崩症可取"缘中""内分泌"。

（5）按临床经验取穴　临床实践发现有些耳穴具有治疗本部位以外疾病的作用，如：目赤肿痛选耳尖；"外生殖器"穴可以治疗腰腿痛；神门是止痛要穴；"枕"是止晕要穴。

4. 消毒

（1）针具消毒　应选用高压蒸汽灭菌法对针具进行严格消毒，或选择一次性针具。

（2）医者手指消毒　针刺前，医者须事先将手用肥皂水洗刷干净，再用75%酒精棉球擦拭消毒，然后方可持针施术。

（3）施术部位消毒　在针刺部位用75%酒精棉球擦拭消毒，或2%的碘酊涂擦，再用75%酒精棉球擦拭脱碘，擦拭时应由施术中心点向外绕圈擦拭，消毒之处须避免接触污物，以防重新污染。

5. 环境要求　应注意环境清洁卫生，避免污染。

（二）基本操作技术

随着现代科学和新技术的发展，耳穴治疗疾病的刺激方法日益增加，现仅介绍一些目前临床上常用的方法，供治疗选择应用。

1. 耳穴毫针法　利用毫针刺入耳穴以防治疾病的一种方法。选用28～30号粗细的0.5～1寸长的不锈钢毫针，医者左手拇指、食指二指固定常规消毒后的耳廓，左手中指托着针刺部的耳背，右手拇指、食指二指持针，用快速插入的速刺法或慢慢捻入的慢刺法刺入所选耳穴。进针深度应视患者耳廓局部的厚薄灵活掌握，一般为0.1～0.3 cm，以刺穿软骨而不穿透对面皮肤为原则。刺入耳穴后，如局部感应强烈，患者症状往往即刻减轻；如局部无针感，应调整针刺的方向、深度和角度。针刺手法与留针时间依患者病情、体质、耐受度等综合考虑。留针时间一般为 15～30 min，留针期间宜间断行针 1～2次。慢性病、疼痛性疾病留针时间适当延长。出针时医者左手固定耳廓，右手迅速将毫针取出，用消毒干棉球压迫针孔，以防出血，隔日或每日 1 次。

2. 耳穴电针法 电针法是毫针与脉冲电流刺激相结合的一种疗法，临床上更适用于神经系统疾病、内脏痉挛、哮喘诸证。具体操作参照电针疗法。

3. 耳穴埋针法 使用撤针埋入耳穴以防治疾病的一种方法。操作时，医者左手固定常规消毒后的耳廓，右手用已消毒的镊子或止血钳夹住已消毒的撤针针柄，轻轻刺入所选耳穴，用胶布固定，适度按压，留置穴位内。根据病情嘱患者定时按压，一般每日自行按压 3 次，留置 1～3 天后取出撤针，消毒埋针部位。一般埋患侧耳廓，必要时埋双耳。此法适用于慢性疾病和疼痛性疾病，可起到持续刺激、巩固疗效和防止复发的目的。

4. 耳穴刺血法 使用三棱针点刺耳穴出血以防治疾病的一种方法。刺血前宜按摩耳廓使所刺部位充血，医者左手固定常规消毒后的耳廓，右手持针点刺耳穴，挤压使之适量出血 3～5 滴，然后用消毒干棉球或棉棒擦拭，压迫止血并消毒刺血部位，一般隔日 1 次，急性病可每日 2 次。此法具有祛瘀生新、清热泻火等作用，适用于瘀血导致的疼痛、邪热炽盛所致的高热抽搐、肝阳上亢所致的头昏目眩、肝火上炎所致的目赤肿痛等多种病证。如：高血压可在耳背沟、耳尖处针刺放血；四肢或躯干急性扭伤、急性结膜炎可在耳尖或病变相应部位针刺放血；小儿湿疹、神经性皮炎可在耳背处放血等。孕妇、出血性疾病和凝血功能障碍者忌用，体质虚弱者慎用。

5. 耳穴穴位注射法 用微量药物注入耳穴，通过注射针对穴位的刺激和注入药物的药理作用，协同调整机体功能，促进疾病恢复，达到防治疾病目的的一种方法。一般使用 1 mL 注射器和 26 号注射针头，依病情选取相应的注射药物。操作时，医者左手固定常规消毒后的耳廓，右手持注射器刺入耳穴的皮内或皮下，做常规皮试。每次取 1～3 个穴位，每穴位缓缓推入 0.1～0.3 mL 药物，使皮肤呈小皮丘，耳廓有痛、胀、红、热等反应。完毕后用消毒干棉球轻轻压迫针孔，隔日 1 次，7～10 次为 1 个疗程。

6. 耳穴灸法 用温热作用刺激耳廓以防治疾病的方法。本法有温经散寒、疏通经络的功效，多用于虚证、寒证、痹证等。灸法的材料可用艾条、艾绒、灯芯草、线香等。艾条灸可温灸整个耳廓或较集中的部分耳穴。灯芯草灸是将灯芯草的一端浸蘸香油后，用火柴点燃，对准耳穴迅速点灸，每次 1～2 个穴位，两耳交替，适用于痄腮、目赤肿痛、缠腰火丹等。若需对单个耳穴施灸时，可将线香点燃后，对准选好的耳穴施灸，香火距皮肤约 1 cm，以局部有温热感为度，每穴灸 3～5 min，适用于腰腿痛、落枕、肩凝症等。温灸耳穴，应注意不要烧燃头发和烫伤皮肤。

7. 耳穴按摩法 在耳廓不同部位用手进行按摩、提捏、点掐以防治疾病的一种方法。常用的方法有自身耳廓按摩法和耳廓穴位按摩法。自身耳廓按摩法包括全耳按摩、手摩耳轮和提捏耳垂。全耳按摩是用两手掌心依次按摩耳廓腹背两侧至耳廓充血发热为止；手摩耳轮是两手握空拳，以拇指、食指两指沿着外耳轮上下来回按摩至耳轮充血发热为止；提捏耳垂是用两手由轻到重提捏耳垂 3～5 min，此法用于多种疾病的辅助治疗和养生保健。耳廓穴位按摩法是医者用压力棒点压或揉按耳穴，也可将拇指对准耳穴，食指对准与耳穴相对应的耳背侧，拇指、食指两指同时掐按，此法用于耳针疗法的各种适应证。

8. 耳穴压丸法 使用一定丸状物贴压耳穴以防治疾病的一种方法，如王不留行、油菜籽、小米、绿豆、白芥子等。临床上现多用王不留行，因其表面光滑，大小和硬度适宜。应用前用沸水烫洗 2 min，晒干装瓶备用，应用时将王不留行贴附在 0.5 cm×0.5 cm 大小的胶布中央。医者一手固定耳廓，另一手用镊子夹住耳穴压丸贴片贴压耳穴，并适度按揉，留置 3～5 日。根据病情嘱患者定时按揉，每日自行按揉数次，双耳交替。刺激强度依患者情况而定，一般儿童、孕妇、年老体弱、神经衰弱者用轻刺激法，急性疼痛性病证宜用强刺激法。

9. 耳穴磁疗法 利用磁场作用于耳穴以防治疾病的一种方法。本法具有镇痛、止痒、催眠、止喘和调整自主神经功能等作用，适用于各类痛证、哮喘、皮肤病、神经衰弱、高血压等。直接贴敷法即把磁珠

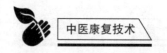

放置在胶布中央直接贴于耳穴上(类似压籽法),或用磁珠或磁片异名极在耳廓前后相对贴,可使磁力线集中穿透穴位,更好地发挥作用。间接贴敷法则是用纱布或薄层脱脂棉把磁珠(片)包起来,再固定在耳穴上,这样可减少磁珠(片)直接接触皮肤而产生的某些副作用。

10. 耳穴激光照射法 又称光针法,利用对人体组织有刺激作用和热作用的激光照射耳穴以治疗疾病的方法,是古老的耳针和现代激光技术相结合的一种新疗法。此法无痛无创,简便易行,适应证广,特别适宜于治疗高血压、哮喘、心律不齐、痛经、过敏性鼻炎、复发性口疮等。目前临床上常用的是氦-氖激光治疗仪,使用时,应调节电压至红色激光束稳定输出时,即可顺序照射耳穴,每次照射1~3个穴位,每个穴位照3~5 min,10次为1个疗程。切忌眼睛直视激光束,以免损伤,必要时可戴防护镜。

三、适应范围

耳穴治病有广、廉、简、验、无副作用等特点,适应证如下。

(一)疼痛性疾病

头痛、偏头痛、三叉神经痛、肋间神经痛、坐骨神经痛等神经性疼痛;扭挫伤、落枕等外伤性疼痛;胃痛、胆绞痛、肾绞痛等内脏痛;以及各种外科手术后的伤口疼痛,均有较好的止痛作用,可取神门及相应部位耳穴。如三叉神经痛取神门、额、枕、皮质下、面颊。

(二)炎症性疾病

对急性结膜炎、咽喉炎、扁桃体炎、支气管炎、中耳炎、牙周炎、风湿性关节炎、面神经炎、末梢神经炎等有一定的消炎止痛作用,可取耳尖放血及肾上腺、内分泌、神门等相应部位耳穴。如急性咽炎取耳尖放血及内分泌、肾上腺、神门、咽喉、口、气管。

(三)过敏及变态反应性疾病

对过敏性鼻炎、哮喘、过敏性结肠炎、荨麻疹等能消炎、脱敏,改善免疫功能,可取耳尖放血及风溪、内分泌、肾上腺、肝和相应部位耳穴。如:过敏性鼻炎取内鼻、肺、耳尖、风溪、内分泌、肾上腺,体质弱者加脾、肾;荨麻疹取耳尖放血及风溪、肾上腺、内分泌、肝、脾、肺、神门。

(四)功能紊乱性疾病

对高血压、心律不齐、多汗症、肠功能紊乱、月经不调、神经衰弱、癔病等具有良好的调节作用,能促进病证的缓解和痊愈。如:高血压取耳尖或降压沟放血及降压点、心、额、皮质下、肝、肾、交感、枕;月经不调取盆腔、内分泌、缘中、肝、肾、脾。

(五)内分泌代谢性疾病

对单纯性甲状腺肿、甲状腺功能亢进症、糖尿病、单纯性肥胖症、更年期综合征等有改善症状、减少药量等辅助治疗作用,可取内分泌、缘中、肝、肾、相应部位耳穴。如:甲状腺功能亢进症取内分泌、缘中、皮质下、耳尖、心、脾、口、交感等;糖尿病取胰、胆、肝、内分泌、缘中、三焦、皮质下。

(六)传染性疾病

对菌痢、腮腺炎等能恢复和提高机体的免疫力,从而加速疾病的痊愈。如传染性肝炎取肝、胆、艇中、三焦、耳中、皮质下、内分泌。

(七)其他

戒烟、戒毒、美容、延缓衰老、防病保健、耳针麻醉等,如戒烟取神门、肺、胃、口。

四、注意事项

(1)运用耳穴诊断疾病时,不要擦洗耳廓,以免皮肤充血、变色等,影响诊断的准确性。

(2)运用耳穴诊断疾病时,各种方法常常配合使用,如一般先用观察法、电测定法,如有阳性反应,可再用按压法进行验证。运用按压法时,探棒头部应圆钝,避免因其过于尖锐而造成人为的痛点。点压各耳穴时,用力要均匀。当发现一侧耳廓有阳性反应时,必须和对侧耳廓进行对比观察,以鉴别阳性反应的真伪。运用观察法时还应排除色素痣、小脓疱、冻疮等。

(3)耳针消毒要严密,进针一般为捻转进针,刺入软骨但不能穿透对侧皮肤。针刺后如针孔发红、肿胀,应及时涂2%碘酒,并口服消炎药,以防止化脓性软骨膜炎的发生。

(4)耳穴贴压治疗时,应嘱患者经常按压,增强刺激,提高疗效。

(5)对扭伤和有运动障碍的患者,留针期间宜适当活动患部,有助于提高疗效。

(6)耳廓上湿疹、溃疡、冻疮、感染、瘢痕等部位禁针;患有严重器质性病变和伴有重度贫血者不宜针刺;孕妇应慎用耳针,有习惯性流产的孕妇应禁针;对年老体弱、严重心脏病、高血压患者不宜行强刺激法。

(7)空腹、疲劳、体质虚弱者容易发生晕针,应注意预防。一旦发生应及时处理。

附:耳穴

利用耳廓穴位诊断、治疗疾病在我国古代文献中多有记载。至清代,耳诊已成为中医诊断学体系中的重要组成部分。耳穴治疗方法除针刺、放血、温灸外,还有按摩、塞药、吹耳、割治等。这些方法在民间亦有流传,如:针刺耳轮,治腮腺炎;手捏耳垂治感冒;针刺耳道口治胃痛;耳背静脉放血治湿疹。

古代文献关于耳穴诊断、治疗疾病,均为散在的记载,而且穴位数少。其迅速发展,以至成为耳穴诊治学体系,是在20世纪六七十年代,其中吸收了国外的研究成果。法国医学博士诺吉尔(P. Nogier)首次提出耳廓形如"胚胎倒影"的耳穴图,对我国医务工作者启发很大。20世纪70年代新的耳穴不断被发现,形成了研究高潮,但耳穴命名、定位较混乱,同穴异名很多,促使了"耳穴标准化方案"问世,该方案于1987年通过中国针灸学会。

为了加速提高我国耳针研究水平,支持WHO耳针术语标准化工作,进一步吸收国内外同行的意见,以法律的形式将耳穴标准化方案修改成半强制性标准的《中华人民共和国国家标准GB/T 13734—92耳穴名称与部位》向全国推广。1992年1月29日在国家技术监督管理局的指导下,国家中医药管理局科技司委托中国针灸学会成立《中华人民共和国国家标准GB/T 13734—92耳穴名称与部位》课题组。课题组经过7个月的认真工作,终于提出了《中华人民共和国国家标准GB/T 13734—92耳穴名称与部位》的正、副文本送审稿。1992年9月6—9日,在国家技术监督管理局聘请的专家委员会主持下,对课题组起草的文件进行了认真研究、修改和审定,通过了鉴定,并于1992年10月16日批准,决定从1993年5月1日开始执行。

一、耳廓表面解剖

为了便于掌握耳穴的定位,必须熟悉耳廓的表面解剖结构,耳廓分为正面、背面及耳根。

(一)耳廓正面(图6-2-6)

(1)耳轮:耳廓最外缘卷曲的游离部分。

(2)耳轮结节:耳轮后上部的膨大部分。

(3)耳轮尾:耳轮向下移行于耳垂的部分,即耳轮末端与耳垂交界处。

(4)耳轮脚:耳轮深入耳甲的横形突起部分。

(5)对耳轮:在耳轮内侧,与耳轮相对,呈Y字形的隆起部分。其上方两个分叉,上面分叉的一支称"对耳轮上脚",下面分叉的一支称"对耳轮下脚",对耳轮下部呈上下走向的主体部分,称"对耳轮体"。

(6)三角窝:对耳轮上、下脚与相应耳轮之间的三角形凹窝。

(7)耳舟:耳轮与对耳轮之间的凹沟。

(8)耳屏:耳廓前面的瓣状突起,又称耳珠,在外耳道开口的前缘。

(9)屏上切迹:耳屏上缘与耳轮脚之间的凹陷。

(10)对耳屏:耳垂上方,对耳轮下方与耳屏相对的瓣状突起。

(11)屏间切迹:耳屏与对耳屏之间的凹陷。

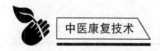

（12）轮屏切迹：对耳轮与对耳屏之间的凹陷。

（13）耳垂：耳廓最下部无软骨的皮垂。

（14）耳甲：部分耳轮和对耳轮、对耳屏、耳屏及外耳道口之间的凹陷。其中，耳轮脚以上的耳甲部称耳甲艇；耳轮脚以下的耳甲部称耳甲腔。

（15）外耳道口：在耳甲腔内，被耳屏遮盖。

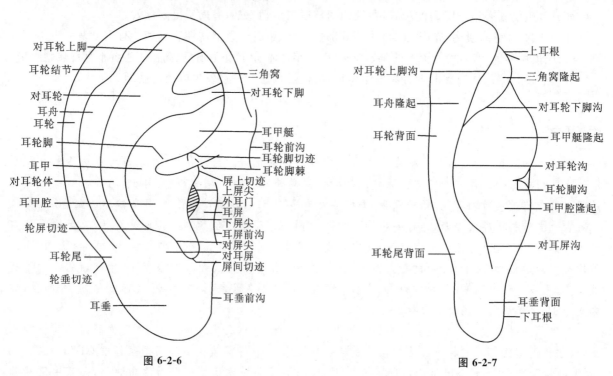

图 6-2-6

图 6-2-7

（二）耳廓背面（图 6-2-7）

（1）耳轮背面：因耳轮向前卷曲，此面多向前方，又称耳轮外侧面。

（2）耳舟后隆起：耳舟背面。

（3）对耳轮后沟：与对耳轮相对应的背面凹沟处。

（4）三角窝后隆起：三角窝的背面隆起处。

（三）耳根

（1）上耳根：耳廓与头部相连的最上部为上耳根。

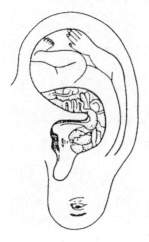

图 6-2-8

（2）下耳根：耳廓与头部相连的最下部为下耳根。

二、耳穴的分布、定位和主治

（一）耳穴的分布规律

耳穴在耳廓上的分布有一定的规律，形如子宫内倒置的胎儿，头部在下，臀部在上（图 6-2-8）。其中与头面部相应的穴位分布在对耳屏与耳垂；与上肢相应的穴位分布在耳舟；与躯干和下肢相应的穴位分布在对耳轮体和对耳轮上、下脚；与腹腔相应的穴位多集中在耳甲艇，与胸腔相应的穴位分布在耳甲腔；与消化道相应的穴位多分布在耳轮脚周围；与耳鼻咽喉相应的穴位多在耳屏四周。

（二）耳穴的定位和主治

现根据中国针灸学会制定的《耳穴标准化方案》，介绍耳穴的名称、定位和主治病证举例（表 6-2-1，图6-2-9至图6-2-12）。

表 6-2-1　耳穴定位及主治病证

耳穴分部及 耳穴名称	定　位	主治病证
耳轮部穴位 （11 个穴位）	为了便于取穴,将耳轮分为 12 个区。耳轮脚为耳轮 1 区。耳轮脚切迹到对耳轮下脚上缘之间的耳轮分为 3 等份,自下而上依次为耳轮 2 区、3 区、4 区;对耳轮下脚上缘到对耳轮上脚前缘之间的耳轮为耳轮 5 区;对耳轮上脚前缘到耳尖之间的耳轮为耳轮 6 区;耳尖到耳轮结节上缘为耳轮 7 区;耳轮结节上缘到耳轮结节下缘为耳轮 8 区。耳轮结节下缘到轮垂切迹之间的耳轮分为 4 等份,自上而下依次为耳轮 9 区、10 区、11 区和 l2 区。耳轮部共计 11 个穴位	
耳中（HX1）ear center	耳轮脚处,即耳轮 1 区	呃逆、荨麻疹、皮肤瘙痒症、小儿遗尿
直肠（HX2）rectum	耳轮脚棘前上方的耳轮处,近屏上切迹,即耳轮 2 区	便秘、腹泻、痔疮、脱肛
尿道（HX3）urethra	直肠上方的耳轮处,即耳轮 3 区	尿频、尿急、尿痛、遗尿、尿潴留
外生殖器（HX4） external genitals	对耳轮下脚前方的耳轮处,即耳轮 4 区	带下、阴痒、遗精、阳痿、睾丸炎、附睾炎
肛门（HX5）anus	三角窝前方的耳轮处,即耳轮 5 区	里急后重、脱肛、痔疮、肛裂
耳尖（HX6.7i）ear apex	耳轮顶端,在耳廓向前对折的上部尖端处,即耳轮 6、7 区交界处	发热、高血压、麦粒肿、急性结膜炎、流行性腮腺炎、多种疼痛、风疹
结节（HX8）node	耳轮结节处,即耳轮 8 区	头痛、头晕、高血压
轮 1（HX9）helix 1	耳轮结节下方的耳轮处,即耳轮 9 区	发热、急性扁桃体炎、高血压
轮 2（HX10）helix 2	轮 1 下方的耳轮处,即耳轮 10 区	同轮 1
轮 3（HX11）helix 3	轮 2 下方的耳轮处,即耳轮 11 区	同轮 1
轮 4（HX12）helix 4	轮 3 下方的耳轮处,即耳轮 12 区	同轮 1
耳舟部穴位 （6 个穴位）	为了便于取穴,将耳舟分为 6 等份,自上而下依次为耳舟 1 区、2 区、3 区、4 区、5 区、6 区。耳舟部共计 6 个穴位	
指（SF1）finger	耳舟最上 1/6 处,即耳舟 1 区	
腕（SF2）wrist	耳舟自上向下第二个 1/6 处即耳舟 2 区	腕部扭伤
风溪（SF1.2i）windstream	耳轮结节前方,指区与腕区之间,即耳舟 1、2 区交界处	荨麻疹、皮肤瘙痒症、过敏性鼻炎、过敏性皮炎、哮喘
肘（SF3）elbow	耳舟自上向下第三个 1/6 处,即耳舟 3 区	肱骨外上髁炎,肘部疼痛
肩（SF4-5）shoulder	在耳舟自上向下第四、五个 1/6 处,即耳舟 4、5 区	肩关节疼痛、落枕、胆石症
锁骨（SF6）clavicle	耳舟最下方的 1/6 处,即耳舟 6 区	肩周炎

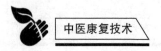

续表

耳穴分部及 耳穴名称	定　位	主治病证
对耳轮部穴位 （14 个穴位）	为了便于取穴，将对耳轮分为 13 个区。对耳轮上脚分为上、中、下 3 等份，下 1/3 为对耳轮 5 区，中 1/3 为对耳轮 4 区；再将上 1/3 分为上、下 2 等份，下 1/2 为对耳轮 3 区，再将上 1/2 分为前后 2 等分，后 1/2 为对耳轮 2 区，前 1/2 为对耳轮 1 区。对耳轮下脚分为前、中、后 3 等份，中、前 2/3 为对耳轮 6 区，后 1/3 为对耳轮 7 区。将对耳轮体从对耳轮上、下脚分叉处至轮屏切迹分为 5 等份，再沿对耳轮耳甲缘将对耳轮体分为前 1/4 和后 3/4 两部分。前上 2/5 为对耳轮 8 区，后上 2/5 为对耳轮 9 区，前中 2/5 为对耳轮 10 区，后中 2/5 为对耳轮 11 区，前下 1/5 为对耳轮 12 区，后下 1/5 为对耳轮 13 区	
跟（AH1）heel	对耳轮上脚的前上部，近三角窝上处，即对耳轮 1 区	足跟痛
趾（AH2）toe	对耳轮上脚后上部，近耳尖处，即对耳轮 2 区	足趾部疼痛麻木、甲沟炎
踝（AH3）ankle	在趾、跟区下方，跟、膝两穴之间，即对耳轮 3 区	踝关节扭伤、踝关节炎
膝（AH4）knee	对耳轮上脚中 1/3 处，即对耳轮 4 区	膝部肿痛
髋（AH5）hip	对耳轮上脚的下 1/3 处，即对耳轮 5 区	髋关节疼痛、腰骶部疼痛、臀部疼痛、坐骨神经痛
坐骨神经（AH6）sciatic nerve	对耳轮下脚的前 2/3 处，即对耳轮 6 区	腰痛、坐骨神经痛、下肢瘫痪
交感（AH6a）sympathesis	对耳轮下脚前端与耳轮内缘相交处，即对耳轮 6 区与耳轮内侧缘相交处	胃肠痉挛、心绞痛、胆绞痛、输尿管结石、自主神经功能紊乱
臀（AH7）gluteus	对耳轮下脚的后 1/3 处，即对耳轮 7 区	臀骶痛、坐骨神经痛
腹（AH8）abdomen	对耳轮体前部上 2/5 处，腰骶椎前侧耳甲缘处，即对耳轮 8 区	腹腔疾病、消化系统疾病、急性腰扭伤、痛经
腰骶椎（AH9） lumbosacral vertebrae	腹区的后方，即对耳轮 9 区	腰骶痛、坐骨神经痛、腹痛
胸（AH10）chest	对耳轮体前部中 2/5 处，胸椎前侧耳甲缘处，即对耳轮 10 区	胸胁疼痛、胸闷、乳腺炎、产后缺乳、经前紧张症、胸胁部带状疱疹
胸椎（AH11） thoracic vertebrae	对耳轮体后部中 2/5 处，即对耳轮 11 区	胸痛、乳房胀痛、乳腺炎、产后泌乳不足
颈（AH12）neck	对耳轮体前部下 1/5 处，颈椎前侧耳甲缘处，即对耳轮 12 区	落枕、颈椎病、头昏、耳鸣、瘿气
颈椎（AH13） cervical vertebrae	在颈区后方，即对耳轮 13 区	同颈区

耳穴分部及 耳穴名称	定　位	主治病证
三角窝部穴位 （5个穴位）	为了便于取穴，将三角窝由耳轮内线至对耳轮上、下脚分叉处分为前、中、后3等份，中1/3为三角窝3区；再将前1/3分为上、中、下3等份，上1/3为三角窝1区，中、下2/3为三角窝2区；再将后1/3分为上、下2等份，上1/2为三角窝4区，下1/2为三角窝5区。 三角窝部共计5个穴位	
角窝上（TF1） supeior triangular fossa	三角窝前1/3的上部，即三角窝1区	高血压
内生殖器（TF2） internal genitals	三角窝前1/3的中下部，即三角窝2区	痛经、月经不调、白带过多、崩漏、遗精、阳痿、早泄
角窝中（TF3） middle triangular fossa	三角窝中1/3处，即三角窝3区	哮喘、咳嗽、肝炎
神门（TF4）shenmen	三角窝后1/3的上部，即三角窝4区	麦粒肿、妊娠呕吐、急性腰扭伤、小儿高热惊厥、戒断综合征、失眠、多梦、烦躁、痛证
盆腔（TF5）pelvis	三角窝后1/3的下部，即三角窝5区	盆腔炎、腰痛
耳屏部穴位 （9个穴位）	为了便于取穴，将耳屏分成4区。耳屏外侧面分为上、下2等份，上部为耳屏1区，下部为耳屏2区。将耳屏内侧面分为上、下2等份，上部为耳屏3区，下部为耳屏4区	
上屏（TG1）upper tragus	耳屏外侧面上1/2处，即耳屏1区	单纯性肥胖
下屏（TG2）lowertragus	耳屏外侧面下1/2处，即耳屏2区	单纯性肥胖、高血压
外耳（TG1u）external ear	屏上切迹前方近耳轮部，即耳屏1区上缘	外耳道炎、中耳炎、耳鸣、眩晕、听力减退
屏尖（TG1p） apex of tragus	耳屏游离缘上部尖端，即耳屏1区后缘处	炎症、痛证
外鼻（TG1.2i） external nose	耳屏外侧面中部即耳屏1、2区之间	鼻渊、单纯性肥胖
肾上腺（TG2p） adrenal gland	耳屏游离缘下部尖端，即耳屏2区的后缘处	风湿性关节炎、过敏性疾病、低血压、晕厥、支气管哮喘、月经过多、便血等
咽喉（TG3） pharynx and larynx	耳屏内侧面上1/2处，即耳屏3区	急性咽炎、扁桃体炎、癔症
内鼻（TG4）internal nose	在耳屏内侧面下1/2处，即耳屏4区	鼻塞、副鼻窦炎、鼻衄
屏间前（TG2b） anterior intertragal notch	在屏间切迹前方，耳屏最下部，即下屏区（耳屏2区）下缘处	青光眼、假性近视

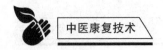

中医康复技术

续表

耳穴分部及 耳穴名称	定　位	主治病证
对耳屏部穴位 （8个穴位）	为了便于取穴，将对耳屏分为4区。由对屏尖及对屏尖至轮屏切迹连线之中点，分别向耳垂上线作两条垂线，将对耳屏外侧面及其后部分成前、中、后3区，前为对耳屏1区、中为对耳屏2区、后为对耳屏3区。对耳屏内侧面为对耳屏4区	
额（AT1）forehead	对耳屏外侧面的前部，即对耳屏1区	头痛、头晕、失眠、多梦
屏间后（AT1b） posterior intertragal notch	在屏间切迹后方，对耳屏前下部，即额区（对耳屏1区）的前下缘	麦粒肿、假性近视、青光眼
颞（AT2）temple	对耳屏外侧面的中部，即对耳屏2区	偏头疼、眩晕、耳鸣、听力减退
枕（AT3）occiput	对耳屏外侧面的后部，即对耳屏3区	晕动症、头痛、头晕、癫痫、神经衰弱
皮质下（AT4）subcortex	对耳屏内侧面，即对耳屏4区	神经衰弱、假性近视、高血压、腹泻、痛证、月经不调
对屏尖（AT1.2.4i） apex of antitragus	对耳屏的尖端，即对耳屏1、2、4区之交点	哮喘、腮腺炎、皮肤瘙痒症
缘中（AT2.3.4i） central rim	对耳屏的上缘，对屏尖与屏轮切迹的中点，即对耳屏2、3、4区的交点	遗尿、尿崩症、内耳眩晕症
脑干（AT3.4.AH12i） brain stem	在屏轮切迹处，即对耳屏3、4区与对耳轮12区之间	头痛、眩晕、失眠、弱智
耳甲部穴位 （21个穴位）	为了便于取穴，将耳甲用标志点、线分为18个区。在耳轮的内缘上，设耳轮脚切迹至对耳轮下脚间中、上1/3交界处为A点；在耳甲内，由耳轮脚消失处向后作一水平线与对耳轮耳甲缘相交，设交点为D点；设耳轮脚消失处至D点连线中、后1/3交界处为B点；设外耳道口后缘上1/4与下3/4交界处为C点；从A点向B点作一条与对耳轮耳甲缘弧度大体相仿的曲线；从B点向C点作一条与耳轮脚下缘弧度大体相仿的曲线。将BC线前段与耳轮脚下缘间分成3等份，前1/3为耳甲1区，中1/3为耳甲2区，后1/3为耳甲3区。ABC线前方，耳轮脚消失处为耳甲4区。将AB线前段与耳轮脚上缘及部分耳轮内缘间分成3等份，后1/3为5区，中1/3为6区，前1/3为7区。将对耳轮下脚下缘前、中1/3交界处与A点连线，线前方的耳甲艇部为耳甲8区。将AB线前段与对耳轮下脚下缘间耳甲8区以后的部分，分为前、后2等份，前1/2为耳甲9区，后1/2为耳甲10区。在AB线后段上方的耳甲艇部，将耳甲10区后缘与BD线之间分成上、下2等份，上1/2为耳甲11区，下1/2为耳甲12区。由轮屏切迹至B点作连线，线后方、BD线下方的耳甲腔部为耳甲13区。以耳甲腔中央为圆心，圆心与BC线间距离的1/2为半径作圆，圆形区域为耳甲15区。过15区最高点及最低点分别向外耳门后壁作两条切线，切线间为耳甲16区。15、16区周围为耳甲14区。将外耳门的最低点与对耳屏耳甲缘中点相连，再将线以下的耳甲腔部分为上、下2等份，上1/2为耳甲17区，下1/2为耳甲18区	
口（CO1）mouth	耳轮脚下方前1/3处，即耳甲1区	牙周炎、口腔炎、胆囊炎、胆石症、戒断综合征、面瘫

续表

耳穴分部及 耳穴名称	定　位	主治病证
食道(CO2)esophagus	耳轮脚下方中 1/3 处,即耳甲 2 区	食管炎、食管痉挛、梅核气
贲门(CO3)cardia	耳轮脚下方后 1/3 处,即耳甲 3 区	食欲不振、胃痛、贲门痉挛、神经性呕吐
胃(CO4)stomach	耳轮脚消失处,即耳甲 4 区	消化不良、胃痉挛、胃炎、胃溃疡、失眠、胆石症、牙痛
十二指肠(CO5)doudenum	耳轮脚及部分耳轮与 AB 线之间的后 1/3 处,即耳轮脚上后 1/3 处,耳甲 5 区	十二指肠溃疡、胆囊炎、胆石症、幽门痉挛、腹胀、腹泻、腹痛
小肠(CO6)small intestine	耳轮脚及部分耳轮与 AB 线之间的中 1/3 处,即耳轮脚上中 1/3 处,耳甲 6 区	消化不良、腹痛、心律不齐
大肠(CO7)large intestine	耳轮脚及部分耳轮与 AB 线之间的前 1/3 处,即耳轮脚上前 1/3 处,耳甲 7 区	腹泻、便秘、咳嗽、痤疮
阑尾(CO6.7i)appendix	小肠区和大肠区之间,即耳甲 6、7 区交界处	单纯性阑尾炎
艇角(CO8)angle of superior concha	对耳轮下脚下方前部,即耳甲 8 区	前列腺炎、尿道炎、性功能减退
膀胱(CO9)bladder	对耳轮下脚下方中部,即耳甲 9 区	膀胱炎、遗尿症、尿潴尿、腰痛、坐骨神经痛、后头痛
肾(CO10)kidney	对耳轮下脚下方后部,对耳轮上、下脚分叉处下方,耳甲 10 区	腰痛、耳鸣、神经衰弱、肾盂肾炎、哮喘、遗尿症、月经不调、遗精、早泄、五更泻
输尿管(CO9.10i)ureter	肾区与膀胱区之间,即耳甲 9、10 区交界处	肾输尿管结石绞痛
胰胆(CO11)pancreas and gallbladder	耳甲艇后上部,肝、肾两穴之间,即耳甲 11 区	胆囊炎、胆石症、胆道蛔虫症、慢性胰腺炎、偏头痛、带状疱疹、中耳炎、耳鸣、听力减退
肝(CO12)liver	耳甲艇的后下部,即耳甲 12 区	胁痛、眩晕、经前期紧张症、月经不调、更年期综合征、高血压、假性近视、单纯性青光眼
艇中(CO6.10i)center of superior concha	小肠区与肾区之间的中点,即耳甲 6、10 区交界处的中点	腹痛、腹胀、腮腺炎、胆道蛔虫症
脾(CO13)spleen	耳甲腔的后上部,靠对耳轮体,即耳甲 13 区	腹胀、腹泻、便秘、食欲不振、功能性子宫出血、白带过多、内耳眩晕症
心(CO15)heart	耳甲腔正中凹陷处,即耳甲 15 区	心动过速、心律不齐、心绞痛、无脉症、神经衰弱、癔病、口舌生疮
气管(CO16)trachea	心区和外耳门之间,即耳甲 16 区	咳喘、急慢性咽炎

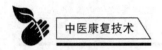
续表

耳穴分部及耳穴名称	定位	主治病证
肺（CO14）lung	心区和气管区周围处，即耳甲14区	咳喘、胸闷、声音嘶哑、痤疮、皮肤瘙痒症、荨麻疹、扁平疣、便秘、戒断综合征
三焦（CO17）triple energy	在外耳门外下，耳甲腔底部，内分泌区穴上方，即耳甲17区	上肢三焦经部位疼痛、便秘、单纯性肥胖、水肿、耳鸣耳聋、糖尿病
内分泌（CO18）endocrine	在屏间切迹内，耳甲腔的前下部，即耳甲18区	痛经、月经不调、更年期综合征、痤疮
耳垂部穴位（8个穴位）	为了便于取穴，将耳垂分为9区。在耳垂上线至耳垂下线最低点之间划两条等距离平行线，于上平行线上引两条垂直等分线，将耳垂分为9个区，上部由前到后依次为耳垂1区、2区、3区；中部由前到后依次为耳垂4区、5区、6区；下部由前到后依次为耳垂7区、8区、9区	
牙（LO1）tooth	耳垂正面前上部，即耳垂1区	牙痛、牙周炎、低血压
舌（LO2）tongue	耳垂正面中上部，即耳垂2区	舌痛、口腔溃疡
颌（LO3）jaw	耳垂正面后上部，即耳垂3区	牙痛、颞下颌关节功能紊乱
垂前（LO4）anterior ear lobe	耳垂正面前中部，即耳垂4区	周围性面瘫、神经衰弱、牙痛
眼（LO5）eye	耳垂正面中央部，即耳垂5区	急性结膜炎、麦粒肿、假性近视及其他眼病
内耳（LO6）internal ear	耳垂正面后中部，即耳垂6区	耳鸣、耳聋、内耳眩晕症
面颊（LO5.6i）cheek	耳垂正面眼区与内耳区之间的中点，即耳垂5、6区交界处中点	周围性面瘫、三叉神经痛、痤疮、面肌痉挛、周围性面瘫、美尼尔氏症
扁桃体（LO7,8,9.）tonsil	耳垂正面下部，即耳垂7、8、9区	急性扁桃体炎、咽炎
耳背部穴位（6个穴位）	为了便于取穴，将耳背分为5区。分别过对耳轮上、下脚分叉处耳背对应点和轮屏切迹耳背对应点作两条水平线，将耳背分为上、中、下三部，上部为耳背1区，下部为耳背5区。再将中部分为内、中、外三等份，内1/3为耳背2区、中1/3为耳背3区、外1/3为耳背4区	
耳背心（P1）heart of posterior surface	耳背上部，即耳背1区	心悸、失眠、多梦、高血压
耳背肺（P2）lung of posterior surface	耳背中部近乳突侧，即耳背2区	哮喘、皮肤瘙痒症
耳背脾（P3）spleen of posterior surface	耳背中央部，即耳背3区	胃痛、纳呆、腹胀、腹泻
耳背肝（P4）liver of posterior surface	耳背中部近耳轮侧，即耳背4区	胆囊炎、胆石症、胁痛、失眠

耳穴分部及 耳穴名称	定　位	主治病证
耳背肾（P5） kidney of posterior surface	耳背下部，即耳背 5 区	头晕、头痛、月经不调、神经衰弱
耳背沟（GPS） groove of posterior surface	耳背对耳轮沟和对耳轮上下脚沟处	高血压、皮肤瘙痒症
耳根部穴位 （3 个穴位）		
上耳根（R1） upper ear root	耳根最上处	哮喘、多种痛证
耳迷根（R3） root of ear vagus	耳轮脚后沟起始的耳根处即耳背与乳突交界处的根部	胆石症、心律失常
下耳根（R2） lower ear root	耳根最下处	低血压、下肢瘫痪、小儿麻痹后遗症

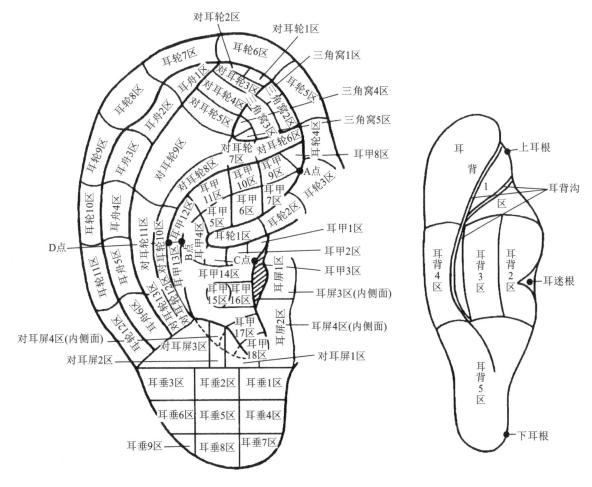

图 6-2-9

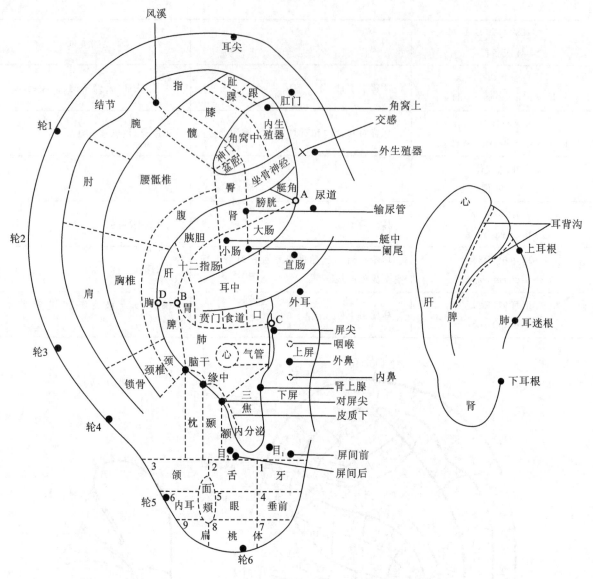

图 6-2-10

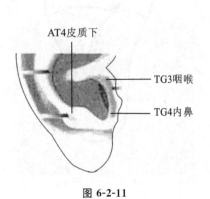

图 6-2-11

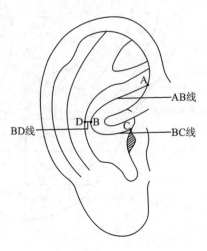

图 6-2-12

能力训练与达标检测

一、基本任务

按照耳针疗法技术操作规范,学生互为模特,相互实施耳针操作。

第一步:教师示教,学生观摩。

第二步:学生学做,教师指导。

耳针疗法技术操作流程

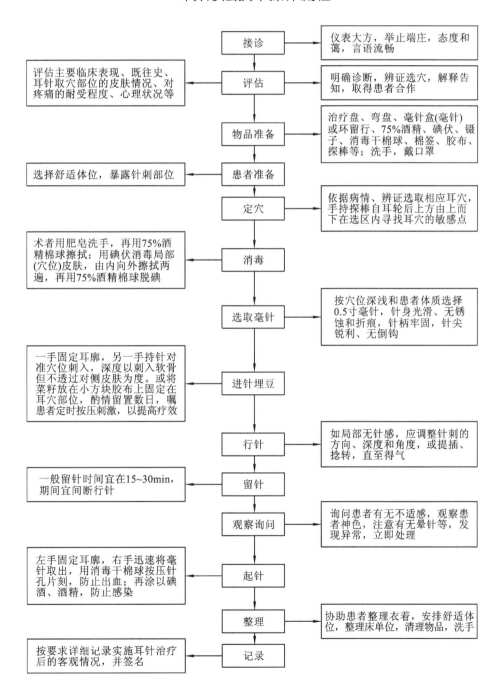

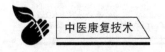

二、拓展任务

针对临床情境,剖析案例,使用耳针疗法为失眠患者康复。

程 序	步 骤	要 点 说 明
资讯评估 明确诊断 辨清证候	1.诊断	失眠
	诊断依据	依据《中国精神科学会精神疾病分类与诊断依据》(CCMD-2-R): ①以睡眠障碍为几乎唯一症状,其他症状均继发于失眠,包括入睡困难、睡眠不深、多梦、早醒、醒后不易再入睡、醒后不适、疲乏或白天困倦、头胀、头昏等。 ②上述睡眠障碍每周至少发生3次,并持续1个月以上。 ③失眠引起显著的苦恼或精神障碍症状,活动效率下降或妨碍社会功能。 ④不是任何一种躯体疾病或精神疾病。 ⑤根据多导睡眠图结果来判断:睡眠潜伏期延长(30 min以上);实际睡眠时间减少(每夜不足6.5 h);觉醒时间增多(每夜超过30 min)
	2.辨证	失眠(心脾两虚)
	辨证分析	思虑过度,伤及脾胃,而致心脾两虚,心神不宁,故入睡困难,睡后易醒,醒后不复睡,多思善虑,夜寐多梦,心悸健忘;脾失健运,故食少、便溏;气血来源不足,故见头晕,神疲乏力,面色少华;舌质淡有齿痕、苔薄,脉细弱是为气虚血亏之象
	3.评估	主要临床表现、既往史、耳针部位皮肤情况、对疼痛的耐受度、心理状况等
计划决策 立法组方	4.治法	健脾养心,益气养血,宁心安神
	5.处方	神门、交感、皮质下、脑、心、脾、肾
实 施	6.准备	
	选择体位	坐位或卧位
	准备物品	治疗盘、弯盘、针盒(短毫针等)或王不留行、磁珠贴等,碘酒、酒精、棉签、镊子、探棒、胶布等
	定位耳穴	手持探棒自耳轮后上方由上而下在选区内寻找耳穴的敏感点
	消毒	针具、医者手指、所选耳穴局部皮肤均需消毒
	7.操作	
	持针	单手持针,使用0.5~1寸毫针,用拇指、食指两指末节指腹捏持针柄
	进针	左手固定耳廓,右手持针对准穴位刺入,以刺入软骨而又不穿透为度
	留针	采静留针法
	8.观察询问	观察患者的神色,询问患者的感觉,注意患者的反应
	时限疗程	一般每次留针30 min,每天1次,10次1个疗程,疗程间隔2天,可再行第2个疗程,直至病证痊愈
	出针	以左手拇指、食指两指持消毒干棉球轻轻按压于针刺部位,右手持针作轻微的小幅度捻转,并随势将针缓缓提至皮下,疾速出针。出针后用干棉球按压针孔片刻,再次涂以碘酒或酒精消毒,防止感染
	压籽 (惧针者)	用镊子夹住粘有王不留行的胶布或磁珠,贴在耳穴部位,稍加按压1~2 min,直至有肿胀酸痛即可。3~5天更换1次,双耳交替。留埋期间,嘱患者每天用手定时按压,进行压迫刺激,以加强疗效。一般每天自行按压4次(餐前、睡前),每次每穴位按压20次
	结束	协助患者整理衣着,安排患者舒适体位,整理床单位,清理用物,做好记录

续表

程　序	步　骤	要　点　说　明
总　结	9.注意	①治疗前必须明确诊断,辨明证候。 ②对初次接受针刺者,要做好解释工作,解除恐惧心理。 ③选择体位应以便于医者能正确取穴、针刺施术,患者感到舒适自然,并能保持持久为原则。 ④针刺过程中,医者应随时注意观察患者的神色,询问患者的感觉。患者一有不适,及早采取处理措施。 ⑤严格执行无菌操作,预防感染。针刺后如针孔发红、肿胀,应及时涂2%碘酒,并口服消炎药,以防止化脓性软骨膜炎的发生。 ⑥耳穴贴压治疗时,应嘱患者经常按压,增强刺激,提高疗效。 ⑦使用耳针法治疗扭伤及肢体活动障碍者,埋针后待耳廓充血具有发热感觉时,嘱患者适当活动患部,有助于提高疗效。并可配合患部按摩、艾条灸等
	10.指导	了解神经衰弱的预防保健知识与方法,给予患者康复指导。 失眠是一种心因性功能障碍性病证。因此本病首要调理措施是调畅情志,解除思想顾虑,避免各种不良情志刺激。注意劳逸结合。日常饮食以清淡而易消化的食物为主,适当多吃百合、莲子、桂圆、大枣等养心安神之品,忌食辛辣、油腻。在晚上睡觉前,必须保持心情平静,不宜大量饮水,不喝浓茶、咖啡等。必要时采取针灸、药物治疗

 知识达标检测

一、单项选择题

1. 耳针主治除下列哪项以外的病证?(　　)

A. 痛证　　　　　　　　B. 炎症　　　　　　　　C. 过敏

D. 耳廓局部冻疮破溃　　E. 变态反应性疾病

2. 耳穴神门位于(　　)。

A. 三角窝前1/3的下部　　B. 三角窝后1/3的下部　　C. 三角窝中1/3处

D. 三角窝前1/3的上部　　E. 三角窝后1/3的上部

3. 与消化道对应的耳穴分布在(　　)。

A. 耳垂　　　　　　　　B. 耳舟　　　　　　　　C. 对耳轮体

D. 耳轮脚周围　　　　　E. 对耳轮上下脚

4. 下列哪项除外均可用于治疗高血压?(　　)

A. 耳尖　　B. 神门　　C. 肾上腺　　D. 耳背沟　　E. 肝

5. 主治呃逆的耳穴是(　　)。

A. 胃　　B. 咽喉　　C. 食管　　D. 缘中　　E. 耳中

6. 选耳穴"外生殖器",可以治疗腰腿痛,符合耳针临床选穴的何种原则?(　　)

A. 按辨证取穴　　　　　B. 按现代医学理论取穴　　　C. 按相应部位取穴

D. 按临床经验取穴　　　E. 按交叉原则取穴

7. 过敏性疾病首选的耳穴是(　　)。

A. 风溪　　B. 肩　　C. 大肠　　D. 神门　　E. 三角窝

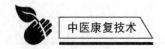

8. 耳穴毫针进针深度为（　　　）。

A. 皮肤 　　　　　　　　　　　　　　　B. 皮下

C. 刺穿软骨而不穿透对面皮肤 　　　　　D. 刺穿软骨且穿透对面皮肤

E. 以上均不是

9. 耳穴外生殖器位于（　　　）。

A. 三角窝前1/3的下部 　　　　　　　　B. 耳轮脚处

C. 对耳轮下脚前方的耳轮处 　　　　　　D. 三角窝前方的耳轮处

E. 三角窝前1/3的上部

10. 耳穴内生殖器位于（　　　）。

A. 三角窝前1/3的下部 　　　B. 三角窝前1/3的上部 　　　C. 耳轮脚处

D. 三角窝前方的耳轮处 　　　E. 对耳轮下脚前方的耳轮处

二、多项选择题

1. 耳针临床常用的刺激方法有（　　　）。

A. 毫针法 　　　B. 电针法 　　　C. 埋针法 　　　D. 压丸法 　　　E. 刺血法

2. 治疗荨麻疹、皮肤瘙痒症常选耳穴是（　　　）。

A. 风溪 　　　B. 肺 　　　C. 轮3 　　　D. 尿道 　　　E. 耳中

3. 位于耳甲腔内的耳穴是（　　　）。

A. 肾 　　　B. 肺 　　　C. 肝 　　　D. 心 　　　E. 脾

4. 耳穴预防晕车选用的主穴为（　　　）。

A. 胃 　　　B. 贲门 　　　C. 内耳 　　　D. 肾上腺 　　　E. 肾

5. 戒烟选用的穴位为（　　　）。

A. 神门 　　　B. 肺 　　　C. 胃 　　　D. 口 　　　E. 耳尖

三、填空题

1. 耳穴诊断技术，主要有（　　　）法、（　　　）法和（　　　）法。

2. 耳穴贴压治疗时，应嘱患者（　　　）以增强疗效。

3. 耳穴在耳廓上的分布有一定的规律，形如（　　　），（　　　）在下，（　　　）在上。与头面部相应的穴位分布在（　　　）；与上肢相应的穴位分布在（　　　）；与躯干和下肢相应的穴位分布在（　　　）和（　　　）；与腹腔相应的穴位多集中在（　　　），与胸腔相应的穴位分布在（　　　）；与消化道相应的穴位多分布在（　　　）周围；与耳鼻咽喉相应的穴位多在（　　　）。

参考答案

一、单项选择题

1. D　2. E　3. D　4. C　5. E　6. D　7. A　8. C　9. C　10. A

二、多项选择题

1. ABCDE　2. ABE　3. BDE　4. ABCD　5. ABCD

三、填空题

1. 观察　按压　皮肤电测定

2. 每日自行按压数次

3. 子宫内倒置的胎儿　头部　臀部　对耳屏与耳垂　耳舟　对耳轮体　对耳轮上、下脚　耳甲艇　耳甲腔　耳轮脚　耳屏四周。

（许　智　范秀英）

项目三　运动功能障碍患者的康复

任务一　使用温针灸法为面神经炎患者康复

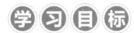

能力目标

1. 运用脏腑经络腧穴理论知识,结合西医诊断知识,能对指定病例进行辨证分析,做出诊断、辨清证候;根据辨证结果确定治法;按照选穴原则,结合腧穴定位及主治,选穴组方。

2. 运用温针灸法相关知识,按照温针灸法技术操作规范为面神经炎患者康复。

3. 针对温针灸法意外情况,能及时、正确地进行处理。

知识目标

1. 掌握温针灸法的技术操作知识。

2. 熟悉温针灸法的作用、适应范围及注意事项。

3. 掌握温针灸法意外情况发生的原因、表现、预防及处理措施。

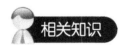

基本情况:李某,女,40岁,某房产老板,2010年6月13日就诊。

主诉:右侧眼睑闭合不全、口角歪斜9天。

现病史:自述10天前感冒加饮酒,第2天刷牙时自觉口角流涎,面僵不适。即去医院五官科检查,诊断为"面神经炎",服维生素及强的松等西药一周余,无明显改善,即来本院针灸科治疗。

查体:右侧额纹消失,右眼睑不能闭合,右侧鼻唇沟变浅,口角左偏,右耳垂后方有压痛。

假如你是康复治疗师,请完成以下任务。

基本任务:按照温针灸疗法技术操作规范,实施温针灸。

拓展任务:针对临床情境,运用诊断学基础知识,做出初步临床诊断;运用脏腑经络腧穴理论知识,辨证归经;按照选穴原则,结合腧穴定位及主治,选穴组方;使用温针灸疗法为患者康复。

相关知识

温针灸法

温针灸是针刺与艾灸相结合的一种治疗方法。艾绒燃烧的热力,可通过针身传入体内而增强针刺的疗效。

一、施术前准备

（一）选择针具及艾条

1. 选择针具　根据患者体质、体型、年龄、病情和腧穴部位等不同,选择长短、粗细不同规格的毫针。针身光滑、无锈蚀和折痕,针柄牢固,针尖锐利、无倒钩。

2. 选择艾条　取2 cm长之艾条,或帽状艾炷,也可取艾绒自制艾团。

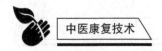

（二）选择体位

选择患者舒适、医者方便操作的体位。

（三）选择穴位

温针灸的主要刺激区为体穴和阿是穴。根据病情需要，按照选方原则，结合腧穴定位及主治，选择适宜腧穴。

（四）消毒

针具、施术部位及医者的手指均要消毒。

1. 针具消毒　应选用高压蒸汽灭菌法。宜选择一次性毫针。

2. 医者手指消毒　针刺前，医者须事先将手用肥皂水洗刷干净，再用75%酒精棉球擦拭消毒，然后方可持针施术。

3. 施术部位消毒　在针刺部位用75%酒精棉球擦拭消毒，或2%的碘酊涂擦，再用75%酒精棉球擦拭脱碘。擦拭时应由施术中心点向外绕圈擦拭。消毒之处须避免接触污物，以防重新污染。

（五）环境要求

应注意环境清洁卫生，避免污染。

二、基本操作技术

（一）针刺

依据穴位所在的部位、毫针的规格等因素，选择不同的持针、进针方式及进针角度。针刺入穴位，得气后留针。

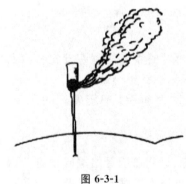

图 6-3-1

（二）施灸

将艾绒搓团捏在针柄上，或用一段长约 2 cm 的艾条插在针柄上。无论艾团、艾条段，均应距皮肤 2～3 cm，从其下端点燃施灸（图 6-3-1）。在燃烧过程中，如患者觉灼烫难忍，可在穴区置一硬纸片，以稍减火力。每次如用艾团可灸 3～4 壮，艾条段则只需 1～2 壮。

（三）结束整理

待艾燃尽，除去艾灰，起出毫针，用无菌棉球轻压针孔片刻。

近年，还采用帽状艾炷行温针灸。帽状艾炷的主要成分为艾叶炭，类似无烟灸条，但其长度为 2 cm，直径 1 cm，一端有小孔，点燃后可插于针柄上，燃烧时间为 30 min。因其外形像小帽，可戴于毫针上，故又称帽炷灸。帽炷灸，既无烟，又不会污染空气；同时，它的作用时间又长，是一种较为理想的温针灸法。

三、适应范围

温针灸法是一种简而易行的针灸并用的方法，具有针和灸的双重作用。临床上适用于既需要针刺留针，又须施灸的疾病，尤宜于寒盛湿重、经络壅滞之证，如关节痹痛、肌肤不仁等。

四、注意事项

（1）嘱咐患者不要任意移动肢体，以防灼伤。

（2）及时清除脱落的艾灰，防止灰火脱落烧伤皮肤。也可预先用硬纸剪成圆形纸片，并剪一至中心的小缺口，置于针下穴区上。

（3）在温针灸过程中，随时观察患者局部皮肤变化、询问患者有无不适感觉，一旦发现异常，立即停止针灸，并采取相应的处理措施。参见毫针刺与艾灸异常情况的处理。

能力训练与达标检测

一、基本任务

按照温针灸疗法技术操作规范,学生互为模特,相互实施温针灸操作。

第一步:教师示教,学生观摩。

第二步:学生学做,教师指导。

温针灸疗法技术操作流程

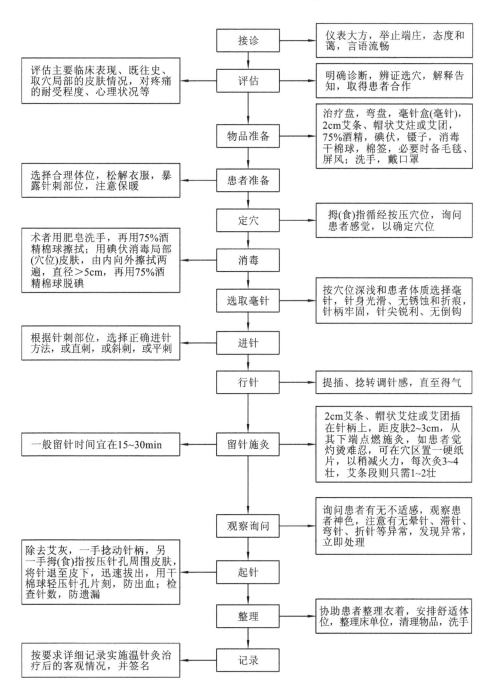

接诊 → 仪表大方,举止端庄,态度和蔼,言语流畅

评估主要临床表现、既往史、取穴局部的皮肤情况,对疼痛的耐受程度、心理状况等 → 评估 → 明确诊断,辨证选穴,解释告知,取得患者合作

物品准备 → 治疗盘,弯盘,毫针盒(毫针),2cm艾条、帽状艾炷或艾团,75%酒精,碘伏,镊子,消毒干棉球,棉签,必要时备毛毯、屏风;洗手,戴口罩

选择合理体位,松解衣服,暴露针刺部位,注意保暖 → 患者准备

定穴 → 拇(食)指循经按压穴位,询问患者感觉,以确定穴位

术者用肥皂洗手,再用75%酒精棉球擦拭;用碘伏消毒局部(穴位)皮肤,由内向外擦拭两遍,直径>5cm,再用75%酒精棉球脱碘 → 消毒

选取毫针 → 按穴位深浅和患者体质选择毫针,针身光滑、无锈蚀和折痕,针柄牢固,针尖锐利、无倒钩

根据针刺部位,选择正确进针方法,或直刺,或斜刺,或平刺 → 进针

行针 → 提插、捻转调针感,直至得气

一般留针时间宜在15~30min → 留针施灸 → 2cm艾条、帽状艾炷或艾团插在针柄上,距皮肤2~3cm,从其下端点燃施灸,如患者觉灼烫难忍,可在穴区置一硬纸片,以稍减火力,每次灸3~4壮,艾条段则只需1~2壮

观察询问 → 询问患者有无不适感,观察患者神色,注意有无晕针、滞针、弯针、折针等异常,发现异常,立即处理

除去艾灰,一手捻动针柄,另一手拇(食)指按压针孔周围皮肤,将针退至皮下,迅速拔出,用干棉球轻压针孔片刻,防出血;检查针数,防遗漏 → 起针

整理 → 协助患者整理衣着,安排舒适体位,整理床单位,清理物品,洗手

按要求详细记录实施温针灸治疗后的客观情况,并签名 → 记录

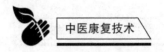

二、拓展任务

针对临床情境,剖析案例,使用温针灸法为面神经炎患者康复。

程　序	步　骤	要　点　说　明
资讯评估 明确诊断 辨清证候	1.诊断	面神经炎
	诊断依据	以突发一侧面部表情肌肉麻痹的临床特点为诊断要点。 ①患侧额纹消失,不能蹙额与皱眉。 ②患侧眼睑闭合不能或不全,闭眼时眼球向外上方转动,显露白色巩膜,称 Bell 征阳性。 ③鼻唇沟变浅,口角下垂,露齿时嘴角歪向健侧。 ④口轮匝肌瘫痪,不能鼓腮、吹哨。 ⑤颊肌瘫痪,常易储留食物。 ⑥角膜反射、瞬目反射减弱或消失。 ⑦可伴有耳廓及外耳道感觉减退,患侧乳突部疼痛,舌前 2/3 味觉减退,或有听觉过敏现象
	2.辨证	风寒痹阻
	辨证分析	脉络空虚,风寒之邪乘虚侵袭面部,经络阻滞,气血不畅,筋脉肌肉失养,弛缓不收
	3.评估	主要临床表现、既往史、温针灸部位皮肤情况、对疼痛的耐受度、心理状况等
计划决策 确立治法 选穴组方	4.治法	温经通脉、祛风散寒、调理气血
	5.处方	四白(患侧)、阳白(患侧)、鱼腰(患侧)、下关(患侧)、颧髎(患侧)、地仓(患侧)、颊车(患侧)、风池(患侧)、合谷(健侧)
实　施	6.准备	
	选择体位	坐位或仰卧位
	准备物品	治疗盘、毫针、75%酒精、镊子、消毒干棉球、小艾条、火柴、棉签、纸板、屏风等
	消毒	针具、医者手指、所选腧穴均需消毒
	定穴揣穴	根据"骨度分寸""解剖标志"等方法定位四白、阳白、鱼腰、下关、颧髎、地仓、颊车、风池、合谷,再以手指在穴位处揣、摸、按、寻,找出指感强烈的穴位
	7.操作	
	持针	使用 1 寸毫针时,用拇指、食指两指末节指腹捏持针柄;使用 1.5 寸及以上毫针时,用拇指、食指两指捏一消毒棉球裹针身近针尖的末端部分夹持针身
	进针行针	插入或捻入进针,依次直刺四白、下关、颧髎、合谷、风池。阳白透鱼腰、地仓透颊车。针刺深度以得气又不伤及重要脏器为原则。施以提插、捻转基本行针手法,平补平泻,直至局部出现酸、麻、胀、重等感觉(得气),甚则向远处扩散传导,则停止捻转、提插
	留针施灸	用适当大小的纸板,中央剪孔,放置于下关、颧髎、合谷、风池针身与皮肤接触处,取 2 cm长度的艾条套在针柄处,并自艾条下方点燃施灸。待艾条完全燃尽,熄灭变冷后再留针 10 min
	8.观察询问	观察患者神色,询问患者的感觉,注意患者反应。 发现艾条燃烧灰火即将脱落,应及时清除,以免烫伤皮肤或者衣物
	时限疗程	一般每次温针灸 30 min,每日 1 次,10 次为 1 个疗程,疗程间隔 2 天,可再行第 2 个疗程
	起针	除去纸板灰烬,再将针取出
	结束	协助患者整理衣着,安排患者舒适体位,整理床单位,清理用物,做好记录

续表

程 序	步 骤	要 点 说 明
	9.注意	①治疗前必须明确诊断,辨明证候。 ②对初次接受温针灸者,要做好解释工作,解除恐惧心理。 ③温针灸要严防艾火脱落灼伤皮肤。可预先用硬纸剪成圆形纸片,并剪一至中心的小缺口,置于针下穴区上。 ④温针灸时,要嘱咐患者不要任意移动肢体,以防灼伤。 ⑤施灸的诊室应通风良好,空气新鲜,避免烟尘过浓伤害人体
总 结	10.指导	了解面神经炎的预防保健知识与方法,给予患者康复指导。 　面神经炎又称特发性面神经麻痹(idiopathic facial palsy),是指茎乳突孔内面神经急性非化脓性炎症引起的周围性面瘫。可能由于某种病毒(如单纯疱疹病毒、水痘-带状疱疹病毒等)感染所引起。常由于劳累、紧张或出汗后体虚,身体抵抗力下降,局部受冷风吹拂或着凉后发生。临床表现以一侧面部表情肌突然瘫痪,同侧前额皱纹消失,眼裂扩大,鼻唇沟变浅,面部被牵向健侧为主要特征。本病任何年龄均可发病,以20～40岁最多见,男性多于女性,多一侧发病,双侧同时发病者较少见。发病率每年高达42.5/10万,预后多良好。一般起病迅速,在几小时至1～2天面肌麻痹达高峰,持续1～2周开始恢复,3个月不能完全恢复者,会留后遗症。 　①在生活中多注意以下几点,可以防患于未然。远离风寒,注意休息,心理减压,适当锻炼,膳食合理。 　②一旦发病,要及时到正规医院治疗,以免错过最佳治疗时机。 　③治疗的同时配合康复训练。患侧面部表情肌出现运动后,进行有效的表情肌康复训练,可明显地提高疗效。面瘫时主要累及的表情肌为枕额肌额腹、眼轮匝肌、提上唇肌、颧肌、提口角肌、口轮匝肌和下唇方肌。进行这些主要肌肉的功能训练,可促进整个面部表情肌运动功能恢复正常。在训练时应根据患者的不同症状选择下述训练方法,每日训练2～3次,每个动作训练10～20次。具体训练方法如下:抬眉训练;闭眼训练;耸鼻训练;示齿训练;努嘴训练;鼓腮训练

 知识达标检测

一、单项选择题

1. 温针灸法时装置艾绒之处是( )。

A. 针尖　　　　B. 针身　　　　C. 针根　　　　D. 针柄　　　　E. 针尾

2. 面神经炎的诊断要点是( )。

A. 突发一侧面部表情肌肉麻痹　　　　　B. 角膜反射、瞬目反射减弱或消失

C. 患侧额纹消失,不能蹙额与皱眉　　　　D. 口轮匝肌瘫痪,不能鼓腮、吹哨

E. 鼻唇沟变浅,口角下垂,露齿时嘴角歪向健侧

二、多项选择题

1. 温针灸的操作应( )。

A. 针刺留针一段时间后起针　　　　　B. 针刺得气后留针的同时

C. 施灸后针刺　　　　　　　　　　　D. 用艾条灸所针刺穴位

E. 针柄上穿置长度适宜的艾卷施灸

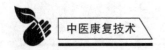
2. 面神经炎的临床表现为(　　)。

A. 颊肌瘫痪,常易储留食物　　　　　　B. 角膜反射、瞬目反射减弱或消失

C. 患侧额纹消失,不能蹙额与皱眉　　　D. 口轮匝肌瘫痪,不能鼓腮、吹哨

E. 鼻唇沟变浅,口角下垂,露齿时嘴角歪向健侧

参考答案

一、单项选择题

1. D　　2. A

二、多项选择题

1. BE　　2. ABCDE

(范秀英　郑昌岳)

任务二　使用头皮针疗法为脑卒中患者康复

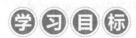

能力目标

1. 运用脏腑经络腧穴理论知识和西医诊断基础知识,能够对患者做出初步诊断;通过辨证分析,辨清证候;根据辨证结果,确定治法;按照头皮针取穴原则,结合头穴线定位及主治,选穴组方。

2. 运用头皮针疗法相关技术知识,按照头皮针疗法技术操作规范为脑卒中患者康复。

3. 严格遵循头皮针疗法技术操作规范,预防头皮针疗法意外情况的发生。一旦发生意外情况,能及时、正确地进行处理。

知识目标

1. 掌握头皮针疗法相关技术操作知识。

2. 熟悉头皮针疗法的作用、适应范围及注意事项。

3. 熟悉头皮针疗法意外情况发生的原因、表现、预防及处理措施。

4. 掌握头穴线的定位及主治。

5. 掌握头皮针取穴原则。

临床情境

基本情况:李某,男,56岁,工人。2011年11月23日就诊。

主诉:发作性右侧肢体活动不灵,言语不清7天,加重3天。

现病史:患者7天前晨起发现言语欠清,右侧肢体活动欠灵活,很快恢复。次日上述症状再发,在医院行头部CT检查未见异常,并完全恢复正常。3天前又出现上述症状,症状无缓解,次日再行头部CT检查仍未见异常,病程中始终无头痛、呕吐,无意识障碍,无抽搐及排尿、排便障碍。

既往史:既往有高血压病史5年,血压最高达180/110 mmHg,间断服降压药物治疗。

个人史:嗜烟酒。

家族史:家族中无类似疾病史。

体格检查:血压160/100 mmHg,脉搏80次/分,呼吸18次/分,体温36.4 ℃。神清。不完全运动失语,右侧偏瘫,右侧鼻唇沟浅,伸舌轻度右偏,余颅神经无异常。右上肢肌力Ⅲ级,右下肢肌力Ⅱ级,右偏身痛觉减退,右巴宾斯基征阴性,克尼格征阴性。舌紫暗,苔白腻,脉细涩。

辅助检查:头部 CT 示 OM 线 50 mm 层面内囊后肢可见一 2.5 cm×2.8 cm 低密度灶。

假如你是康复治疗师,请完成以下任务:

基本任务:按照头皮针疗法技术操作规范,实施温头皮针操作。

拓展任务:针对临床情境,运用诊断学基础知识,做出初步临床诊断;运用脏腑经络腧穴理论知识,辨证归经;按照选穴原则,结合腧穴定位及主治,选穴组方;使用头皮针疗法为患者康复。

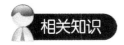 相关知识

头皮针疗法

头皮针疗法简称头针疗法,是用毫针刺激头部经络腧穴,以治疗全身疾病的一种方法。头皮针是以国际通用的头皮针标准线为刺激部位,采用沿皮透刺的方法。头皮针法早在 20 世纪 50 年代就有人提出,但真正在临床上推广则在 20 世纪 70 年代以后。通过大量临床实践,证明头皮针疗法不仅方法简便、安全,而且对脑部引起的多种疾病有独特的效果。头皮针疗法的理论依据主要有二:一是根据传统的脏腑经络理论。《素问·脉要精微论篇》指出“头者精明之府”,手足六阳经全部上循于头面,六阴经中手少阴经与足厥阴经也直接上行于头面,此外,所有阴经的经别均合于相表里的阳经而上达头面。因此头部是调节全身气血的重要部位。有关头部腧穴治疗的病证《黄帝内经》中有所记载,《针灸甲乙经》《针灸大成》等文献有进一步扩展。二是根据大脑皮层功能定位在头皮的投影,选取相应的头部标准线。

头皮针疗法至今已成为世界各国针灸界常用的一种针灸治疗方法。不仅在我国,日本、美国等国家和地区也在普及应用。开展头皮针疗法的临床研究,将有助于学术交流和疗效提高,同时也将为头皮针疗法原理的深入研究奠定基础。

一、施术前准备

（一）选择针具

应根据病情和操作部位选择不同型号的毫针。头皮针疗法一般选用 28～30 号、长 1.5～3 寸的毫针。针身光滑、无锈蚀和折痕,针柄牢固,针尖锐利、无倒钩。

（二）选择体位

应选择患者舒适、医者便于操作的治疗体位,取坐位或卧位。

（三）选定头穴线

《头皮针穴名标准化国际方案》按颅骨的解剖名称分额区、顶区、颞区、枕区 4 个区,14 条标准头穴线。头皮针取穴原则包括辨病取穴、循经取穴、辨证取穴、对症取穴四大原则。

1. 辨病取穴　辨病取穴是在明确诊断与病变部位的基础上,结合大脑皮质功能定位区域,根据疾病选用相应的头穴线,并选用有关头穴线配合治疗。单侧肢体疾病,选用对侧头穴线;双侧肢体疾病,选用双侧头穴线;内脏及全身疾病或不易区分左右的疾病,可取双侧头穴线。一般根据疾病选用相应的头穴线,并可选用有关头穴线配合治疗,如急性脑血管病出现偏瘫,其病变部位在中央前回和中央后回,则取顶颞前斜线,配顶中线、顶旁 1 线、顶旁 2 线、顶颞后斜线。

2. 循经取穴　以经络理论指导头皮针取穴。在经络循行部位出现病证,则可取用与经络在头部的循行路线相重叠的头皮针穴。如急性腰扭伤和慢性腰背痛,属督脉和足太阳经病,可取用枕上正中线和枕上旁线。循经取穴,除了取头穴线以外,还可配合选择头部经穴。

3. 辨证取穴　以脏象学说来指导头皮针取穴。如心主血脉,主神志,开窍于舌,故血脉病、神志病、

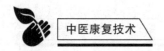

舌病都可取用与"心"相关的头皮针穴,如额旁 1 线等。

4. 对症取穴 根据临床经验,选用一些对某症状疗效突出的头穴线来进行针刺治疗。如取枕上正中线、枕上旁线治疗眼部疾病。

（四）消毒

1. 针具消毒 选择高压蒸汽灭菌法对针具严格消毒或选择一次性毫针。

2. 施术部位消毒 在针刺部位用 75％酒精棉球擦拭消毒,或 2％的碘酊涂擦,再用 75％酒精棉球擦拭脱碘。擦拭时应由施术中心点向外绕圈擦拭。消毒之处须避免接触污物,以防重新污染。

3. 术者消毒 医者双手应用肥皂水清洗干净,再用 75％酒精消毒棉球擦拭。

二、基本操作技术

（一）持针

用右手拇指、食指两指末节指腹捏持针柄（短针持针）,或用左手拇指、食指两指捏一棉球,裹针身近针尖的末端部分,右手拇指、食指尖捏住针体下端（长针持针）。

（二）进针

一般宜在针体与皮肤成 30°角左右进针,然后平刺进入头穴线内。即针体与头皮成 30°角快速将针刺入头皮下,当针尖达到帽状腱膜下层时,指下感到阻力减小,调整进针角度,使针与头皮的角度变为 15°角,沿头穴线快速推进至相应的深（长）度,不捻转或稍捻转。根据不同穴区可刺入 0.5～3 寸（图 6-3-2）。

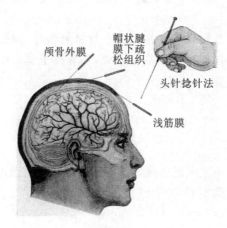

图 6-3-2

头皮分层:皮层、皮层下帽状腱膜层、帽状腱膜下层（蜂窝组织层）、骨膜层。皮层、皮层下帽状腱膜层为纤维组织紧密联系,针刺时阻力大、疼痛,针刺时宜迅速通过。帽状腱膜下层（蜂窝组织层）由疏松的纤维组织构成,阻力小,为针刺部位

（三）运针

1. 快速捻转手法 头皮针运针只捻转不提插。为使针的深度固定不变及捻转方便起见,一般以拇指掌侧面和食指或中指桡侧面夹持针柄,以食指或中指的掌指关节屈伸运动,快速捻转针柄,要求每分钟捻 200 转左右。每次持续捻转 2～3 min。其特点在于速度快、频率高,较易激发针感,能在短时间内达到有效刺激量,从而使患部出现气至病所的感应,如温热、抽动等感觉。

2. 抽插手法

（1）抽提法 针进入帽状腱膜下层,针体平卧,用右手拇指、食指紧捏针柄,左手按压进针点处以固定头皮,用爆发力将针迅速向外抽提三次,然后缓慢退回原处（插至 1 寸处）,这种紧提慢插的方法,相当于泻法。

（2）进插法　针进入帽状腱膜下层，针体平卧，用右手拇指、食指紧捏针柄，左手按压进针点处以固定头皮，用爆发力将针迅速向内进插三次，然后缓慢退回原处（提至 1 寸处），这种紧插慢提的方法，相当于补法。

针体抽提或进插幅度小，约为 0.1 寸。

（四）留针

头皮针常采用长时间动留针法，一般留针时间宜在 15～30 min，留针期间需间隔 5～10 min 运针 1 次，亦可采用静留针法。如症状严重、病情复杂，病程较长者，可留针 2 h 以上。留针和运针时，可配合肢体活动。

（五）出针

出针时，押手固定穴区周围头皮，刺手挟持针柄轻轻捻转松动针身，缓慢出针至皮下，如针下无紧涩感，可快速抽拔出针。出针后需用消毒干棉球按压针孔片刻，以防出血。

（六）时限疗程

头皮针法每日或隔日 1 次，一般以 10 次为 1 个疗程。疗程间隔 5～7 日。

三、适应范围

头皮针疗法临床应用广泛，多用于治疗脑源性疾病。

（一）中枢神经系统疾病

头皮针具有促进运动、智力和语言功能障碍康复的作用，适用于脑血管病引起的偏瘫、失语、假性球麻痹、小儿脑瘫、颅脑外伤后遗症、脑炎后遗症、癫痫、舞蹈病和震颤麻痹等。

（二）精神病证

头皮针具有调节大脑皮层功能状态的作用，适用于精神分裂症、癔病、考场综合征、抑郁症、老年性痴呆和小儿先天愚型等。

（三）疼痛和感觉异常

头皮针临床上可用于头痛、三叉神经痛、颈项痛、肩痛、腰背痛、坐骨神经痛、胆绞痛、胃痛、痛经等各种急慢性疼痛病证，具有显著止痛作用。还可用于多发性神经炎所致的肢体远端麻木。对于皮肤瘙痒症及荨麻疹、皮炎、湿疹等皮肤病引起的瘙痒症状，有迅速缓解临床症状、恢复正常感觉功能的功效。

（四）内脏功能失调所致的疾病

临床用于高血压、冠心病、溃疡病、男子性功能障碍、妇女月经不调及神经性呕吐和功能性腹泻等病证，具有调节皮层-内脏功能的作用。

随着头皮针疗法在临床上的广泛应用和头穴作用机制的进一步研究，其适应范围将更加广泛。

四、注意事项与禁忌

（一）注意事项

1. 严格消毒　因头部有毛发，故必须严格消毒，以防感染。

2. 避开毛囊、瘢痕　进针时首先要暴露头皮，分开局部头发，避开毛囊、瘢痕处，以免引起疼痛。推针时若针下有阻力感或痛甚，应停止推针，可将针退出少许，改变针刺角度和方向，再行推针。

3. 严密观察，注意安全　对精神紧张、过饱、过饥者应慎用，不宜采取强刺激手法。针体应稍露出头皮，不宜碰触留置在头皮下的毫针针柄，以免弯针、折针。如局部不适，可稍稍退出 0.1～0.2 寸。头皮针治疗中易发生滞针，可适当延长留针时间，嘱患者身心放松，并在针体周围轻柔按摩，然后顺进针方向缓缓退出。对有严重心脑血管疾病而需要长期留针者，应加强监护，严密观察患者表情，防止晕针

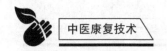

等意外。遇癫痫大发作时,要注意保护,以免折针。由于头皮血管丰富,容易出血,故出针时必须用棉球按压针孔 1～2 min。若出针时出血或引起皮下血肿,可用干棉球轻揉按压,促使其消散。

4. 配合肢体运动,提高临床疗效　头皮针长时间留针,并不影响肢体活动,在留针期间可嘱患者配合运动,有提高临床疗效的作用。

5. 核查针数　头发较密部位常易遗忘所刺入的毫针,起针时需反复检查,核实针数。

(二)禁忌

头针禁用于以下情况:囟门和骨缝尚未骨化的婴儿及孕妇;头部颅骨缺损处或开放性脑损伤部位,头皮严重感染、溃疡和创伤、瘢痕处;患有严重心脏病、重度糖尿病、重度贫血、急性炎症、高热和心力衰竭者;中风患者,急性期如因脑血管意外引起有昏迷、血压过高时,暂不宜用头皮针治疗,须待血压和病情稳定后方可做头皮针治疗。

五、头针意外情况

头针施术过程中或施术后,如出现晕针、弯针、滞针、断针、血肿时,应采取适当措施,作出及时、正确的处理,具体办法参见体针疗法。

附:《头皮针穴名标准化国际方案》与焦顺发头皮针穴名体系介绍

1971 年,山西焦顺发根据大脑皮层功能定位在头皮的投影,命名了头皮针线,主要用于治疗脑源性疾病。目前头皮针已广泛应用于临床,并推广到世界多个国家。为了适应国际间头皮针疗法的推广和交流,促使其进一步发展,中国针灸学会按"头上分区、区上定经、经上选穴"原则,并结合古代透刺穴位方法,拟定了《头皮针穴名标准化国际方案》,并于 1984 年在日本召开的世界卫生组织西太区会议上正式通过。《头皮针穴名标准化国际方案》对初学者来说,掌握上有一定难度。临床上以山西焦顺发所提出的头皮针穴位影响较大,且取穴方法简便,特别适合于初学者。故本教材将《头皮针穴名标准化国际方案》和焦顺发头皮针穴名体系均介绍附后,供大家学习。

一、《头皮针穴名标准化国际方案》标准头穴线的定位与主治

(一)额区

1. 额中线(MS1)

【定位】　在额部正中发际内,从发际上 0.5 寸即督脉神庭穴起向下引一直线,长 1 寸,属督脉(图 6-3-3)。

【主治】　神志病及头、鼻、舌、眼、咽喉病等,如神昏、嗜睡、失眠、健忘、头痛、鼻塞、目赤、咽痛等。

2. 额旁 1 线(MS2)

【定位】　在额部,位于额中线外侧,旁开 0.5 寸,直对目内眦,即从膀胱经眉冲穴向下引一直线,长 1 寸,属足太阳膀胱经(图 6-3-3)。

【主治】　肺、心等上焦病证,如咳嗽、胸痛、感冒、气喘、心悸怔忡、胸痹心痛、失眠、眩晕等。

3. 额旁 2 线(MS3)

【定位】　在额部,位于额旁 1 线外侧,旁开额中线 2.25 寸,直对瞳孔,即从胆经头临泣穴向下引一直线,长 1 寸,属足少阳胆经(图 6-3-3)。

【主治】　脾、胃、肝、胆等中焦病证,如胃痛、脘痞、腹泻、腹胀、胁痛等。

4. 额旁 3 线(MS4)

【定位】　在额部,位于额旁 2 线外侧,旁开额中线 3.75 寸,直对目外眦,即从胃经头维穴内侧 0.75 寸起向下引一直线,长 1 寸,属足少阳胆经和足阳明胃经(图 6-3-3)。

【主治】　肾、膀胱等下焦病证,如遗精、阳痿、癃闭、尿频、尿急、遗尿、功能性子宫出血等。

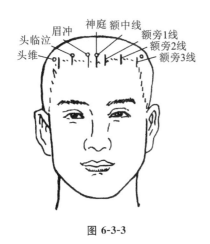

图 6-3-3

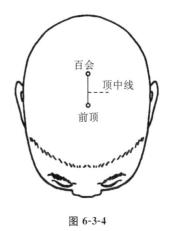

图 6-3-4

（二）顶区

1. 顶中线（MS5）

【定位】 在头顶部，位于前后正中线上，自督脉百会穴向前1.5寸至前顶穴的连线，属督脉（图6-3-4）。

【主治】 腰腿足病证，如瘫痪、麻木、疼痛，以及小儿遗尿、尿频、脱肛、胃下垂、子宫脱垂、眩晕、头顶痛等。

2. 顶颞前斜线（MS6）（运动区）

【定位】 在头侧面，自头顶至头颞部，自督脉前神聪穴（百会穴前1寸）至胆经悬厘穴（头维与曲鬓弧形连线的上3/4与下1/4交点处）的连线。该线贯穿督脉、足太阳膀胱经、足少阳胆经（图6-3-5）。

【主治】 运动功能障碍病证如瘫痪等。全线分5等份，上1/5治疗下肢瘫痪；中2/5治疗上肢瘫痪；下2/5治疗中枢性面瘫、运动性失语、流涎、脑动脉硬化等。

3. 顶颞后斜线（MS7）（感觉区）

【定位】 位于顶颞前斜线后1寸，并与之平行，即在头侧面，自头顶督脉百会穴（前发际上5寸）至颞部胆经曲鬓穴（鬓角发际后缘平耳尖处）的连线。该线贯穿督脉、足太阳膀胱经、足少阳胆经（图6-3-5）。

【主治】 感觉功能障碍病证，如疼痛、麻木、瘙痒等。全线分5等份，上1/5治疗下肢感觉异常；中2/5治疗上肢感觉异常；下2/5治疗头面部感觉异常。

4. 顶旁1线（MS8）

【定位】 在头顶部，顶中线旁开1.5寸，从膀胱经通天穴向后引一直线，长1.5寸，即通天穴（前发际正中直上4寸，旁开1.5寸）至络却穴（前发际正中直上5.5寸，旁开1.5寸）的连线，属足太阳膀胱经

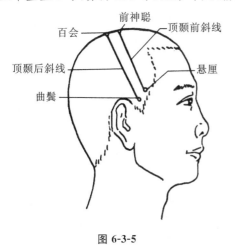

图 6-3-5

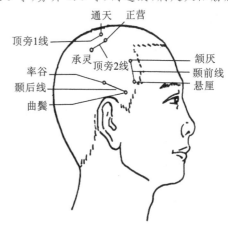

图 6-3-6

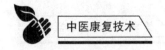
（图 6-3-6）。

【主治】 腰腿足病证，如下肢瘫痪、麻木、疼痛等。

5. 顶旁 2 线（MS9）

【定位】 在头顶部，位于顶旁 1 线外侧 0.75 寸，即顶中线旁开 2.25 寸，从胆经正营穴向后引一直线，长 1.5 寸，即正营穴（当前发际上 2.5 寸，头正中线旁开 2.25 寸）至承灵穴（当前发际上 4 寸，头正中线旁开 2.25 寸）的连线，属足少阳胆经（图 6-3-6）。

【主治】 肩臂手病证，如上肢瘫痪、麻木、疼痛等。

（三）颞区

1. 颞前线（MS10）

【定位】 在头颞部，自胆经颔厌穴（头维与曲鬓弧形连线的上四分之一与下四分之三交点处）至悬厘穴的连线，属足少阳胆经（图 6-3-6）。

【主治】 偏头痛、运动性失语、周围性面瘫和口腔疾病等。

2. 颞后线（MS11）（晕听区）

【定位】 在头颞部，自胆经率谷穴（耳尖直上入发际 1.5 寸）向下至曲鬓穴的连线，属足少阳胆经（图 6-3-6）。

【主治】 偏头痛、眩晕、耳鸣、耳聋等。

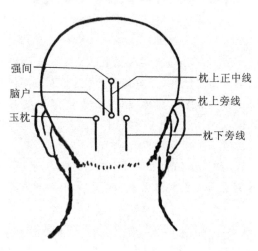

图 6-3-7

（四）枕区

1. 枕上正中线（MS12）

【定位】 在头枕部，自督脉强间穴（后发际正中直上 4 寸）至脑户穴（后发际正中直上 2.5 寸）之间长 1.5 寸，属督脉（图 6-3-7）。

【主治】 眼病、腰脊病等。

2. 枕上旁线（MS13）

【定位】 在头枕部，旁开枕上正中线 0.5 寸，与之平行，即由督脉脑户穴旁开 0.5 寸起，向上引一直线，长 1.5 寸，属足太阳膀胱经（图 6-3-7）。

【主治】 皮层性视力障碍、白内障、近视眼、腰脊病等。

3. 枕下旁线（MS14）

【定位】 在头枕部，为枕外粗隆下方两侧 2 寸长的垂直线。即自膀胱经玉枕（后发际正中直上 2.5 寸，旁开 1.3 寸，平枕外隆凸上缘的凹陷处）至天柱穴（后发际正中直上 0.5 寸，旁开 1.3 寸，斜方肌外缘之后发际凹陷处）连线，属足太阳膀胱经（图 6-3-7）。

【主治】 小脑疾病引起的平衡障碍症状，后头痛，腰脊两侧痛等。

二、焦顺发头皮针穴名体系介绍

山西运城头皮针研究所的中医师焦顺发根据大脑皮层的功能定位在头皮投影，拟定 14 个头皮针刺激区，疗效肯定。在取穴之前，首先要明确前后正中线和眉枕线两条标定线的部位。

（一）标定线

1. 前后正中线 眉间和枕外粗隆顶点下缘连线（图 6-3-8）。

2. 眉枕线 眉中点上缘和枕外粗隆顶点的头侧面连线（图 6-3-8）。

（二）头皮针刺激区

1. 运动区

【定位】 上点在前后正中线的中点向后移 0.5 cm 处，下点在眉枕线和鬓角发际前缘相交处，上下两点的连线即为运动区。相当于大脑皮层中央前回在头皮上的投影。若鬓角不明显者，可从颧弓中点

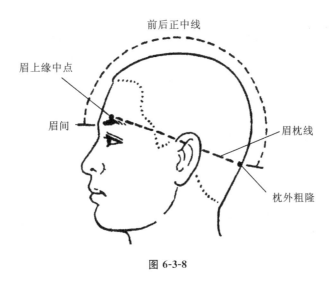

图 6-3-8

向上引一垂直线,将此线与眉枕线交点前 0.5 cm 处作为点(图 6-3-9)。

【主治】 运动区上 1/5 为下肢、躯干运动区,主治对侧下肢及躯干部瘫痪;运动区中 2/5 为上肢运动区,主治对侧上肢瘫痪;运动区下 2/5 为面部运动区,亦称言语一区,主治对侧中枢性面瘫、运动性失语、流涎。

2. 感觉区

【定位】 自运动区后移 1.5 cm 的平行线,即为感觉区(图 6-3-9)。相当于大脑皮层中央后回在头皮上的投影。

【主治】 感觉区上 1/5 为下肢、头、躯干感觉区,治疗对侧腰腿疼痛、麻木、感觉异常,后头部、颈项部疼痛;感觉区中 2/5 为上肢感觉区,治疗对侧上肢疼痛、麻木、感觉异常;感觉区下 2/5 为面感觉区,治疗对侧面部麻木、疼痛、偏头痛。

3. 舞蹈震颤控制区

【定位】 自运动区向前移 1.5 cm 的平行线即为本区(图 6-3-9)。

【主治】 舞蹈病、震颤麻痹。(一侧病变针对侧,两侧病变针双侧)。

4. 晕听区

【定位】 从耳尖直上 1.5 cm 处,向前及向后各引 2 cm 的水平线,共长 4 cm,即为本区(图 6-3-9)。

【主治】 眩晕、耳鸣、听力减退。

5. 运动区

【定位】 从顶骨结节起分别引一垂线和与线夹角为 40°的前后两线,长度均为 3 cm(图 6-3-9)。

【主治】 失用症。

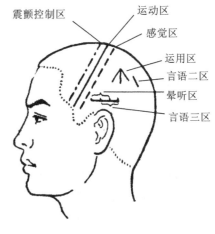

图 6-3-9

6. 言语二区

【定位】 从顶骨结节后下方 2 cm 处,向后引一平行于前后正中线的 3 cm 长的直线(图 6-3-9)。

【主治】 命名性失语。

7. 言语三区

【定位】 从晕听区中点向后引 4 cm 长的水平线(图 6-3-9)。

【主治】 感觉性失语。

8. 足运感区

【定位】 在前后正中线的中点旁开左右各 1 cm,分别向后引平行于中线的 3 cm 长的直线(图

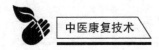

6-3-10)。

【主治】 对侧下肢疼痛、麻木、瘫痪,急性腰扭伤,夜尿,皮质性多尿,子宫下垂等。

9. 视区

【定位】 从枕外粗隆顶端旁开1 cm处,向上引平行于前后正中线的4 cm的垂直线(图6-3-10)。

【主治】 皮层性视力障碍。

10. 平衡区

【定位】 从枕外粗隆顶端旁开3.5 cm处,向下引平行于前后正中线的4 cm的垂直线(图6-3-10)。

【主治】 小脑损害引起的平衡障碍。

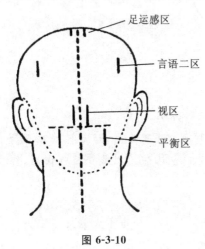

图 6-3-10

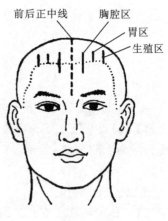

图 6-3-11

11. 胃区

【定位】 从瞳孔直上的发际处向上引平行于前后正中线的2 cm长的直线(图6-3-11)。

【主治】 胃痛及上腹不适。

12. 胸腔区

【定位】 在胃区与前后正中线之间,从发际向上下各引2 cm长的平行于前后正中线的直线(图6-3-11)。

【主治】 支气管哮喘,胸闷、胸痛、心悸等胸部不适的病症。

13. 生殖区

【定位】 从额角处向上引平行于前后正中线的2 cm长的直线(图6-3-11)。

【主治】 功能性子宫出血、盆腔炎、子宫脱垂等。

14. 血管舒缩区

【定位】 舞蹈震颤控制区向前移1.5 cm的平行线。

【主治】 皮层性水肿、高血压等。

 能力训练与达标检测

一、基本任务

按照头皮针疗法技术操作规范,学生互为模特,相互实施头皮针操作。

第一步:教师示教,学生观摩。

第二步:学生学做,教师指导。

头皮针疗法技术操作流程

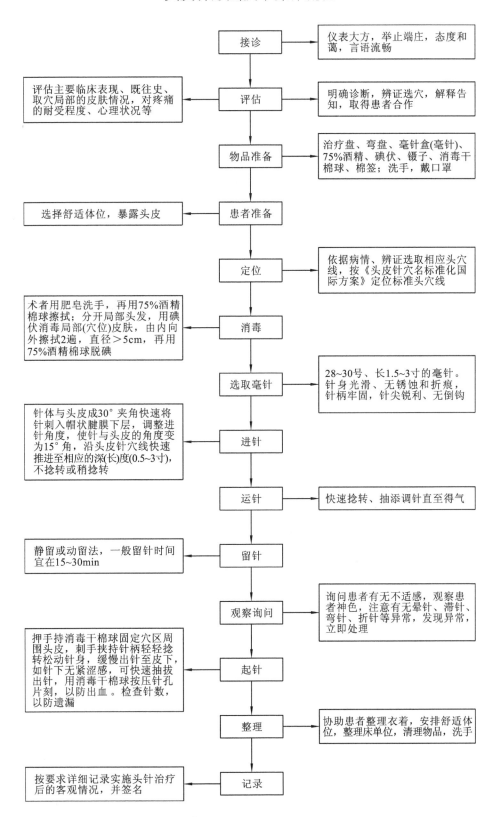

接诊 → 仪表大方，举止端庄，态度和蔼，言语流畅

评估主要临床表现、既往史、取穴局部的皮肤情况，对疼痛的耐受程度、心理状况等 ← 评估 → 明确诊断，辨证选穴，解释告知，取得患者合作

物品准备 → 治疗盘、弯盘、毫针盒(毫针)、75%酒精、碘伏、镊子、消毒干棉球、棉签；洗手，戴口罩

选择舒适体位，暴露头皮 ← 患者准备

定位 → 依据病情、辨证选取相应头穴线，按《头皮针穴名标准化国际方案》定位标准头穴线

术者用肥皂洗手，再用75%酒精棉球擦拭；分开局部头发，用碘伏消毒局部(穴位)皮肤，由内向外擦拭2遍，直径＞5cm，再用75%酒精棉球脱碘 ← 消毒

选取毫针 → 28~30号、长1.5~3寸的毫针。针身光滑、无锈蚀和折痕，针柄牢固，针尖锐利、无倒钩

针体与头皮成30°夹角快速将针刺入帽状腱膜下层，调整进针角度，使针与头皮的角度变为15°角，沿头皮针穴线快速推进至相应的深(长)度(0.5~3寸)，不捻转或稍捻转 ← 进针

运针 → 快速捻转、抽添调针直至得气

静留或动留法，一般留针时间宜在15~30min ← 留针

观察询问 → 询问患者有无不适感，观察患者神色，注意有无晕针、滞针、弯针、折针等异常，发现异常，立即处理

押手持消毒干棉球固定穴区周围头皮，刺手挟持针柄轻轻捻转松动针身，缓慢出针至皮下，如针下无紧涩感，可快速抽拔出针，用消毒干棉球按压针孔片刻，以防出血。检查针数，以防遗漏 ← 起针

整理 → 协助患者整理衣着，安排舒适体位，整理床单位，清理物品，洗手

按要求详细记录实施头针治疗后的客观情况，并签名 ← 记录

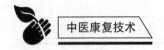

二、拓展任务

针对临床情境,剖析案例,使用头皮针疗法为脑卒中患者康复。

程 序	步 骤	要 点 说 明
资讯评估 明确诊断 辨清证候	1.诊断	脑卒中-脑血栓形成;高血压病Ⅲ期
	诊断依据	①患者多为中老年,多有高血压病及动脉粥样硬化。 ②发病前可有 TIA 前驱症状如肢体麻木、无力等。 ③安静休息时发病较多,常在睡醒后出现症状。 ④症状多在几小时或更长时间内逐渐加重。多数患者意识清楚,而偏瘫、失语等神经系统局灶体征明显。 ⑤CT 检查早期多正常,24~48 h 后出现低密度灶。颅脑 MRI 可显示早期缺血性梗死,对小脑及脑干梗死检出率较高
	2.辨证	风痰蒙窍,瘀阻经络
	辨证分析	素体阴虚阳亢,日久则肝阳化风,风动则血随气逆,肝风夹痰,横窜经络,血脉瘀阻,瘀阻脑络,蒙蔽清窍,则肢体不遂,言语不清
	3.评估	主要临床表现、既往史、针刺部位皮肤情况、对疼痛耐受程度、心理状况等
计划决策 立法组方	4.治法	平肝潜阳,活血通络
	5.处方	主穴:顶颞前斜线(患肢对侧)。 配穴:顶中线,顶旁 1 线,顶旁 2 线。 加减:失语加颞前线
实施针刺	6.准备	
	选择体位	取坐位或卧位
	准备物品	治疗盘、弯盘、毫针盒、75%酒精、镊子、消毒干棉球、棉签、屏风等
	定头穴线	自头顶至头颞部,督脉前神聪至胆经悬厘穴的连线定位顶颞前斜线。 前后正中线上,百会穴至前顶穴的连线定位顶中线。 顶中线外侧 1.5 寸,通天穴至络却穴的连线定位顶旁 1 线。 顶旁 1 线外侧 0.75 寸,即顶中线旁开 2.25 寸,正营穴至承灵穴的连线定位顶旁 2 线。 头颞部,自胆经颔厌穴至悬厘穴的连线定位颞前线
	消毒	针具、医者手指、所选头穴线均需严格消毒
	7.操作	
	持针	使用 1 寸毫针时,用拇指、食指两指末节指腹捏持针柄法;使用 1.5 寸及以上毫针时,用拇指、食指两指捏一消毒棉球裹针身近针尖的末端部分夹持针身
	进针	首先要暴露头皮,分开局部头发,以免刺入发囊而引起疼痛。左手固定头穴线周围皮肤,右手持针,针与头皮成 30°夹角快速将针刺入头皮下,当针尖达到帽状腱膜下层时,指下感到阻力减小,然后调整进针角度,使针与头皮平行沿头皮针穴(不捻转或稍捻转)快速推进至相应的深(长)度
	运针	快速捻转手法(以拇指掌面和食指桡侧面挟持针柄,以食指的掌指关节快速连续屈伸,使针身左右旋转,捻转速度为每分钟 200 次左右,进针后持续捻转 2~3 min)。亦可使用电针代替手捻针

程　序	步　骤	要点说明
实施针刺	留针	长时间动留针法,每 5～10 min 运针 1 次
	8.观察询问	观察患者的神色,询问患者的感觉,注意患者的反应
	时限疗程	一般可留针 1 h,每日 1 次,10 次 1 个疗程,疗程间隔 3 天,再行第 2 疗程
	起针	右手挟持针柄轻轻捻转松动针身,左手固定穴区周围头皮,如针下无紧涩感,可快速抽拔出针。出针后需用消毒干棉球按压针孔片刻,以防出血
	结束	协助患者整理衣着,安排舒适体位,整理床单位,清理用物,核查针数,防止遗漏,做好记录
总　结	9.注意	①治疗前必须明确诊断,辨明证候。 脑卒中又名中风、脑血管意外,是一种急性起病,由于脑局部血液循环障碍所导致的神经功能缺损综合征,症状持续时间至少 24 h。但仅仅只有几分钟或数小时的症状(TIA)也应引起高度重视。脑卒中引起的局灶性症状和体征,与受累脑血管的血供区域一致。脑卒中通常分为缺血性脑卒中和出血性脑卒中两大类。缺血性脑卒中包括:a.短暂性脑缺血发作(简称 TIA,又叫小脑卒中或一过性脑缺血发作);b.脑梗死包括脑血栓形成、脑栓塞和腔隙性脑梗死。 出血性脑卒中包括:a.脑出血;b.蛛网膜下腔出血。 a.脑栓塞的诊断依据:患者多为青壮年,有心脏病或有明显的动脉粥样硬化(栓子来源);多在活动中突然发病,数秒至数分钟达高峰;突然偏瘫,一过性意识障碍可伴有抽搐发作或有其他部位栓塞,具有明显的神经系统局限体征;对临床症状像脑栓塞又无心脏病患者,应注意查找非心源性栓子来源,以明确诊断;心电图应作为常规检查,头颅 CT 扫描在发病 24～48 h 后可见低密度梗死灶,MRI 能更早发现梗死灶,对脑干及小脑扫描明显优于 CT。 b.腔隙性梗死的诊断依据:患者多为中老年人,常伴高血压;起病突然,急性发病,多在白天活动中发病;临床表现多样,症状较轻,体征单一,预后好;无头痛、呕吐、意识障碍及高级神经功能障碍;头颅 CT/MRI 有助于诊断。 c.脑出血的诊断依据:多见于中年以上,男性略多,伴有高血压史者;多有情绪激动、劳累、饮酒、用力排便等诱因;突然起病,进展迅速,有不同程度的意识障碍及头痛、呕吐等颅内压增高症状,有偏瘫、失语等脑局灶体征;小量出血与脑梗死相似,重症脑梗死可出现明显高颅内压症状甚至脑疝,又与脑出血难以鉴别,需靠 CT 以协助诊断;腰穿脑脊液检查多含血且压力较高。 d.蛛网膜下腔出血的诊断依据:起病多急骤,有突然剧烈头痛、恶心呕吐,脑膜刺激征阳性的患者,应高度怀疑本病;脑脊液呈均匀一致血性,压力增高,基本上可诊断;眼底检查发现玻璃体膜下出血有助诊断;多数意识清楚,但可有嗜睡,精神症状重者亦可迅速昏迷,多无神经系局限体征,但可有一侧动眼神经麻痹,偶有肢体轻瘫;如诊断可疑,可做 CT 或腰穿检查脑脊液以助确诊。 ②对初次接受针刺者,要做好解释工作,解除恐惧心理。 ③针刺过程中,医者应随时注意观察患者的神色,询问患者的感觉。患者一有不适,及早采取处理措施。 ④因头部有毛发,故必须严格消毒,以防感染。进针时避开毛囊、疤痕处。 ⑤严格把握头皮针进针角度,正确运用快速捻转运针方法

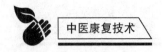

续表

程　序	步　骤	要　点　说　明
总　结	10.指导	了解脑卒中的预防保健知识与方法,给予患者康复指导。 　　脑卒中是严重威胁人类生命及影响生活质量的疾病,具有高发病率和复发率、高死亡率、高致残率等特点,是目前人类疾病死亡的三大原因之一,其幸存者中近75％遗留以偏瘫为主的功能障碍。因此,脑卒中筛查与防治工作是我国一项重大的国民健康干预工程。2009年6月,"卫生部脑卒中筛查与防治工程"正式启动。 　　①脑卒中的一级预防是指疾病发生前的预防,即通过早期改变不健康的生活行为,积极主动地控制各种致病的危险因素,从而达到使脑血管病不发生(或推迟发病年龄)的目的。所谓二级预防是针对已经有脑卒中症状或已发生卒中后的患者而言的,这些人需要预防再次发生脑卒中。此时除了继续控制各种危险因素外,还需根据卒中发生的不同原因预防再发。 　　②临床实践表明,早期康复有助于改善脑卒中患者受损的功能,减少残疾程度,提高其生活质量。通常主张在生命体征稳定48 h后,原发神经病学疾患无加重或有改善的情况下开始进行康复,如定时翻身、关节的被动活动及良肢位的摆放等。早期康复可以让90％脑卒中患者恢复大部分机能,可以生活自理及恢复步行能力。如果早期不注意卧床瘫痪肢体的位置,就会出现痉挛,影响功能恢复。脑出血患者脑水肿程度相对较重,一般主张发病后1～2周,病情稳定后开始康复。 　　③脑卒中患者急性期如因脑出血引起有昏迷、血压过高时,暂不宜用头皮针治疗,须待血压和病情稳定后方可做头皮针治疗。如因脑血栓形成引起偏瘫者,宜及早采用头皮针治疗。 　　④脑卒中患者应采用综合康复治疗,即在采取头皮针等传统康复治疗的同时,配合PT、OT、ST等现代康复训练措施,从而提高疗效

知识达标检测

一、单项选择题

1. 头穴线"顶颞前斜线"的定位是(　　)。
A. 自前神聪穴至悬厘穴连线
B. 自百会穴至曲鬓穴连线
C. 自额厌穴至悬厘穴连线
D. 自率谷穴至曲鬓穴连线
E. 自强间穴至脑户穴连线

2. 以治疗神志病为主的头穴线是(　　)。
A. 顶中线　　　B. 额中线　　　C. 额旁1线　　　D. 额旁2线　　　E. 枕上正中线

3. 头皮针最擅长治疗(　　)。
A. 脑源性疾病
B. 疼痛性疾病
C. 免疫功能失调
D. 麻木性疾病
E. 神经病证

4. 主治小脑疾病引起的平衡障碍症状,后头痛等头皮针穴线是(　　)。
A. 顶颞后斜线　　B. 顶旁1线　　C. 枕下旁线　　　D. 颞前线　　　E. 枕上正中线

5. 主治脾、胃、肝、胆等中焦病证的头皮针穴线是(　　)。
A. 额旁3线　　　B. 顶中线　　　C. 顶颞前斜线　　D. 枕上正中线　　E. 额旁2线

6. 头皮针的针刺的头皮层次是(　　)。
A. 帽状腱膜下层　B. 颅骨膜层　　C. 头表皮层　　　D. 头皮下层　　　E. 帽状腱膜层

7. 头皮针的捻转速度要求每分钟达（　　　）左右。

A. 50 次　　　B. 100 次　　　C. 150 次　　　D. 200 次　　　E. 250 次

8. 归属足少阳经的刺激线是（　　　）。

A. 额旁 1 线　　B. 顶中线　　　C. 顶旁 2 线　　D. 枕上正中线　　E. 额中线

9. 归属足太阳经的刺激线是（　　　）。

A. 额旁一线　　B. 顶中线　　　C. 顶旁二线　　D. 枕上正中线　　E. 额中线

10. 胸部疾病可选用（　　　）。

A. 额中线　　　B. 额旁 1 线　　C. 额旁 2 线　　D. 额旁 3 线　　E. 顶中线

二、多项选择题

1. 治疗中风偏瘫常选用的头穴线是（　　　）。

A. 顶颞前斜线　　B. 额中线　　　C. 顶中线　　　D. 顶旁 1 线　　E. 顶旁 2 线

2. 可以治疗腰腿瘫痪、疼痛、麻木的是（　　　）。

A. 顶中线　　　B. 顶颞前斜线　　C. 顶颞后斜线　　D. 顶旁 1 线　　E. 顶旁 2 线

3. 下列头皮针操作正确的是（　　　）。

A. 针尖与头皮 30°夹角进针　　　　　　　B. 针尖与头皮 15°夹角进针

C. 深度应达到帽状腱膜层　　　　　　　　D. 深度应达到帽状腱膜下层

E. 可以提插捻转行针

4. 不可以采用头皮针治疗的是（　　　）。

A. 中风后遗症　　　　　　　B. 小儿脑瘫　　　　　　　C. 高热

D. 心力衰竭　　　　　　　　E. 小儿囟门未闭合者

5. 下列属于足太阳膀胱经的头穴线是（　　　）。

A. 额旁 1 线　　B. 顶旁 1 线　　C. 顶旁 2 线　　D. 枕上旁线　　E. 枕下旁线

参考答案

一、单项选择题

1. A　　2. B　　3. A　　4. C　　5. E　　6. A　　7. D　　8. C　　9. A　　10. B

二、多项选择题

1. ACDE　　2. AD　　3. AD　　4. CDE　　5. ABDE

（黄岩松　范秀英）

任务三　使用推拿手法为颈椎病患者康复

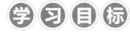

能力目标

1. 运用脏腑经络腧穴理论知识和西医诊断基础知识，能够对患者做出初步诊断；通过辨证分析，辨清证候；根据辨证结果，确定治法；按照选穴原则，结合腧穴定位及主治，选穴组方。

2. 运用推拿疗法相关知识，按照推拿手法技术操作规范为颈椎病患者康复。

知识目标

1. 掌握成人推拿手法的技术操作知识及意外情况的预防、处理措施。

2. 熟悉推拿手法的基本要求。

3. 掌握推拿手法分类、作用、适应证及注意事项。

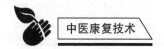

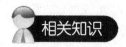

基本情况:患者李某,女,46岁,教师。2011年9月29日就诊。

主诉:颈肩部酸痛伴左上肢麻木半年,加重20天。

现病史:患者于半年前无明显诱因出现颈部僵硬疼痛,刺痛,固定不移,双肩酸痛不适,伴左上肢麻木。20天前左上肢麻木加重,服用活血化瘀药物(具体不详),无明显缓解,遂来急诊。

入院查体:神清,生命体征平稳,心肺腹查体未见异常。颈部活动度受限,双肩部肌肉紧张,头偏向右侧,左上肢外侧麻木,左手拇指和食指感觉减退。双手及双上肢肌力正常,上肢腱反射减弱。$C_4 \sim C_7$明显压痛,按压时左上肢麻木加重,臂丛牵拉试验阳性,压顶试验阳性。舌质紫暗,苔白,脉弦细。

辅助检查结果:X线片示:颈椎椎体曲度变直,C_5、C_6椎体旋转体位,椎体前缘骨质增生,$C_6 \sim C_7$椎间隙狭窄,$C_5 \sim C_7$椎间孔变窄。

假如你是康复治疗师,请完成以下任务。

基本任务:按照推拿疗法技术操作规范,实施推拿操作。

拓展任务:针对临床情境,运用诊断学基础知识,做出初步临床诊断;运用脏腑经络腧穴理论知识,辨证归经;按照选穴原则,结合腧穴定位及主治,选穴组方;使用推拿疗法为患者康复。

相关知识

成人推拿手法

一、推拿手法的基本要求

推拿手法是指医者用手或肢体其他部位,按照特定的技巧和规范化的动作施术于患者身体,从而达到防病、治病或保健目的的方法。推拿疗效的好坏与手法的熟练程度、功力深浅及是否恰当选择、灵活运用有直接的关系。因此,只有通过长期临床实践,熟练掌握规范的手法操作要领,才能极尽手法运用之精髓,正如《医宗金鉴》所说:"一旦临证,机触于外,巧生于内,手随心转,法从手出。"熟练的手法应具备持久、有力、均匀、柔和的特点,从而达到深透的基本技术要求。

(一)持久

持久,一是指手法操作时,要持续运用一定时间,保持动作和力量的连贯性,不能断断续续;二是指在某一具体部位手法操作时,应维持一定时间,使该部位产生感应(得气),切勿不停地移动操作部位,从而保证手法对人体能起到调整身体机能、防病治病的作用。

(二)有力

有力是推拿手法的最基本要求,它包括手法直接作用于受术者体表的力和维持手法所需的力两个方面。在操作过程中,手法必须具有一定的刺激量才能使病变部位产生治疗效应,而要完成这一任务就需要通过"力"来实现。但需要注意的是,这种力量是技巧之力而不是蛮力和暴力,初学者往往会出现要么力量过大,要么力量不够的情况。力量过大者要注意使用巧力,力量不够者可以通过指卧撑或手指抓握等方法练习指力,只有大幅度提高手指的力量,才能熟练运用手法,避免手指的劳累和体力的过度消耗。同时要注意正确的施术姿势,正确的施术姿势有时既可以起到事半功倍的效果又可以保护施术者,比如掌按时可以脚后跟踮起,利用全身的重量。

(三)均匀

手法操作时用力的轻重、速度的快慢、动作摆动的幅度都必须保持相对的平稳性和节奏性,不能时快时慢,用力不能时轻时重。根据不同部位选择相应的力量,通过节律性的良性刺激,从而达到舒适、良好的效果。

（四）柔和

柔和即轻而不浮,重而不滞。柔和不是柔软无力,而是不要用滞劲蛮力或使用突发性暴力。手法操作前首先要询问受术者对力量的承受力,操作时动作要轻柔灵活,变换手法时要自然协调,达到轻而不浮,重而不滞,刚柔相济。治疗疼痛部位时,力量由轻到重,先周围后痛点,如果是慢性疼痛则可加大力量刺激痛点,可选用弹拨、拨揉等手法。

（五）深透

在手法治疗过程中,患者对手法刺激的感应和手法对机体的治疗效应,要求手法克服各种阻力后作用于体表,使力透皮入内,直达组织深层甚至脏腑,同时避免对正常组织造成损伤。

总之,持久、有力、均匀、柔和、深透是密切相关的。有力是手法最基本条件,持续运用的手法可以降低肌张力,加快新陈代谢,促进炎症介质的分解和排泄。均匀、柔和的手法更有利于治疗效应深透、持久,从而达到良好的治疗效果。据研究:手法操作时间的长短对疗效有一定影响,时间过短,持续刺激的治疗量不够,往往达不到治疗目的;时间过长,患者机体局部可产生耐受性,其治疗效果并不呈正相关,同时容易造成受术者局部组织损伤。因此,手法操作时强调吸定施术部位,力量集中并维持足够的治疗时间。手法操作时间要根据患者的病情、病变部位、身体状况、所用手法的特点等灵活掌握,单次治疗时间一般不超过 15～25 min,对病变部位广泛、久病患者可适当延长。一般以 10～15 天为 1 个疗程,疗程间宜休息 2～3 天,再进行下一阶段的治疗。

二、成人推拿手法的分类

（一）单式手法与复式手法

推拿手法按其所含动作成分分为单式手法与复式手法。以一种动作成分为基本结构单元的手法为推拿基本手法,即单式手法。它是构成复合手法的基本成分,是临床运用推拿防病治病最常用的手法。将两种或两种以上单式手法动作结合运用的推拿方法称为复式推拿手法,如推揉法、推摩法、按揉法、拿揉法、点揉法、搓揉法、掐揉法、捏拿法、牵抖法、提捏搓捻法等。

（二）摆动类、摩擦类、挤压类、振动类、叩击类、运动关节类手法

推拿手法按其动作形态分为摆动类、摩擦类、挤压类、振动类、叩击类、运动关节类等六类。

1. 摆动类 以指或掌、腕关节作有规律的协调的连续摆动,使之产生一定的功力持续作用于机体的方法,称为摆动类手法。本类手法包括一指禅推法、㨰法、揉法等。

2. 摩擦类 以掌、指或肘贴附在体表作直线或环旋移动的方法,称为摩擦类手法。本类手法包括摩法、擦法、推法、搓法、抹法等。

3. 挤压类 用指、掌或肢体的其他部分重复按压或对称性挤压体表的方法,称为挤压类手法。本类手法包括按法、点法、掐法、拿法、捏法、捻法、拨法等。

4. 振动类 以较高频率的节律性震颤,轻重交替地持续作用于人体的手法,称为振动类手法。本类手法包括抖法、振法等。

5. 叩击类 用手指、手掌、掌侧面、拳背或桑枝棒叩打体表的方法,称为叩击类手法。本类手法包括拍法、击法、叩法、弹法等。

6. 运动关节类 对关节做被动性活动的一类手法,称为运动关节类手法。本类手法包括摇法、背法、扳法、拔伸法等。

（三）松动类、兴奋类和镇静类手法

推拿手法根据其治疗作用及特点,分为松动类、兴奋类和镇静类。

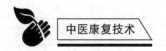

1．松动类手法　治疗关节活动障碍，如僵硬、关节疼痛、可逆的关节活动受限的一类手法，包括抖法、摇法、擦法、拔法、拿法、揉法、搓法、滚法。

2．兴奋类手法　施加于关节、肌腱、肌群，以促进虚弱的神经、肌肉，促进其功能恢复的一类手法，包括拍法、捏法、推法、拨法。

3．镇静类手法　施加于关节、肌腱、肌群，以抑制亢进的神经、肌肉，促进其功能恢复的一类手法，包括摩法、按法、点法、抹法、理法。

三、常用成人推拿手法

（一）一指禅推法

以拇指指端、罗纹面或偏峰着力于一定部位或穴位上，通过前臂的旋转和腕部摆动，带动拇指指间关节作屈伸活动，使产生的功力持续不断地作用于治疗部位的方法，称为一指禅推法（图 6-3-12）。

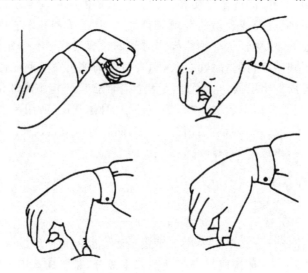

图 6-3-12

1．操作方法

（1）一指禅指端推法　以拇指指端着力于治疗部位，通过指间关节的屈伸和腕关节的摆动，使产生的力持续地作用在治疗部位上。

（2）一指禅偏峰推法　以拇指的桡侧偏峰着力于治疗部位，通过指间关节的屈伸和腕关节的摆动，使产生的力持续地作用在治疗部位上。

（3）一指禅罗纹面推法　用拇指的罗纹面着力于治疗部位，通过指间关节的屈伸和腕关节的摆动，使产生的力持续地作用在治疗部位上。

（4）一指禅屈指推法　又称跪推法，将拇指屈曲，指端顶于食指桡侧缘，或以罗纹面压在食指的第二节指背上，余指握拳，以拇指间关节桡侧或背侧着力于施术部位或穴位上，通过腕关节的摆动，使产生的力持续地作用在治疗部位上。

2．手法要领　拇指伸直，余指的掌指关节和指间关节自然屈曲，以拇指端或偏峰或罗纹面着力于体表施术部位或穴位上，或拇指屈曲，拇指指间关节桡侧或背侧着力于施术部位或穴位上。沉肩、垂肘、悬腕，前臂主动运动，带动腕关节有节律地摆动，使所产生的功力通过指端或罗纹面轻重交替，持续不断地作用于施术部位或穴位上，手法频率为每分钟 120～160 次。一指禅推法的动作要领可以用"沉肩，垂肘，悬腕，掌虚，指实"十字要诀加以概括。

3．注意事项

（1）手握空拳，拇指自然伸直盖住拳眼，使拇指位于食指第二节处。

（2）"沉肩，垂肘，悬腕，掌虚，指实"。"沉肩"即肩部自然放松，不要耸肩；"垂肘"即肘部自然下垂、放松,使肘尖处于最低点,肘尖距胸壁约 3 个拳头为宜;"悬腕"即腕关节自然垂曲、放松,腕关节悬曲以接近 90°为宜,不可将腕关节用力屈曲;"掌虚"即半握拳,拇指和其余四指及手掌都要放松,不能挺劲;"指实"即拇指的着力部位,在操作时要吸定一点,不能来回摩擦或离开治疗部位。总之,一指禅推法的整个动作都贯穿一个"松"字,只有肩、肘、腕、掌、指各部放松,才能使功力集中于拇指,做到蓄力于掌、发力于指、动作灵活、力量深沉、刚柔相济、柔和有力。

(3)紧推慢移。紧推是指拇指指间关节摆动的频率快,一般为每分钟 120～160 次;慢移是指从一个治疗点到另一个治疗点时应缓慢移动。

(4)压力、摆动的幅度和频率要均匀。

4. 临床应用　一指禅推法刺激量中等,属于平补平泻手法,接触面积较小,作用深透,具有舒经活络、调和营卫、行气活血、健脾和胃、调节脏腑等作用,适用于全身各部穴位,如头面部、颈项部、胸腹部、肩背部、腰骶部及四肢关节处,临床上常用于头痛、失眠、面瘫、高血压、胃脘痛、腹痛以及关节筋骨酸痛的康复治疗等。

(二)㨰法

用第五掌指关节背侧吸附于治疗部位上,以腕关节的屈伸动作与前臂的旋转运动相结合,使小鱼际与手背尺侧在体表作持续不断的来回滚动的方法称为㨰法(图 6-3-13)。

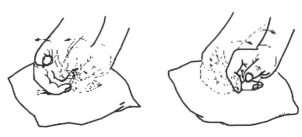

图 6-3-13

1. 操作方法

(1)小鱼际㨰法　用小鱼际及手背尺侧为着力部位,腕关节略屈向尺侧,进行往返㨰法操作。

(2)掌指关节㨰法　以第 2～5 掌指关节背侧为着力部位,腕关节略屈向尺侧,进行往返㨰法操作。

(3)拳㨰法　手呈半握拳状,以第 2～5 指第一节指背、掌指及指间关节背侧为着力部位,进行往返㨰法操作。

2. 手法要领

(1)上肢放松,肩关节自然下垂,肘关节自然屈曲。

(2)腕关节放松,手指自然弯曲,用第五掌指关节背侧为吸定点,肘部作为支点,自然屈曲 120°～140°。

(3)前臂主动摆动,带动腕关节屈伸和前臂内、外旋转运动,完成在体表连续不断的滚动,要求动作协调有节律性。

(4)频率为每分钟 120～160 次。

3. 注意事项　手法吸定的部位应紧贴于体表,不可拖动、摆动或跳动;手法的压力、频率和摆动幅度要均匀,尽可能增大腕关节的屈伸幅度,动作要协调而有规律。

4. 临床应用　㨰法为骨伤科、内科、妇科的常用手法,具有舒筋活血,滑利关节,缓解肌肉、韧带痉挛,增强肌肉、韧带活动能力,促进血液循环及消除肌肉疲劳等作用。该法适用颈项、肩背、腰臀、四肢等肌肉丰厚处,临床主要用于颈椎病、肩周炎、腰椎间盘突出、半身不遂、高血压、糖尿病、痛经、月经不调等病证的康复治疗,也是常用的保健推拿手法之一。

(三)揉法

用手指罗纹面、大鱼际、掌根、手掌或肘尖、前臂尺侧等着力,吸定于体表施术部位,作轻柔缓和的上下、左右或环旋动作,并带动该处皮下组织一起揉动的方法,称为揉法。根据操作时接触面的不同可分为掌揉(掌根揉法、全掌揉法和大鱼际揉)、指揉(拇指揉、中指揉、双指揉、三指揉)、肘揉、前臂尺侧揉。

1. 操作方法

(1)掌揉法

①大鱼际揉法　医者沉肩、垂肘、腕关节放松,呈微屈或水平状,大拇指内收,四指自然伸直,用大鱼际附着于治疗部位,稍用力下压。以肘关节为支点,前臂作主动摆动,带动腕部,使大鱼际在治疗部位上作轻柔缓和的上下、左右或环旋揉动,并带动该处皮下组织一起运动(图6-3-14)。

②掌根揉法　肘关节屈曲,腕关节放松略背伸,手指自然屈曲,用手掌掌根着力于治疗部位上,以肘关节为支点,前臂作主动摆动,带动腕及手掌连同前臂作小幅度的回旋揉动,并带动该处皮下组织一起运动(图6-3-15)。

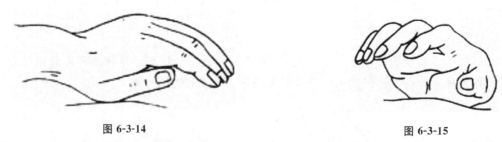

图 6-3-14　　　　　　　　　　　　　　　图 6-3-15

③全掌揉法　以整个手掌掌面着力于治疗部位上,作轻柔和缓的环旋揉动,并带动该处皮下组织一起运动的手法。操作术式同掌根揉法。

(2)指揉法　用手指罗纹面着力于治疗部位,作轻柔和缓的环旋揉动,并带动皮下组织一起运动的方法。用中指罗纹面着力的称为中指揉法;用食、中指罗纹面着力的称为双指揉法;用食指、中指、无名指三指罗纹面着力的称为三指揉法;用大拇指罗纹面着力的称为拇指揉法。中指、双指和三指揉法要求医者腕关节微屈,将手指罗纹面着力于治疗部位,以肘关节为支点,前臂作主动摆动,带动腕关节摆动,使手指罗纹面在治疗部位上作轻柔的小幅度的环旋揉动。拇指揉法是以拇指罗纹面着力于治疗部位,其余四指置于相应部位以支撑助力,腕关节微悬,拇指及前臂主动用力,使拇指罗纹面在治疗部位上作轻柔和缓的小幅度环旋揉动,并带动该处皮下组织一起运动(图6-3-16)。

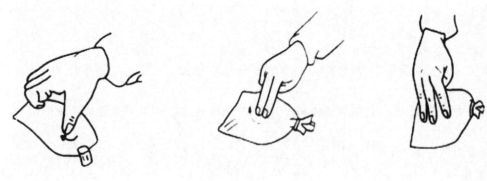

图 6-3-16

(3)肘揉、前臂尺侧揉　分别以肘尖和前臂尺侧为着力点,以肩关节和肘关节为支点,通过上臂主动运动带动肘和前臂,使其在治疗部位上作环旋揉动。

2. 动作要领

(1)动作要轻柔和缓、协调而有节律,频率为每分钟120～160次。

(2)往返移动时应在吸定的基础上进行,应遵循"螺旋式移动"和"紧揉慢移"的原则。

(3)指揉时腕关节保持一定的紧张度;大鱼际揉时前臂有推旋动作,腕部宜放松;掌根揉时腕关节略有背伸,松紧适宜。

3.注意事项 揉法应吸定于施术部位,带动皮下组织一起运动,不能在体表上有摩擦运动,操作时向下的压力不可过大。

4.临床应用 揉法轻柔和缓,刺激量小,具有消积导滞、宽胸理气、健脾和胃、疏通经络、活血祛瘀、消肿止痛等功效。适于全身各部位,临床上常用于胸闷胁痛、脘腹胀痛、消化不良、腹泻、便秘、胃肠痉挛、头痛、头晕、软组织损伤、颈椎病、落枕、腰痛、偏瘫等病证的康复治疗。

（四）摩法

以手指或掌贴附于体表施术部位,作有节律的环行或直线往返摩动的手法称为摩法。临床上分为指摩法和掌摩法。

1.操作方法

（1）指摩法 医者指掌部自然伸直,食指、中指、无名指和小指并拢,腕关节微屈,将食指、中指或无名指和小指末节指面附着于施术部位,沉肩、垂肘,以肘关节为支点,前臂作主动运动,使指面随从腕关节在体表作环旋或直线往返摩动(图6-3-17)。

（2）掌摩法 医者手掌自然伸直,腕关节微背伸,将手掌平放于体表施术部位或穴位,以掌心或掌根部作为着力点,以肘关节为支点,前臂作主动运动,使手掌随腕关节连同前臂一起作环旋或直线往返摩动(图6-3-18)。

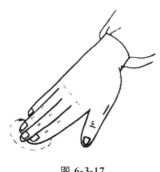

图 6-3-17

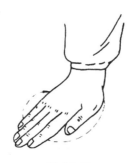

图 6-3-18

2.手法要领

（1）肩臂放松,肘关节微屈在 40°～60°之间。

（2）指摩时腕关节要保持一定的紧张度,掌摩时则腕部要放松。

（3）摩动的速度、压力宜均匀,动作要轻柔。一般指摩法操作时宜轻快,频率为每分钟 120 次左右,掌摩法操作宜稍重而缓,频率为每分钟 100 次左右。

（4）操作时指面或掌面要紧贴体表施术部位,作顺时针或逆时针方向摩动,根据病情的虚实来决定手法的摩动方向,"顺时针摩为补,逆时针摩为泻"。

3.注意事项 《圣济总录》:"摩法不宜急,不宜缓,不宜轻,不宜重,以中和之意取之。"

4.临床运用 摩法具有宽胸理气、消食导滞、疏通经络等作用。适用于全身各部,以腹部应用较多。临床上主要用于脘腹胀满、消化不良、泄泻、便秘、咳嗽、气喘、月经不调、痛经及外伤肿痛等病证的康复治疗。

（五）擦法

用指、掌贴附于体表施术部位,作较快速的直线往返运动,使之摩擦生热的方法,称为擦法。临床上分为指擦法、掌擦法、大鱼际擦法、小鱼际擦法。

1.操作方法 以食指、中指、无名指和小指罗纹面或手掌的小鱼际部、大鱼际部或全掌面,贴附于体表的治疗部位,腕关节伸直,使前臂与手掌近似相平。以肘或肩关节为支点,前臂或上臂作主动运动,使手的着力部分在体表作均匀的直线往返摩擦移动,使治疗部位产生一定的热量。用食指、中指、

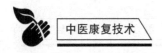

无名指和小指面着力的方法称为指擦法;用小鱼际着力的方法称为小鱼际擦法(图 6-3-19);用大鱼际着力的方法称为大鱼际擦法(图 6-3-20);用全掌面着力的方法称为掌擦法(图 6-3-21)。

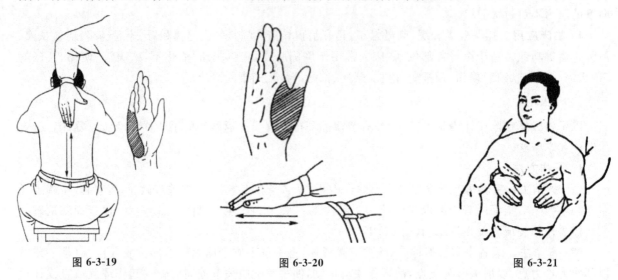

图 6-3-19   图 6-3-20   图 6-3-21

2. 动作要领

(1) 肩关节宜放松,肘关节宜自然下垂并内收。

(2) 操作时,着力部分要紧贴体表,压力要适度,须直线往返运行,往返的距离多数情况下应尽力拉长,而且动作要连续不断,有如拉锯状,摩擦频率一般为每分钟 100 次左右。

(3) 指擦法时应以肘关节为支点,前臂为动力源,擦动的往返距离宜小,属擦法中的特例。掌擦法、大鱼际擦法及小鱼际擦法均以肩关节为支点,上臂为动力源,擦动的往返距离宜大。

(4) 透热为度。

3. 注意事项

(1) 着力部分要紧贴皮肤,压力适度,不可过大,也不可过小。

(2) 擦动时运行的线路必须直线往返,不可歪斜。操作由慢到快,连续不断。

(3) 不可擦破皮肤。为保护皮肤,施术前可在局部涂抹适量润滑剂,既可防止破皮,又可使擦的热度深透,提高手法效应。

(4) 擦法操作完毕,不可再于所擦之处使用其他手法,以免造成破皮。

(5) 不可隔衣操作,须暴露施术部位皮肤。

4. 临床应用 擦法具有温经散寒、活血通络、化瘀止痛、宽胸理气、调理脾胃、温肾壮阳的作用,适用于全身各部,临床上常用于呼吸系统、消化系统及运动系统病证的康复治疗,如感冒、咳嗽、消化不良、软组织肿痛、风湿痹痛及阳痿、不孕等。

(六) 推法

推法是用指、掌、拳以及肘部着力于体表施术部位,作单方向的直线或弧形推动。成人推法以单方向直线推为主,又称平推法。根据操作部位的不同,临床上分为指推法、掌推法、拳推法、肘推法等。

1. 操作方法

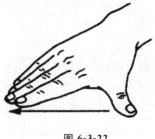

图 6-3-22

(1) 指推法 用拇指罗纹面着力,其余四指置于其前外方,分开助力,腕关节屈曲。拇指及腕部主动用力,向其食指方向呈短距离、单方向直线推进。在推进过程中,拇指罗纹面的着力部分应逐渐偏向桡侧,且随着拇指的推进腕关节逐渐伸直(图 6-3-22)。

(2) 掌推法 以掌根或大鱼际部着力于施术部位,腕关节略背伸,肘关节伸直。以肩关节为支点,上臂部主动施力,通过肘、前臂、腕,使掌根部向前方作单方向直线推进(图 6-3-23,图 6-3-24)。

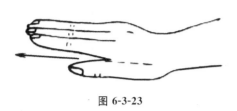

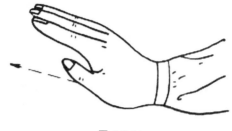

图 6-3-23   图 6-3-24

（3）拳推法 手握实拳,以食指、中指、无名指及小指四指的近侧指间关节的突起部着力于施术部位,腕关节挺劲伸直,肘关节略屈。以肘关节为支点,前臂主动施力,向前呈单方向直线推进(图 6-3-25)。

（4）肘推法 屈肘,以肘关节尺骨鹰嘴突起部着力于施术部位,另一侧手臂抬起,以掌部扶握屈肘侧拳顶以固定助力。以肩关节为支点,上臂部主动施力,作较缓慢的单方向直线推进(图 6-3-26)。

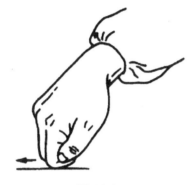

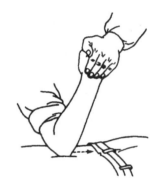

图 6-3-25   图 6-3-26

2. 手法要领

（1）着力部位要紧贴体表。

（2）推进的速度宜缓慢均匀,压力要平稳适中。

（3）单向直线推进。

（4）拳、肘推法宜顺肌纤维走行方向直线推进。

（5）拇指平推法推动的距离宜短,其他推法宜长。

3. 注意事项

（1）推进的速度不可过快,压力不可过重或过轻。

（2）不可推破皮肤。常在施术部位涂抹少许介质,使皮肤有一定的润滑度,既利于手法操作,又能防止推破皮肤。

（3）不可歪曲斜推。

4. 临床应用 推法具有祛风散寒、舒筋活络、消肿止痛、消积导滞等作用,适于全身各部。指推法适用于头面、颈项、手足部。掌推法适用于面积较大的部位,如腰背部、胸腹部及四肢部等。拳推法刺激较强,适用于腰背部及四肢部。肘推法刺激最强,适用于腰背脊柱两侧华佗夹脊。临床上常用于头痛、头晕、失眠、腰背僵硬、腰腿痛、软组织损伤、局部肿痛及食积、便秘、腹胀等病证的康复治疗。

推法操作方式与擦法有相似之外,都为直线运动,但平推法是单方向移动,对体表压力较大,推进速度也缓慢,不要求局部发热,其意在于推动气血运行。

（七）搓法

用双手掌面夹住肢体或以单手、双手掌面着力于施术部位,作交替搓动或往返搓动的方法,称为搓

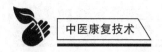

法。临床上有夹搓法和推搓法两种。

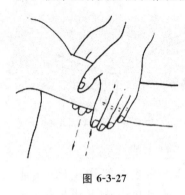

图 6-3-27

1. 操作方法

（1）夹搓法　以双手掌面夹住施术部位，以肘关节和肩关节为支点，前臂与上臂部主动施力，作相反方向的较快速搓动，并同时作上下往返移动（图 6-3-27）。

（2）推搓法　以单手或双手掌面着力于施术部位，以肘关节为支点，前臂部主动施力，作较快的推去拉回的搓动。

2. 手法要领

（1）操作时动作要协调、连贯。

（2）搓动的速度应快，而上下移动的速度宜慢。

（3）夹搓法双手用力要对称。

3. 注意事项　施力不可过重。夹搓时两手夹持不宜太紧，推搓时压力不可过大，以免造成手法呆滞。

4. 临床应用　搓法具有疏松肌筋、调和气血、解痉止痛及疏肝理气等功效。夹搓法适于四肢部、胁肋部；推搓法适于背腰部及下肢后侧。临床上常用于腰背痛、胸胁痛、四肢肌肉酸痛等病证的康复治疗。搓法刺激较为温和，常作为结束手法使用。

（八）抹法

用单手或双手拇指的罗纹面紧贴皮肤，作上下、左右、直线或弧形曲线的往返移动的方法，称为抹法。临床上分为指抹法和掌抹法两种。

1. 操作方法　指抹法是拇指罗纹面着力，紧贴于皮肤，前臂发力，腕部与掌指关节活动（图 6-3-28）。掌抹法是用手掌或大鱼际着力，紧贴于皮肤，腕部伸直，前臂发力，带动手掌抹动（图 6-3-29）。

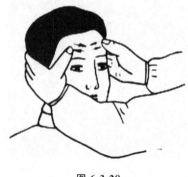

图 6-3-28

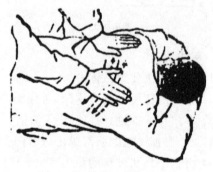

图 6-3-29

2. 手法要领

（1）沉肩、垂肘。

（2）吸定部位为拇指罗纹面、掌面。

3. 注意事项　用力均匀柔和、平稳着实，做到"轻而不浮，重而不滞"。

4. 临床应用　抹法具有开窍镇静、醒脑明目、消食导滞、散瘀消肿之功效。指抹法适于头面部、颈项部；掌抹法适于胸腹及背腰部。临床上常用于感冒、头痛、面瘫及肢体酸痛等病证的康复治疗。

注意把抹法同推法区别开来。通常所说的推法是指平推法，其运动特点是单向、直线，有去无回。而抹法则是或上或下，或左或右，或直线往来，或曲线运转，可根据不同的部位灵活变化运用。

（九）按法

用拇指指面或掌面或肘尖等按在体表一定部位或穴位，沿体表垂直方向向深部逐渐用力，并按而留之的方法，称为按法，一般分为指按法、掌按法和屈肘按法三种。

1. 操作方法

(1)指按法　医者以拇指罗纹面着力于施术部位,余四指张开,置于相应位置以支撑助力,腕关节屈曲 $40°\sim60°$。拇指主动用力,垂直向下按压,当按压力达到所需的力度后,要稍停片刻,即所谓的"按而留之",然后松劲撤力,再做重复按压,使按压动作既平稳又有节奏性(图 6-3-30)。

(2)掌按法　医者以单手或双手掌面叠置于施术部位,以肩关节为支点,利用身体上半部的重量,通过上、前臂传至手掌部,垂直向下按压,用力原则同指按法(图 6-3-31)。

(3)屈肘按法　医者肘关节屈曲,以肘尖部即尺骨鹰嘴突按压体表,用力原则同指按法(图6-3-32)。

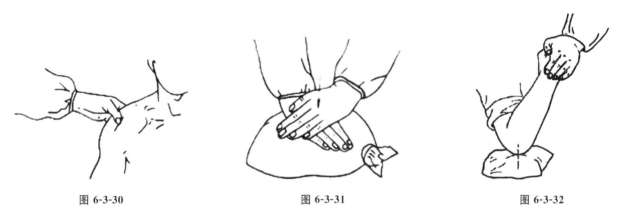

图 6-3-30　　　　　　　　图 6-3-31　　　　　　　　图 6-3-32

2. 动作要领

(1)指按法时,以腕关节为支点,腕关节悬屈,拇指易于发力,余四指也容易支撑助力,当按压力达到所需力度后要稍停片刻。

(2)掌按法时,应以肩关节为支点,当肩关节成为支点后,身体上半部的重量很容易通过上、前臂传到手掌部,使操作者不易疲劳,而且用力沉稳着实。如将肘关节作为支点,则须上、前臂用力,既容易使操作者疲乏,力度又难以控制。

(3)按压用力方向多为垂直向下或与受力面相垂直。

(4)用力要由轻到重,稳而持续,使刺激充分达到肌肉组织深部。

3. 注意事项

(1)操作中要按而留之,不宜突然松手。

(2)忌突施暴力致局部组织产生保护性肌紧张,手法力量不易透达组织深部,甚至造成组织损伤,给患者造成不必要的痛苦。

(3)掌按腰背部时,按压力要充足。在胸、腹部按压时,按压力不宜过强,应配合患者的呼吸施术。

(4)指按法接触面积较小,刺激较强,常在按后施以揉法,有"按一揉三"之说,即重按一下,轻揉三下,形成有规律的按后予揉的连续手法操作。

(5)按法操作前,必须诊断明确患者的骨质情况,避免造成骨折。

4. 临床应用　按法具有通经、活络、止痛作用。指按法接触面积小,容易控制刺激强度,适于全身各部,尤以经络、穴位常用。一般指按穴位时不移动,但在经络途径上按压时,则要循经络路线进行缓慢的螺旋形的移动。掌按法具有接触面积大,压力重而刺激和缓的特点,适于背部、腰部、下肢后侧以及胸、腹部等面积较大而又较为平坦的部位。肘按法则适用于肌肉丰厚的腰臀部。本法临床上常用于头痛、腰背痛、下肢痛、胃痛、腹痛等各种痛症以及风寒感冒等病证的康复治疗。

按法刺激适中偏强,临床上常和揉法结合使用,组成按揉复合手法,即在按压力量达到一定深度时再作小幅度的缓缓揉动,使手法既有力而又柔和。

(十)点法

用指端或屈曲的指间关节突起部着力于施术部位,持续地进行点压的方法,称为点法。点法首见

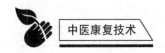

于《保生秘要》，由按法演化而来，属于按法范畴。点法主要包括拇指端点法、屈拇指点法和屈食指点法等。

1．操作方法

（1）拇指端点法　手握空拳，拇指伸直并紧靠于食指中节，以拇指端着力于施术部位或穴位上。前臂与拇指主动发力，进行持续点压。亦可采用拇指按法的手法形态，用拇指端进行持续点压（图6-3-33）。

（2）屈拇指点法　屈拇指，以拇指指间关节桡侧着力于施术部位或穴位，拇指端抵于食指中节桡侧缘以助力。前臂与拇指主动施力，进行持续点压（图6-3-34）。

（3）屈食指点法　屈食指，其他手指相握，以食指第1指间关节突起部着力于施术部位或穴位上，拇指末节尺侧缘紧压食指指甲部以助力。前臂与食指主动施力，进行持续点压（图6-3-35）。

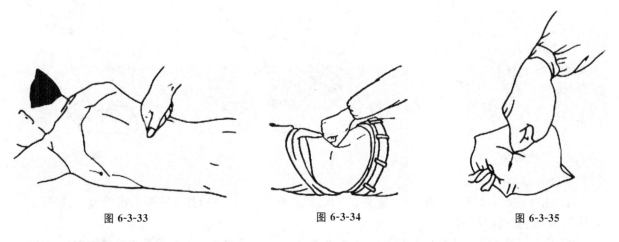

图 6-3-33　　　　　　　　　　图 6-3-34　　　　　　　　　　图 6-3-35

2．手法要领

（1）拇指端点法宜手握空拳，拇指罗纹面应贴紧食指中节外侧，以免用力时扭伤拇指指间关节；屈拇指点法，拇指端应抵在食指中节桡侧缘，如此则拇指得到了助力和固定；屈食指点法，宜手指相握成实拳，拇指末节尺侧缘要紧压在食指指甲部以固定和助力。

（2）用力要由轻到重，稳而持续，要使刺激充分达到机体的深部组织，要有"得气"的感觉，以能忍受为度。

（3）用力方向宜与受力面相垂直。

3．注意事项

（1）不可突施暴力。既不能突然发力，也不可突然收力。

（2）点后宜用揉法，以避免气血积聚及点法所施部位或穴位的局部软组织损伤。

（3）对年老体弱、久病虚衰的患者不可施用点法，尤其是心功能较弱患者忌用。

4．临床应用　点法均具有通经止痛的作用，适用于全身各部，尤其适用于全身阳经穴位及阿是穴。临床主要用于脊柱病证引起的活动障碍及各种痛症。本法着力面小、刺激强，操作也较按法省力，其疗效一般情况下优于按法。

（十一）拿法

用拇指和其余手指相对用力，提捏或揉捏肌肤的方法，称为拿法。有"捏而提起谓之拿"的说法。拿法可单手操作，亦可双手同时操作。根据拇指与其他手指配合数量的不同而有二指拿法、三指拿法、四指拿法、五指拿法（图6-3-36，图6-3-37）。

1．操作方法　以拇指和其余手指的罗纹面相对用力，捏住施术部位肌肤并逐渐收紧、提起，腕关节放松，以拇指同其他手指的对合力进行轻重交替、连续不断的提捏并施以揉动。以拇指与食指、中指罗纹面相对用力的方法，称为三指拿法；以拇指与食指、中指、无名指罗纹面相对用力的方法，称为四指拿

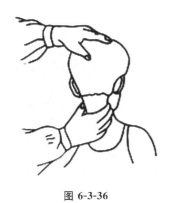

图 6-3-36

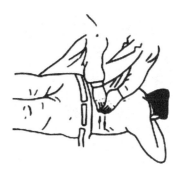

图 6-3-37

法;以拇指与其余四指罗纹面相对用力的方法,称为五指拿法。

2．动作要领

（1）用拇指和其余手指的罗纹面着力,夹住施术部位后,逐渐用力内收,将肌肤筋膜提起作轻重交替而连续一紧一松的提捏或揉捏。

（2）捏提中宜含有揉动之力,实则拿法为一复合手法,含有捏、提、揉这三种成分。

（3）腕部要放松,使动作柔和灵活,连绵不断,且富有节奏性。

3．注意事项

（1）拿法应注意动作的协调性、连贯性,不可死板僵硬、断断续续。

（2）初习者不可用力久拿,以防伤及腕部与手指的屈肌肌腱及腱鞘。

（3）操作时手指伸直,不可使手指内扣,以免指尖或指甲着力刺激皮肤引起患者不适。

（4）不可用暴力,应在患者能忍受的力度范围内进行。

（5）捏提动作一般与肌腱、肌束和韧带的走行方向垂直,移动则尽量沿着其走行方向。

（6）拿后需配合揉、摩以缓解刺激。

4．临床应用　拿法具有疏经通络、行气活血、镇静止痛的作用,适于颈项、肩部及四肢肌肉丰厚处等,临床上常用于颈项部疼痛及活动受限、四肢酸痛及外感头痛等病证的康复治疗。拿法是推拿临床常用手法之一,拿法刺激量较强,常与其他手法配合应用。

（十二）捏法

用拇指和其他手指在施术部位对称性地挤压,随即放松,并沿着经筋、肌肉、韧带等的分布或走向顺序前行的方法称为捏法。捏法操作简单,容易掌握,但要求拇指与其余指具有强劲持久的对合力,所以需长期习练。捏法可单手操作,亦可双手同时操作。根据拇指与其他手指配合数量的多少,可分为两指捏法、三指捏法、五指捏法等。

1．操作方法　医者用拇指指腹和食指中节桡侧面,或用拇指和食、中指指面,或用拇指和其余四指指面夹住肢体或肌肤,相对用力挤压,随即放松,重复挤压、放松动作,并循序移动。用大拇指与食、中两指相对用力的方法,称为三指捏法(图 6-3-38)。用大拇指与其余四指相对用力的方法,称为五指捏法(图 6-3-39)。用大拇指与食指中节桡侧面相对用力的方法,称为两指捏法(图 6-3-40)。

2．动作要领

（1）拇指与其余手指要以指面着力,施力时双方力量要对称。

（2）捏挤的动作连贯而有节奏性,用力均匀柔和。

3．注意事项

（1）不要用指端着力,即指甲掐压肌肤。如以指端着力就会失去挤压的力量。

（2）不可以有跳动,要有连贯性和节律性。

（3）操作时注意不要含有揉的成分,如捏中含揉,则其性质即趋于拿法。

（4）对外伤肿胀者要慎用本法。

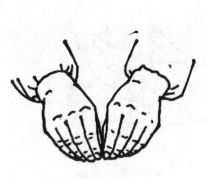
图 6-3-38

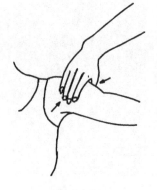
图 6-3-39

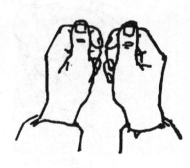
图 6-3-40

4. 临床应用　捏法刺激较重,有舒筋通络、行气活血、健脾胃等作用,适用于浅表的肌肤,常用于颈项、脊背、四肢部,多用于疲劳性四肢酸痛、颈椎病等病证的康复治疗。尤其常用于小儿脊柱两旁,往往双手操作,又称捏脊疗法,以治疗小儿消化系统病证如小儿积滞、疳症、腹泻、呕吐、消化不良。

（十三）捻法

用拇指与食指罗纹面或食指桡侧缘相对捏持施术部位,相对用力作对称的如捻线状的快速搓捻动作的方法,称为捻法。

1. 操作方法　用拇指与食指罗纹面或食指桡侧缘相对捏持手指或足趾,拇指、食指主动运动,两指相对作搓捻动作,频率为每分钟 100～200 次。

2. 手法要领　捻动时要轻快柔和,用力要对称、均匀。

3. 注意事项　捻动灵活连贯,移动要慢,不可呆滞。

4. 临床运用　捻法刺激较轻,适用于四肢小关节部,具有理经通络、行气活血、滑利关节、消肿止痛等作用,常用于四肢远端小关节,如指（趾）间关节疼痛、肿胀或屈伸不利等病证。

（十四）拨法

以指端或肘尖着力,深按施术部位,对施术部位的肌纤维、肌腱或韧带等条索状组织进行垂直单方向或往返拨动的一种手法,称为拨法。因形如"拨动琴弦",故称弹拨法、拨络法、拨筋法,临床上常用有指拨法和肘拨法。

1. 操作方法　指端或肘尖逐渐用力深压,施术部位,待有酸胀感时,再作与肌纤维、肌腱、韧带、经络呈垂直方向的单向或往返来回拨动。

（1）拇指拨法　医者拇指伸直,其余四指分开扶持体表固定,屈伸拇指掌指关节,向左右拨动施术部位的肌肉或肌腱等,此为轻手法。医者以拇指伸直,其余四指握拳,食指桡侧抵于拇指掌面,用腕或肘部摆动屈伸,带动拇指拨动肌肉肌腱部位,此为重手法（图 6-3-41）。

（2）单指拨法　医者以食指微屈曲,拇指与中指抵于食指端关节处加强力量,进行指拨穴位。或以中指伸直,拇指食指捏住中指末节,加强中指拨动力量,进行指拨穴位。

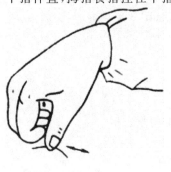
图 6-3-41

（3）多指拨法　医者以食指、中指、无名指三指同时拨动施术部位。此法多用于腹部。

（4）弹拨法　医者多以食指指端着力,拇指、中指捏住食指 2～3 节间,着力将食指插入肌筋间隙或起止点,由轻到重,由慢而快,轻巧灵活地弹拨,如弹琴弦。

（5）肘拨法　对于肌肉发达、丰富者,医者指拨力度不够时,可以肘尖置于施术部位,来回左右拨动。此法多用于腰、臀及大腿部。

2. 动作要领

（1）按压至一定的深度,拨动时拇指应带动肌纤维或肌腱、韧带一起拨动,不能在皮肤表面有摩擦移动,弹拨的方向与肌纤维方向垂直。

(2)深按程度依病变组织而定,一般要深按至所需治疗的肌肉、肌腱或韧带组织,待出现酸胀、疼痛的指感后,再作与上述组织呈垂直方向的往返拨动。若单手拇指指力不足,可以双手拇指重叠进行弹拨,也可用其他手指协助,或用肘拨法。一般要拨动2~3次。

(3)用力要由轻到重,"轻而不浮,重而不滞"。

3. 注意事项 拨法在操作时,应掌握"以痛为腧,无痛用力"的原则。

4. 临床运用 拨法刺激量较强,具有松解粘连、疏理肌筋、解痉止痛、通经活络、行气活血等作用,适于颈项、肩背、腰臀及四肢等肌肉、肌腱或韧带组织,临床上常用于落枕、颈椎病、肩周炎、网球肘、腰肌劳损、梨状肌综合征等病证的康复治疗。

(十五)抖法

用单手或双手握住患肢远端,微微用力,作小幅度高频率的上下、左右连续抖动的手法称为抖法。依据抖动部位、姿势、体位的不同,临床上常分为抖上肢法、抖下肢法、抖腰法。

1. 操作方法

(1)抖上肢法 患者取坐位或站立位,肩、上臂放松。医者站其体侧,身体稍前俯。医者用双手或单手握住患者的手腕,使患肢外展60°,然后两前臂微微用力作连续的、小幅度的、频率较高的上下抖动,抖动的振幅由腕关节逐渐传递到肩部,使肩关节和上肢产生舒松的感觉(图6-3-42)。医者亦可以一手按其肩部,另一手握住其腕部,作小幅度连续不断的上下抖动。

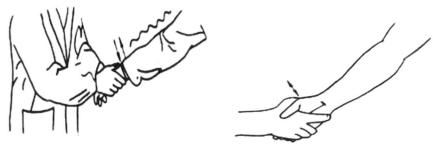

图 6-3-42

(2)抖下肢法 患者取仰卧位,下肢放松伸直。医者站于其足端,用单手或双手分别握住患者的两踝部,使下肢呈内旋状,并提起离开床面30 cm左右,然后上臂、前臂同时施力,作连续、小幅度的上下抖动,抖动感由远端向近端传导,使下肢和髋部有舒松的感觉(图6-3-43)。

(3)抖腰法 患者取俯卧位,双手拉住床头或由助手固定其两腋部。医者双手握其双踝,两臂伸直,身体后仰,与助手相对用力,先进行拔伸,牵引其腰部1 min左右,待其腰部放松,身体前倾,准备抖动,其后随身体起立之势,瞬间用力,作1~3次较大幅度的连续抖动,使抖动之力作用于腰部,使其产生较大幅度的波浪状运动(图6-3-44)。此法非单纯性抖法,而是牵引法与抖法的结合应用。

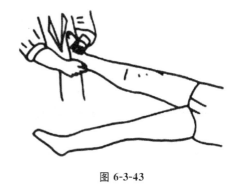

图 6-3-43

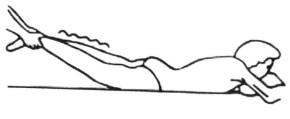

图 6-3-44

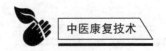

2. 动作要领

(1) 被抖动的肢体关节要伸直,处于放松状态。

(2) 用力均匀而持续,幅度由小渐大,频率逐渐增快,抖动所产生的振动波由肢体的远端传向近端。

(3) 抖动的幅度要小,频率要快。抖动幅度不能超过关节活动生理范围,一般抖动幅度在 2～3 cm。上肢抖动频率一般在每分钟 250 次左右;下肢抖动频率一般在每分钟 100 次左右。

3. 注意事项

(1) 嘱患者一定要放松肢体,配合治疗,否则无法进行。

(2) 抖法动作宜快速均匀,宜用巧劲,忌用蛮力。

(3) 操作时施术者要呼吸自然,不可屏气。

(4) 有四肢关节习惯性脱位、严重骨质疏松者禁用。

(5) 腰痛重、活动受限、肌肉紧张者禁用。

4. 临床运用 抖法刺激温和,具有舒通经络、松解粘连、滑利关节、调和气血的作用,适用于上肢部、下肢部和腰部,临床上常用于四肢、脊柱部病证引起关节活动范围减小的康复治疗。抖法常作为颈椎病、肩周炎、腰椎间盘突出症等病证的辅助治疗手法,也常作为理筋结束手法。

(十六) 拍法

用虚掌平稳而有节奏地拍打体表的手法,称为拍法。拍法可单手操作,也可双手操作。可分为指拍法和掌拍法。

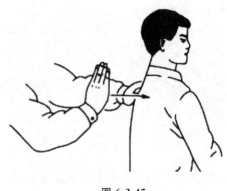

图 6-3-45

1. 操作方法 医者五指自然并拢,掌指关节微屈,使掌心空虚,腕关节放松,前臂主动运动,上下挥臂平稳而有节奏地用指腹或虚掌拍击施术部位,用双掌拍打时,双掌可交替操作(图 6-3-45)。

2. 手法要领

(1) 动作要平稳而有节奏,整个掌、指周边同时接触体表,声音清脆而无疼痛。

(2) 腕部要放松,上下挥臂时,力量通过放松了的腕关节传递到掌部,使刚劲化为柔和。

(3) 本法可单手操作,也可双手同时操作,应动作协调,使两手一上一下有节奏地交替进行。

(4) 直接接触皮肤拍打时,以皮肤轻度充血发红为度。

3. 注意事项

(1) 拍击时力量不可有所偏重,否则易使拍击的皮肤产生疼痛。

(2) 要掌握好适应证,对骨质疏松、结核、肿瘤等患者禁用拍法。

4. 临床应用 拍法具有疏筋通络、行气活血等作用,适用于肩背部、腰骶部以及下肢后侧,常和捺法、拿法等配合。临床上常用于中风瘫痪或后遗症、腰肌劳损、风湿痹痛、腰椎间盘突出等病证的康复治疗。拍法亦常作为推拿结束手法和保健手法使用。

(十七) 摇法

医者用一手握住或夹住被摇关节的近端,以固定肢体,另一手握住关节的远端,然后使被摇的关节作顺时针及逆时针方向的环转运动。根据部位不同,分为颈项部、肩部、腰部和四肢关节部摇法。

1. 操作方法

(1) 颈项部摇法 患者取坐位,颈项部放松。医者站于其背后或侧后方,用一手扶住其头顶稍后部,另一手托住其下颌部,两臂协调运动,双手向相反方向用力,使头颈部按顺时针或逆时针方向进行环形摇转,可反复摇转数次(图6-3-46)。

(2)肩关节摇法 分为握手摇肩法、托肘摇肩法、大幅度摇肩法。

①握手摇肩法(小摇法) 患者取端坐位,肩部放松。医者位于患者侧后方,一手扶住患者肩部,另一手与患者握手,稍用力将其手臂牵伸,待拉直后手臂部协同施力,作肩关节顺时针或逆时针方向小幅度环旋摇动。因如同划桨样,又称为划桨式摇法(图6-3-47)。

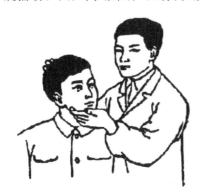

图 6-3-46

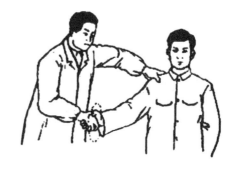

图 6-3-47

②托肘摇肩法(中摇法) 患者取坐位,肩部放松,自然屈肘。医者站于其患侧,上身略前倾,两腿呈弓步式。一手扶住患者肩关节上部,同时另一手托起患者肘部,使患者前臂搭于医者的前臂部,然后手臂部协同用力,作肩关节顺时针或逆时针方向的中等幅度的环转摇动(图6-3-48)。

③大幅度摇肩法(大摇法) 患者取坐位,患肢放松,自然下垂。医者站于患者侧方,两足呈丁字步,两手掌相对,夹住患者的腕部,而后,慢慢地将患肢向上向前托起,同时位于下方的手逐渐翻掌,当患肢前上举到160°时,呈

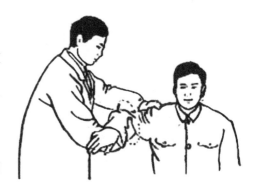

图 6-3-48

虎口向下,并握住其腕部,另一手则由腕部沿上肢内侧下滑移至肩关节上部,此时可略停顿一下,两手协调用力,即按于肩部的手将肩关节略向下、向前按压,固定肩关节,握腕之手则略上提,使肩关节伸展。随即握腕之手摇向后下方,经下方复于原位,此时扶按肩部一手顺势沿上臂、前臂滑落于腕部,呈动作初始时两掌夹持腕部状态。此为肩关节大幅度摇转一周,可反复摇转。同时医者要配合脚步的移动,以调节身体重心(图6-3-49)。

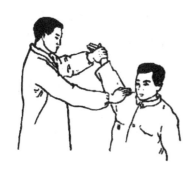

图 6-3-49

(3)肘关节摇法 患者取坐位或卧位,屈肘45°。医者一手托住患者肘后部,另一手握住患者腕部,

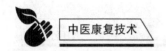

使肘关节作顺时针或逆时针方向环转摇动(图6-3-50)。

(4)腕关节摇法 患者取坐位,掌心朝下,医者双手合握其手掌部,以两拇指扶按于腕背侧,余指端扣于大、小鱼际部,两手臂协调用力,在稍牵引情况下作顺时针和逆时针方向的摇转运动。其次,患者食指、中指、无名指和小指并拢,掌心朝下,医者以一手握其腕上部,另一手握其并拢的四指部,在稍用力牵引的情况下作腕关节的顺时针和逆时针方向的摇转运动。另外,患者五指捏拢,腕关节屈曲。医者以一手握其腕上部,另一手握其捏拢到一起的五指部,作腕关节的顺时针或逆时针方向的摇转运动(图6-3-51)。

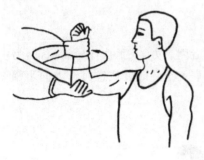

图 6-3-50

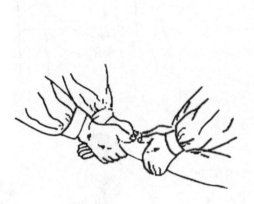

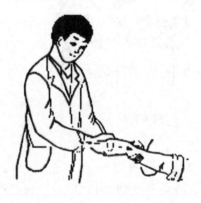

图 6-3-51

(5)掌指关节或指间关节摇法 医者以一手握患者一侧掌部,另一手以拇指和其余四指握捏住五指中的一指,在稍用力牵伸的情况下作掌指关节的顺时针或逆时针方向的摇转运动(图6-3-52)。

(6)腰部摇法 包括仰卧位摇腰法、俯卧位摇腰法、滚床摇腰法、坐位摇腰法、站立位摇腰法。

①仰卧位摇腰法 患者取仰卧位,两下肢并拢,屈髋屈膝。医者两手分按其两膝或一手按膝,另一手按于足踝部,协调用力,作顺时针或逆时针方向摇转(图6-3-53)。

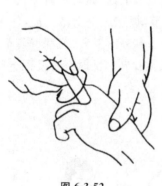

图 6-3-52

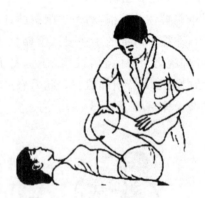

图 6-3-53

②俯卧位摇腰法 患者取俯卧位,两下肢伸直。医者立在其侧,以一手掌扶住腰部,另一手前臂抱握其双下肢大腿前侧,以腰为轴作顺时针或逆时针方向摇转(图6-3-54)。

③滚床摇腰法 患者取坐于诊察床上,助手扶按双膝以固定,医者立于其后,以双臂环抱胸部并两手锁定,按顺时针或逆时针方向缓慢摇转。

④坐位摇腰法 患者取端坐位,医者站在其旁,以一腿放置其两腿之间,拦住其腿部,下蹲为马步,一手推其肩胛骨,另一手从腋后穿过抱住肩前,双手对称用力作腰部的旋转摇法(图6-3-55)。

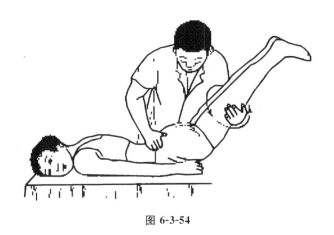
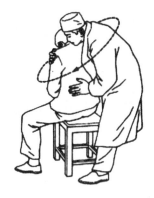

图 6-3-54　　　　　　　　　　　　　　　　　图 6-3-55

　　⑤站立位摇腰法　患者取站立位,双手扶墙,医者站在其旁,以一手扶按于其腰部,另一手扶按于脐部,双手臂协调施力,使其腰部作顺时针或逆时针方向的摇转(图 6-3-56)。

　　(7)髋关节摇法　患者取仰卧位,患肢屈膝屈髋。医者站于患侧,一手扶住膝部,另一手握住其足跟部或足踝部,使其髋、膝关节屈曲的角度调整至90°左右,然后两手协同用力,使髋关节作顺时针方向或逆时针方向的环转运动(图 6-3-57)。

　　(8)膝关节摇法　患者取仰卧位,一侧下肢伸直放松,另一侧下肢屈髋屈膝。医者以一手托扶其屈曲侧下肢的腘窝部,另一手握其足踝部或足跟部,按顺时针或逆时针方向环转摇动。

　　(9)踝关节摇法　患者取仰卧位,下肢自然伸直,医者坐于其足端,用一手托握起足跟以固定,另一手握住足趾部,在稍用力拔伸的情况下作顺时针或逆时针方向的环转摇动。其次,患者取俯卧位,一侧下肢屈膝,医者以一手扶按于足跟部,另一手握住其足趾部,作顺时针或逆时针方向的环转摇动。本法较仰卧位时的踝关节摇法容易操作,且摇转幅度较大(图 6-3-58)。

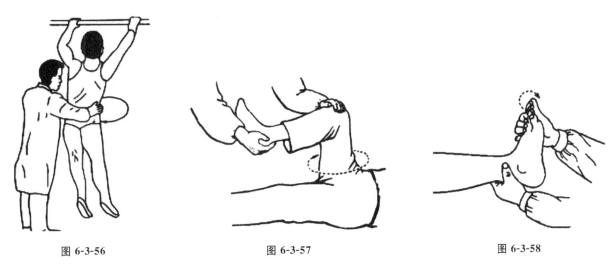

图 6-3-56　　　　　　　　图 6-3-57　　　　　　　　图 6-3-58

2. 手法要领

　　(1)摇转的幅度要在人体关节生理活动范围内进行,由小到大,逐渐增加。人体各关节的活动幅度不同,因此各关节的摇转幅度亦不同。

　　(2)摇转的速度宜慢,尤其是刚开始操作时的速度要缓慢,可随摇转次数的增加及患者的逐渐适应稍微加快速度。

　　(3)摇动时施力要协调、稳定,除被摇的关节、肢体运动外,其他部位不应随之晃动。

3. 注意事项

　　(1)不可逾越人体关节生理活动范围进行摇转。

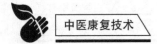

（2）不可突然快速摇转。

（3）对于习惯性关节脱位者禁用摇法。

（4）对椎动脉型、脊髓型颈椎病以及颈部外伤、颈椎骨折等病证禁用摇法。

4. 临床应用 摇法具有舒筋通络、滑利关节的作用，同时可用于解除粘连的辅助治疗，适用于全身各关节部，临床上常用于各种软组织损伤性疾病及运动功能障碍等病证的康复治疗。

（十八）拔伸法

拔伸法又名关节牵引手法，是固定关节或肢体的一端，牵拉另一端，应用对抗的力量使关节或肢体得到伸展的手法。

1. 操作方法 医者手握患者关节的远端，沿患肢纵轴方向牵拉、拔伸，或者医者用手分别握住患肢关节的两端，向相反方向用力拔伸、牵引。

（1）颈椎拔伸法

①屈肘臂托拔伸 患者取坐位，头呈中立位或稍前倾位。医者站于患者后方或侧方，一手拇指、食指托住患者枕部，一手上肢屈肘，用前臂托住患者下颔，两手同时逐渐用力向上拔伸（图6-3-59）。

②掌托拔伸 患者取坐位，头呈中立位或稍前倾位，医者站于患者后方，用双手拇指端顶住患者枕骨下方，两掌虎口部分别托住两侧下颌部，两前臂置于患者肩上，然后两手掌以肩部为支点上托患者下颌部，同时肘部下压，缓慢地向上拔伸1～2 min（图6-3-60）。或患者取坐位，头部呈中立位或稍前倾位，医者站于患者侧面，一手掌心向上托住患者下颔骨，一手用手掌托住枕部，然后逐渐用力向上拔伸颈部（图6-3-61）。

③仰卧位拔伸法 患者取仰卧位，颈部放松，医者站于其头顶部，一手托其枕部，另一手托住其下颔部，然后两手同时运动，向后牵拉颈部（图6-3-62）。

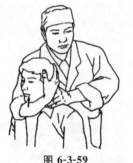 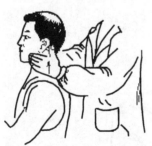 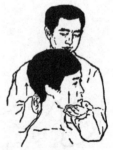 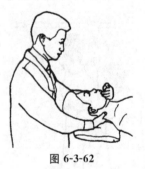

图6-3-59　　　　图6-3-60　　　　图6-3-61　　　　图6-3-62

（2）肩关节拔伸法

①肩关节对抗拔伸法 患者取坐位，医者站于患者侧方，双手握住其腕部或前臂上段，于肩关节外展45°～60°时逐渐用力牵拉，同时嘱患者身体向对侧倾斜，或助手协助固定患者身体，以与拔伸之力相对抗，持续拔伸1～2 min（图6-3-63）。

②肩关节手牵足蹬拔伸法 患者取仰卧位，患肢约外展15°，用棉花或软布垫于患侧腋下，保护腋下血管、神经和软组织。医者坐于其患侧，将一侧足跟部置于患者患侧腋窝下，双手握住患者患侧腕部或前臂上段，缓慢拔伸，同时足跟用力持续顶住患侧腋窝，当肩关节在持续对抗牵引一定时间后，再内收、内旋患侧肩关节（图6-3-64）。

（3）肘关节拔伸法 患者取坐位，上肢放松，医者立于其侧方，用一手固定肘关节的近端，另一手握前臂远端，先作前臂的外展、外旋，而后逐渐加力拔伸肘部，同时嘱患者身体向对侧倾斜对抗，或助手用双手固定上臂对抗。

（4）腕关节拔伸法 患者取坐位，上肢放松，医者立于其侧方，以一手握住患者前臂中段，另一手握住其手掌部，两手同时对抗用力，逐渐牵拉进行拔伸腕关节（图6-3-65）。

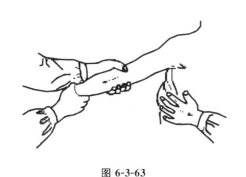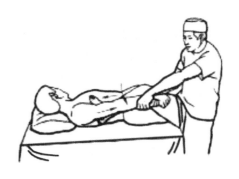

图 6-3-63 图 6-3-64

（5）掌指关节拔伸法和指间关节拔伸法　患者取坐位,上肢放松,医者一手握住腕部或手掌,另一手握住患者同手指的远端,两手同时对抗用力,逐渐牵拉进行拔伸掌指或指间关节(图 6-3-66)。

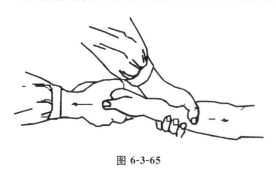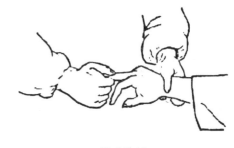

图 6-3-65 图 6-3-66

（6）腰椎拔伸法　患者取俯卧位,双手用力抓住床头,或者患者取仰卧位,助手用双手抓其腋下,以固定患者的身体。医者站于其足端,用双手分别握住两踝部,逐渐用力向足端牵拉拔伸,如此持续牵拉1～2 min(图 6-3-67)。

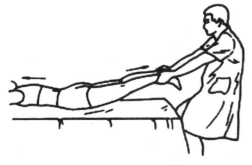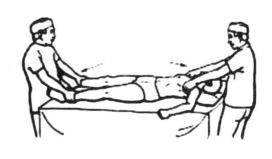

图 6-3-67

（7）髋关节拔伸法　患者取仰卧位,患侧屈膝屈髋,由助手双手按于患者两髂前上棘以固定骨盆,医者立于其侧方,一手扶于膝部,另一侧上肢屈肘以前臂托住其腘窝部,胸胁部抵住其小腿,两手臂及身体协调用力,将其髋关节向上拔伸(图 6-3-68)。

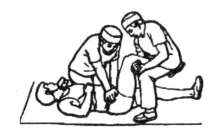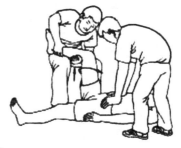

图 6-3-68

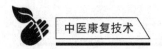

(8) 膝关节拔伸法　患者取仰卧位,医者立于其足端,助手双手握住患侧下肢股部下端以固定大腿,医者双手握其足踝部,向足端方向拔伸膝关节。

(9) 踝关节拔伸法　患者取仰卧位,医者立于其足端,助手双手握住患侧小腿下端以固定之,医者用一手托住患肢足跟部,另一手握住患肢的跖趾部,两手同时向后用力,逐渐牵拉、拔伸踝关节。

2. 手法要领

(1) 拔伸的力量由小到大,逐渐加力,拔伸到位后用力要均匀持续,保持1~3 min。

(2) 拔伸结束时要缓慢松开。

3. 注意事项

(1) 切忌粗暴拔伸,以免造成损伤。

(2) 拔伸过程中不可忽松忽紧。

4. 临床应用　拔伸法具有松解粘连、整复错位的功效,适于全身关节处,临床上常用于骨折、关节错位的复位,颈腰椎间盘突出、小关节功能紊乱及各部位软组织损伤等病证的康复治疗。

(十九) 扳法

扳法是用双手或借助身体其他部位(如膝部)或在助手的辅助下用力向相反方向或同一方向扳动肢体,使关节产生突然的伸展、屈曲或旋转的一种被动运动方法。由于操作时活动幅度大,治疗力直接作用于关节部位,因此要做到稳、准、巧、快,切忌强拉硬扳,以免造成不良的后果。扳法包括颈部扳法、胸背部扳法、腰部扳法和肩关节扳法。

1. 操作方法

(1) 颈部扳法　颈部扳法有颈部斜扳法、颈椎旋转定位扳法、环枢关节旋转扳法和颈椎侧扳法等。

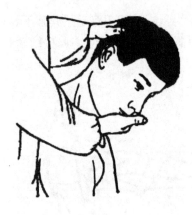

①颈部斜扳法　一法:患者取坐位,颈项部放松,头颈中立位或略前倾。医者站于患者侧后方,以一手扶按其头顶后部,另一手托扶其下额部,两手协同用力,向侧方旋转其头部,当旋转至有阻力时,稍停一下,随即用巧力寸劲,作一个快速有控制的突发性扳动,常可听到"喀"的弹响声。之后可按同法向另一侧扳动(图6-3-69)。二法:患者取仰卧位,全身放松,医者坐其头端,以一手扶托于下额部,另一手置于其枕后,两手协调施力,先缓慢牵引颈椎,在牵引的基础上将颈向一侧旋转,当遇到阻力时稍停一下,然后以巧力寸劲作一个快速、稍增大幅度的突发性扳动,常可听到"喀"的弹响声。

图 6-3-69

②颈椎旋转定位扳法　患者取坐位,颈项放松。医者站于其侧后方,以一手拇指顶按住某一病变颈椎棘突旁,另一手托住对侧下额部,令患者屈颈,至医者拇指下感到棘突活动,关节间隙张开时,再使其向患侧侧屈至最大限度,然后慢慢旋转其头颈,当旋转至有阻力时稍停顿一下,随即用巧力寸劲作一个快速有控制、稍增大幅度的突发性扳动,此时常可听到"喀"的弹响声,同时拇指下亦可有棘突回位的跳动感。

③环枢关节旋转扳法　患者坐矮凳,颈微屈。医者站于患者的侧后方,以一手拇指顶按住第二颈椎棘突,另一手以肘弯部托其下额,先缓慢向上拔伸颈椎,在拔伸的基础上使颈椎向患侧旋转,旋转到有阻力的位置时,随即用巧力寸劲作一个快速、稍大幅度的突发性扳动,同时顶住棘突的拇指向正位拨动,此时常可听到关节弹响声,拇指下亦有棘突跳动感,表明手法复位成功(图6-3-70)。

④颈椎侧扳法　一法:患者取坐位,医者站于其侧后方,胸部靠住患者,用一手搂按其头,另一手相对按住患者对侧肩部,然后两手相对用力,缓缓将患者颈椎侧屈至极限位置,再复原,重复操作5次左右。二法:患者取坐位,医者站于其侧后方,一手推按患者头侧面,另一手相对按住患者同侧肩

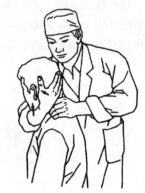

图 6-3-70

部,两手相对协同用力,使颈椎缓缓地做向健侧的侧弯运动,侧弯至有阻力时,再做一个稍增大幅度、有控制的突发性扳动,常可听到"咔嗒"一声。

(2)胸背部扳法 胸背部扳法有扩胸牵引扳法、胸椎对抗复位扳法、扳肩式胸椎扳法和仰卧压肘胸椎整复法。其中扩胸牵引扳法和胸椎对抗复位扳法较常用。

①扩胸牵引扳法 患者取坐位,两手十指交叉扣住并抱于枕后部,医者站于其后,用一侧膝关节抵顶其背部病变处,两手分别握其两肘部,先令患者作前俯后仰运动,并配合深呼吸(前俯时呼气,后仰时吸气),如此活动数遍后,待患者身体后仰至最大限度时,医者再以巧力寸劲将其两肘部向其后方突然拉动,同时膝部向前顶抵,常可听到"喀"的弹响声(图6-3-71)。

②胸椎对抗复位法 患者取坐位,两手交叉扣住并抱于枕后,医者站其后方,两手臂自其两腋下伸入,并握住其两前臂下段,医者一侧膝部顶压住其病变胸椎处,然后握前臂的两手用力下压,两前臂则用力上抬,将其脊柱向上向后牵引,顶压在患椎的膝部也同时向前向下顶抵,与前臂的上抬形成对抗牵引,持续牵引片刻后,两手、两臂与膝部协同用力,以巧力寸劲作一个快速有控制的突发性扳动,常可听到"喀喀"的弹响声(图6-3-72)。

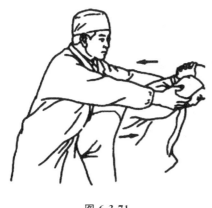
图 6-3-71

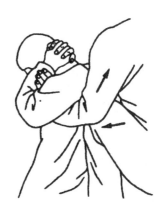
图 6-3-72

③扳肩式胸椎扳法 患者取俯卧,全身放松,医者站于其健侧,用一手拉对侧肩前上部,另一手掌根着力,按压其病变胸椎旁。拉肩一手将其肩部拉向后上方,同时按压胸椎的一手将其病变处胸椎缓缓向健侧推,当遇到有阻力时,稍停片刻,随即以巧力寸劲作一个快速有控制的突发性扳动,常可听到"喀"的弹响声。

④仰卧压肘胸椎整复法 患者取仰卧,两臂交叉于胸前,两手分别抱于对侧肩部,全身自然放松。医者一手握拳,拳心朝上,垫于其胸椎患椎处,另一手按压其两肘部,嘱患者深呼吸,呼气时,按肘一手随势下压,待呼气将尽未尽时,以巧力寸劲作一个快速有控制的向下按压,常可闻及"喀喀"的弹响声。

(3)腰部扳法 腰部扳法包括腰部斜扳法、直腰旋转扳法、腰部后伸扳法、腰椎旋转复位扳法和直腿抬高扳法。

①腰部斜扳法 患者取健侧卧位,健侧上肢置于胸前,下肢伸直在下,患侧上肢置于身后,下肢屈曲在上。医者面对患者而立,以一肘或手抵住患者肩前部,另一肘或手抵于臀部,两肘或两手协调施力,先作数次腰部小幅度的扭转活动,即按于肩部的肘或手同按于臀部的另一肘或手同时施用较小的力将肩部向前下方、臀部向后下方按压,压后即松,使腰部形成连续的小幅度扭转而放松。待腰部完全放松后,再使腰部扭转至有明显阻力位时,略停片刻,然后施以"巧力寸劲",做一个突发、稍增大幅度的快速扳动,常可闻及"喀喀"的弹响声(图6-3-73)。

②直腰旋转扳法 患者取坐位,两足分开,与肩同宽,以向右侧旋转扳动为例,医者与其同向站立,以两下肢夹住其左小腿及股部以固定,左手抵住其左肩后部,右手臂从其右腋下伸入并以右手抵住肩前部,两手协调用力,即以左手前推其左肩后部,右手向后拉其右肩,且右臂同时施以上提之力,如此则使其腰部向右旋转,至有明显阻力时,以"巧力寸劲"做一突发、稍增大幅度的快速扳动(图6-3-74)。

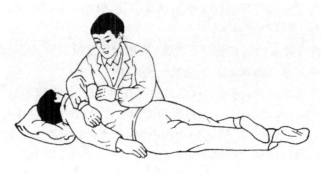

图 6-3-73

③腰部后伸扳法　患者取俯卧位,两下肢并拢。医者一手按压于其腰部,另一手臂托抱于两下肢膝关节稍上方并缓缓上抬,使其腰部后伸。当后伸至最大限度时,两手协调用力,以"巧力寸劲"做一增大幅度的下按腰部与上抬下肢的相反方向施力的快速扳动。腰部后伸扳法,另有单扳一侧下肢的操作方法,即患者取俯卧位,医者一手按压其腰部,另一手臂托抱住一侧下肢的股前下部。两手协调施力,先缓缓摇运数次,待腰部放松后,下压腰部与上抬下肢并举,至下肢上抬到最大限度时,如上要领进行扳动(图 6-3-75)。

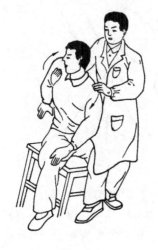

图 6-3-74

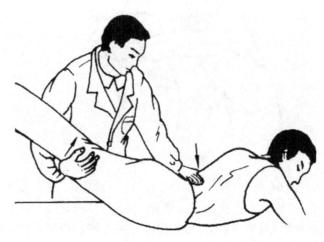

图 6-3-75

④腰椎旋转复位扳法　患者取坐位,腰部放松,两臂自然下垂。(以棘突向右偏歪为例)助手两下肢夹住其左小腿部,双手按压于左下肢股上部,以固定其身体下半部。医者位于患者后侧右方,以左手的拇指顶按于腰椎偏歪棘突的侧方,右手臂从其右腋下穿过,并以右掌按于颈后项部。右掌缓慢下压,并令患者配合腰部前屈,至医者左拇指下感到棘突活动,棘突间隙张开时,再使其腰部向右旋转至最大限度,稍停片刻后,右掌下压,右肘上抬,同时左拇指用力向对侧顶推偏歪棘突,两手协调用力,以巧力寸劲作一个快速增大幅度的突发性扳动,常可听到"喀"的弹响声。

⑤直腿抬高扳法　患者取仰卧,双下肢伸直、放松。助手以双手固定其健侧膝关节于伸直位。医者立其患侧,缓缓抬起患侧下肢,将其小腿置于医者近患肢侧的肩上,两手固定其膝关节上下部,以保证扳过程中膝关节不屈曲。肩部与两手协调用力,慢慢抬起患肢,使其在保持膝关节伸直位的状态下屈髋,当遇到有阻力时,略停片刻,然后以巧力寸劲作一个稍增大幅度的快速扳动。为加大腰神经根受牵拉而移动的幅度,可在其下肢上抬至最大阻力位时,一手握住足掌前部,与扳同时突然向下拉扳足掌,使其踝关节尽量背伸。可重复拉扳3~5次。对于患侧下肢直腿抬高受限较轻者,可先以一手下拉足前掌,使其踝关节持续背伸,之后作增大幅度的上抬、扳扳动作,可重复操作3~5次。

(4)肩关节扳法　肩关节扳法有肩关节前屈扳法、肩关节外展扳法、肩关节内收扳法、肩关节旋内扳法及肩关节上举扳法。

①肩关节前屈扳法　一法:患者取坐位,患侧肩关节前屈一定幅度。医者半蹲于患肩前外侧,以两手自其前后方向将患肩锁扣住,患侧上臂置于医者前臂上,医者手臂施力,先使其肩关节小幅度前屈数次或小范围环转摇动数次,以使其肩关节尽量放松,然后将其患臂缓缓上抬,肩关节前屈,至有阻力时,以巧力寸劲作一个增大幅度的快速扳动。二法:患者取坐位,两臂下垂,肩关节放松。医者立于其身后,以一手扶按其肩部以固定,另一手握其患侧上臂的肘关节上部,缓缓上抬患臂至肩关节前屈有阻力位时,再以巧力寸劲作一个增大幅度的快速扳动。

②肩关节外展扳法　患者取坐位,患侧手臂外展一定幅度。医者半蹲于患肩的外侧,将其患侧上臂的肘关节上部置于医者的一侧肩上,以两手从前后方向将患肩扣住锁紧。然后医者缓缓立起,使其肩关节外展,至有阻力位时,略停一下,然后双手与身体及肩部协同施力,以巧力寸劲作一个增大幅度的快速肩关节外展扳动,如粘连得到分解,可听到"嘶嘶"声或"格格"声(图 6-3-76)。

③肩关节内收扳法　患者取坐位,患侧上肢于胸前屈肘,手搭放于对侧肩部。医者立于其身体后侧,以一手扶按患侧肩部以固定,另一手托握其肘部并缓慢于胸前向对侧托搂,至有阻力时,以巧力寸劲作一个增大幅度的快速扳动(图 6-3-77)。

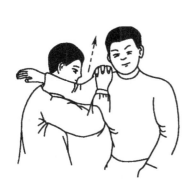

图 6-3-76

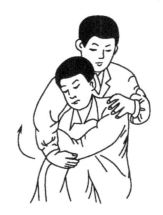

图 6-3-77

④肩关节旋内扳法　一法:患者取坐位,患侧上肢前臂置于腰部后侧。医者立于其患侧的侧后方,一手扶按其患侧肩部以固定,另一手握其腕部,并沿其腰背部缓缓上抬其小臂,以使其肩关节内旋,至有阻力时,以巧力寸劲作一个快速有控制的上抬其小臂动作,如有粘连分解,可听到"嘶嘶"声。二法:患者取坐位,医者立于患者的对面,身体稍下蹲,一手扶按其对侧肩部以固定,下颏部抵其患侧肩井部以增强固定,另一手握住其患侧手臂,并缓缓上抬其手臂,如一法要领进行扳动。

⑤肩关节上举扳法　一法:患者取坐位,两臂自然下垂。医者立于其身体后方,一手托握患侧上臂下段,并自前屈位或外展位缓缓向上抬起,至一定幅度时,另一手握其腕关节。两手协调施力,逐渐向上拔伸牵引,至有阻力时,以巧力寸劲,做一个快速有控制的向上拉扳。二法:患者取侧卧位,患侧肩部在上。医者坐于其头端,令其患侧上肢自前屈位上举,待达到一定角度(120°~140°)时,医者以一手握其前臂,另一手握其上臂,两手同时协调施力,向其头端方向缓缓拔伸牵引,至有阻力时,可如一法要领进行扳动。

(5)肘关节扳法　患者取仰卧,患侧上臂平放于床面,医者坐其侧方,以一手托握其肘关节上部,另一手握前臂远端,先使肘关节做缓慢的屈伸活动,之后视其肘关节功能受限的具体情况来决定扳法的应用。若肘关节屈曲功能受限,则在使其屈伸活动后,再将肘关节置于屈曲位,缓慢施力,使其进一步向功能位靠近,当遇到有明显阻力时,用握前臂一手施加一个持续的使肘屈曲的压力,一定的时间后,两手协调用力,以巧力寸劲做一个小幅度、快速的加压扳动。若肘关节伸直受限,则以反方向施法。

腕、髋、膝、踝等关节的扳法,均可参照肘关节扳法操作,道理相同。

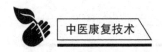

2. 手法要领 各关节扳法基本上是按三步进行的,第一步是使关节放松,可以通过使关节做小范围的活动或做摇法而逐渐松弛关节;第二步是将关节极度地伸展、屈曲或旋转;第三步是在保持第二步位置的基础上,再用巧力寸劲做一个有控制的稍增大幅度的快速突发性扳动。所谓巧力是指顺应各关节结构特征和活动范围的手法技巧力,而不是蛮力、浊力,巧力不用很大,但解决问题,恰到好处,蛮力、浊力容易造成损伤。所谓寸劲是指所施之力快而突发突止,增大的幅度控制在既能达到效果又不过大而损伤。发力的时机准,用力适当也是巧力寸劲的体现。若发力时机过早,关节还有松弛的运动余地,则达不到所需的扳动幅度;若发力时机过迟,关节在极度伸展或屈曲、旋转的状态下停留时间过长,易造成紧张而阻滞扳动操作。若用力过小,则达不到扳法效果,用力过大,则易导致损伤。巧力寸劲来自于长期的习练和临床实践。

3. 注意事项

(1)注意扳动的幅度不可逾越关节的生理活动范围,超越关节生理活动范围的扳动,轻则损伤关节周围的肌肉、韧带等软组织,重则脱位,甚则造成脊髓损伤。

(2)在颈、胸及腰部施用扳法,常可听到"喀"的弹响声,是关节弹跳或因扭转摩擦所发生的声音,一般认为是关节活动开了或关节复位成功的标志,但不是所有关节都有弹响,对一个关节,不可反复扳动,不可强求弹响。

(3)在施行扳法前,一定要诊断明确,对脊柱外伤、骨关节结核、骨肿瘤者及有脊髓症状体征者要禁用扳法;对老年人伴有较严重的骨质增生、骨质疏松者要慎用扳法。

4. 临床应用 扳法具有舒筋活络、滑利关节、松解粘连、整复错缝等作用,适用于全身所有运动关节及微动关节,临床上常用于关节错位、关节扭伤、小关节紊乱、关节功能障碍等病证的治疗与康复。

(二十)理法

用手对肢体进行节律性握捏的方法,称为理法,又称缕法、握法,多作为结束推拿手法使用,可单手操作,亦可双手同时操作。

1. 操作方法

(1)理肢法 医者一手握住患者肢体远端,另一手以拇指与余指及手掌握住其近端,指掌部主动用力,行一松一紧的节律性握捏,并循序由肢体近端向远端移动。两手交替操作,可反复多次。也可双手相对同时操作,即用双手同时对握住患者肢体近端,循序向远端进行节律性握捏(图6-3-78)。

(2)理指(趾)法 医者食指、中指屈曲如钩状,两手指挟住受患者一指(趾)自其根部向指尖方向进行,捋顺,另一手固定肢体,施术时一松一紧顺序移动,松紧适当,可将指背腹两面一次捋理(图6-3-79)。

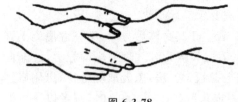 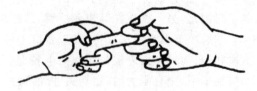

图 6-3-78　　　　　　　　　　　图 6-3-79

2. 手法要领

(1)操作时指掌部要均衡施力,要体现出"握"和"捏"两种力量,即一松一紧的节律性握捏。

(2)握捏要有节奏性,频率宜稍快,应流畅自然,使患者有轻松舒适的感觉。

3. 注意事项 注意手法操作的灵活性,不可缓慢呆滞。

4. 临床应用 理法具有理顺和调整经脉的作用,适于四肢部,用于各种慢性疼痛病证的后期康复治疗。临床上常作为四肢部结束手法使用,以缓解其他手法的过重刺激。

能力训练与达标检测

一、基本任务

按照推拿按摩疗法技术操作规范,学生互为模特,相互实施推拿按摩。

第一步:教师示教,学生观摩。

第二步:学生学做,教师指导。

推拿按摩操作流程

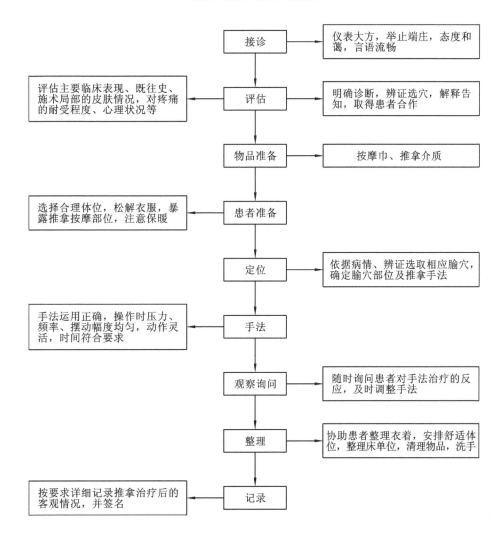

接诊	仪表大方,举止端庄,态度和蔼,言语流畅
评估	评估主要临床表现、既往史、施术局部的皮肤情况,对疼痛的耐受程度、心理状况等 / 明确诊断,辨证选穴,解释告知,取得患者合作
物品准备	按摩巾、推拿介质
患者准备	选择合理体位,松解衣服,暴露推拿按摩部位,注意保暖
定位	依据病情、辨证选取相应腧穴,确定腧穴部位及推拿手法
手法	手法运用正确,操作时压力、频率、摆动幅度均匀,动作灵活,时间符合要求
观察询问	随时询问患者对手法治疗的反应,及时调整手法
整理	协助患者整理衣着,安排舒适体位,整理床单位,清理物品,洗手
记录	按要求详细记录推拿治疗后的客观情况,并签名

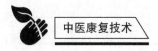

中医康复技术

二、拓展任务

针对临床情境,剖析案例,使用推拿手法为颈椎病患者康复。

程　序	步　骤	要点说明
资讯评估 明确诊断 辨清证候	1.诊断	神经根型颈椎病
	诊断依据	诊断颈椎病的一般原则: ①临床表现与影像学所见相符合者,可以确诊。 ②具有典型颈椎病临床表现,而影像学所见正常者,应注意排除其他疾病后方可作出诊断。 ③仅有影像学表现异常,而无颈椎病临床症状者,不应诊断为颈椎病。 除上述原则外,各型颈椎病的诊断依据如下。 ①颈型颈椎病　a.症状:头颈肩部酸、疼、胀等异常感觉,常因长时间的低头工作而加重,休息后可缓解或自愈,可反复发作。体征:颈部肌肉拘紧、压痛,有相应的压痛点。b.X线片上颈椎显示曲线改变或椎间关节不稳等表现。c.应排除颈部其他疾病(落枕、肩周炎、风湿性肌纤维组织炎、神经衰弱及其他非椎间盘退行性变所致的颈肩部疼痛)。 ②神经根型颈椎病　a.症状:颈神经根性疼痛,伴有颈神经根分布区域的感觉异常,如麻木、痛觉过敏等,多发于30岁以上,常因劳累或感寒加重或诱发。体征:颈神经根支配区皮肤感觉减弱或过敏,肌力下降,肌萎缩,颈部活动受限,棘突及肩胛内上角压痛,臂丛神经牵拉试验阳性,压顶试验阳性。b.影像学所见与临床表现相符合。c.痛点封闭无显效(诊断明确者可不做此试验)。d.排除颈椎外病变(胸廓出口综合征、网球肘、腕管综合征、肘管综合征、肩周炎、肱二头肌腱鞘炎等)所致以上肢疼痛为主的疾病。 ③脊髓型颈椎病　a.临床上出现颈脊髓损害的表现:症状有肢体麻痹、拘紧,手足笨拙无力,上肢不能做精细动作、握力差,下肢乏力,步态不稳,易跌倒,走路有踩棉感,胸胁部束带感等锥束症状;心悸、心前区疼痛,肢体发凉、多汗、耳鸣、失眠等自主神经症状;排便、排尿功能及性功能障碍等马尾功能障碍表现(脊髓型颈椎病的后期表现)。体征有病变节段支配区域以下的皮肤感觉异常,躯体有感觉障碍平面;伸颈试验阳性即头颈后伸时出现上下肢麻痹加重或有"触电"样感觉;肌张力增高,四肢腱反射活跃或亢进(尤其是下肢),腹壁反射、提睾反射及肛门反射减弱或消失等生理反射异常;Hoffmann征、Babinski征及Gordon征阳性等病理反射出现,也可出现髌阵挛、踝阵挛;b.X线片显示椎体后缘骨质增生、椎管狭窄。影像学证实存在脊髓压迫。c.排除肌萎缩性脊髓侧索硬化症、脊髓肿瘤、脊髓损伤、继发性粘连性蛛网膜炎、多发性末梢神经炎。 ④椎动脉型颈椎病　a.曾有猝倒发作并伴有颈型眩晕。b.旋颈试验阳性,即头颈旋转活动或活动到某一位置时引起眩晕。c.X线片显示节段性不稳定或钩椎关节骨质增生。d.多伴有交感症状。e.排除眼源性、耳源性眩晕。f.排除颈动脉I段(进入颈、横突孔以前的椎动脉段)受压所引起的基底动脉供血不全。 ⑤交感型颈椎病　颈部的交感神经节发出的节后纤维随颈神经及血管分布,其分布范围可至头部、咽部、心脏、眼眶、瞳孔、内耳等。颈神经根、后纵韧带、小关节和椎动脉、硬膜等组织病变,可反射性地刺激交感神经而出现一系列临床征象。受累部位的交感神经症状:眼球胀痛、视力减退等眼部症状;鼻塞、耳鸣、听力减退等耳鼻症状;头痛、偏头痛、头晕、面部潮红等头面部症状;心慌心悸、心前区疼痛、血压时高时低等心血管症状;皮肤发绀、干燥变薄、少汗或多汗、指甲干燥无光泽等神经营养及汗腺功能障碍症状;胃脘绞痛、肠鸣、便秘、消化不良等消化系统症状;失眠多梦、心情烦躁、易于激动等其他症状。体征:交感神经受刺激时,症状多但定位不清,体征不明显。症状的发生往往与颈部活动有关,颈部活动时常可诱发症状出现。交感型常伴有其他类型颈椎病的表现。X线片有失稳或退变,椎动脉造影阴性。

续表

程　序	步　骤	要　点　说　明
资讯评估 明确诊断 辨清证候	诊断依据	⑥混合型颈椎病　两种或两种以上颈椎病同时存在,如神经根型与脊髓型同时存在,称为混合型颈椎病,其症状和体征表现更为复杂。 ⑦其他型　如食管型颈椎病,颈椎椎体前鸟嘴样增生压迫食管引起吞咽困难(经食管钡剂检查证实)等
	2.辨证	项痹(气血痹阻)
	辨证分析	长期伏案劳损,致颈项气血瘀滞,经脉痹阻
	3.评估	患者临床表现、发病部位、相关因素、既往史及心理状态等
计划决策 立法组方	4.治法	舒筋通络,活血止痛,理筋整复
	5.处方	选取部位:颈项部、后枕部、肩胛部、上肢部。以颈项部周围的斜方肌、菱形肌、肩胛提肌、胸锁乳突肌、前中斜角肌、头颈夹肌为主,即颈项部的足太阳膀胱经、手足少阳经、手阳明经、督脉的循行路线。 选取穴位:取风池、风府、颈部夹脊、肩井、大椎、天宗为主。配合谷、后溪、极泉、曲池、手三里、小海、阳溪等
实施推拿	6.准备	
	选择体位	医者取站立位,患者取俯卧位或坐位,暴露施术部位,注意保暖
	选择介质	按摩乳
	7.操作	主要手法:㨰、揉、点、按、拨、推、拿、擦
	放　松	医者用㨰、按、揉、推、拿手法在患者颈项背部脊柱两侧的斜方肌和头半棘肌施术,以改善局部血液循环,缓解颈项背部肌肉痉挛。操作步骤如下。 ①患者取俯卧位,医者在患者背部沿脊柱两侧竖脊肌自上而下施㨰法,反复操作3～5遍,先轻后重,再由重转轻,以肩背部为重点。 ②患者取俯卧位,医者立于患者旁侧,用左手或右手的拇指置于颈项背部,从后枕部开始向下沿脊柱两侧的竖脊肌揉3～5遍;然后医者以掌根揉法施术于以天宗为中心的肩胛下区和以肩井为中心的肩胛上区,按揉3～5遍。 ③患者取俯卧位,医者立于患者旁侧,以拇指端及指腹着力沿五条线路施术:沿督脉从风府至至阳;沿夹脊从风池至第七胸椎夹脊;沿颈椎横突从翳明至肩峰;利用拇指的推按揉动力,由轻而重、由浅入深,反复操作3～5遍。 ④患者取俯卧位,医者立于患者旁侧,以单手三指拿法施术于从风池至大椎的颈项部,再以五指拿法施术于两侧的肩井,一松一紧,拿中寓揉,揉中寓拿,持续操作3～5遍。 ⑤患者取俯卧位,医者立于患者头顶端,以掌根在肩背部由内向外至两侧肩峰处作单方向分推,反复操作3～5遍

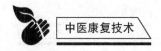

程 序	步 骤	要 点 说 明
实施推拿	镇痛	医者用点、按、拨等稍重刺激手法依次点按脊柱两侧夹脊、膀胱经、肩井、天宗及阿是穴，在点按穴位时应加以拨，以产生酸麻胀感觉为度。以指代针，调和气血，提高痛域，减轻疼痛。操作步骤如下： ①患者取坐位，医者立于患者对面，点按后溪、合谷等穴，以产生酸、麻、胀感觉为度。同时嘱患者缓慢转动颈项部。反复操作3～5遍。 ②患者取俯卧位，医者立于患者旁侧，以一手拇指端或指腹着力，点按阿是穴。在条索、结节等阳性反应点上，应在点按的基础上加用指拨法。阳性反应点多在肩胛间区、脊柱两侧的竖脊肌上及肩胛骨内侧缘处。反复操作3～5遍。 ③患者取俯卧位，医者立于患者旁侧，以拇指端从风池穴开始沿脊柱两旁的竖脊肌，有节律地自上而下进行点按。在条索状结节的部位，应在点按的基础上加用指拨法。反复操作3～5遍。 ④患者取俯卧位，医者立于患者旁侧，以一手拇指端或指腹着力于督脉处进行点按，自上而下，每一棘突间隙均点按3～5次，在条索状结节的部位，应在点按的基础上加用指拨法。反复操作3～5遍
	松解	在缓解颈项背部肌肉痉挛和减轻项背部疼痛后，采用颈项部摇法和拔伸法以滑利关节。有两种常用的操作方法：一是医者站在患者背后，两前臂尺侧放于患者两侧肩部向下用力，双手大拇指顶在"风池"上，切勿用力过猛，以免引起患者头晕，其余四指及手掌托起下颌部，并向上用力，前臂与手同时向相反方向用力，把颈椎牵开，边牵引边使头颈部前屈、后伸及向左右旋转。另一种是嘱患者正坐，医者站于患侧，右肘关节屈曲并托住患者下颌，手扶健侧颞顶部，向上缓缓用力拨伸，并进行颈部左右旋转，另一手拇指置于患处相应椎旁，随颈部的活动在压痛点上施按揉法
	整理	直擦颈项背部两侧膀胱经，横擦上背部，透热为度，以疏通经络，活血化瘀，消肿止痛。操作步骤如下。 ①患者取俯卧位，充分暴露背部皮肤。医者以一手的全掌或掌根、大鱼际、小鱼际部着力于颈项背部的督脉及膀胱经，纵向擦动，透热后逐步下移，每擦动一处均以透热为度。反复持续操作3～5遍。 ②患者取俯卧位，医者以一手掌侧面着力于患者的颈项背部，进行横向擦动，以透热为度
	上肢推拿	根据脊神经所分布的患肢区域作上肢推拿治疗：上肢疼痛、麻木明显者循手三阴三阳经施以拇指拨揉法、一指禅推法；点按极泉、曲池、手三里、小海、阳溪等穴，每穴操作0.5～1 min；反复操作3～5遍。捻手指、搓、抖上肢
	8. 观察询问	观察患者神色及局部皮肤，询问患者感觉，注意患者反应
	时限疗程	每日1次，每次30 min，10次为1个疗程。间隔3日，可再行第2个疗程
	结束	协助患者整理衣着，安排患者舒适体位，整理床单位，清理用物，做好记录

续表

程 序	步 骤	要 点 说 明
	9.注意	①详细了解临床表现、病史,认真进行体格检查,注意结合颈部 MRI 等影像学资料明确诊断颈椎病类型,严格掌握推拿按摩操作的适应证。颈型、神经根型、椎动脉型和交感型颈椎病,手法按摩效果好,是推拿按摩适应证范围。即使是适宜手法按摩治疗的颈椎病,也要"该出手时才出手"。如果在急性期或炎症渗出期不可以手法按摩,因为此时按摩会使症状加重,影响以后的治疗。炎症渗出期,首先要用药物控制炎症,待急性期过后,才能按摩,否则会越按越痛。 ②推拿治疗前必须排除推拿禁忌证。对有颈椎外伤的患者及并发心脑血管疾病和眩晕较重者绝对禁忌推拿。对脊髓型颈椎病、有明显的颈椎节段性不稳定者、颈椎病伴有发育性颈椎椎管狭窄者、强直性脊柱炎患者、颈椎结核及肿瘤、颈椎病伴有骨折、严重老年性骨质疏松症、颈椎病伴有急性传染病、急性化脓性炎症、皮肤病等也要禁止使用按摩推拿手法。 ③对初次接受推拿者,要做好解释工作,解除恐惧心理;医者与患者都要选择好最佳体位,这样既可以方便医者操作,又可以让患者得到舒适、安全、放松的内、外环境,有利于疾病的治疗。 ④按摩治疗颈椎病时应力求轻巧、柔和、稳妥。特别颈椎、骨关节错位的患者,按摩时更要轻巧稳准。 ⑤推拿过程中,医者应随时注意观察患者的神色,询问患者的感觉,患者一有不适,应及早采取处理措施
总 结	10.指导	了解颈椎病的预防保健知识与方法,给予患者康复指导。 颈椎椎间盘组织退行性改变及其继发病理改变累及其周围组织结构(神经根、脊髓、椎动脉、交感神经等),出现相应的临床表现为颈椎病,又称"颈椎综合征"。预防颈椎病的要领如下。 ①严防急性头、颈、肩部外伤。头颈部跌打伤、碰击伤及挥鞭伤,均易发生颈椎及其周围软组织损伤,直接或间接引起颈椎病,故应积极预防,一旦发生应及时检查和彻底治疗,以防止发展成为颈椎病。 ②纠正生活中的不良姿势,防止慢性损伤。颈肩部软组织慢性劳损,是发生颈椎病的病理基础。生活中的不良姿势是形成慢性劳损的主要原因之一,所以纠正日常生活中的不良姿势,对预防颈椎病有十分重要的意义。正确的坐姿实际上应尽量拉近与工作台的距离,将桌椅高度调到与自己身高比例合适的最佳状态,专业设计人员可调整工作台倾斜 $10°\sim30°$。坐时腰部挺直,双肩后展,并尽量避免头颈部过度前倾或后仰,臀部要充分接触椅面。习惯头部偏左或偏右写作的白领应注意纠"偏"。 ③睡姿良好对脊柱的保健十分重要。人体躯干部、双肩及骨盆部横径较大,侧卧时,脊柱因床垫的影响而弯曲,如果长期偏重于某一侧卧位,脊柱会逐渐侧弯,轻者醒后腰背僵硬不适,需要起床活动方可恢复正常,重者可发展成脊柱病。睡眠应以仰卧为主,侧卧为辅,要左右交替,侧卧时左右膝关节微屈对置。俯卧、半俯卧、半仰卧或上、下段身体扭转而睡,都属不良睡姿,应及时纠正。脊柱病患者应以木板床为宜,弹簧床对脊柱生理平衡无益

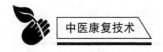
续表

程　序	步　骤	要点说明
总　结	10.指导	④合理用枕。枕头是颈椎的保护工具,一个成年人每天需要有1/4~1/3的时间用于睡眠,所以,枕头一定要适合颈部的生理要求。人在熟睡后,颈肩部肌肉完全放松,只靠椎间韧带和关节囊的弹性束维护椎间结构的正常关系。如果长期使用高度不合适的枕头,使颈椎某处屈曲过度,就会使此处的韧带、关节囊受到损伤,从而导致颈椎失稳,发生关节错位,进而发展成颈椎病。合理的枕头必须具备两项:科学的高度和舒适的硬度。对枕头的高度,国内外学者均十分重视,并提出多种数据。一般认为,枕头不宜过高,亦不宜过低。大部分人以自己的颔肩线(下颔角至肩峰的距离)或手掌横径,作为侧卧或仰卧的高度。枕头应有适当的弹性或可塑性,不要过硬,以木棉或谷物皮壳较好,应用后可以形成马鞍形。头应放于枕头中央,以防落枕。 ⑤局部注意保暖,防风寒、潮湿。颈椎病患者常与风寒、潮湿等季节气候变化有密切关系。风寒使局部血管收缩,血流速度降低,有碍组织的代谢和血液循环。避免午夜、清晨洗澡时受风寒侵袭。冬季外出应戴围巾或穿高领毛衫等,防止颈部受风、受寒。 ⑥加强体育锻炼,增强体质。由于工作需要,有些工种需要特殊姿势或在强迫体位中工作较长时间,如教师、会计师、缝纫刺绣、牙科医生、打字员等,头部长期前屈伏案工作,应每隔20 min稍事休息,抬头并活动颈项。每隔1~2 h做一次仰头、挺胸、伸臂活动,约10 min。如颈项操包括摇头屈颈,抬头挺胸,左顾右盼,扩胸挺肩,挥臂下扣,捶肩拿肘,动作要缓慢自由,每次5~10 min,每天数次。再如反伸运动,取俯卧位,做头、双手、双腿后伸锻炼,每次10 min,每天1~2次。如抬头运动,取坐位或立位,双手交叉紧抵后枕部,反复用劲仰头,双手则与之对抗。片刻后稍歇,共重复6~8次。也可简化为反复自由抬头后伸

 知识达标检测

一、单项选择题

1. 下列哪项是错误的?(　　)

A. 腰部斜扳法,患者采用患侧卧位
B. 腰部后伸扳法,采用俯卧位
C. 直腰旋转扳法,患者采用坐位
D. 旋转定位扳法,患者采用骑坐位
E. 以上都不是

2. 推法与擦法的区别在于(　　)。

A. 一为横向运动,一为纵向运动
B. 前者用于四肢,后者用于腰背
C. 前者用手掌,后者用肘
D. 前者速度较慢,后者速度较快
E. 以上都不是

3. 一指禅推法、擦法和拍法三者相同的操作要领是(　　)。

A. 着力点
B. 肩部为支点
C. 前臂主动摆动
D. 临床应用
E. 压力

4. 推法较强的手法作用是(　　)。

A. 疏松肌筋,调和气血
B. 通经活脉,荡涤积滞
C. 镇静安神,疏散肌表
D. 温补通调,消郁散结
E. 滑利关节,通经止痛

5. 点法的施力过程为(　　)。

A. 轻→重→轻   B. 轻→重→重   C. 重→重→轻   D. 重→轻→重   E. 轻→轻→重

6. 抖法在临床上常适用的部位是（   ）。

A. 腰部　　　　　B. 手腕部　　　　　C. 四肢部　　　　　D. 下肢部　　　　　E. 以上都是

7. 搓法操作时宜（   ）。

A. 搓动速度宜稍快，向下移动速度宜慢　　　　B. 搓动速度宜稍快，向下移动速度宜快

C. 搓动速度宜稍慢，向下移动速度宜快　　　　D. 搓动速度宜稍慢，向下移动速度宜慢

E. 搓动速度宜稍快，向上移动速度宜慢

8. 拇指与其余手指的罗纹面相对用力，提捏或揉捏肌肤或肢体的手法称为（   ）。

A. 勒法　　　　　B. 捏法　　　　　C. 拿法　　　　　D. 握法　　　　　E. 拧法

9. 使关节作被动环转运动的手法是（   ）。

A. 勒法　　　　　B. 捻法　　　　　C. 摇法　　　　　D. 牵引法　　　　　E. 扳法

10. 下列关于擦法的叙述，正确的是（   ）。

A. 压力大，接触面较小　　　　　　　　B. 以肩部为支点

C. 多用于项、背、腰臀及四肢部　　　　D. 腕部主动摆动

E. 吸定点是食、中、环及小指的近侧指间关节背侧

11. 抹法的手法作用是（   ）。

A. 消郁散结　　　B. 疏松肌筋　　　C. 镇静安神　　　D. 滑利关节　　　E. 宣泻邪气

12. 摩法的手法作用是（   ）。

A. 消郁散结　　　B. 疏松肌筋　　　C. 镇静安神　　　D. 滑利关节　　　E. 宣泻邪气

13. 抖法的手法作用是（   ）。

A. 消郁散结　　　B. 疏松肌筋　　　C. 镇静安神　　　D. 滑利关节　　　E. 宣泻邪气

14. 摇法的手法作用是（   ）。

A. 消郁散结　　　B. 疏松肌筋　　　C. 镇静安神　　　D. 滑利关节　　　E. 宣泻邪气

15. 拍法的手法作用是（   ）。

A. 消郁散结　　　B. 疏松肌筋　　　C. 镇静安神　　　D. 滑利关节　　　E. 宣泻邪气

16. 有关一指禅推法的论述，正确的是（   ）。

A. 一指禅推法接触面小

B. 一指禅推法刺激偏强

C. 一指禅推法以力取胜

D. 着力部位与施术部位可以形成摩擦移动或滑动

E. 一指禅推法在施术部位上的移动较快

17. 主要作用于皮下软组织的手法是（   ）。

A. 抹法　　　　　B. 揉法　　　　　C. 摩法　　　　　D. 擦法　　　　　E. 推法

18. 擦法的运动形式是（   ）。

A. 单向直线　　　B. 往返直线　　　C. 环形　　　　　D. 弧形　　　　　E. 不确定

19. 下列手法最常用于上肢的是（   ）。

A. 搓法　　　　　B. 抹法　　　　　C. 擦法　　　　　D. 摩法　　　　　E. 推法

20. 下列有关按法的表述，不正确的是（   ）。

A. 可用拇指指端按压　　　　B. 可用拇指指腹按压　　　　C. 可用掌部按压

D. 按住后移动　　　　　　　E. 常与揉法组成复合手法

21. 拿法可以看成一种复合手法，以下除哪项外皆可用拿法？（   ）

A. 颈项部　　　　B. 上肢部　　　　C. 下肢部　　　　D. 胸胁部　　　　E. 肩部

22. 捻法一般适用于（   ）。

A. 肩关节　　　　B. 肘关节　　　　C. 指间关节　　　　D. 膝关节　　　　E. 踝关节

23. 操作胸椎对抗复位法时,患者的体位一般为(　　)。

A. 俯卧　　　　B. 仰卧　　　　C. 侧卧　　　　D. 站位　　　　E. 坐位

24. 操作腰部后伸法板法时,患者的体位一般为(　　)。

A. 俯卧　　　　B. 仰卧　　　　C. 侧卧　　　　D. 站位　　　　E. 坐位

25. 一指禅推法(　　)。

A. 腕部放松　　　　B. 适用于肌肉丰厚处　　　　C. 作为结束手法

D. 可以没有吸定点　　　　E. 可产生摩擦感

26. 揉法(　　)。

A. 腕部放松　　　　B. 适用于肌肉丰厚处　　　　C. 作为结束手法

D. 可以没有吸定点　　　　E. 可产生摩擦感

27. 屈肘按压法(　　)。

A. 腕部放松　　　　B. 适用于肌肉丰厚处　　　　C. 作为结束手法

D. 可以没有吸定点　　　　E. 可产生摩擦感

28. 推拿时必须透热的手法为(　　)。

A. 摩法　　　　B. 擦法　　　　C. 抹法　　　　D. 搓法　　　　E. 振法

29. 活血祛瘀作用较强的是(　　)。

A. 摩法　　　　B. 擦法　　　　C. 抹法　　　　D. 搓法　　　　E. 振法

30. 在上肢部操作,作为推拿治疗结束手法的是(　　)。

A. 摩法　　　　B. 擦法　　　　C. 抹法　　　　D. 搓法　　　　E. 振法

31. 具有开窍镇静、醒脑明目作用的手法是(　　)。

A. 摩法　　　　B. 擦法　　　　C. 抹法　　　　D. 搓法　　　　E. 振法

32. 抖法的特点是(　　)。

A. 颤动幅度小,频率快　　　　B. 短时间屏气操作　　　　C. 可与擦法结合使用

D. 颤动频率高,着力稍重　　　　E. 前臂边抖动边用力下击

33. 沉肩,屈肘成120°～140°,肘部外翘腕关节放松的揉法是(　　)。

A. 大鱼际揉法　　B. 掌根揉法　　C. 拇指揉法　　D. 中指揉法　　E. 肘揉法

34. 肘关节微屈,腕关节放松并略背伸,手指自然弯曲的揉法是(　　)。

A. 大鱼际揉法　　B. 掌根揉法　　C. 拇指揉法　　D. 中指揉法　　E. 肘揉法

35. 以肩关节为支点,上臂为动力源进行操作的揉法是(　　)。

A. 大鱼际揉法　　B. 掌根揉法　　C. 拇指揉法　　D. 中指揉法　　E. 肘揉法

36. 拍法(　　)。

A. 操作时手指自然并拢,掌指关节微屈　　　　B. 操作时用力快速而短暂

C. 操作时用力均匀,每分钟120～160次　　　　D. 操作时幅度小,频率快

E. 操作时频率稍快,着力稍重

37. 肩关节摇法,下列哪项是错误的?(　　)

A. 动作要缓和　　　　B. 用力要稳

C. 摇动时可超出生理活动范围　　　　D. 作环转摇动

E. 以上都是

38. 下述哪句话见于《医宗金鉴》?(　　)

A. 轻推、顺推皆为补

B. 按之则热气至,热气至则痛止

C. 揉以和之,可以和气血,活筋络

D. 肩井穴是大关节,推之开通气血,各处推完将此掐,不愁气血不通行

E. 一旦临证,机触于外,巧生于内,手随心转,法从手出

39. 下列哪项不是一指禅推法的动作要领?（　　）

A. 腕部放松　　　　　　　　B. 沉肩垂肘悬腕　　　　　　　　C. 肘部为支点

D. 频率为每分钟 220～250 次　　　E. 大拇指端着力于一定部位

40. 轻柔的按揉气海、关元、足三里、擦背部督脉,左侧背部,可用来治疗胃脘痛的证型是（　　）。

A. 寒邪犯胃　　　B. 食滞　　　C. 肝气犯胃　　　D. 瘀血内阻　　　E. 脾胃虚寒

41. 㨰法操作于项背部,拿肩井,直擦膀胱经,可用于治疗（　　）。

A. 风寒头痛　　　B. 瘀血头痛　　　C. 肝阳头痛　　　D. 肾虚头痛　　　E. 血虚头痛

42. 摩擦类手法包括（　　）。

A. 推法、一指禅推法、摩法、擦法、抹法　　　　　　B. 抹法、擦法、摩法、搓法、推法

C. 搓法、抹法、摩法、擦法、捻法　　　　　　　　　D. 摩法、擦法、搓法、推法、捻法

E. 以上都不是

43. 一指禅推法的操作频率每分钟是（　　）。

A. 100～150 次　　　B. 120～160 次　　　C. 140～180 次　　　D. 160～200 次　　　E. 以上都不是

44. 有关推拿对脾胃功能的作用论述错误的是（　　）。

A. 胃以通降为顺　　　　　　　　　　　　B. 脾的输布作用称为"升"

C. 摩腹可促进胃的通降功能　　　　　　　D. 推拿对脾胃的调节作用主要为加强胃腑的功能

E. 擦背部的脾胃区域不能促进全身气血运行。

45. 下述哪项对擦法的叙述是错误的?（　　）

A. 擦法是一种柔和温热的刺激　　　　　　B. 擦时医者要屏住气

C. 可治疗内脏虚损　　　　　　　　　　　D. 可活血化瘀

E. 擦时常涂以介质

46. 下列哪一种病可用捻法治疗?（　　）

A. 高血压病　　　B. 痛经　　　C. 瘫闭　　　D. 痹证　　　E. 胃脘痛

47. 被动活动手法治疗肩周炎的作用是（　　）。

A. 松解粘连　　　B. 舒筋活血　　　C. 益气养血　　　D. 活血化瘀　　　E. 理气活血

48. 㨰法在临床上常用的部位是（　　）。

A. 肩背　　　B. 腰臀部　　　C. 上肢部　　　D. 下肢部　　　E. 以上都是

49. 直腿抬高试验阳性可见于（　　）。

A. 增生性膝关节炎　　　　　　B. 髂胫束劳损　　　　　　C. 腰肌劳损

D. 腰肌扭伤　　　　　　　　　E. 以上都不是

50. 腰椎间盘突出症下肢应用后伸扳法的作用主要是（　　）。

A. 促使突出物回纳　　　　　　B. 调节后关节松解粘连　　　　　　C. 拉宽椎间隙

D. 降低椎间盘内压力　　　　　E. 使下肢肌萎缩改善

51. 以下哪项对按法的操作要求是错误的?（　　）

A. 着力部位紧贴体表,不可移动　　　　　　B. 用力由轻到重,不可猛然按压

C. 常与揉法结合运用　　　　　　　　　　　D. 操作中要按而留之,不宜突然松手

E. 以上都不是

52. 拍法的操作要求有（　　）。

A. 手指自然外展　　　　　　B. 掌指关节伸直　　　　　　C. 平稳而有节奏地拍打

D. 拍击时力量有所侧重　　　E. 以上都不是

53. 扩胸牵引扳法（　　）。

A. 对关节活动不利有较好疗效　　　　　　　　B. 强调臀部和两膝动作的协调性

C. 肢体或关节的一端必须固定　　　　　　　　D. 保持动作的节律性,轻重交替

E. 患者取坐位,双手交叉扣住,置于颈项部

54. 关于颈项部斜扳法,下述哪项错误?(　　　)

A. 嘱患者对抗医者用力作扳法　　　B. 动作果断而快速　　　　　　C. 用力要稳

D. 两手配合协调　　　　　　　　　E. 以上都是

55. 一颈椎病患者,症状颈肩痛,上臂放射痛,手指麻木,肢冷,上肢无力,属(　　　)。

A. 神经根型　　　B. 脊髓型　　　C. 椎动脉型　　　D. 交感神经型　　　E. 混合型

56. 下列哪项可见于脊髓型颈椎病?(　　　)

A. 持续性颈臂痛　　　　　　　B. 下肢痉挛瘫痪　　　　　　　C. 中指麻木

D. 腰痛及坐骨神经痛　　　　　E. X线摄片提示颈椎侧后方骨质增生

57. 退行性脊柱炎诊断的标志和依据是(　　　)。

A. 椎间盘萎缩　　　　　　　　　　　　　　　B. 椎体萎缩

C. 椎体边缘的唇形变或骨刺形成　　　　　　　D. 脊柱强直

E. 椎体骨质疏松

58. 颈椎后关节增生,伴半脱位易出现的颈椎病类型为(　　　)。

A. 神经根型　　　B. 颈型　　　C. 交感神经型　　　D. 脊髓型　　　E. 混合型

59. 不属于退行性脊柱炎范畴的病变是(　　　)。

A. 颈椎骨质增生引起的颈椎病　　　　　　　　B. 增生性脊椎炎

C. 肥大性脊炎　　　　　　　　　　　　　　　D. 腰椎间盘突出症

E. 脊椎骨性关节炎

60. 关于平推法的着力部位不正确的是(　　　)。

A. 拇指罗纹面　　　　　　　　　B. 掌根　　　　　　　　　　　C. 足根

D. 尺骨鹰嘴突起处　　　　　　　E. 指间关节突起处

二、多项选择题

1. 推拿手法的要求是(　　　)。

A. 持久　　　　　　B. 有力　　　　　　C. 均匀　　　　　　D. 柔和　　　　　　E. 轻快

2. 以下关于环枢关节扳法操作方法的正确描述是(　　　)。

A. 患者坐于高凳上　　　　　　　　　　　　　B. 患者坐于低凳上

C. 在拔伸状态下完成旋转扳法　　　　　　　　D. 在非拔伸状态下完成旋转扳法

E. 起定位作用的拇指固定于第二颈椎棘突

3. 以下关于拍法动作要领描述正确的是(　　　)。

A. 整个手掌着力　　　　　　　　　　　　　　B. 手掌前半部分着力

C. 掌根部着力　　　　　　　　　　　　　　　D. 腕关节挺直,均匀而有节奏地拍击

E. 腕关节放松,均匀而有节奏地拍击

4. 一指禅推法的操作要求及注意事项包括(　　　)。

A. 掌虚指实　　　B. 紧推慢移　　　C. 垂肘　　　D. 沉肩　　　E. 悬腕

5. 摇法的动作要求是(　　　)。

A. 摇动时除被摇的关节、肢体运动外,身体其他部位应尽量配合运动

B. 摇转的幅度应控制在人体生理活动范围内

C. 摇转的幅度由小到大,逐渐增加

D. 应保持人体各关节的相同的摇转幅度

E. 摇转的速度宜慢,尤其是在开始操作时更宜缓慢

6. 手法防治疾病疗效关键取决于手法的哪些操作因素？（　　）

A. 操作的准确性　　　　　　　B. 手法运用种类多少　　　　　C. 应用熟练程度

D. 功力的深浅　　　　　　　　E. 操作时间长短

7. 扳法操作时宜分阶段进行，具体步骤是（　　）。

A. 第一步是做受术关节小范围的活动或摇动，使其放松、松弛

B. 第二步使受术关节瞬间突然受力，做被动的旋转或屈伸、展收等运动

C. 第二步先将关节极度地伸展或屈曲、旋转，使其达到明显的阻力位

D. 第三步做受术关节小范围的活动或摇动，使其放松、松弛

E. 第三步使受术关节瞬间突然受力，做被动的旋转或屈伸、展收等运动

8. 一指禅推法的基本操作要求是（　　）。

A. 摆动幅度均匀　　　　　　　　　　B. 尺侧高于桡侧

C. 手法频率为每分钟 120～160 次　　D. 动作协调有节律

E. 压力均匀

9. 掌揉法的动作要领是（　　）。

A. 大鱼际着力于施术部位　　B. 腕部放松　　　　　　　C. 前臂主动摆动

D. 以肩部为支点　　　　　　E. 可带动皮下组织揉动

10. 成人推法手法中的推法包括（　　）。

A. 指推法　　　　B. 合推法　　　C. 掌推法　　　D. 旋推法　　　E. 肘推法

11. 神经根型颈椎病可见（　　）。

A. 持续颈臂痛　　　　　　　　　　　B. 臂丛神经牵拉试验阳性

C. 压顶叩顶试验阳性　　　　　　　　D. 中指麻木

E. 头晕耳鸣

12. 颈椎病可出现（　　）。

A. 臂丛神经牵拉试验阳性　　B. 屈颈试验阳性　　　　　C. 压顶、叩顶试验阳性

D. 踝阵挛　　　　　　　　　　E. 直腿抬高试验阳性

13. 擦法的操作要求是（　　）。

A. 用力要稳　　　　　　　　B. 动作均匀连续　　　　　C. 呼吸自然

D. 不要进气　　　　　　　　E. 操作频率为每分钟 100～120 次

14. 按法的操作要求是（　　）。

A. 不可用暴力猛然按压　　　　　　　B. 用力要由轻到重

C. 用力要少，均匀深透　　　　　　　D. 着力部位要紧贴体表

E. 不可移动

15. 搓法的操作要求是（　　）。

A. 双手用力对称　　B. 搓时要快　　C. 移动要慢　　D. 重力搓揉　　E. 缓慢搓揉

三、填空题

1. 根据手法的动作形态，推拿手法可归纳为六大类手法，即（　　）、（　　）、（　　）、（　　）、（　　）、（　　）。

2. 挤压类手法包括（　　）、（　　）、（　　）、（　　）、（　　）、（　　）等手法。

3. 点法分为（　　）、（　　）和（　　）三种，其与按法的区别是（　　）、（　　）。

参考答案

一、单项选择题

1. A　　2. D　　3. C　　4. B　　5. A　　6. C　　7. A　　8. C　　9. C　　10. C

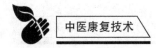
11. C 12. A 13. B 14. D 15. E 16. A 17. B 18. B 19. A
20. D 21. D 22. C 23. E 24. A 25. A 26. A 27. B 28. B
29. B 30. D 31. C 32. A 33. A 34. B 35. E 36. A 37. C
38. E 39. D 40. E 41. A 42. B 43. B 44. E 45. A 46. D
47. A 48. E 49. E 50. B 51. E 52. C 53. C 54. A 55. A
56. B 57. C 58. A 59. D 60. C

二、多项选择题
1. ABCD 2. BCE 3. AE 4. ABCDE 5. BCE 6. ACD 7. ACE
8. ACDE 9. ABCE 10. ACE 11. ABCD 12. ACD 13. ABCDE
14. ABDE 15. ABC

三、填空题
1. 摆动类 摩擦类 振动类 挤压类 叩击类 运动关节类
2. 按法 点法 捏法 拿法 捻法 拨法
3. 拇指端点法 屈拇指点法 屈食指点法 点法作用面积小 刺激量大

（范秀英 蒋宗伦 崔玉军）

任务四 使用推拿手法为腰椎间盘突出症患者康复

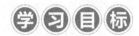

学习目标

能力目标

1. 运用脏腑经络腧穴理论知识和西医诊断基础知识,能够对患者做出初步诊断;通过辨证分析,辨清证候;根据辨证结果,确定治法;按照选穴原则,结合腧穴定位及主治,选穴组方。

2. 运用推拿疗法相关知识,按照推拿疗法操作规范为腰椎间盘突出症患者康复。

知识目标

1. 掌握成人推拿技术操作知识及意外情况的预防、处理措施。

2. 熟悉推拿手法的基本要求。

3. 掌握推拿手法分类、作用、适应证及注意事项。

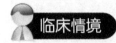

临床情境

基本情况:患者张某,男,42岁,私营企业职工。2011年5月7日就诊。

主诉:腰部疼痛难忍,伴右下肢放射痛半天。

现病史:患者晨起弯腰搬东西后出现腰部疼痛难忍,伴右下肢放射痛,行走困难,由家人扶来就诊。

查体:腰部呈前屈位,脊柱侧凸向患侧,腰部脊柱的活动度在各个方向均受限,后伸和向侧凸侧弯曲时疼痛尤为明显。第4、5腰椎间隙右侧旁有明显压痛,按压时疼痛由腰部放射到右侧臀部和右下肢后部,右下肢直腿抬高试验(＋),加强试验(＋),膝反射和跟腱反射减弱。

辅助检查结果:腰椎 CT 提示 $L_4 \sim L_5$ 腰椎间盘向右后方突出,压迫硬膜囊,腰椎生理曲度消失。

假如你是康复治疗师,请完成以下任务。

基本任务:按照推拿疗法技术操作规范,实施推拿操作。

拓展任务:针对临床情境,运用诊断学基础知识,做出初步临床诊断;运用脏腑经络腧穴理论知识,辨证归经;按照选穴原则,结合腧穴定位及主治,选穴组方;使用推拿疗法为患者康复。

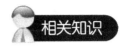 相关知识

成人推拿手法(见前述)

 能力训练与达标检测

一、基本任务

按照推拿按摩疗法技术操作规范,学生互为模特,相互实施推拿按摩。

第一步:教师示教,学生观摩。

第二步:学生学做,教师指导。

推拿按摩操作流程

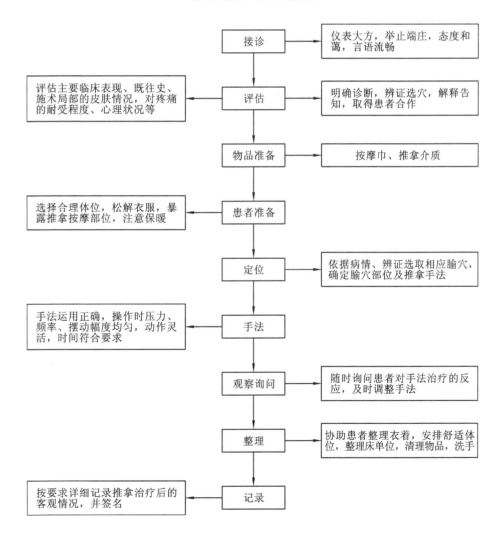

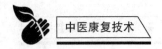

二、拓展任务

针对临床情境,剖析案例,使用推拿手法为腰椎间盘突出症患者康复。

程 序	步 骤	要 点 说 明
资讯评估 明确诊断 辨清证候	1.诊断	腰椎间盘突出症
	诊断依据	①有腰部外伤、慢性劳损或受寒湿史;大部分患者在发病前有慢性腰痛史。 ②常发生于 20~40 岁的青壮年。 ③腰腿痛具有下列特点:a.腿痛沿神经根分布区放射,又称根性放射痛。L₄ 神经根受压,引起股神经痛,疼痛放射至大腿前外侧、膝前部和小腿前内侧。L₅ 神经根受压,疼痛沿臀部、大腿后侧放散至小腿前外侧、足背和足趾。S₁ 神经根受压,疼痛放射至小腿后外侧、足跟、足底和足外侧,因腰 5 和骶 1 神经根参与坐骨神经构成,腿痛又称为坐骨神经痛。b.疼痛与腹压有关:使腹压和脑脊液压力增高的动作可使腰腿痛加重,如咳嗽、打喷嚏、排便、用力等。c.疼痛与活动有关:活动和劳累后加重,卧床休息减轻,严重者活动困难。d.疼痛与体位的关系:为了缓解疼痛,患者常被迫采取某一体位,多为健侧卧位并屈髋屈膝,少数患侧卧位屈髋屈膝、仰卧位屈髋屈膝、床上跪位、下蹲位等。屈膝屈髋卧位可使疼痛缓解,而步行、弯腰、伸膝、起坐等可使疼痛加剧。e.疼痛与天气变化的关系:部分患者遇阴雨或气温骤降时加重,遇暖减轻。 ④脊柱侧弯,腰椎生理弧度消失,病变部位椎旁有压痛点,并向患侧下肢放射,即压迫或叩击压痛点可引起或加剧下肢的疼痛麻木症状,腰肌痉挛,腰活动受限。 ⑤下肢受累神经支配区皮肤感觉异常,感觉过敏或迟钝。严重者出现肌力减退、肌瘫痪、肌肉萎缩,行走时可出现间歇性跛行。L₄ 神经根受压时,大腿前外侧、小腿前内侧感觉异常,股四头肌肌力减退,伸膝无力,膝反射减退或消失;L₅ 神经根受压时,小腿内、外侧及足背内侧感觉异常,胫前肌、腓骨长短肌、伸拇及第二趾伸肌萎缩,足背伸无力偶有足下垂;S₁ 神经根受压时,小腿后侧、足背外侧、跟部及足底感觉异常,小腿三头肌、3、4、5 趾伸肌、足跖屈肌群无力,跟腱反射减弱或消失。 ⑥屈颈试验阳性,挺腹试验阳性,股神经牵拉试验阳性(L₄ 神经根受压),直腿抬高试验及加强试验阳性(L₅、S₁ 神经根受压)。 ⑦辅助检查:X 线侧位片显示腰椎生理前突减少、消失或后突,正位片显示腰椎侧弯,椎间隙前窄后宽或前后均变窄,椎体后缘磨角征,或椎间盘后缘钙化影等,均提示此节段的椎间盘突出。CT 扫描直接征象为椎管内呈丘状突起的椎间盘阴影,硬膜囊和神经根鞘受压变形或移位,对继发的征象如黄韧带肥厚、椎管狭窄、侧隐窝狭窄及小关节增生、椎板增厚等能清楚显示。MRI 检查可同时显示脊柱的三维造影,不仅能分辨椎间盘的变形、膨出、突出和游离,对脊髓和马尾神经的受压情况也能充分显示。同时对脊髓的其他病变如脊髓肿瘤等,具有良好的鉴别价值。 典型病例诊断依据腰痛加腿痛,压痛放射痛;非典型病例诊断依据临床表现结合辅助检查
	2.辨证	痹证(脉络闭阻,气血不和)
	辨证分析	外感风寒湿邪,或闪挫扭伤引起气血瘀滞不畅,经络受阻不通,导致足太阳经或足少阳经,即腰腿部经气运行不畅所致
	3.评估	患者临床表现、发病部位、相关因素、既往史及心理状态等
计划决策 立法组方	4.治法	舒筋活血,解痉止痛,松解粘连,理筋整复
	5.处方	选取部位:腰背部的背阔肌、腰方肌、竖脊肌等肌肉为主,即以腰背部的足太阳膀胱经、督脉的循行路线为主。 选取穴位:取膀胱经腧穴(肾俞、大肠俞、委中、承山、昆仑等)、督脉穴位(腰阳关)、足少阳经腧穴(居髎、环跳、绝骨)等

续表

程　序	步　骤	要　点　说　明
	6.准备	
	选择体位	医者取站立位,患者取俯卧位或坐位,暴露施术部位,注意保暖
	选择介质	按摩乳
	7.操作	主要手法:㨰、按、揉、拨、扳、拔伸、抖、擦法等
实施推拿	放松	医者用㨰、按、揉、推、拿手法在患者脊柱两侧的竖脊肌施术。然后医者用双手掌重叠用力,沿脊柱由上至下按压腰背部。此法作用在于改善血液循环,加速突出髓核中水分吸收,减轻对神经根的压迫,同时缓解腰背肌肉痉挛。操作步骤如下。 　　①患者取俯卧位,医者在患者背部沿脊柱两侧竖脊肌自上而下施㨰法,反复操作3～5遍,先轻后重,再由重转轻,以腰背部为重点。再用㨰法在患侧臀部及下肢反复操作3～5遍。 　　②患者取俯卧位,医者立于患者旁侧,用左手或右手的手掌置于腰背部,从上向下顺揉脊柱两侧的竖脊肌,反复揉3～5遍。然后医者以双掌并置于腰部,其中一手掌尺侧缘着实于一侧髂嵴最高点,另一手掌缘着实于骶髂部,双手协同作节律性按揉3～5遍。然后将双手掌重叠,置于腰骶部,以第5或第4腰椎为中心作节律性按揉3～5遍。医者用指揉法按揉肾俞、腰阳关、大肠俞、环跳、居髎、委中、承山、绝骨、昆仑等穴,每穴操作半分钟。临床操作时,着力部位可用掌缘或掌根或掌心或指腹;施术部位,根据病情或固定于一处,或遍及整个腰骶及臀部。 　　③患者取俯卧位,医者立于患者旁侧,以双手拇指端或指腹着力,沿脊柱两侧竖脊肌向下揉至骶髂关节,反复操作3～5遍。然后医者双手拇指并拢或相叠,置于腰部,由上至下,沿腰部竖脊肌外侧缘,有节律地按揉至骶髂关节,反复操作3～5遍。临床操作时,医者要利用拇指的推按揉动力,将患者的腰身左右摆动起来,节奏明快,着力沉实。 　　④患者取俯卧位,医者立于患者旁侧,以单手或双手拇指指腹部着力于腰部竖脊肌一侧,以食指、中指、无名指、小指掌侧着力于另一侧,拇指与食指、中指、无名指、小指呈对合形式拿揉腰背部肌肉,一松一紧,拿中寓揉,揉中寓拿,持续操作3～5遍。 　　⑤患者取俯卧位,医者两掌相叠,置于腰部脊柱正中,沿脊柱的棘突自上而下有节律地垂直向下按压3～5遍
	镇痛	医者用点、按、拨等稍重刺激手法依次点按脊柱两侧竖脊肌及阿是穴,在点按穴位时应加以拨法,以产生酸、麻、胀感觉为度。此法可调和气血,提高痛阈,从而减轻疼痛。操作步骤如下。 　　①患者取俯卧位,医者立于患者旁侧,以一手拇指端及指腹着力于脊柱棘突间隙进行点按,自上而下,每一棘突间隙均点按3～5次,至骶髂关节处为止。在有条索状硬结的部位,应在点按的基础上加用指拨法,反复操作3～5遍。 　　②患者取坐位或俯卧位,医者立于患者后或旁侧,以两手拇指端分置于竖脊肌外侧,有节律地自上而下进行点按,在有条索状硬结的部位,应在点按的基础上加用指拨法。反复操作3～5遍。 　　③患者取俯卧位,医者立于患者旁侧,以一手拇指端及指腹或以肘关节尺骨鹰嘴部着力,点按阿是穴。在有条索状硬结的部位,应在点按的基础上加用指拨法。临床操作时注意将上身之力集中于拇指端或肘尖部,由轻而重持续点压3～5遍。点按阿是穴(椎间盘突出部位),目的在于纠正腰椎生理曲线的消失或反弓,恢复腰部脊柱的生理弯曲,更为重要的是增加椎间盘的外压力,促使髓核回纳

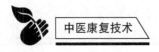

程　序	步　骤	要　点　说　明
实施推拿	松解	在缓解腰背部肌肉痉挛和减轻腰背部疼痛后,采用腰部摇、板、抖和拔伸法以滑利关节。操作步骤如下。 ①患者取仰卧位,医者与助手分别握住患者双踝部及两腋部,作相反方向拔伸牵引,牵拉的力量要稳,用力由小到大并持续 3 min 左右,牵引结束时作腰部抖法。目的是降低椎间盘的内压力,促使髓核回纳。 ②患者取侧卧法,患侧在上,医者用双手分别扶住肩部及臀部作腰部斜扳法,先扳患侧,再扳健侧。目的在于调整后关节紊乱和改变突出物与神经根的位置。 ③患者取仰卧位,医者双手抱住患者双膝部,压双膝使患者大腿尽量向患者腹部贴近,并左右旋转 2～3 次。目的在于降低椎间盘的内压力,并改变突出物与神经根的位置。 ④患者取仰卧位,医者在患侧做直腿抬高试验,并在抬到患者能忍受的高度,保持 2～3 min,同时按揉大腿后侧、小腿后侧、足踝部等,目的在于通过牵拉腘绳肌,达到松解粘连的目的
	整理	上法结束后,直擦腰部两侧膀胱经,横擦腰骶部,以透热为度。此法可温通经络,活血化瘀,消肿止痛。操作步骤如下: ①患者取俯卧位,充分暴露背部皮肤。医者以一手的全掌或掌根、大鱼际、小鱼际部着力于背部的督脉及膀胱经,纵向擦动。透热后逐步下移,每擦动一处均以透热为度。 ②患者取俯卧位,医者以一手掌侧面着力于患者的腰骶部,进行横向擦动,透热为度
	8. 观察询问	观察患者神色及局部皮肤,询问患者感觉,注意患者反应
	时限疗程	每日 1 次,每次 30 min,10 次 1 个疗程。间隔 3 天,可再行下一疗程
	结束	协助患者整理衣着,安排患者舒适体位,整理床单位,清理用物,做好记录
总　结	9. 注意	①详细了解临床表现、病史,认真进行体格检查,结合腰部 MRI 等影像学资料明确腰椎间盘突出症的部位、类型(后中央型,后外侧型,极外侧型),注意是否处于急性期。 ②严格掌握推拿按摩操作的适应证——$L_4～L_5$ 及 $L_5～S_1$ 后外侧型椎间盘突出症的非急性期。推拿治疗的目的:降低椎间盘内压力,增加椎间盘外压力;改变突出物与神经根的位置,缓解神经根受压状态;促进气血运行,促使神经根及其周围软组织炎症水肿吸收。 ③排除推拿慎用或禁忌证。腰椎间盘突出症急性期或急性发作期,神经根严重充血、水肿,推拿后可刺激神经根使症状加重,所以急性期前 3 天最好不用推拿治疗。中央型腰椎间盘突出症较为典型者,应绝对禁止推拿,以免造成严重后果。对于某些高位腰椎间盘突出症患者,应有明确的定位诊断,还要参考 CT 片或核磁共振等资料,在对突出物的大小、部位十分明确的情况下,可慎用推拿治疗。腰椎间盘突出症合并脊柱外伤,有脊髓损伤症状者,推拿疗法可加剧脊髓损伤,故应禁用;腰椎间盘突出症伴有骨折、骨关节结核、骨髓炎、肿瘤、严重的老年性骨质疏松症,推拿疗法可使骨质破坏、感染扩散,故应禁用。腰椎间盘突出症伴有高血压、心脏病、糖尿病及其他全身性疾病,或有严重皮肤病、传染病时,应禁用推拿疗法;腰椎间盘突出症伴有出血倾向或血液病患者不宜予以推拿治疗,否则可引起局部组织内出血;妊娠 3 个月以上的女性腰椎间盘突出症患者应禁用推拿治疗,以免流产。妇女在月经期也不宜采用推拿疗法。 ④目前公认的腰椎间盘突出症的手术适应证如下:症状重,影响生活和工作,严格保守治疗 6～8 周无效;有广泛肌肉瘫痪、感觉减退以及马尾神经损害者,有完全或部分截瘫者;伴有严重间隙性跛行,多同时有椎管狭窄者;合并腰椎峡部不连及脊椎滑脱者。从病理类型及其转归来看,根据国际腰椎研究会和美国矫形外科学会提出的六型分类法:退变型、膨出型、突出型、脱出型(后纵韧带下)、脱出型(后纵韧带后)和游离型。其中膨出型行保守疗法,突出型一般行保守治疗,但有脱出及游离的危险,脱出型(后纵韧带下,后纵韧带后)及游离型均属于破裂型,保守治疗相对较差,多需手术治疗

续表

程　序	步　骤	要　点　说　明
总　结	10.指导	了解腰椎间盘突出症的预防保健知识与方法,给予患者康复指导。 1934 年英国医生 Mixter 和 Barr 把腰椎间盘突出症(lumbar interverteral disc herniation,LIDP)作为一个独立的疾病提出来。腰椎间盘突出症主要是在椎间盘退变的基础上受到相应的损伤或应力作用,造成纤维环破裂和髓核组织突出压迫和刺激神经根、马尾神经所表现出来的一系列临床症状和体征,俗称"腰突症"。腰椎间盘突出症公认的发病机制是突出的髓核对神经根的机械压迫和牵张,同时髓核内糖蛋白等生物物质溢出,释放组胺等致炎物质的化学性刺激及自身免疫反应。由此可见,腰椎间盘突出症产生的原因是机械压迫和炎症共同所致,突出物的机械压迫导致的神经根缺血,由破裂组织产生的化学性刺激和自身免疫反应引起神经根炎症,突出的髓核压迫或牵引神经根,使其静脉回流受阻,从而加重神经根炎性水肿,提高机体对疼痛的敏感性。其中有马尾神经损害者,可有大小便功能障碍,严重者可导致截瘫,影响患者的正常工作和日常生活。因此,一定要做到未病先防,既病防变。 ①合理安排饮食。腰椎间盘突出症患者因病而减少了一定的活动量,胃肠蠕动慢,消化功能降低,所以饮食的摄入量也应适当减少,故应合理安排饮食,注意少食多餐。多吃蔬菜水果及豆类食品,多吃一些含钙量高的食物,如牛奶、奶制品、虾皮、海带、芝麻酱、豆制品等,有利于钙的补充。尽量少吃肉及脂肪量较高的食物,因其易引起大便干燥,排便用力而导致病情加重。 ②合理安排起居,勿久立,勿久坐,勿弯腰取重物。从预防和治疗腰椎间盘突出症的角度出发,选用木板床较为合适,一般使用时应将被褥铺垫得松软合适,这样才能在很大程度上维持腰椎的平衡状态。人的睡眠姿势大致可分为仰卧、侧卧和俯卧。仰卧时,只要卧具合适,四肢保持自然伸展,脊柱曲度变化不大。侧卧一般不必过于讲究左侧还是右侧卧位,因为人在睡眠中为了求得较舒适的体位,总要不断翻身。俯卧位时胸部受压,腰椎前凸增大,最容易产生不适感。所以,一般以采取仰卧位和侧卧位为宜。正确的站立姿势应是两眼平视,挺胸,直腰,两腿直立,两足距离约与骨盆宽度相同,这样全身重力均匀地从脊柱、骨盆传向下肢,再由两下肢传至足,以成为真正的"脚踏实地",可有效地防止髓核再次突出。站立不应太久,应适当进行原地活动,尤其是腰背部活动,以解除腰背部肌肉疲劳。正确的坐姿应是上身挺直,收腹,双腿膝盖并拢。如有条件,可在双脚下垫一踏脚或脚蹬,使膝关节略微高出髋部。久坐之后也应活动一下,松弛下肢肌肉。自坐位起立时,应先将上身前倾,两足向后,使上身力量分布在两足,然后起立。避免弯腰抬重物,如搬提重物时要掌握技巧,应使髋、膝屈曲,大腿和小腿的肌肉同时用力,分散腰部的力量,防止腰部损伤。 ③适当佩戴护腰和注意防寒保暖。佩戴护腰对腰椎间盘突出症患者来说,主要目的是制动,就是限制腰椎的屈曲等运动,特别是协助背肌限制一些不必要的前屈动作,以保证损伤的腰椎间盘可以局部充分休息。另外,腰部受寒、受潮很容易让症状加重或复发,患者可以选择既制动又保暖、透气、不积汗的高性能康复护腰来保护腰部。 ④适当进行康复体操运动。腰椎间盘突出症患者在急性期应静养,不宜运动。在病情稳定后可以配以体操等适度的运动。在坚持"合适的方法、正确的姿势、循序渐进"的原则上,持之以恒,针对腰部进行适当的康复体操运动,比较有代表性的体操有倒走法、飞燕法、仰卧架桥法、左右转腰法等

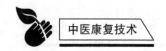

中医康复技术

 知识达标检测

一、单项选择题

1. 椎骨错缝的好发部位为（　　）。

A. 腰椎间关节　　　　　　B. 颈椎小关节　　　　　　C. 胸椎间关节

D. 腰骶关节　　　　　　　E. 腰椎间关节和腰骶关节

2. 可引起大小便功能障碍的腰椎间盘突出症的类型是（　　）。

A. 向前突出　　　　　　　B. 向后突出双侧型　　　　C. 向椎体内突出

D. 向后突出中央型　　　　E. 向后突出单侧型

二、填空题

1. 腰椎间盘突出的好发部位是（　　）。

2. 腰椎间盘突出症发生的主要因素是（　　）。

参考答案

一、单项选择题

1. E　　2. D

二、填空题

1. $L_4 \sim L_5$ 及 $L_5 \sim S_1$ 之间的椎间盘

2. 椎间盘退变

（范秀英　石君杰）

任务五　使用小儿推拿疗法为肌性斜颈患儿康复

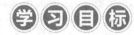 学习目标

能力目标

1. 运用脏腑经络腧穴理论知识和西医诊断基础知识，能够对患者做出初步诊断；通过辨证分析，辨清证候；根据辨证结果，确定治法；按照选穴原则，结合腧穴定位及主治，选穴组方。

2. 运用小儿推拿疗法相关知识，按照小儿推拿手法操作规范为肌性斜颈患儿康复。

3. 运用腧穴定位知识和相应的定位方法，能够在人体上准确定位小儿推拿特定穴，即天门、坎宫、太阳、山根、迎香、人中、牙关、耳风门、囟门、百会、耳后高骨、风池、桥弓、天柱骨、天突、膻中、乳旁、乳根、中脘、胁肋、腹、脐、丹田、肚角、脊柱、七节骨、龟尾、脾经、肝经、心经、肺经、肾经、肾顶、肾纹、大肠、小肠、胃经、四横纹、小横纹、掌小横纹、板门、内劳宫、内八卦、小天心、总筋、大横纹、三关、天河水、六腑、十宣、老龙、端正、五指节、二扇门、上马、外劳宫、外八卦、一窝风、膊阳池、威灵、精宁、箕门、百虫、涌泉、膝眼、前承山、后承山。

知识目标

1. 掌握小儿推拿技术操作知识。

2. 熟悉小儿推拿特点及适应范围。

3. 掌握常用小儿推拿手法的作用、适应证及注意事项。

4. 掌握常用小儿推拿特定穴的定位、操作及主治特点。

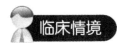 **临床情境**

基本情况:患儿,男,6个月。2010年3月2日就诊。

代诉:头向右侧倾斜、前倾,面旋向左侧半年。

现病史:自从患儿出生后,母亲发现患儿经常性头颈偏向右侧,虽有头颈姿势纠正,然患儿继有颈项偏歪。母亲于患儿颈部发现肿块遂往就诊。

查体:除患儿面色红润,形体健壮,活泼好动外,右侧胸锁乳突肌有肿块,头偏向右侧,颜面偏向左侧。

辅助检查结果:颈部B超提示局部肌肉肿胀和少量炎症。

假如你是康复治疗师,请完成以下任务。

基本任务:按照推拿疗法技术操作规范,实施推拿操作。

拓展任务:针对临床情境,运用诊断学基础知识,做出初步临床诊断;运用脏腑经络腧穴理论知识,辨证归经;按照选穴原则,结合腧穴定位及主治,选穴组方;使用推拿疗法为患者康复。

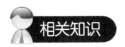 **相关知识**

小儿推拿疗法

小儿推拿又称小儿按摩。它是以中医辨证理论为基础,运用特定手法作用于小儿机体的特定穴,通过调整脏腑、气血、经络功能,达到防治小儿疾病的一种外治方法。小儿从出生到成年,处于不断生长发育的过程中,其生理、病理、辨证与治疗(包括手法、穴位、操作、次数、时间)等方面都与成人有所不同。

一、小儿的生理特点

小儿的生理特点有二:脏腑娇嫩,形气未充;生机蓬勃,发育迅速。小儿出生后,机体的五脏六腑、气血津液、筋肉骨骼等形态结构和生理功能等,尚未发育成熟、完善。脏腑柔嫩,气血未充,经脉未盛,神气怯弱,内脏精气未足,卫外机能未固,中医学谓之"稚阴稚阳"之体,认为小儿"稚阳未充,稚阴未长"。小儿另一个生理特点是生长发育迅猛,从体格、智力以至脏腑功能,均不断向着完善成熟方向发展,如旭日初升,草木方萌,欣欣向荣,古人把这种现象称为"纯阳"。小儿生机旺盛,发育迅速,对水谷精气等营养物质需要迫切,因而常见"阴常不足,阳常有余"。

二、小儿的病理特点

小儿的病理特点是发病容易,传变迅速,若治疗及时易趋康复。由于小儿脏腑功能柔弱,对疾病的抵抗力较差,加之寒暖不能自调,饮食不知自节,外易为六淫侵袭,内易为饮食所伤,更不能耐受突然的强烈刺激,易受惊而病。小儿患病后病情变化迅速,邪气易盛,正气易虚,表现为易虚、易实、易寒、易热。若调治不当,易生他变,使轻病变重,重病转危。由于小儿生机蓬勃,活力充沛,脏气清灵,且病因单纯,又少七情所害,在患病之后,若能调治及时,则好转也快,容易痊愈。

三、小儿临床诊疗特点

小儿推拿临床辨证以四诊八纲为基础,将临床所获四诊资料,综合分析,做出正确诊断。在四诊当中,以望诊为主,闻、问、切诊为辅。新生儿不会说话,较大小儿也不能全面准确地诉说病情,因此儿科

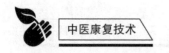

又有"哑科"之称。在临床上问诊大多是通过患儿家属间接进行的。闻诊虽然反映一定的病情,但也不够全面。小儿气血未充,经脉未盛,就诊时多哭闹,气息易乱,造成切脉不易准确。只有望诊不受各种条件限制,反映病情比较可靠。

从八纲辨证来看,小儿属"纯阳"之体,感受外邪后,易从寒化热,因而临床以阳证、热证、实证为多,虚实夹杂次之,纯虚证较少。临诊时应根据小儿的生理、病理特点,仔细观察、辨证分析,才能做出正确的诊断。

由于小儿发病方面的特点,临床上以外感、饮食内伤、热性病居多,故在治疗上多采用解表、清热、消导等方法。对于治疗大寒、大热的穴位及泻法、重刺激手法等,要中病即止,以免损伤小儿正气。另外,小儿患病,传变迅速,易生他变,临诊时必须谨慎果断,不可贻误病情,必要时应中西医结合治疗。

四、小儿推拿特点

小儿推拿手法应用着重强调"轻快柔和,平稳着实",轻要轻而不浮,快要快而不乱,柔要柔中有刚,实要实而不滞。年稍长的可参照成人推拿手法的要求。

小儿推拿治病在辨证的基础上强调手法的补泻作用,常用的补泻方法有手法轻重补泻、快慢补泻、方向补泻、经络补泻(又称为迎随补泻法或顺逆补泻)、次数补泻及平补平泻法等。临证时要根据病证选择应用,以达功专力宏,方能体现补泻。在临床应用中,一般以推、运、摩、揉的操作时间长而次数多,而按、拿、捏、掐的操作时间短而次数少。在小儿推拿穴位上,采用适当的操作次数、作用时间和刺激强度,则能使疾病尽快痊愈。若次数、时间、力度太过,则可损伤皮肤或加重病情;若不及则无济于事。故在临床上可根据患儿病证的虚实、年龄的大小等,酌情增减、灵活掌握。

小儿推拿在手法操作的顺序上,按照取穴及部位,一般是从上而下、自前而后,即先头面,次上肢,再次胸腹、腰背,最后下肢。当然,依患儿病情的不同,可灵活掌握。对于一些刺激较强的手法能放在最后操作则尽量放在最后,以免小儿哭闹而影响治疗。

小儿推拿穴位大多数为小儿所特有,称之为小儿特定穴。多分布在肘、膝关节以下,且以手掌手背居多。上肢特定穴位,一般只推左手。操作起来比较方便。

由于小儿的肌肤娇嫩,故在推拿操作时,一般要借助一些介质,如滑石粉、薄荷汁、冬青膏等,这些介质不仅有润滑皮肤、防止擦破皮肤的作用,还有助于提高疗效。临床上选用介质时应辨证应用。

五、小儿推拿的适应范围

小儿推拿的对象一般是指6岁以下的小儿,特别是3岁以下的婴幼儿。其治疗范围比较广泛,如泄泻、呕吐、疳积、便秘、脱肛、发热、咳喘、惊风、遗尿、肌性斜颈、斜视、小儿脑瘫等症。由于小儿推拿疗法具有方便易行、疗效显著等特点,而且不受设备、医疗条件的限制,患儿又可免除打针服药之痛苦,因此深受患儿及其家属的欢迎,成为中医儿科治疗的一个颇具特色的常规疗法。

六、单式小儿推拿手法

(一)推法

以拇指或食指、中指的罗纹面着力,附着于患儿体表一定部位或穴位上,做单方向直线或旋转推动的方法,称为推法。推法在小儿推拿临床应用上相当广泛,有直推法、旋推法、合推法和分推法四种。

1. 直推法 用拇指罗纹面或食指、中指罗纹面在穴位上作单方向直线推动的方法,称为直推法(图6-3-80)。

(1)手法要领

①直推时,手握拳,伸直拇指或食中二指。

②肩、肘、腕关节放松,用拇指作直推法时主要靠拇指的内收和外展活动;用食中指作推法时主要靠肘关节的屈伸的活动。

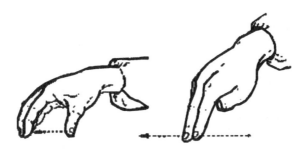

图 6-3-80

③推时可根据需要用双手或一手,可向上、向下推动,但无论向何方向,推动时必须行直线,不可歪斜,以恐动别经而招患。

④推法用力较揉,动作要轻快连续,在皮表进行操作,一拂而过,如帚拂尘状,不要推挤皮下组织,以推后皮肤不红为佳。手法频率为每分钟 250～300 次。

⑤直推法和其他几种推法,在施行时均应用指蘸取药物。蘸取药汁时要干湿得宜,过干过湿均为不宜。

(2)临床应用 直推法是小儿推拿常用的手法,具有清热解表,止泻通便,除烦安神功效,常用于推拿特定穴中的"线状"穴位和"五经"穴等,如开天门、推天柱骨、推大肠、推三关等。直推法有向上(向心)为补、向下(离心)为清之说,但补清之说也不完全一致。

2. 旋推法 用右手拇指罗纹面在穴位上作顺时针方向的旋转推摩的方法,称为旋推法(图 6-3-81)。

(1)手法要领

①旋推法,仅依拇指在皮肤表面作旋转推动,犹如用单指作摩法,不得带动皮下组织。

②速度较直推法缓慢,手法频率为每分钟 150～200 次。

(2)临床应用 临床上一般以旋推为补。旋推法能健脾和胃,补肺益肾。主要用于手部"五经"穴,治疗脾胃虚弱、消化不良、肺虚咳嗽等小儿虚证。如旋推脾经、肺经、肾经等。

3. 分推法 用双手拇指桡侧缘或罗纹面,或用双手食指、中指罗纹面自穴位中间向两旁作分向推动的方法,称为分推法(图 6-3-82)。

(1)手法要领

①向两旁分推时,两手用力要均匀、柔和协调。动作应轻快,不要重推或重按。

②向两旁分推时,既可横如直线,也可弯曲如弧线。分推如直线时,速度加快,幅度较小,频率为每分钟 250～300 次;分推如弧线时,则速度稍慢,幅度较大,频率约每分钟 200 次。

(2)临床应用 本法轻快柔和,分理气血,调和阴阳,常用于额前、胸部、腹部、背部、腕掌部,治疗发热、咳嗽、腹胀、便秘等症。如坎宫、大横纹、腹、肺俞。因向左右分向推动,故而这几种操作又被称为分阴阳。

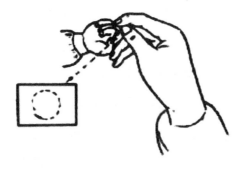

图 6-3-81

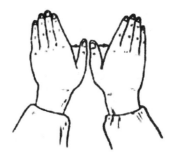

图 6-3-82

379

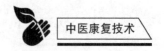

4. 合推法 合推法是与分推法相对而言的,又称合法、和法。动作要求同分推法,只是推动方向相反。适用部位同分推法。在临床上合推法常与分推法配合使用,一分一合起到相辅相成的作用。

(二)揉法

用手掌大鱼际、掌根部分或手指罗纹面部分,吸定于一定部位或穴位上,做顺时针或逆时针方向的旋转揉动的方法,称为揉法。用大鱼际或掌根部揉的称为鱼际揉或掌揉法(图 6-3-83);用手指揉的称为指揉法(图6-3-84)。指揉中仅用拇指或中指罗纹面者,称为单指揉;用食、中二指同揉一处或分揉二穴者,称为双指揉;用食、中、无名三指同揉一处或分揉三穴者,称为三指揉。

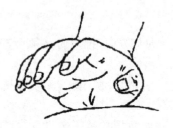
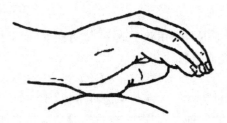

图 6-3-83

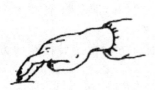
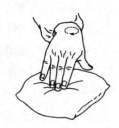

图 6-3-84

1. 动作要领

(1)要紧贴吸定治疗部位皮肤,并带动其皮下组织一起运动。不可漂浮不定,或与皮肤产生摩擦。

(2)频率为每分钟 200～250 次。

(3)操作时,压力要均匀着实,动作宜轻柔而有节律性。手腕须放松,以腕关节作环转或前后运动,动作轻灵,切忌使用蛮力,失去柔和之势。

2. 临床应用 揉法轻柔缓和,刺激量小,具有宽胸理气,消积导滞,活血祛瘀,消肿止痛的作用,适用于全身各部。临床常用于脘腹胀痛、胸闷胁痛、便秘及泄泻等肠胃道疾病,以及因外伤引起的红肿疼痛等症的康复治疗。鱼际揉常用于面部;单指揉常用全身各部穴位;双指揉常用于乳根、乳旁、肺俞、胃俞、脾俞、肾俞(双)等;三指揉则用于脐及天枢等处;掌揉常用于脘腹,如揉中脘、揉脐。

(三)摩法

用手掌掌面或食指、中指、无名指指面附着于一定部位上,以腕关节连同前臂作有节律的环旋抚摩的方法,称为摩法(图 6-3-85、图 6-3-86)。

1. 手法要领

(1)肘关节微屈,腕部放松,指掌自然伸直。

(2)指掌着力部分要随着腕关节连同前臂作盘旋活动,用劲要自然。

(3)摩动时要和缓协调,频率为每分钟 120 次左右。掌摩法的操作宜稍重缓,频率为每分钟 100 次左右。

2. 临床应用 摩法刺激轻柔和缓,是胸腹、胁肋部常用手法。指摩法具有活血散瘀作用,适用于皮肉浅薄部位,如胸胁部的操作,治疗胸胁胀痛等病证。掌摩法能和中理气,消积导滞,调节肠胃蠕动,适用于腹部,用于治疗肠胃功能失调的脘腹疼痛、泄泻、便秘、消化不良等病证。

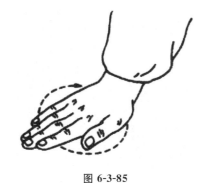

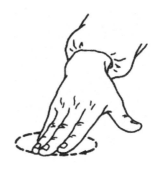

图 6-3-85   图 6-3-86

（四）捏法

以单手或双手的拇指与食指、中指两指或拇指与四指的指面作对称性着力,夹持住患儿的肌肤或肢体相对用力挤压并一紧一松逐渐移动的方法称为捏法。

捏脊法以拇指指端掌面分别紧贴于患者脊柱两侧顶住皮肤,食、中两指前按,与拇指相对用力将皮肤捏起,并轻轻挤压、捻动,双手交替,缓慢移动向前。也可用食指屈曲,用食指中节桡侧缘顶住皮肤,拇指前按,与食指相对用力将皮肤捏起,并轻轻挤压、捻动,双手交替,缓慢移动向前（图6-3-87）。捏脊（积）的操作一般均由龟尾穴开始,沿脊柱两侧而上止于大椎穴,一般连续操作5~6遍。结合病情,对需加强手法刺激的患儿,常用"捏三提一"法,即先捏脊一遍,从第二遍起,每向前捏三次,双手在同一平面同时用力向上提拉一次;或者对重要穴位如肾俞、脾俞、肺俞等进行提拉。在提拉皮肤时,常听到较清脆的"嗒、嗒"声,这属于正常的筋膜剥离声。

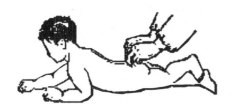
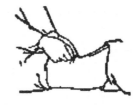

图 6-3-87

1. 手法要领

（1）捏拿肌肤不宜过多,但也不宜过少。过多则动作呆滞不易向前推进,过少则易滑脱。

（2）捏拿时手法不宜过重,但也不宜过轻。用力过重易疼痛,且手法欠灵活,过轻又不易得气。

（3）捏拿时不要拧转肌肤。

（4）操作时,当先捏肌肤,次提拿,再捻动,最后推进,动作当协调。

（5）捏脊方向须根据病情,或由上而下,或由下而上。

2. 临床应用　捏法能调整阴阳、疏通经络、健脾和胃、促进气血运行、改善脏腑功能、增强机体抗病能力,主要用于脊柱部,主治小儿疳积、消化不良、佝偻病、腹泻等病证。因捏法主要用于脊柱部,主治疳积,所以又称为捏脊或捏积。捏脊具有强健身体和防治多种病证的作用,作为一种疗法已被广泛应用,通常在应用时由下而上进行,常用"捏三提一"法。

（五）运法

以拇指面或中指面在一定的穴位或部位上作弧形或环形移动,称运法。因常用指进行推动,故又称指运法（图6-3-88）。

1. 手法要领

（1）作运法时,宜轻不宜重,不带动皮下组织。

（2）运法宜缓不宜急,频率为每分钟80~120次。

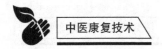

中医康复技术

2. 临床应用 运法能清热除烦,宽胸理气,主治发热、胸闷、呕吐等症,多用于四肢部、头面部的弧线状穴位或圆形穴位。运法有"向耳转为泻,向眼转为补"之说,如运太阳,有"左运止吐,右运止泻"之说。如运内劳宫,还有"左运汗,右运凉"之说。

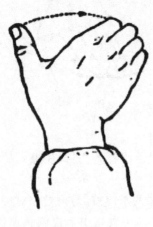

图 6-3-88

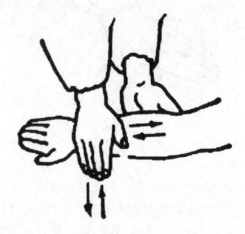

图 6-3-89

（六）搓法

以双手掌侧对称夹住患儿的一定部位,相对交替用力作相反方向的来回快速搓动,同时作上下往返移动,称搓法(图 6-3-89)。

1. 手法要领 双手用力要对称,搓动要快,移动要慢。搓法用于上肢时,要使上肢随手法而略微转动;搓法用于腰背、胁肋时,主要是搓摩动作。若在脐部用手往来摩挲,则称为搓脐。

2. 临床应用 搓法具有疏经通络、行气活血、放松肌肉的作用。临床上主要用于四肢、躯干和两胁肋部。常作为推拿治疗的结束手法。

（七）拿法

以拇指与食指、中指或用大拇指与其余四指相对夹捏住一定部位或穴位处的肌筋,逐渐用力内收,并做一紧一松的拿捏动作,称为拿法。拿法可单手进行,也可双手同时进行。

1. 手法要领 拿法动作要缓和而有连贯性,不要断断续续,用劲要由轻到重,再由重到轻,不可突然用力。

2. 临床应用 拿法刺激性较强,具有疏通经络、解表发汗、镇静止痛、开窍醒神的作用。临床上多用于急救和急性病证。常配合其他手法用于颈项、肩部和四肢穴位,治疗外感头痛、项强、四肢关节及肌肉酸痛。

（八）掐法

以拇指甲掐按一定的穴位或部位称掐法(图 6-3-90)。

1. 手法要领

(1) 手握空拳,拇指伸直,紧贴于食指桡侧缘。

(2) 用拇指甲垂直用力按压,不得抠动而掐破皮肤。

2. 临床应用 掐法能开窍醒脑、回阳救逆,常用于点状穴位,如掐人中、掐老龙,主要用以急救昏厥、惊风抽搐。应用时使患儿感应疼痛,大声哭叫即止。掐法是强刺激手法之一,力量集中,为"以指代针"之法,所以也称为"指针法"。掐后常继用拇指揉法,以减缓不适。

图 6-3-90

（九）捣法

以中指指端,或食、中指屈曲的指间关节着力,做有节奏的叩击穴位的方法,称捣法(图6-3-91)。

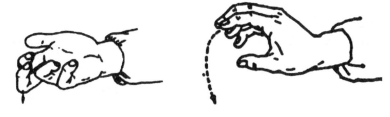

图 6-3-91

1. 操作要领

(1) 捣击时指间关节要自然放松。

(2) 捣击时位置要准确,用力要有弹性。

2. 临床应用

捣法为小儿推拿中一种具有较强刺激作用的手法,具有开导闭塞、祛寒止痛、镇静安神的功能,常用于治疗惊风、发热、惊惕不安、四肢抽搐等病证。如捣小天心、承浆等以安神宁志。

七、复式小儿推拿手法

(一)黄蜂入洞

1. 操作方法 医者以一手固定小儿头部,另一手食指、中指端同时按揉两鼻孔或鼻翼根部(图6-3-92)。反复操作50~100次。

2. 临床应用 黄蜂入洞操作方法较为简单,单用揉法,但历代文献都作为复式操作法内容介绍。本法具有宣肺通窍、发汗解表功效,临床上常用于治疗外感风寒、发热无汗、鼻塞不通、流清涕等。

(二)按弦走搓摩

1. 操作方法 令人将小儿抱于怀中,两手交叉搭在两肩上,医者在小儿身后,用双掌在患儿两腋下胁肋处,自上而下搓摩至肚角,又称按弦搓摩法。

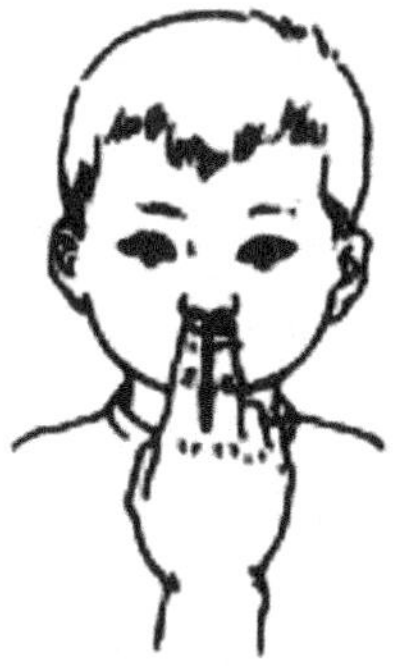

图 6-3-92

2. 临床应用 本法具有理气化痰功效。主要用于积痰积气引起的胸闷痞积、咳嗽气急、痰喘不利诸症。

(三)运水入土

1. 操作方法 医者以左手握小儿四指,使其掌心向上,右手拇指桡侧缘自小儿小指根推运起,经过掌小横纹、小天心到大指根止(图6-3-93)。反复操作50~100次。

2. 临床应用 运水入土具有健脾助运、润燥通便功效,常用于久病、虚证,如因脾胃虚弱引起的消化不良、食欲不振、便秘、疳积、泻痢等。

(四)运土入水

1. 操作方法 医者以左手握小儿四指,使其掌心向上,右手拇指桡侧缘自小儿拇指根(脾土),经掌根小天心、掌小横纹推运至小指根(肾水)(图6-3-93)。反复操作50~100次。

2. 临床应用 运土入水具有清湿热利尿功效,常用于新病、实证。如因湿热内蕴而见少腹胀满、小便频数、赤涩等。

(五)水底捞明月

1. 操作方法 医者左手握患儿四指,使其掌心向上,右手食、中指固定患儿拇指,先将凉水滴于掌心内劳宫穴处,再用右手拇指端由小指尖开始,推运至指根、小天心、坎宫,止于内劳宫穴,同时边推边吹凉气,如此为1次,一般操作30~50次(图6-3-94)。

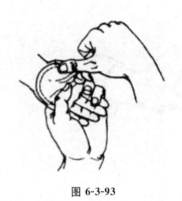

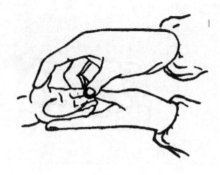

图 6-3-93 图 6-3-94

2. 临床应用 水底捞明月,水底穴在小指根,明月是指手心内劳宫。此法大寒大凉,能清热凉血、宁心除烦。主治高热大热。对于高热烦躁、神昏谵语等邪入营血的各类高热实证,尤为适宜。

（六）打马过天河

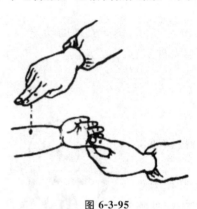

图 6-3-95

1. 操作方法 医生用左手拿患者无名指、小指,使其掌心向上,用右手拇指面先运内劳宫穴 100 次后,再用食、中指指面蘸凉水,由总筋穴起交替弹打至洪池穴(曲泽穴),或边弹打边吹凉气,如此为 1 次,一般弹打 20～30 次(图 6-3-95)。

2. 临床应用 打马过天河性凉大寒,能清泻火热,主治一切实热证。常用于治疗高热、神昏等病证。

（七）揉脐及龟尾并擦七节骨法

1. 操作方法 患儿仰卧,术者一手用中指或食、中、环三指指腹或掌面揉脐。患儿俯卧,术者再用一手拇指或中指指腹揉龟尾穴。最后用拇指指腹推七节骨,自龟尾上推至命门为补,自命门推至龟尾为泻。

2. 临床应用 本法具有调理脾胃、泻热导滞之功效。推上七节骨能升阳固脱,主治腹泻脱肛;推下七节骨能泻热通便,主治便秘、痢疾初期。

八、注意事项

（1）医者态度和蔼可亲,指甲修剪清洁,冬天保持双手温暖。

（2）操作时以患儿左手为宜,必要时可考虑右手,手法轻重适宜,熟练运用。

（3）操作时一般取润滑剂为介。如冬春用姜汁类温热药物,夏秋取酒精、滑石粉之类,一可保护皮肤,二可增强疗效。

（4）室内光线充足,空气流通,温度适宜。

（5）手法以一日 1 次,也可一日 2～3 次,慢性疾病可隔日 1 次。

附:小儿推拿特定穴

小儿推拿特定穴是古人在长期医疗实践中,根据小儿的生理和病理特点总结的具有特异疗效的穴位,有的还可作望诊使用(如山根、年寿等穴位),这些穴位在小儿推拿治疗中十分重要。它与十四经中的特定穴不同,十四经特定穴是根据穴位在经络中部位和性能而命名的。如四肢的井、荥、输、经、合、络、郄穴,和躯干部的脏腑俞、募穴,以及各经交会穴等。

有关小儿推拿特定穴的记载最早见于明代杨继洲《针灸大成》所附《保婴神术按摩经》,其中收载了天河水、洪池、脾经、精宁、八卦、三关、肾水、阳池、天门、虎口、龟尾等数十个穴位。随着小儿推拿临床的发展,有关著作渐渐增多,特定穴的数目也相应增加。

一、小儿推拿特定穴的命名

小儿推拿特定穴命名的依据主要有以下几种：①按脏腑命名，如心经、大肠、膀胱等；②按人体部位命名，如五指节、腹、脊等；③按哲学思想命名，如阴阳、八卦等；④按作用、功能命名，如精宁、端正等；⑤按山名、河流命名，如山根、洪池等；⑥按建筑物命名，如天庭、三关等；⑦按动物命名，如老龙、鱼尾等。了解这些穴位的命名依据和方法，对掌握穴位的部位和功用有一定的帮助。

二、小儿推拿特定穴的特点

小儿推拿特定穴在体表呈点状、面状或线（带）状。其分布以手掌居多，即所谓"小儿百脉汇于两掌"（图6-3-96、图6-3-97、图6-3-98、图6-3-99）。这种分布特点，给操作带来了方便。

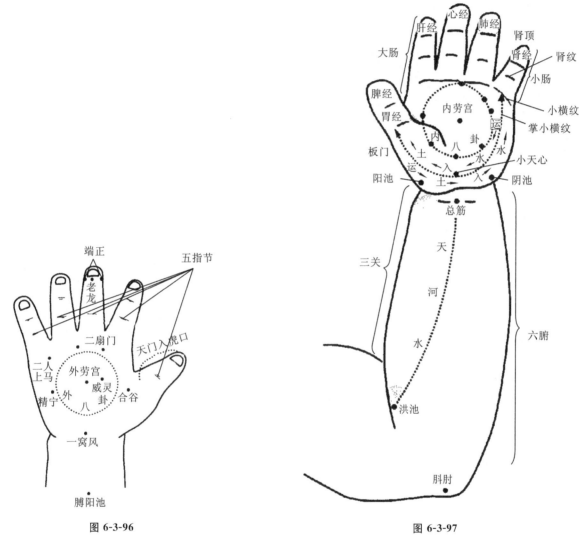

图 6-3-96　　　　　　　　　　　　　　　　图 6-3-97

小儿推拿特定穴中的某些穴位，虽与十四经穴有一定联系，但从其功效来看，仍有比较明显的区别。即便有些穴位名称相同，但部位和功效却不一样。如天柱穴，在十四经穴中属足太阳膀胱经，在哑门穴旁约1.3寸。小儿推拿特定穴中也有天柱穴，却是在颈后发际正中至大椎穴，沿颈椎棘突形成的一条直线。一个是点，另一个是线，形态、部位均不同，功效也就不一样。

三、小儿推拿特定穴临床应用特点

小儿推拿特定穴临床上应用时有以下特点：一是穴位与手法往往合起来称呼，如推三关、揉板门、掐老龙等；二是手法操作时间往往是以"次数"计算的。穴位中标示的"次数"仅作为6个月～1周岁患儿临床应用时的参考，临诊时还要根据患儿年龄大小、身体强弱、病情轻重等情况而有所增减；三是小儿推拿操作的顺序，一般是先头面，次上肢，再胸腹、腰背，最后下肢，也可根据病情

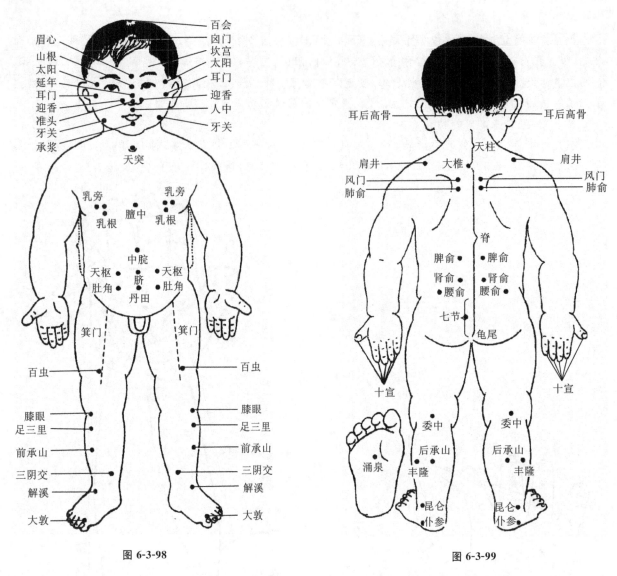

图 6-3-98   图 6-3-99

轻重缓急或患儿体位而定先后顺序,年龄较大患儿可配合经穴使用;四是上肢特定穴位,习惯于推左手,一般不分男女。

四、常用小儿推拿特定穴

(一)头面颈项部特定穴

1. 天门(攒竹)

【定位】 眉心至前发际成一直线。

【操作】 两拇指自下而上交替直推,称开天门,又称推攒竹(图6-3-100)。若用两拇指自下而上交替推至囟门为大开天门。反复操作30~50次。

【临床应用】 开天门能疏风解表,开窍醒脑,镇静安神。常用于外感发热、头痛等症,多与推坎宫、揉太阳穴等合用;若惊惕不安,烦躁不宁,多与清肝经、按揉百会等合用。

2. 坎宫

【定位】 自眉头起沿眉向眉梢成一横线。

【操作】 两拇指自眉心沿眉毛向两旁分推,称推坎宫,又称推眉弓,亦称分阴阳(图6-3-101)。反复操作30~50次。

【临床应用】 推坎宫能疏风解表,醒脑明目,止头痛。常用于外感发热、头痛,多与开天门、揉太阳等合用;若用于治疗目赤痛,多和清肝经、掐揉小天心、清河水合用。

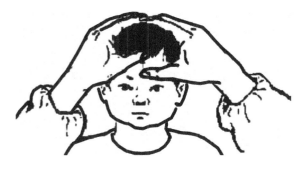

图 6-3-100

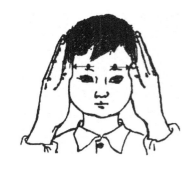

图 6-3-101

3. 太阳

【定位】 眉梢后凹陷处。又有"左为太阳,右为太阴"之说。

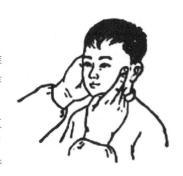

图 6-3-102

【操作】 两拇指桡侧自前向后(太阳穴向耳后)直推,称推太阳(推太阳太阴)。用中指端揉穴,称揉太阳或运太阳(图 6-3-102)。反复操作30~50次。向眼方向揉为补,向耳方向揉为泻。

【临床应用】 推、揉太阳能疏风解表、清热、明目、止头痛,主治发热、头痛、惊风、目赤痛。推、揉太阳主要用于外感发热。推太阳主要用于外感风热。揉太阳主要用于外感风寒。若外感表实头痛,用泻法;若外感表虚、内伤头痛,用补法。

4. 山根

【定位】 两目内眦中间,鼻根低洼处。

【操作】 用拇指甲掐,称掐山根。反复操作3~5次。

【临床应用】 掐山根有开窍、醒目安神的作用,对惊风、昏迷、抽搐等症多与掐人中、掐老龙等合用。本穴和延年、准头等穴常用于诊断。如见山根处青筋显露,为脾胃虚寒或惊风。

5. 迎香

【定位】 鼻翼旁五分,鼻唇沟中。

【操作】 用食、中二指揉,称揉迎香。反复操作20~30次。

【临床应用】 揉迎香主要用于外感或慢性鼻炎引起的鼻塞流涕,可与清肺经、拿风池等穴合用。

6. 人中

【定位】 人中沟上 1/3 与下 2/3 交界点。

【操作】 用拇指甲掐,称掐人中。反复掐3~5次或醒后即止。

【临床应用】 掐人中主要用于急救,如人事不省、惊厥、抽搐时,可与掐十宣、掐老龙等穴合用。

7. 牙关

【定位】 耳下一寸、下颌骨陷中,即咬肌隆起处。

【操作】 拇指按或中指揉,称按牙关或揉牙关(图 6-3-103)。按5~10次,揉30~50次。

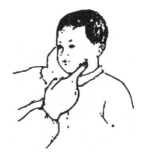

图 6-3-103

【临床应用】 按牙关能开窍,主要用于牙关紧闭。揉牙关具有疏风止痛的作用,多用于口眼歪斜。

8. 耳风门

【定位】 在耳屏上切迹之前方与下颌髁状突稍上方之凹陷处,张口取之。

【操作】 用拇指按或揉,称按、揉耳风门。揉30~50次,按5~10次。

【临床应用】 耳风门穴即手少阳三焦经之耳门穴,为与背部风门穴相区别,此处称耳风门。临床上除用本穴治疗耳鸣外,还用作望诊,辅助诊断。

9. 囟门

【定位】 前发际正中直上,百会前骨陷中。

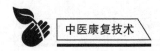

【操作】 两手扶儿头,两拇指自前发际向穴轮换推之(囟门未合时,仅推至边缘),称推囟门。拇指端轻揉本穴,称揉囟门。指摩本穴,称为摩囟门。推、摩或揉均为50～100次。

【临床应用】 正常儿前囟在生后12～18个月才闭合,故临床操作时手法需注意,不可用力按压。

(1) 推、揉囟门能镇惊安神,通鼻窍、止头痛头晕,主治头痛、惊风、神昏烦躁、鼻塞、衄血等症。

(2) 囟门处可用指摩法,摩时常蘸药,以祛寒。

10. 百会

【定位】 头顶正中线与两耳尖连线的交叉点。

【操作】 用拇指按或揉或掐,分别称为按百会、揉百会、掐百会(图6-3-104)。反复揉100～200次,掐3～5次,按30～50次。

【临床应用】 百会为诸阳之会,按揉百会能安神镇惊,升阳举陷。治疗惊风、惊痫、烦躁等症,多与清肝经、清心经、掐揉小天心等合用。用于遗尿、脱肛等症,常与补脾经、补肾经、推三关、揉丹田合用。

11. 耳后高骨

【定位】 耳后入发际,高骨下凹陷中。

【操作】 两拇指或中指端揉,称揉耳后高骨(图6-3-105)。反复操作30～50次。

【临床应用】 揉耳后高骨主要能疏风解表,安神除烦。治感冒头痛,多与推攒竹、推坎宫、揉太阳等合用;亦可治神昏烦躁等症。

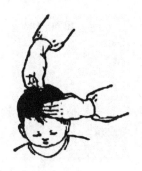
图 6-3-104

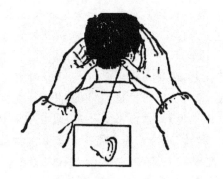
图 6-3-105

12. 风池

【定位】 乳突后方,项后枕骨下大筋外侧陷中。

【操作】 用拿法,称拿风池(图6-3-106)。反复操作5～10次。

【临床应用】 拿风池能发汗解表,祛风散寒。若再配合推攒竹、掐揉二扇门等,发汗解表之力更强。多用于感冒、头痛、发热、无汗或项背强痛等症。

13. 桥弓

【定位】 自耳后翳风至缺盆成一斜线。

【操作】 用拇指指腹自上而下推抹,称抹桥弓;用拇指、食指、中指三指拿捏,称拿桥弓(图6-3-107);用食、中、无名指揉,称揉桥弓。揉桥弓100～300次,抹桥弓30～50次,拿桥弓15～20次。

【临床应用】 抹桥弓能行气活血,拿桥弓能软坚消肿,揉桥弓可舒筋通络。三法配合用于治疗小儿先天性肌性斜颈、落枕等。

14. 天柱骨

【定位】 颈后发际正中至大椎穴成一直线。

【操作】 用拇指或食中指自上向下直推,称推天柱骨(图6-3-108)。反复操作100～500次。或用汤匙边蘸水自上向下刮。刮至皮下瘀紫。

【临床应用】 推、刮天柱骨能降逆止呕,祛风清热,主要治疗呕吐、恶心和外感发热、项强等症。治疗呕恶多与横纹推向板门、揉中脘等合用;治疗外感发热、颈项强痛等症多与拿风池、掐揉二扇门等同用。用刮法时可在此处先垫一层绢绸之物,再自上向下刮。

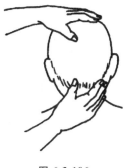

图 6-3-106

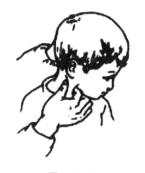

图 6-3-107

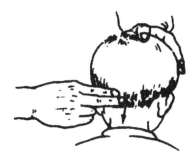

图 6-3-108

(二)躯干部特定穴位

1. 肩井

【定位】 大椎穴与肩峰最高点连线的中点处。

【操作】 用拇指与食、中二指对称用力提拿本穴,称拿肩井。用指端按揉之,称按揉肩井。拿 3～5 次,按揉 30～50 次。

【临床应用】 按、拿肩井能宣通气血、发汗解表。用于治疗感冒、上肢痹痛等病证。本法还作为诸法推毕的结束手法,又称为总收法。

2. 天突

【定位】 在胸骨切迹上缘正中上 0.6 寸凹陷中,属任脉。

【操作】 中指端按揉约 30 次(图 6-3-109);或随呼吸一出一入抠此处,反复操作 3～5 次。

【临床应用】 按揉天突能理气化痰,降逆平喘,止呕。由于气机不利、痰涎壅盛或胃气上逆所致之痰喘、呕吐多与推揉膻中、揉中脘、运内八卦等合用。若用中指端微屈向下、向里按,动作宜快,可使之吐。

3. 膻中

【定位】 胸骨上,两乳头连线的中点。

【操作】 中指端揉,称揉膻中(图 6-3-110);两拇指自穴中向两旁分推至乳头,称分推膻中(图 6-3-111);用食、中指自胸骨切迹向下推至剑突,称推膻中。反复操作 30～50 次。

【临床应用】 膻中穴为气之会穴。推揉之能宽胸理气,止咳化痰。对各种原因引起的胸闷、吐逆、痰喘咳嗽均有效。治疗呕吐、嗳气时常与运内八卦、横纹推向板门、分腹阴阳等合用,治疗喘咳时常与推肺经、揉肺俞等合用,治疗痰吐不利时常与揉天突、按揉丰隆等合用。

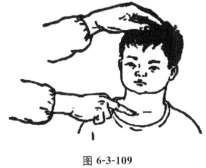

图 6-3-109

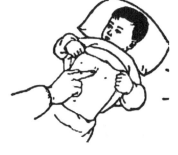

图 6-3-110

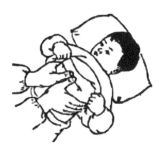

图 6-3-111

4. 乳旁

【定位】 乳头外旁开 2 寸。

【操作】 用中指端或食指端揉,称揉乳旁。反复操作 20～50 次。

【临床应用】 揉乳旁与揉乳根均有宽胸理气、止咳化痰的作用,主要用于治疗胸闷、咳嗽、痰鸣、呕

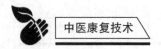
吐等症。临床上多两穴配用,以食、中两指同时操作。

5. 乳根

【定位】 乳下2寸。

【操作】 用中指端揉,称揉乳根。反复操作20~50次。

【临床应用】 见乳旁穴。

6. 中脘

【定位】 脐上4寸。

【操作】 用指端或掌根按揉,称揉中脘(图6-3-112);用掌心或四指摩,称摩中脘;自中脘向上直推至喉下或自喉向下推至中脘,称推中脘(图6-3-113),又称推胃脘。反复操作30~50次。

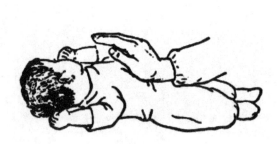

图 6-3-112

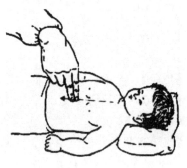

图 6-3-113

【临床应用】 揉、摩中脘能健脾和胃,消食和中。临床常用于泄泻、呕吐、腹胀、腹痛、食欲不振等症。多与按揉足三里、推脾经等合用。推胃脘自上而下主治胃气上逆、嗳气呕恶。

7. 胁肋

【定位】 从腋下两胁至天枢处。

【操作】 以两手掌从两胁腋下搓摩至天枢处,称搓摩胁肋,又称按弦走搓摩(图6-3-114)。反复操作50~100次。

【临床应用】 本穴性开而降,搓摩胁肋能顺气化痰,除胸闷,开积聚。多用于小儿由于食积、痰壅、气逆所致的胸闷、腹胀等。若肝脾肿大,则需久久搓摩,非一日之功,但对中气下陷、肾不纳气者宜慎用。

8. 腹

【定位】 腹部。

【操作】 沿肋弓角边缘或沿中脘斜向两肋下的软肉处的直线,向两旁分推,称分推腹阴阳(图6-3-115);掌或四指在腹部做顺时针或逆时针方向的抚摩,称摩腹(图6-3-116)。反复分推30~50次,摩5 min。

【临床应用】 摩腹、分推腹阴阳能健脾和胃,理气消食。对于小儿腹泻、呕吐、恶心、便秘、腹胀、厌食等消化功能紊乱效果较好,常与捏脊、按揉足三里合用,作为小儿保健手法。

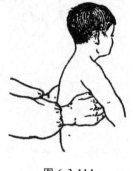

图 6-3-114

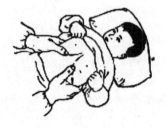

图 6-3-115

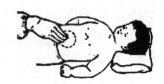

图 6-3-116

9. 脐

【定位】 肚脐。

【操作】 用中指端或掌根揉,称揉脐(图6-3-117)。指摩或掌摩,称摩脐。反复揉50～100次,摩5 min。

【临床应用】 揉脐、摩脐能温阳散寒、补益气血、健脾和胃、消食导滞。多用于腹泻、便秘、腹痛、食积、肠鸣、疳积等症。临床上揉脐、摩腹与推上七节骨、揉龟尾常配合应用,简称"龟尾七节,摩腹揉脐",治疗腹泻效果较好。

10. 丹田

【定位】 小腹部(有脐下2寸与脐下3寸等说)。

【操作】 或揉或摩,称揉丹田或摩丹田(图6-3-118)。反复揉50～100次,摩5 min。以拇指或掌心自脐向下直推,称推丹田。以拇指指腹或掌按丹田部,呼气时轻压慢按,吸气时随腹壁而起,称按丹田。

【临床应用】 揉、摩丹田能培肾固本,温补下元,分清别浊。多用于小儿先天不足,寒凝少腹之腹痛、疝气、遗尿、脱肛等症,常与补肾经、推三关、揉外劳等合用。揉丹田对尿潴留有效,临床上常与推箕门、清小肠等合用。

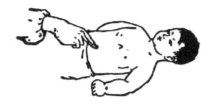

图 6-3-117

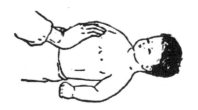

图 6-3-118

11. 肚角

【定位】 脐下2寸旁开2寸大筋。

【操作】 用拇指、食指、中指三指作拿法,称拿肚角(图6-3-119);或用中指端按,称按肚角。反复操作3～5次。

【临床应用】 按、拿肚角能止腹痛,对各种原因引起的腹痛均可应用,特别是对寒痛、伤食痛效果更好。本法刺激较强,一般拿3～5次即可,拿的时间不可太长。为防止患儿哭闹影响手法的进行,可在诸手法推毕,再拿此穴。

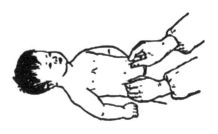

图 6-3-119

12. 脊柱

【定位】 大椎至长强成一直线。

【操作】 在捏脊前先用掌揉法在背部自上向下揉至骶部,反复2～3遍,使肌肉放松。用捏法自下而上,称为捏脊(图6-3-120),每捏三下再将背脊皮提一下,称为捏三提一法。一般捏3～5遍,捏后按揉相应穴位。用食、中二指面自上而下作直推,称推脊(图6-3-121)。反复推100～300次。

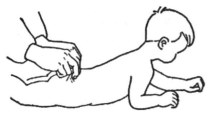

图 6-3-120

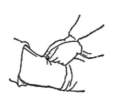

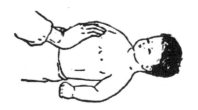

图 6-3-121

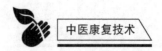

【临床应用】 用捏脊法自下而上能调阴阳、理气血、和脏腑、通经络、培元气,具有强健身体的功能,是小儿保健常用主要手法之一。临床上多与补肺经、补肾经、推三关、摩腹、按揉足三里等配合应用,治疗先、后天不足以及小儿瘫痪,均有一定效果。本法单用名捏脊疗法,不仅常用于小儿疳积、腹泻等病证,还可用于成人失眠、肠胃病、月经不调等病证。本法操作时亦旁及足太阳膀胱经脉,临床应用时可根据不同的病情,重提或按揉相应的背部穴位,能加强疗效。

用推脊法从上至下,能清热,多与清河水、退六腑、推涌泉等合用。

13. 七节骨

【定位】 第四腰椎至尾椎骨端(长强)成一直线。

【操作】 用拇指桡侧面或食、中二指面自下向上或自上向下作直推,分别称为推上七节骨(图6-3-122)、推下七节骨。反复操作100～300次。

【临床应用】 推上七节骨能温阳止泻,多用于虚寒腹泻、久痢等症。临床上还与按揉百会、揉丹田等合用,治疗气虚下陷的脱肛、遗尿等症。推下七节骨能泻热通便,多用于肠热便秘或痢疾等症。

14. 龟尾

【定位】 尾椎骨端。

【操作】 用拇指端或中指端揉,称揉龟尾(图6-3-123)。反复操作100～300次。

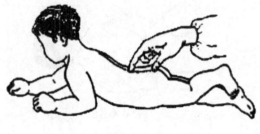 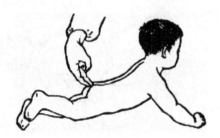

图 6-3-122　　　　　　　　　　　图 6-3-123

【临床应用】 龟尾穴即督脉之长强穴,揉之有通调督脉之经气、调理大肠的功能。穴性平和,能止泻,也能通便。多与揉脐、推七节骨配合应用,治疗腹泻、便秘等症。

(三)四肢部特定穴

1. 脾经(脾土)

【定位】 拇指末节罗纹面。

【操作】 旋推拇指末节罗纹面或将患儿拇指屈曲,循拇指桡侧缘直推向掌根为补,称补脾经;拇指伸直,由指尖向指根方向推拇指末节罗纹面为清,称清脾经。补脾经、清脾经统称推脾经(图6-3-124)。反复操作100～500次。

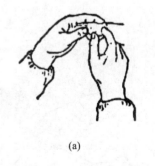 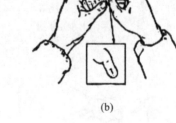 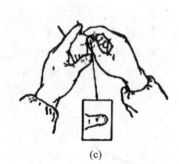

(a)　　　　　　　　　(b)　　　　　　　　　(c)

图 6-3-124

【临床应用】 补脾经能健脾胃,补气血,用于脾胃虚弱、气血不足而引起的食欲不振、肌肉消瘦、消化不良等症。清脾经能清热利湿,化痰止呕,用于湿热熏蒸、皮肤发黄、恶心呕吐、腹泻痢疾等症。小儿脾胃薄弱,不宜攻伐太甚,在一般情况下,脾经穴多用于补法,体壮邪实者方能用清法。

2. 肝经(肝木)

【定位】 食指末节罗纹面。

【操作】 旋推食指末节罗纹面为补,称补肝经;自食指尖向指根方向推食指末节罗纹面为清,称清肝经(图6-3-125)。补肝经和清肝经统称推肝经。反复操作100~500次。

【临床应用】 清肝经能平肝泻火,熄风镇惊,解郁除烦。常用于惊风、抽搐、烦躁不安、五心烦热等症。肝经宜清不宜补,若肝虚应补时则需补后加清,或以补肾经代之,以水涵木,称为滋肾养肝法。

3. 心经

【定位】 中指末节罗纹面。

【操作】 旋推中指末节罗纹为补,称补心经;自中指尖向指根直推中指末节罗纹面为清,称清心经。补心经和清心经统称推心经(图6-3-126)。反复操作100~500次。

【临床应用】 清心经可清心泻火,补心经可养心安神。清心经常用于心火旺盛而引起的高热神昏、面赤口疮、小便黄短等,多与清河水、清小肠等合用。心经宜清不宜补,以防引动心火。若气血不足而见睡卧露睛等症,需用补法时,可补后加清,或以补脾经代之。

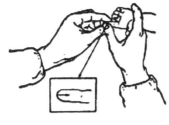

图 6-3-125

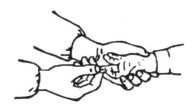

图 6-3-126

4. 肺经

【定位】 无名指末节罗纹面。

【操作】 旋推无名指末节罗纹面为补,称补肺经;自无名指尖向指根方向直推无名指末节罗纹面为清,称清肺经(图6-3-127)。补肺经和清肺经统称推肺经。反复操作100~500次。

【临床应用】 补肺经能补益肺气,用于肺气虚损、咳嗽气喘、虚汗怕冷等肺经虚寒证。清肺经能宣肺清热,疏风解表,化痰止咳,用于感冒发热及咳嗽、气喘、痰鸣等肺经实热证。

5. 肾经

【定位】 小指末节罗纹面。

【操作】 自指根向指尖方向直推小指末节罗纹面为补,称补肾经;反之为清,称清肾经(图6-3-128)。补肾经和清肾经统称为推肾经。反复操作100~500次。

【临床应用】 补肾经能补肾益脑,温养下元,用于先天不足、久病体虚、肾虚久泻、多尿、遗尿、虚汗喘息等症。清肾经能清利下焦湿热,用于膀胱经热、小便黄短等症。临床上肾经穴一般多用补法,需用清法时,也多以清小肠代之。

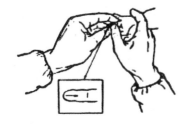

图 6-3-127

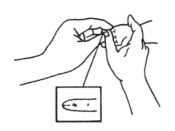

图 6-3-128

6. 肾顶

【定位】 小指顶端。

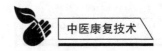

【操作】 以中指或拇指端按揉，称揉肾顶（图6-3-129）。反复操作100～500次。

【临床应用】 揉肾顶能收敛元气，固表止汗，对自汗、盗汗或大汗淋漓不止等症均有一定的疗效。

7．肾纹

【定位】 手掌面，小指第二指间关节横纹处。

【操作】 用中指或拇指端按揉，称揉肾纹（图6-3-130）。反复操作100～500次。

【临床应用】 揉肾纹能祛风明目，清热散结。主要用于目赤肿痛及热毒内陷、瘀结不散所致的高热、手足逆冷等症。

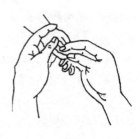

图 6-3-129

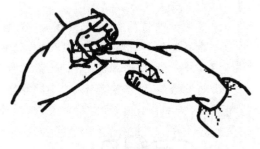

图 6-3-130

8．大肠（又称指三关）

【定位】 食指桡侧缘，自食指尖至虎口成一直线。

【操作】 从食指尖沿食指桡侧缘直推至虎口为补，称补大肠（图6-3-131）；反之为清，称清大肠。补大肠和清大肠统称推大肠。反复操作100～300次。

【临床应用】 补大肠能涩肠固脱、温中止泻。用于虚寒腹泻、脱肛等病证。清大肠能清利肠腑，除湿热，导积滞。多用于湿热，积食滞留肠道，身热腹痛，痢下赤白，大便秘结等症。

9．小肠

【定位】 小指尺侧边缘，自指尖到指根成一直线。

【操作】 从小指尖沿小指尺侧缘直推至指根为补，称补小肠（图6-3-132）；反之为清，称清小肠。补小肠和清小肠统称推小肠。反复操作100～300次。

【临床应用】 清小肠能清利下焦湿热，泌清别浊，多用于小便黄短不利、尿闭、水泻等症。若心经有热，移热于小肠，以本法配合清河水，有加强清热利尿的作用。若属下焦虚寒，多尿、遗尿则宜用补小肠。

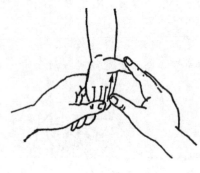

图 6-3-131

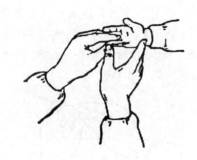

图 6-3-132

10．胃经

【定位】 拇指第一节掌面桡侧。

【操作】 旋推为补，称补胃经；自指尖向指根方向直推为清，称清胃经（图6-3-133）。补胃经和清胃经统称推胃经。反复操作100～500次。

【临床应用】 清胃经能清中焦湿热，和胃降逆，泻胃火，除烦止渴。临床多与清脾经、推天柱骨、横纹推向板门等合用,治疗脾胃湿热或胃气不和所引起的上逆呕恶等症;若胃肠实热、脘腹胀满、发热烦渴、便秘纳呆,多与清大肠、退六腑、揉天枢、推下七节骨等合用。补胃经能健脾胃、助运化,临床上常与补脾经、揉中脘、摩腹、按揉足三里等合用,治疗脾胃虚弱、消化不良、纳呆腹胀等症。

11. 四横纹

【定位】 掌面食、中、无名、小指第一指间关节横纹处。

【操作】 用拇指甲掐,称掐四横纹;或四指并拢,自食指横纹处推向小指横纹,称推四横纹(图6-3-134)。反复操作 100～300 次,掐 5 次。

【临床应用】 本穴掐之能退热除烦,散瘀结;推之能调中行气,和气血,消胀满。临床上多用于疳积、腹胀、气血不和、消化不良等症。常与补脾经、揉中脘等合用。也可用毫针或三棱针点刺本穴出血以治疗疳积,效果也好。

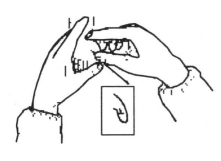

图 6-3-133

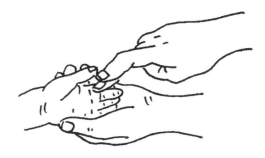

图 6-3-134

12. 小横纹

【定位】 掌面食、中、无名、小指掌指关节横纹处。

【操作】用拇指甲掐,称掐小横纹;用拇指侧推,称推小横纹(图6-3-135)。反复推 100～300 次,掐5 次。

【临床应用】 推、掐本穴能退热、消胀、散结。主要用于脾胃热结、口唇破烂及腹胀等症。

13. 掌小横纹

【定位】 掌面,小指根下,尺侧掌纹头。

【操作】 用中指或拇指端按揉,称揉掌小横纹(图6-3-136)。反复操作 100～300 次。

【临床应用】 揉掌小横纹能清热散结,宽胸宣肺,化痰止咳。主要用于喘咳、口舌生疮等症。本穴为治疗百日咳、肺炎的要穴。

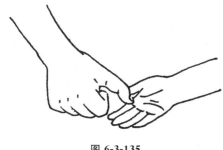

图 6-3-135

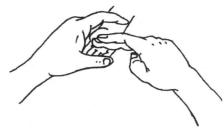

图 6-3-136

14. 板门

【定位】 手掌大鱼际平面。

【操作】 用指端揉,称揉板门或运板门(图6-3-137);用推法自拇指根推向腕横纹,称板门推向横纹(图6-3-138),反之称横纹推向板门。反复操作 100～300 次。

【临床应用】 揉板门能健脾和胃,消食化滞。多用于乳食停积、食欲不振或嗳气、腹胀、腹泻、呕吐等症。板门推向横纹能止泻,横纹推向板门能止呕吐。

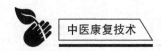

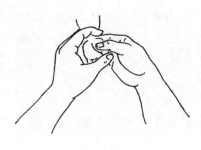

图 6-3-137

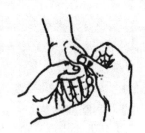

图 6-3-138

15．内劳宫

【定位】 掌心中，屈指时中指与无名指之间中点处。

【操作】 用拇指或中指端揉，称揉内劳宫（图 6-3-139）；自小指根掐运起，经掌小横纹、小天心至内劳宫，称运内劳宫（水底捞明月）。反复揉 100～300 次，运 10～30 次。

【临床应用】 揉内劳宫能清热除烦，用于心经有热而致口舌生疮、发热、烦渴等症。运内劳宫能清虚热，对心、肾两经虚热最为适宜。

16．内八卦

【定位】 手掌面，掌心周围，通常以掌心（内劳宫）为圆心，以掌心至中指根横纹约 2/3 处为半径作圆，八卦穴即在此圆周上。依次为乾、坎、艮、震、巽、离、坤、兑（对小天心者为坎，对中指指根者为离，在拇指侧半圆中点者为震，在小指侧半圆中点者为兑）。

【操作】 用拇指面做运法，称运八卦。自乾向坎经震运至兑为一遍，称顺运八卦；反之，称逆运八卦，但在运至离时要轻轻而过，二者合称运内八卦（图 6-3-140）。每四卦一运，如自乾向坎经艮至震，称分运八卦。反复操作 100～300 次。

【临床应用】 顺运内八卦能宽胸利膈，理气化痰，行滞消食。逆运则降气平喘。主要用于咳嗽、痰喘、胸闷、纳呆、腹胀呕吐、乳食内伤等症，多与推脾经、推肺经、揉板门、揉中脘等合用。顺运止泻，逆运止吐。

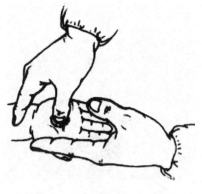

图 6-3-139

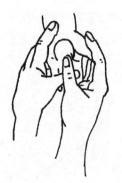

图 6-3-140

17．小天心

【定位】 手掌大、小鱼际交接处凹陷中。

【操作】 用中指端揉，称揉小天心（图 6-3-141）；用拇指甲掐，称掐小天心；以中指尖或屈曲的指间关节捣，称捣小天心。反复揉 100～300 次，掐、捣 5～20 次。

【临床应用】 揉小天心能清热、镇惊、利尿、明目。主要用于心经有热而致目赤肿痛、口舌生疮、惊惕不安；或心经有热，移热于小肠而见小便短赤等症。掐、捣小天心能镇惊安神。主要用于惊风抽搐、夜啼、惊惕不安等症。若见惊风眼翻、斜视，可配合掐老龙、掐人中、清肝经等合用。眼上翻者则向下掐、捣，右斜视者则向左掐、捣，左斜视者则向右掐、捣。

18. 总筋

【定位】 掌后腕横纹中点。

【操作】 按揉本穴称揉总筋(图6-3-142),用拇指甲掐称掐总筋。反复揉100～300次,掐3～5次。

【临床应用】 掐总筋能清热散结,揉总筋能通调周身气机。掐总筋多与清河水、清心经配合,治疗口舌生疮、潮热、夜啼等实热证。治疗惊风抽搐也常用掐法。手法宜快,并稍用力。

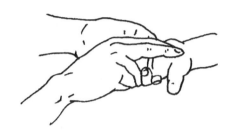

图 6-3-141

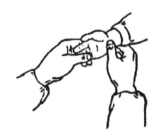

图 6-3-142

19. 大横纹

【定位】 仰掌,掌后横纹,近拇指端(桡侧端)称阳池,近小指端(尺侧端)称阴池。

【操作】 两手拇指自掌面腕横纹中点(总筋)向两旁分推,称分推大横纹,又称分阴阳(图6-3-143);若自两旁(阴池、阳池)向中间(总筋)合推,则称合推大横纹或合阴阳。反复操作30～50次。

【临床应用】 分阴阳能平衡阴阳,调和气血,行滞消食,多用于阴阳不调、气血不和而致寒热往来,烦躁不安,以及乳食停滞、腹胀、腹泻、呕吐等症。合阴阳能行痰散结,多用于痰结喘嗽、胸闷等症。

20. 三关

【定位】 前臂桡侧,自腕横纹至肘横纹一直线(阳池至曲池)。

【操作】 用拇指桡侧面或食、中指面自腕横纹推向肘横纹,称推三关(图6-3-144);屈患者拇指,自拇指外侧端推向肘,称为大推三关。反复操作100～300次。

【临床应用】 推三关性温热,能补气行气,温阳散寒,发汗解表,主治一切虚寒病证,对非虚寒病证宜慎用。临床上治疗气血虚弱、命门火衰、下元虚冷、阳气不足引起的四肢厥冷、面色无华、食欲不振、疳积、吐泻等症,多与补脾经、补肾经、揉丹田、捏脊、摩腹等合用。对感冒风寒、怕冷无汗或疹出不透症,多与清肺经、推攒竹、掐揉二扇门等合用。此外,对疹毒内陷、黄疸、阴疽等症亦有疗效。

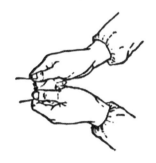

图 6-3-143

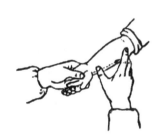

图 6-3-144

21. 天河水

【定位】 前臂掌侧正中,自腕横纹至肘横纹成一直线(总筋至洪池)。

【操作】 用食、中二指面自腕横纹推至肘横纹,称清天河水(图6-3-145)。用食、中二指沾水自总筋处,一起一落弹打,如弹琴状,直至洪池,同时一面用口吹气随之,称打马过天河。反复操作100～300次。

【临床应用】 清天河水性微凉,较平和,能清热解表,泻火除烦,主要用于治疗热性病证,清热而不伤阴分。用于阴虚发热、五心烦热、口燥咽干、唇舌生疮、夜啼等症,多与清心经、清肝经合用。对于感

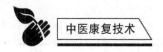

冒发热、头痛、恶风、汗微出、咽痛等外感风热证,常与推攒竹、推眉弓、揉太阳等合用。打马过天河清热之力大于清天河水,多用于实热、高热等症。

22.六腑

【定位】 前臂尺侧,自腕横纹至肘横纹成一直线。

【操作】 用拇指面或食、中指面自肘推向腕,称退六腑或推六腑、推下六腑(图6-3-146)。反复操作100~300次。

【临床应用】 退六腑性寒凉,能清热、凉血、解毒。对温病邪入营血、脏腑郁热积滞、壮热烦渴、腮腺炎及肿毒等实热证均可应用。本穴与补脾经合用,有止汗的效果。若患儿平素大便溏薄、脾虚腹泻,慎用本法。

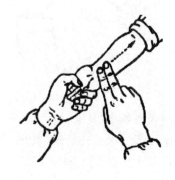

图6-3-145

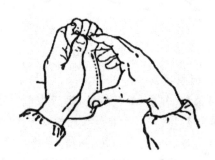

图6-3-146

退六腑与推三关为大凉大热之法,可单用,亦可合用。若患儿气虚体弱,畏寒怕冷,可单用推三关;如高热烦渴、发斑等,可单用退六腑。而两穴合用能平衡阴阳,防止大凉大热,伤其正气。如寒热夹杂,以热为主,则可以退六腑六数,推三关四数之比推之;若以寒为重,则可以推三关六数,退六腑四数之比推之。

23.十宣(十王)

【定位】 十指尖指甲内赤白肉际处。

【操作】 用掐法掐之,称掐十宣。各掐5次,或醒后即止。

【临床应用】 掐十宣能清热醒神开窍,主要用于急救。对惊风、高热、昏厥等,多与掐老龙、掐人中、掐小天心等合用。

24.老龙

【定位】 中指甲根正中后一分处。

【操作】 用拇指甲作掐法,称掐老龙(图6-3-147)。掐3~5次,或醒后即止。

【临床应用】 掐老龙有醒神开窍的作用,主要用于急救。若小儿急惊风昏厥,或高热抽搐,掐之知痛有声有泪者可治,不知痛而无声无泪者难治。

25.端正

【定位】 中指甲根两侧白肉际处,桡侧称左端正,尺侧称右端正。

【操作】 用拇指甲掐或用拇指、食指甲对掐,称掐端正(图6-3-148);用拇指罗纹面揉或用拇指、食指罗纹面对揉,称揉端正。反复揉50次,掐5次。

【临床应用】

(1)揉右端正能降逆止呕,主要用于胃气上逆而引起的恶心呕吐等症;揉左端正能升提中气,止泻痢,主要用于水泻、痢疾等症。

(2)掐端正多用于治疗小儿惊风,常与掐老龙、清肝经等配合。本穴对治鼻衄有效。

26.五指节

【定位】 掌背五指第一指间关节。

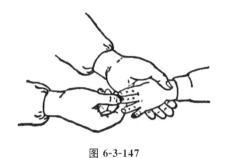

图 6-3-147

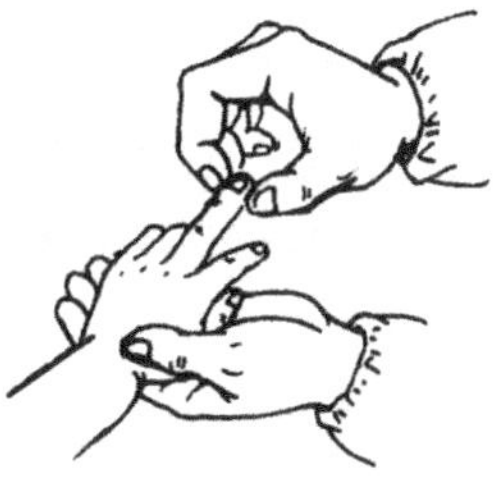

图 6-3-148

【操作】 用拇指甲掐之,称掐五指节;用拇指、食指揉搓,称揉五指节。反复掐 3～5 次,揉搓 30～50 次。

【临床应用】 掐、揉五指节能安神镇惊,祛风痰,通关窍。掐五指节主要用于惊惕不安、惊风等症,多与清肝经、掐老龙等合用;揉五指节主要用于胸闷、痰喘、咳嗽等症,多与运内八卦、推揉膻中等合用。

27. 二扇门

【定位】 掌背中指根本节两侧凹陷处。

【操作】 以两拇指甲掐之,称掐二扇门(图 6-3-149);以一手食、中指端揉之,称揉二扇门(图 6-3-150)。反复掐 3～5 次,揉 100～500 次。

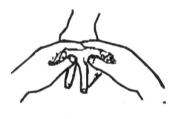

图 6-3-149

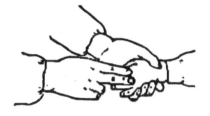

图 6-3-150

【临床应用】 掐、揉二扇门能发汗透表、退热平喘。揉时要稍用力,速度宜快,多用于风寒外感。本法与揉肾顶、补脾经、补肾经等配合应用,适宜于平素体虚易感者。

28. 上马(二人上马)

【定位】 手背,无名指及小指掌指关节后陷中。

【操作】 用拇指端揉之或拇指甲掐之,称揉上马或掐上马(图 6-3-151)。反复揉 100～500 次,掐 3～5 次。

【临床应用】 临床上用揉法为多,揉上马能滋阴补肾,顺气散结,利水通淋。主要用于阴虚阳亢、潮热烦躁、牙痛、小便赤涩淋滴等症。

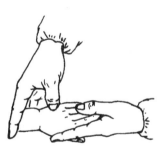

图 6-3-151

29. 威灵

【定位】 手背二、三掌骨歧缝间。

【操作】 用掐法,称掐威灵(图 6-3-152)。掐 5 次,或醒后即止。

【临床应用】 掐威灵能开窍醒神,主要用于急惊、昏迷不醒时的急救。

30. 精宁

【定位】 手背第四、第五掌骨歧缝间。

【操作】 用掐法,称掐精宁。掐 5～10 次。

【临床应用】 掐精宁能行气、破结、化痰,多用于痰食积聚、气吼痰喘、干呕、疳积等症。用于急惊昏厥时,本法多与掐威灵配合,有加

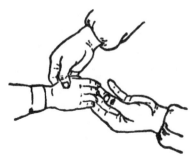

图 6-3-152

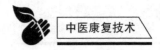

强开窍醒神的作用。

31．外劳宫

【定位】　掌背，与内劳宫相对。

【操作】　用拇指或中指端揉之，称揉外劳（图6-3-153）；用掐法，称掐外劳。反复揉100～300次，掐5次。

【临床应用】　本穴性温，为温阳散寒、升阳举陷要穴，兼能发汗解表。临床上用揉法为多。揉外劳主要用于一切寒证。不论外感风寒、鼻塞流涕，以及脏腑积寒、完谷不化、肠鸣腹泻、寒痢腹痛、疝气等症皆宜。且能升阳举陷，故临床上也多配合补脾经、补肾经、推三关、揉丹田等治疗脱肛、遗尿等症。

32．外八卦

【定位】　掌背外劳宫周围，与内八卦相对。

【操作】　用拇指作运法，称运外八卦。反复操作100～300次。

【临床应用】　顺运外八卦能宽胸理气，通滞散结。临床上多与摩腹、推揉膻中等合用，治疗胸闷、腹胀、便结等症。

33．一窝风

【定位】　手背，腕横纹正中凹陷处，又称外一窝风。

【操作】　用拇指或中指端揉之，称揉一窝风（图6-3-154）。反复揉100～300次。

【临床应用】

揉一窝风能温中行气、止痹痛、利关节。常用于受寒、食积等原因引起的腹痛等症，多与拿肚角、推三关、揉中脘等合用。本法亦能发散风寒、宣通表里，对寒滞经络引起的痹痛或感冒风寒等症也有效。

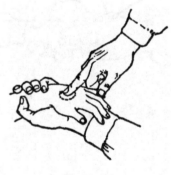
图 6-3-153

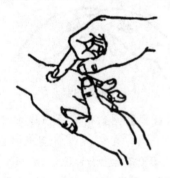
图 6-3-154

34．膊阳池

【定位】　在手背一窝风后3寸处。

【操作】　用拇指甲掐或指端揉，称掐膊阳池或揉膊阳池。反复揉100～300次，掐3～5次。

【临床应用】　掐膊阳池或揉膊阳池能止头痛，通大便，利小便。特别对大便秘结，多揉之有显效，但大便滑泻者禁用；用于感冒头痛或小便赤涩短少，多与其他解表、利尿法同用。

35．箕门

【定位】　大腿内侧，膝盖上缘至腹股沟成一直线。

【操作】　用食、中二指自膝盖内上缘至腹股沟部作直推法，称推箕门（图6-3-155）。反复操作100～300次。

【临床应用】　推箕门性平和，有较好的利尿作用。用于尿潴留时，多与揉丹田、按揉三阴交等合用。用于小便赤涩不利时，多与清小肠等合用。

36．百虫

【定位】　膝上内侧肌肉丰厚处，即血海上2寸，又称百虫窝。

【操作】　用拇指、中指二指或按或拿，称按百虫或拿百虫；用拇指、中指二指先按后拿之，称按拿百虫（图6-3-156）。反复操作5～10次。

【临床应用】 按、拿百虫能通经络、止抽搐。多用于下肢瘫痪及痹痛等症,常与拿委中、按揉足三里等合用。若用于惊风、抽搐,手法刺激宜重。

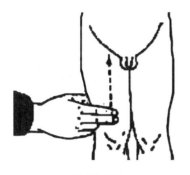

图 6-3-155

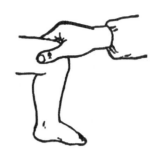

图 6-3-156

37. 涌泉

【定位】 屈趾,足掌心前正中凹陷中。

【操作】 以拇指从涌泉穴向足趾方向直推,称推涌泉(图 6-3-157);用指端揉,称揉涌泉(图 6-3-158)。反复操作 50～100 次。

【临床应用】 推涌泉能引火归元,退虚热。主要用于五心烦热、烦躁不安等症,常与揉上马、运内劳宫等配合应用。配合退六腑、清天河水亦能退实热。揉涌泉能治吐泻,左揉止吐,右揉止泻。

38. 膝眼

【定位】 膝关节两侧凹陷中。

【操作】 用按法或揉法,称按、揉膝眼;用拇指、食指对合用力,向内向上提拿两侧膝眼,称拿膝眼(图 6-3-159)。按 3～5 次,揉 20～40 次,拿 10～20 次。

【临床应用】 拿膝眼能熄风止搐,主治惊风抽搐。按揉膝眼能通络止痛,用于膝关节屈伸不利及疼痛、下肢痿软等。

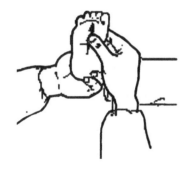

图 6-3-157

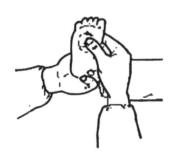

图 6-3-158

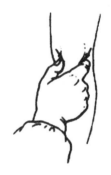

图 6-3-159

39. 前承山

【定位】 小腿胫骨旁,与后承山相对处。

【操作】 掐或揉本穴,称掐前承山或揉前承山。反复揉 30 次,掐 3～5 次。

【临床应用】 掐揉本穴能止抽搐。主治惊风下肢抽搐。常与拿委中、按百虫、掐解溪等合用,治疗角弓反张肢抽搐。

40. 后承山

【定位】 腓肠肌腹下陷中。

【操作】 用拿法,称拿后承山。反复操作 5～10 次。

【临床应用】 拿后承山能止抽搐、通经络。主治腿痛转筋,下肢痿软。常与拿委中等配合治疗惊风抽搐、下肢痿软、腿痛转筋等。

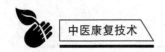

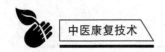

中医康复技术

 能力训练与达标检测

一、基本任务

按照推拿按摩疗法技术操作规范,学生互为模特,相互实施推拿按摩。

第一步:教师示教,学生观摩。

第二步:学生学做,教师指导。

推拿按摩操作流程

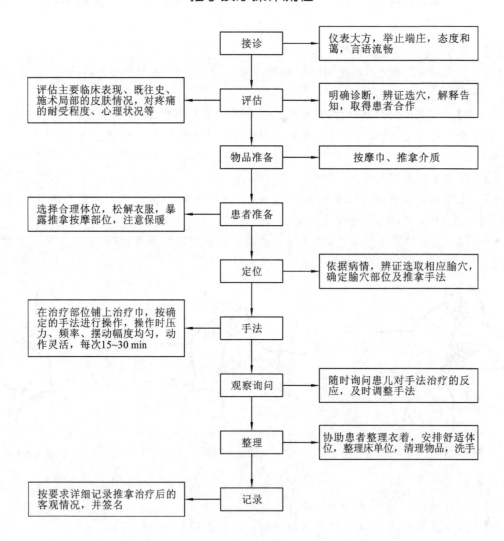

	接诊 → 仪表大方,举止端庄,态度和蔼,言语流畅
评估主要临床表现、既往史、施术局部的皮肤情况,对疼痛的耐受程度、心理状况等 →	**评估** → 明确诊断,辨证选穴,解释告知,取得患者合作
	物品准备 → 按摩巾、推拿介质
选择合理体位,松解衣服,暴露推拿按摩部位,注意保暖 →	**患者准备**
	定位 → 依据病情,辨证选取相应腧穴,确定腧穴部位及推拿手法
在治疗部位铺上治疗巾,按确定的手法进行操作,操作时压力、频率、摆动幅度均匀,动作灵活,每次15~30 min →	**手法**
	观察询问 → 随时询问患儿对手法治疗的反应,及时调整手法
	整理 → 协助患者整理衣着,安排舒适体位,整理床单位,清理物品,洗手
按要求详细记录推拿治疗后的客观情况,并签名 →	**记录**

二、拓展任务

针对临床情境,剖析案例,使用推拿手法为肌性斜颈患者康复。

程 序	步 骤	要 点 说 明
资讯评估 明确诊断 辨清证候	1.诊断	小儿肌性斜颈
	诊断依据	①有产伤史或有胎位不正史或有剖宫产史。 ②颈部肿块于生后2周左右出现,头颈部倾斜,活动受限,头喜偏向患侧,下颌旋向健侧。 ③患侧胸锁乳突肌可触及条索状包块或卵圆形包块,或肌肉挛缩。 ④后期患儿的头面部及脊柱可出现适应性结构改变。患侧颜面发育受阻,健侧枕部较扁平,两侧面部大小不对称,患侧面部小于健侧面部;晚期可继有颈椎甚至是上胸椎发生代偿性侧弯。耳、眉、眼、嘴角都低下,两眼不在同一平面。 ⑤颈部B超:患侧胸锁乳头肌可见包块;颈椎正位X线摄片:患侧胸锁乳突肌增粗,颈脊柱侧弯。且排除因颈椎畸形而引起的骨性斜颈
	2.辨证	筋结(气滞血瘀)
	辨证分析	先天胎位不正或后天损伤导致局部气滞血瘀而发为项痹
	3.评估	患儿发病部位、症状、体征、相关因素、既往史等
计划决策 立法组方	4.治法	舒筋活血通络,软坚散结消肿,以纠正头歪畸形,改善和恢复颈椎活动功能
	5.处方	选取部位:患侧胸锁乳突肌及颈侧部。 选取穴位:阿是穴为主,风池、翳风、天柱、肩井、缺盆
实施推拿	6.准备	
	选择体位	医者站立位或坐位,患儿卧位或坐位,暴露施术部位,注意保暖
	选择介质	患侧胸锁乳突肌处洒滑石粉,以免损伤娇嫩皮肤。有汗者,将汗液抹干洒滑石粉
	7.操作	推揉法、捏拿法、牵拉扳颈法
	放松	推揉患侧胸锁乳突肌。患儿取坐位或仰卧位,医者于患侧的胸锁乳突肌施用推揉法,可用拇指罗纹面揉,或食、中、无名指罗纹面揉之,上下往返操作,3~5 min,此时手法宜轻,使患儿能适应治疗
	镇痛	捏拿患侧胸锁乳突肌(拿桥弓)。患儿取坐位或仰卧位,医者于患侧的胸锁乳突肌施以轻柔拿法,并以肿块处(阿是穴)为重点,拿得要柔和,以柔含刚,比指揉法再深一层。同样上下往返操作,3~5 min
	松解	牵拉扳颈法被动牵伸患侧胸锁乳突肌。患儿仰卧位,医者双手扶患儿头颞侧,两手同时用力沿颈椎纵轴方向拔伸,持续1~3 min,顺势做颈项部前屈、后伸、左右侧屈及旋转的被动运动,3~5次;患儿取坐位或仰卧位,医者一手扶住患侧肩部,另一手扶住患儿头顶及患侧头部颞侧,肩部一手向下压,头部一手缓缓地将患儿头部推向健侧,使患儿头部做侧向运动。幅度由小渐大,在生理范围内逐渐拉长患侧胸锁乳突肌,反复进行3~5次或更多些
	整理	于患侧胸锁乳突肌施以推揉法3~5 min。最后按揉两侧颈项肌及风池、翳风、天柱、缺盆等穴,每穴约半分钟。轻拿肩井3~5次结束
	8.观察询问	观察患儿神色及局部皮肤,询问患儿感觉,注意患儿反应
	时限疗程	每日1次,每次10~15 min,10次为1个疗程。间隔3日,再行第2个疗程
	结束	协助患者整理衣着,安排患者舒适体位,整理床单位,清理用物,做好记录

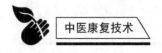 中医康复技术

程 序	步 骤	要 点 说 明
总　结	9.注意	①详细了解患儿临床表现、病史,认真进行体格检查,结合影像学资料明确诊断。 ②小儿先天性肌性斜颈当与姿势性斜颈、骨性斜颈、神经性斜颈相鉴别。患儿因视力障碍致代偿姿势性斜颈,除包括胸锁乳突肌的一侧颈部肌群张力明显增高外,还有颈椎曲度或一侧颜面大小的明显改变,多见于斜视、弱视、近视、远视儿童。脊柱畸形引起的骨性斜颈,多见于颈椎骨发育异常,X线检查可明确诊断。颈部肌麻痹导致的神经性斜颈,多为支配胸锁乳突肌和斜方肌的副神经产生不明原因的神经麻痹所致。姿势性斜颈、骨性斜颈、神经性斜颈均不属于推拿治疗的适应证。 ③小儿肌性斜颈的治疗包括手术和保守治疗两种。保守疗法包括局部封闭、物理疗法、推拿结合被动运动等。多数学者认为,出生2周至6个月采用手法按摩可以促进胸锁乳突肌血肿或包块吸收,防止纤维挛缩。国外也有学者报道,手法牵伸仍是治疗胸锁乳突肌血肿和肌性斜颈最常用的方法。因为斜颈患儿多在出生后即可发现,因此强调早发现早治疗的推拿治疗方法显得非常有优势。且年龄越小,治疗效果越好,一般在满月以后,1岁以内推拿按摩治疗效果最好。推拿治疗本病,各医家的治疗各具特色,但都离不开推揉、捏拿、拔伸、摇扳法。 ④推拿按摩治疗小儿肌性斜颈的目的是最大限度地恢复胸锁乳突肌的功能,故在治疗过程中,对该肌起点止点的治疗及被动运动极为重要。按摩时,手法要轻柔,用推、揉、捏手法时要多采用滑石粉等介质,以免擦伤患儿皮肤。用拔伸、摇扳手法时,宜由轻到重,幅度由小到大,切不可突然用暴力而超出正常生理限度。当肿块消失后,应继续推拿,直至颈部活动正常为止。 ⑤保守治疗6个月以上无明显改善者应考虑手术矫形。手术疗法适用于6个月到12岁采用非手术疗法失败或斜颈明显的患儿。常用的手术是直视下切断胸锁乳突肌在锁骨和胸骨部的肌腱。由于大多数肌性斜颈病例可采用保守疗法恢复,因而手术并不是治疗本病的主要方法。有人通过临床研究提出最佳手术年龄是1～4岁,12岁以上的患儿,即使手术面部畸形也不容易纠正
	10.指导	了解小儿肌性斜颈的预防保健知识与方法,给予康复指导。 小儿肌性斜颈是由于一侧胸锁乳突肌痉挛导致头向患侧斜前倾、颜面旋向健侧为特点的肌性斜颈,又称小儿先天性胸锁乳突肌挛缩性斜颈、原发性斜颈。本病的主要病理是患侧胸锁乳突肌肌纤维变性、增生,最终全部为结缔组织所代替而发生挛缩。其病因尚未完全肯定,目前有许多说法。多数认为与产伤有关。分娩时一侧胸锁乳突肌因产道或产钳挤压受伤出血,血肿机化形成挛缩。也有人认为,分娩时胎儿头位不正,胸锁乳突肌血运受阻,引起该肌缺血性改变所致。另外一种说法是胎儿在子宫内头部向一侧偏斜所致,与生产过程无关。鉴于产伤、宫内胎位不正等上述原因可引起小儿肌性斜颈,应注意预防为主,做好卫生宣教,指导孕妇做好胎位产前检查,发现胎位不正时应及时予以纠正;对胎头过大、胎位不正不能纠正者,行剖腹分娩,防止分娩时产道、产钳损伤胎儿颈部。一旦发生肌性斜颈,早期发现,早期诊断,早期治疗,疗效显著,且对预防继发性病变如头、面、颈椎畸形是非常重要的。 ①重视姿势矫正。家长在日常给患儿哺乳、怀抱以及睡眠时有意使患儿头向健侧转动以帮助矫正姿势。平时可用一低枕,患儿仰卧位时,垫在患侧颈部,以保持头部的正确睡姿;侧身睡眠时,要患侧颈部朝下,将枕头垫在患儿头部的耳朵处,以拉长颈部。并注意使阳光或灯光照在患侧,发声和发光的玩具以及电视机、录音机等声音也要来自患侧,吸引患儿的注意力。母亲坐位横抱孩子时要让患侧向上,通过抬头训练颈部的肌肉。

续表

程 序	步 骤	要 点 说 明
总 结	10.指导	②配合中药热敷,则疗效更好。桂枝、透骨草、茜草、伸筋草、路路通、当归、川芎、乳香、没药等活血化瘀的中药煎水外敷患侧胸锁乳突肌部位,每日两次,每次 15 min。也可配合局部红外线等理疗,以促进血液循环,帮助肿块吸收。 ③配合家庭按摩,则疗效更佳。家长可在患儿患侧胸锁乳突肌用食、中、无名指罗纹面施以轻柔的揉法和摩法,以肿块处为主,每日操作 10 余分钟,施术时配用介质滑石粉,用力宜轻柔。家长可经常在患儿患侧胸锁乳突肌作相反方向的被动牵拉伸展运动

 知识达标检测

一、单项选择题

1. 王某,男,1 岁半,恶寒、发热轻、无汗、头痛、头晕 2 天,临床诊断为风寒感冒。以下推拿最常选用的一组操作手法是( )。

　A. 推脾经法、揉内劳宫法　　　　　　　　B. 开天门法、推坎宫法

　C. 推肺经法、揉小天心法　　　　　　　　D. 揉一窝风法、推肝经法

　E. 推天门法、摩腹法

2. 患儿症见咳嗽,宜选用以下哪组操作手法?( )

　A. 揉小天心法、运内八卦　　　　　　　　B. 按弦走搓摩、推肺经法

　C. 掐揉四横纹法、揉小天心法　　　　　　D. 按揉总筋法、推三关

　E. 总收法、揉太阳法

3. 张某,女,2 岁,腹泻 4 个月,日解 10 余次,大便如水样,中医诊断为小儿腹泻(寒湿困脾)。推拿治疗不宜选用的一组操作手法是( )。

　A. 摩腹法、揉脐法　　　　　　　　　　　B. 推脾经法、推大肠法

　C. 推七节骨法、揉龟尾法　　　　　　　　D. 运内八卦、按揉足三里

　E. 推小肠法、揉小天心法

4. 小儿推拿操作的一般顺序为( )。

　A. 上肢、下肢、胸腹、腰背头面　　　　　B. 上肢、下肢、头、胸腹、腰背

　C. 头面、上肢、下肢、胸腹、腰背　　　　D. 头面、上肢、胸腹、腰背、下肢

　E. 胸腹、腰背、头面、上肢、下肢

5. 小儿推法的操作要求,以下哪项是错误的?( )

　A. 推动要有节律　　　　　　　　　　　　B. 注意推动方向

　C. 频率为 200～300 次/分　　　　　　　 D. 勿用介质

　E. 以上都不是

6. 小儿捏脊法的操作要求是( )。

　A. 尽可能提紧皮肤　　　　　　　　　　　B. 捏起皮肤多少及用力大小适当

　C. 捻动向前可歪斜　　　　　　　　　　　D. 操作过程中不能重提

　E. 以上都不是

7. 小儿推拿推法的正确叙述是( )。

　A. 一般推法有直推法、横推法、旋推法　　B. 操作时需用介质

C. 推动方向与补泻关系不大   D. 推动的频率为 100～120 次/分

E. 用力以重为宜

8. 小儿推拿中推法要求每分钟多少次？（   ）

  A. 60～90   B. 200～300   C. 80～120   D. 120～160   E. 120～200

9. 大寒大凉的手法是（   ）。

  A. 运水入土   B. 黄蜂入洞   C. 水底捞月

  D. 按弦走搓摩   E. 揉脐及龟尾并擦七节骨

10. 运法的操作，以下哪项不正确？（   ）

  A. 宜轻不宜重   B. 宜急不宜缓

  C. 在体表环旋摩擦推动   D. 不带动深层肌肉组织

  E. 以上都是

11. 用双手拇指罗纹面着力，自眉心向眉梢进行分推法操作的手法是（   ）。

  A. 开天门   B. 推坎宫   C. 揉太阳   D. 推天柱骨   E. 以上都不是

12. 肝经、心经、脾经、肺经、肾经的位置依次是（   ）。

  A. 拇、食、中、无名、小指末端罗纹面   B. 食、中、拇、无名、小指末端罗纹面

  C. 食、拇、中、无名、小指末端罗纹面   D. 拇、中、食、无名、小指末端罗纹面

  E. 以上都不是

13. 以拇指桡侧面或食中指指面，沿前臂桡侧，自腕横纹推至肘横纹的手法是（   ）。

  A. 推三关   B. 退六腑   C. 揉二马   D. 清天河水   E. 揉外老宫

14. 主要用于治疗热性病证，清热而不伤阴的操作手法是（   ）。

  A. 揉精宁   B. 推天河水   C. 掐老龙   D. 推三关   E. 退六腑

15. 以下哪组可用于小儿外感风寒发热？（   ）

  A. 补脾经、补肺经、揉太阳、推涌泉   B. 推攒竹、推坎宫、揉太阳、推三关

  C. 清肺经、清胃经、清大肠、退六腑   D. 运内八卦、清天河水、清胃经、退六腑

  E. 以上都不是

16. 治疗自汗、盗汗的首选手法是（   ）。

  A. 推肺经   B. 按揉肾顶   C. 分推阴阳   D. 按揉掌小横纹   E. 揉二扇门

17. 推坎宫的作用是（   ）。

  A. 补气行气，活血化瘀   B. 舒筋通络，松解粘连   C. 清热利湿，健脾和胃

  D. 疏风解表，醒脑明目   E. 以上都不是

18. 主治腹痛的手法是（   ）。

  A. 分推腹阴阳   B. 揉脐   C. 揉丹田   D. 拿肚角   E. 掐十王

19. 主治腹泻的手法是（   ）。

  A. 推天河水   B. 掐十王   C. 掐揉四横纹   D. 推上七节骨   E. 拿肚角

20. 主治神昏的手法是（   ）。

  A. 推天河水   B. 掐十王   C. 掐揉四横纹   D. 推上七节骨   E. 拿肚角

21. 主治疳积的手法是（   ）。

  A. 分推腹阴阳   B. 揉脐   C. 掐揉四横纹   D. 揉丹田   E. 拿肚角

22. 肝经穴宜清不宜补，肝虚应补时，应对小儿以（   ）代之。

  A. 补肺经   B. 补肾经   C. 补小肠   D. 补大肠   E. 补脾经

23. 主治夜啼的手法是（   ）。

  A. 揉二人上马   B. 掐揉威灵   C. 揉二扇门   D. 揉膊阳池   E. 掐揉五指节

24. 小儿推拿中，哪种可主治一切虚寒病证？（   ）

A. 补脾经　　　　B. 补肾经　　　　C. 清天河水　　　　D. 推三关　　　　E. 运内八卦

25. 主治遗尿的手法是（　　）。

A. 揉二人上马　　B. 掐揉威灵　　C. 揉二扇门　　　D. 揉膊阳池　　　E. 掐揉五指节

26. 主治惊风的手法是（　　）。

A. 揉二人上马　　B. 掐揉威灵　　C. 揉二扇门　　　D. 揉膊阳池　　　E. 掐揉五指节

27. 开天门、推坎宫、揉太阳、运耳后高骨、拿风池五法常用于治疗（　　）。

A. 外感湿热　　　B. 外感风热　　C. 外感表证　　　D. 外感风寒　　　E. 饮食内伤

28. 主治身热无汗的手法是（　　）。

A. 揉二人上马　　B. 掐揉威灵　　C. 揉二扇门　　　D. 揉膊阳池　　　E. 掐揉五指节

29. 推太阳的作用是（　　）。

A. 活血化瘀　　　B. 舒筋通络　　C. 疏风解表　　　D. 调理脾胃　　　E. 以上都不是

30. 小儿推拿中，哪种方法可醒神开窍？（　　）

A. 掐人中　　　　B. 揉太阳　　　C. 开天门　　　　D. 揉迎香　　　　E. 以上都不是

31. 主治便秘的手法是（　　）。

A. 揉二人上马　　B. 掐揉威灵　　C. 揉二扇门　　　D. 揉膊阳池　　　E. 掐揉五指节

32. 以下哪种方法，既能止泻，又能通便？（　　）

A. 按腰俞　　　　B. 开天门　　　C. 揉风门　　　　D. 推七节骨　　　E. 以上都不是

33. 以下哪组可健脾和胃，消食？（　　）

A. 揉乳根、揉乳房、摩腹　　　　　　　　B. 揉脐、开天门、拿肚角

C. 摩腹揉脐，揉中脘　　　　　　　　　　D. 拿风池、分腹阴阳、拿肚角

E. 以上都不是

34. 哪种方法可温阳散寒，发汗解表？（　　）

A. 清天河水　　　B. 打马过天河　　C. 推三关　　　D. 退六腑　　　　E. 以上都不是

35. 下列叙述正确的是（　　）。

A. 用推法自大指根推向腕横纹，称扳门推向横纹

B. 推下七节骨能温阳止泻

C. 肾经穴由指尖向指根方向直推为补，称补肾经

D. 天河水用食、中二指面自肘推向腕，称清天河水

E. 用拇指面自腕推向肘，称退六腑

36. 揉四横纹，推小横纹，揉摩小横纹，掐、揉总筋均能（　　）。

A. 清热散结　　　B. 升阳举陷　　C. 补益气血　　　D. 温阳散寒　　　E. 调和气血

37. 捏脊疗法不适于下列何症？（　　）

A. 腹泻　　　　　B. 疳积　　　　C. 便秘　　　　　D. 肠套叠　　　　E. 佝偻病

38. 揉中脘、摩腹、分腹阴阳均能健脾和胃和（　　）。

A. 消食导滞　　　B. 和胃理气　　C. 温阳散寒　　　D. 理气消食　　　E. 以上都是

39. 小儿推拿特定穴，天河水的位置是（　　）。

A. 前臂桡侧，阳池至曲池成一直线　　　　B. 前臂尺侧，阴池至肘成一直线

C. 前臂中总筋到洪池成一直线　　　　　　D. 前臂尺侧，总筋至洪池成一直线

E. 以上都不是

40. 从上至下推脊柱穴，具有什么作用？（　　）

A. 调阴阳　　　　B. 理气血　　　C. 和脏腑　　　　D. 培元气　　　　E. 清热

二、多项选择题

1. 操作时可应用介质的小儿推拿手法有（　　）。

A. 摩法　　　　B. 按法　　　　C. 推法　　　　D. 运法　　　　E. 捏法

2. 操作频率为 200～300 次/分的小儿推拿手法有（　　）。

A. 推法　　　　B. 摩法　　　　C. 运法　　　　D. 揉法　　　　E. 拿法

3. 拿法常用的部位为（　　）。

A. 颈项部　　　B. 肩部　　　　C. 腹部　　　　D. 四肢部　　　E. 腰背部

4. 搓法主要用于（　　）。

A. 颈项部　　　B. 胁肋部　　　C. 腰背部　　　D. 四肢部　　　E. 胸腹部

5. 不带动皮下肌肉组织的小儿推拿手法有（　　）。

A. 摩法　　　　B. 揉法　　　　C. 推法　　　　D. 运法　　　　E. 擦法

6. 逐渐用力的小儿推拿手法有（　　）。

A. 掐法　　　　B. 摩法　　　　C. 按法　　　　D. 揉法　　　　E. 捣法

7. 小儿推拿手法的操作要求是（　　）。

A. 轻快有力　　B. 轻快柔和　　C. 平稳着实　　D. 着力重　　　E. 缓慢柔和

8. 小儿推法包括（　　）。

A. 直推法　　　B. 旋推法　　　C. 分推法　　　D. 合推法　　　E. 弧形推法

9. 小儿运法的操作要求有（　　）。

A. 宜轻不宜重　　　　　　　　　　　　B. 宜缓不宜急

C. 不带动深层肌肉组织　　　　　　　　D. 在体表环旋摩擦推动

E. 操作频率为每分钟 80～120 次

10. 掐法的操作要求是（　　）。

A. 用拇指甲垂直用力　　　B. 按压重刺　　　　　C. 逐渐用力

D. 达深透为止　　　　　　E. 不能掐破皮肤

11. 下列特定穴中,具有疏风解表功效的有（　　）。

A. 推攒竹　　　B. 推坎宫　　　C. 推、揉太阳　D. 推耳后高骨　E. 按揉百会

12. 具有开窍醒神的操作是（　　）。

A. 掐山根　　　B. 掐人中　　　C. 推囟门　　　D. 掐十宣　　　E. 掐老龙

13. 小儿特定穴的特点是（　　）。

A. 既有点状又有线状、面状　　　　　　B. 胸腹多,两手少

C. 归属于十四经者多　　　　　　　　　D. 其分布以手掌居多

E. 以上都是

14. 刮天柱穴的主要功能是（　　）。

A. 健脾温肾　　B. 降逆止呕　　C. 温阳散寒　　D. 祛风寒　　　E. 通经络

15. 揉中脘、摩腹,分腹阴阳之法的作用是（　　）。

A. 祛风散寒　　B. 健脾和胃　　C. 解表清热　　D. 理气消食　　E. 理肠止泻

16. 清天河水的临床作用是（　　）。

A. 清热解表　　B. 泻火除烦　　C. 健脾和胃　　D. 活血通络　　E. 祛风散寒

17. 小儿特定穴的位置主要分布在（　　）。

A. 腹部　　　　B. 下肢部　　　C. 头面部　　　D. 四肢　　　　E. 背部

18. 按弦走搓摩的治功效是（　　）。

A. 理气化痰　　B. 健脾消食　　C. 温肾助阳　　D. 活血通络　　E. 祛风散寒

19. 下列特定穴中能发汗的是（　　）。

A. 清肺经　　　B. 拿肩井　　　C. 分推肩胛骨　D. 拿风池　　　E. 掐、揉二扇门

20. 下列位于四肢部的特定穴是（　　）。

A. 肺经　　　　B. 肺俞　　　　C. 三关　　　　D. 上马　　　　E. 二扇门

三、填空题

1. 小儿常用手法中揉法根据着力部位的不同可分为（　　）、（　　）、（　　）三种具体的手法。

2. 小儿常用手法中摩法可分为（　　）、（　　）两种具体的手法。

3. 小儿常用的复式操作法包括（　　）、（　　）、（　　）、（　　）、（　　）、（　　）。

4. 小儿头面部特定穴推拿手法有（　　）、（　　）、（　　）、（　　）、（　　）。

5. 胸腹部特定穴推拿手法有（　　）、（　　）、（　　）、（　　）、（　　）、（　　）、（　　）、（　　）、（　　）、（　　）。

6. 下肢部特定穴推拿手法有（　　）、（　　）、（　　）、（　　）。

7. 小儿推拿常用穴,板门位于（　　）,肚角位于（　　）,龟尾位于（　　）,脾经位于（　　）。

8. 抹桥弓能（　　）,拿桥弓能（　　）,揉桥弓能（　　）。三法配合主要用于治疗（　　）、（　　）等。

9. 小儿肌性斜颈的治则为（　　）、（　　）、（　　）。

10. 小儿肌性斜颈以头向（　　）斜前倾,颜面旋向（　　）为特点。

参考答案

一、单项选择题

1. B	2. B	3. E	4. D	5. D	6. B	7. B	8. B	9. C	10. B
11. B	12. B	13. A	14. B	15. B	16. B	17. D	18. D	19. D	
20. B	21. C	22. B	23. E	24. D	25. A	26. B	27. C	28. C	
29. C	30. A	31. D	32. D	33. C	34. C	35. A	36. A	37. D	
38. D	39. C	40. E							

二、多项选择题

1. ACD	2. AD	3. ABCD	4. BD	5. ACDE	6. AC	7. BC	8. ABCD
9. ABCDE	10. ACDE	11. ABCD	12. ABCDE	13. AD	14. BD	15. BD	
16. AB	17. CD	18. AB	19. BDE	20. ACDE			

三、填空题

1. 指揉法　掌根揉　鱼际揉

2. 指摩法　掌摩法

3. 打马过天河　黄蜂入洞　水底捞月　运水入土　运土入水　按弦走搓摩　揉脐及龟尾并擦七节骨

4. 开天门法　推坎宫法　揉太阳法　掐山根法　按揉耳后高骨法

5. 揉乳旁法　摩腹法　分推腹阴阳法　揉脐法　揉丹田法　拿肚角法　推天柱骨法　推七节骨法　揉龟尾法　捏脊法

6. 推箕门法　按揉百虫窝法　按揉足三里　揉涌泉

7. 手掌大鱼际平面　脐下2寸旁开2寸大筋　尾椎骨端　拇指末节罗纹面

8. 行气活血　软坚消肿　舒筋通络　小儿先天性肌性斜颈　落枕

9. 舒筋活血　软坚消肿　局部治疗

10. 患侧　健侧

（范秀英　叶新强）

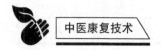

任务六　使用小儿推拿疗法为脑瘫患儿康复

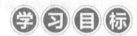

能力目标

1. 运用脏腑经络腧穴理论知识和西医诊断基础知识,能够对患者做出初步诊断;通过辨证分析,辨清证候;根据辨证结果,确定治法;按照选穴原则,结合腧穴定位及主治,选穴组方。

2. 运用小儿推拿疗法相关知识,按照小儿推拿手法操作规范为脑瘫患儿康复。

3. 运用腧穴定位知识和相应的定位方法,能够在人体上准确定位小儿推拿特定穴,包括天门、坎宫、太阳、山根、迎香、人中、牙关、耳风门、囟门、百会、耳后高骨、风池、桥弓、天柱骨、天突、膻中、乳旁、乳根、中脘、胁肋、腹、脐、丹田、肚角、脊柱、七节骨、龟尾、脾经、肝经、心经、肺经、肾经、肾顶、肾纹、大肠、小肠、胃经、四横纹、小横纹、掌小横纹、板门、内劳宫、内八卦、小天心、总筋、大横纹、三关、天河水、六腑、十宣、老龙、端正、五指节、二扇门、上马、外劳宫、外八卦、一窝风、膊阳池、威灵、精宁、箕门、百虫、涌泉、膝眼、前承山、后承山。

知识目标

1. 掌握小儿推拿技术操作知识。

2. 熟悉小儿推拿特点及适应范围。

3. 掌握常用小儿推拿手法的作用、适应证及注意事项。

4. 掌握常用小儿推拿特定穴的定位、操作及主治特点。

临床情境

基本情况:王某,男,6岁。2010年9月6日就诊。

代诉:四肢瘫3年,伴有表情呆滞、言语欠清晰。

现病史:患儿现左侧上下肢运动明显比右侧差,不能站立行走。肩关节内收内旋,肘关节屈曲,前臂旋前,上肢运动略显笨拙、僵硬、不协调,双手精细活动能力差,以左侧为著。双侧髋关节屈曲、内旋,膝关节屈曲,马蹄内翻足,左下肢内收肌群痉挛严重。左侧肢体短于右侧,仅能肘膝位撑地。

查体:左侧肢体肌力检查不配合,右侧肢体肌力Ⅳ＋,折刀样肌张力高,左侧高于右侧,双巴氏征(＋),左侧腱反射(＋＋＋＋),右侧腱反射(＋＋＋),左侧踝阵挛(＋)。

辅助检查:影像学检查MRI示脑无异常。

个人史:患儿孕34周早产,出生体重2400 g,出生后易哭闹,1岁时家长发现患儿肢体活动明显不对称,在当地医院诊为脑瘫。

假如你是康复治疗师,请完成以下任务。

基本任务:按照推拿疗法技术操作规范,实施推拿操作。

拓展任务:针对临床情境,运用诊断学基础知识,做出初步临床诊断;运用脏腑经络腧穴理论知识,辨证归经;按照选穴原则,结合腧穴定位及主治,选穴组方;使用推拿疗法为患者康复。

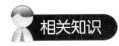

小儿推拿疗法（同前述）

 能力训练与达标检测

一、基本任务
按照推拿按摩疗法技术操作规范,学生互为模特,相互实施推拿按摩。
第一步:教师示教,学生观摩。
第二步:学生学做,教师指导。

推拿按摩操作流程

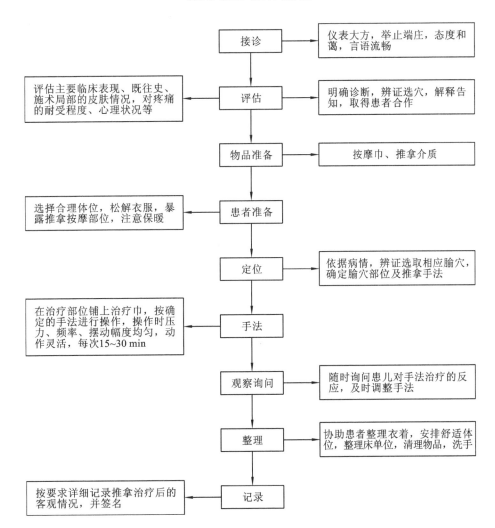

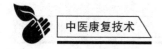

二、拓展任务

针对临床情境,剖析案例,使用推拿疗法为小儿脑瘫患者康复。

程　序	步　骤	要　点　说　明
资讯评估 明确诊断 辨清证候	1. 诊断	小儿脑瘫(痉挛型)
	诊断依据	脑瘫在 1 岁以内,特别是 6 个月以内的小婴儿期,因症状不明显,诊断比较困难,但可根据高危因素、早期临床表现及体征、姿势和反射异常、肌张力异常等做出早期诊断。脑瘫在 1 岁以后,临床表现逐渐明显和典型化,出现脑瘫的特有症状和体征,结合病史、体格检查及智力测试、脑电图、脑干听觉诱发电位测定、影像学等辅助检查即能确诊。同时要对脑瘫的合并症作出判断。 ①存在脑瘫高危因素。有上运动神经元发育不良或受损病史。如早产、难产、高热、脑缺血、脑缺氧、颅脑损伤、脑感染等。 ②中枢性运动功能障碍和运动发育落后。a.自主运动困难:动作僵硬,肌张力过高或过低,不能完成自主运动模式,出现异常运动模式。b.主动运动减少:新生儿期吸吮能力及觅食反应均差,很少啼哭;2～3 个月双腿蹬踢动作少或双腿同时踢蹬或单腿蹬,手活动少和无爬行等基本动作。c.运动发育落后:表现在粗大运动和精细运动方面。粗大运动发育落后:抬头、翻身、坐、爬、站立、行走等粗大运动发育明显落后于正常小儿;精细运动发育落后:见物主动伸手、伸手主动抓握物、手指捏物等精细动作明显落后于正常小儿。 ③姿势异常。受异常肌张力和原始反射等影响,患儿可出现多种肢体异常姿势,如持续头易背屈、斜颈、四肢痉挛、手喜握拳、拇指内收、上臂常后伸、尖足、剪刀步和角弓反张等,并因此影响其正常运动功能的发挥。如患儿在俯卧位、仰卧位、直立位,由仰卧牵拉成坐位时,均可出现瘫痪肢体的异常姿势和非正常体位。俯卧时由于屈肌张力增高,四肢屈曲,臀部高于头部;仰卧位时伸肌张力增高,头后仰,下肢伸直,呈角弓反张。四肢肌张力低时,呈青蛙仰翻状。痉挛型患儿扶站时,下肢内旋,双足下垂、内翻,足尖着地,呈尖足站立,走路时呈剪刀步态。 ④肌张力异常。肌张力增高、降低或混乱。脑瘫小儿不同年龄及不同类型肌张力表现有所不同。痉挛型脑瘫在新生儿期大多表现为肌张力低下,以后逐渐增高,也有少数表现肌张力增高。手足徐动型脑瘫 1 岁以内往往无肌张力增高,随年龄增长而肌张力增高。肌张力低下型脑瘫则表现为瘫痪肢体松软。 ⑤反射异常。原始反射延迟消失、保护性反射不出现或减弱,可出现病理反射。痉挛型脑瘫患儿腱反射活跃,可引出踝阵挛,Babinski 征阳性。 ⑥头颅 CT、MRI 对脑瘫诊断具有重要价值。CT 异常率为 44%～92%,MRI 异常率可达 96%(主要了解脑的形态结构)。脑干听觉诱发电位、脑电图可出现异常。 ⑦排除进行性疾病所致的中枢性瘫痪及正常小儿一过性运动发育落后。 脑瘫诊断条件 必备条件:①中枢性运动功能障碍和运动发育落后;②姿势异常,包括动态和静态情况下的姿势异常;③肌力和肌张力的改变。 参考条件:①反射异常;②引起脑瘫的病因学依据;③头颅影像学佐证;④排外遗传代谢病和进行性疾病
	2. 辨证	肝肾亏虚,风痰阻络
	辨证分析	先天禀赋不足,后天失养,肝肾亏虚,髓海不足,风痰阻络,筋脉失养
	3. 评估	患儿的症状、体征、相关因素、既往史及心理状态等
	4. 治法	滋养肝肾,醒脑开窍,疏经通络,理筋整复

续表

程 序	步 骤	要 点 说 明
计划决策 立法组方	5.处方	头颈部:三阳经(督脉、少阳、太阳)循行部位、印堂、百会、四神聪、太阳、风池、头维、大椎。 四肢部:上肢有手三阳、手三阴经循行部位及肩髃、肩贞、肩井、肩髎、曲池、手三里、内关、外关、合谷穴。下肢有足三阳、足三阴经循行部位及环跳、委中、伏兔、风市、阳陵泉、丰隆、三阴交、足三里、承山、解溪、昆仑、太溪、后溪、八邪等。 腰背部:督脉及两侧膀胱经各穴
实施推拿	6.准备	
	选择体位	医者站立位或坐位,患儿卧位或坐位,暴露施术部位,注意保暖
	选择介质	按摩乳或滑石粉
	7.操作	主要有推、揉、点、按、拿、擦、捻、拨等手法。针对关节强直痉挛,可结合使用扳、摇、拔伸作关节被动运动
	头颈部	用五指推法循三阳经走行的循经点按,至颈部改为三指拿法,沿颈项两侧拿至大椎两侧。再用单指点按印堂、百会、四神聪、太阳、风池、头维、大椎穴。加减:语言不利者,加哑门、上廉泉;视力障碍者,加攒竹、睛明、承泣;听力障碍者,加耳门、听宫、听会;流涎者,加地仓、颊车。根据患儿的病情,点按头部运动区、感觉区、智力区、语言2区、语言3区、平衡区。如斜颈:取患儿坐位或仰卧位,捏拿患侧风池、风府、耳后高骨、风门、大椎、肩井,手法由轻到重,按揉胸大肌2~3 min,按揉捏拿患侧胸锁乳突肌5~10 min。一手扶住患侧肩部,一手扶住头顶部,使头部向健侧肩部倾斜,牵拉患侧胸锁乳突肌,或双手捧住患儿头部两侧略上提,将头向左右旋转(在生理许可范围内),最后以掌根或鱼际擦法擦至局部温热充血
	腰背部	患儿取俯卧位。循督脉及膀胱经走向施以擦法、揉法、拍法,点按督脉及两侧膀胱经各穴。重点是点按肝俞、命门、肾俞穴,最后施以捏脊法。自下而上用双手中指、食指、无名指握成半拳形,拇食指前移,捏起脊柱两侧皮肤,自尾椎两旁双手交替向前,推动至大椎两旁,强刺激5~10遍
	四肢部	患儿取仰卧位或侧卧位。上肢:肩外旋伸肘前臂旋前位。采用拿捏法、擦揉法在肩胛周围施术,配合肩前屈、后伸、外展、外旋等被动运动。然后,用四指拿法从肩部至腕部拿捏,充分刺激肱二头肌、肱三头肌及前臂各肌群。双掌对搓,循手三阳、三阴经走向,放松各肌群。肩内旋、肘屈不伸、腕下垂者,加用肩髃、肩贞、曲池、手三里、内关穴。 下肢:应用擦法、揉法、弹拨法,充分刺激股四头肌、股二头肌、腓肠肌和胫前肌群,点按环跳、委中、伏兔、风市、阳陵泉、解溪穴、足三里、三阴交、太溪穴,配合被动屈伸髋、膝、踝关节。大腿内收交叉的患儿在内收肌处,用按揉法放松内收肌群,循肌群走向弹拨,同时配合髋外展外旋,牵拉大腿内收肌群,固定保持一定时间。尖足的患儿,用四指推法、掌揉法、弹拨法放松腓肠肌群,可点按承山穴,配合固定膝关节,被动牵拉,过度背曲踝关节,以牵拉跟腱。足下垂者,可加按承山、昆仑穴
	指关节	采用捻法,对五指进行被动屈伸运动,点按肩髃、曲池、手三里、合谷穴。拇指内收、握拳不放的患儿,可点按合谷、后溪穴,拔伸手指,点按八邪穴
	8.观察询问	观察患儿神色及局部皮肤,询问患儿感觉,注意患儿反应
	时限疗程	每日1次,每次15~20 min,10次为1个疗程。间隔三日,再行第2个疗程
	结束	帮助患者整理衣着,安排患者舒适体位,整理床单位,清理用物,做好记录

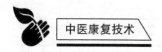

程　序	步　骤	要　点　说　明
	9.注意	推拿疗法可以帮助小儿脑瘫患者改善血液循环、促进神经恢复、改善肌肉营养代谢、解除肌肉痉挛。但由于脑瘫患儿特殊的生理病理特点,在实施推拿过程中需要注意一些事项。 　　①推拿疗法开始前,医者需要认真分析脑瘫患儿的病情,辨证施治,补泻分明,对于将要实施的推拿操作过程做到心中有数。医者应与脑瘫患儿做基本的沟通,增加患儿对于医者的熟悉程度,消除其恐惧心理,使患儿容易接受治疗。医者及脑瘫患儿都应进行充分的准备,医者应修剪好指甲,清洁双手,并保持双手温暖,患儿体位应安置得当,感觉舒适,并且方便医者实施各种推拿手法。 　　②推拿手法是推拿疗法的核心内容,是疗效的关键所在。医者推拿手法应均匀持久,力量适宜,平稳着实,无任何痛感。操作过程要有节律性,手法保持相对稳定,动作连贯,切不可急功近利,以防造成患儿身体损伤。同时医者需要精力集中、认真仔细、全神贯注,密切观察患儿的反应。每次推拿时间不应超过半小时,每日可做 1~2 次,10~15 天为 1 个疗程。 　　③患儿空腹、过饥、过饱、大运动量后都不宜进行,出现发热时也应暂缓实施;患儿若有开放性伤口、皮肤炎症、出血倾向,应禁用推拿按摩疗法;有惊厥、癫痫发作者,应配合止痉剂或抗癫痫药物治疗,以防意外
总　结	10.指导	了解小儿脑瘫痪的预防保健知识与方法,给予康复指导。 　　①小儿脑瘫痪(Cerebral Palsy,CP)是指胎儿期到新生儿期间由于各种原因引起的小儿非进行性脑损伤综合征。以中枢性运动障碍、肌张力和反射异常以及姿势异常为主要临床表现。常常伴有不同程度的智力低下、癫痫、语言障碍、视听及行为异常等。尽管临床症状可随年龄的增长和脑的发育成熟而变化,但是其中枢神经系统的病变却固定不变。 　　②小儿脑瘫按肌张力、姿势、运动模式分为 7 型。痉挛型是最典型和常见的类型,主要损伤部位是锥体系。手足徐动型多由核黄疸引起的基底核损伤而发病,损伤部位为锥体外系。肌力低下型常为婴幼儿脑瘫的暂时阶段,一般 2~3 个月以后大多转为手足徐动型或痉挛型。共济失调型主要损伤部位是小脑。强直型较少见,锥体外系损伤所致。震颤型损伤部位为小脑和锥体外系。混合型是同一患儿身上具有上述两种类型脑瘫特点。 　　③小儿脑瘫按瘫痪部位分 7 型。四肢瘫:指四肢及躯干瘫痪,四肢瘫痪程度无大的差别。双瘫:四肢瘫的一种,下肢瘫痪较重,双上肢及躯干瘫痪较轻。截瘫:双下肢瘫痪,临床上多为双瘫的轻症,躯干和上肢瘫痪不明显。偏瘫:指一侧上下肢瘫痪。双重瘫:指四肢瘫痪,双上肢重于双下肢或一侧上下肢重于另外一侧上下肢。三肢瘫:指三个肢体的瘫痪。单瘫:指一个肢体的瘫痪,临床少见。 　　④脑瘫的直接原因是脑损伤和脑发育缺陷。几乎所有的围生期的危险因素都被认为与脑瘫的发生可能有关,包括产前因素、产时因素及产后因素(出生后 1 个月内)。目前对脑瘫病因的研究更多认为是与胚胎早期发育异常有关,这种发育异常主要来自于受孕前后与孕母有关的环境因素、遗传因素和疾病因素。产前因素:父母吸烟、酗酒、先兆流产、妊娠期用药、妊娠期感染、胎盘功能不良、母婴血型不合、羊水过多或过少、妊娠高血压综合征、子痫及遗传因素等。产时因素:主要包括产力异常、脐带异常、胎盘附着异常、难产、急产、早产、过期产、异位产、产伤、双胎或多胎、巨大儿、低体重儿等。产后因素:新生儿缺血缺氧性脑病、惊厥、外伤、颅内出血、呼吸窘迫综合征、高胆红素脑病、吸入性肺炎、败血症、脑膜炎等感染性疾病以及胎儿心、肺发育异常所致的新生儿呼吸障碍等

续表

程　序	步　骤	要　点　说　明
总　结	10.指导	⑤对围生期的存在脑瘫危险因素的婴儿,应定期定点进行脑瘫儿童筛查。家长须密切观察婴儿的发育状况,如发现有以下异常情况应尽快就诊治疗。新生儿期吸吮无力、睡眠差或嗜睡、少哭、少动、哭声低弱、过分安静、或多哭、易激惹、易惊吓、对光不敏感都可能是新生儿有脑损伤的表现。婴儿期脑瘫患儿运动能力发育落后。出生至1岁时,正常婴儿的运动发育依次是抬头、翻身、坐、爬、站、走。即正常小儿3个月时能抬头;4～5个月能主动伸手触物,两手能胸前相握玩弄双手;6～7个月能独自坐在较硬的床面;8～10个月会爬,双上肢或下肢交替向前移动;1岁能独站;1～1.5岁能走。脑瘫患儿运动发育不符合这一规律。运动发育迟滞,运动能力落后于正常婴儿。如3～4个月小儿俯卧位不能竖头;4个月后仍不能用前臂支撑负重,双手常握拳而拇指内收,不能将手伸入口中吸吮;甚至5～6个月时仍抬头无力、不能主动伸手抓取自己喜欢的东西,或总用一只手去抓取;6～7个月仍不能翻身和独坐片刻;扶站时以足尖着地或双腿屈曲不能负重,两腿交叉呈剪刀状,或两下肢过于挺直等。 ⑥脑瘫治疗越早,患儿康复得越好,主要有以下三方面好处。其一,年龄越小,脑神经可塑性越强。新生儿脑神经细胞数目与成人基本相同,出生后脑重量的增加主要是由于脑神经细胞的生长,故开始治疗的年龄越小,受损的脑神经细胞越能得到修复,从而能减少或减轻脑瘫的症状。其二,避免形成不良姿势与肢体畸形。脑瘫的发展是动态过程,因此脑瘫患儿在婴儿期即表现出一些"异常",如果这些"异常"不能被早期治疗,随着肌张力的增高、病理反射的出现,其关节周围肌肉的紧张度增加,会造成不良姿势、肢体畸形,如双足呈马蹄内翻畸形、行走时足尖着地、膝关节或肘关节屈曲挛缩。如果脑瘫患儿在婴儿期,这些"异常"就得到正确的早期治疗,一些轻、中度脑瘫的病情发展就能得到抑制,而一些重度脑瘫可减轻至轻度。其三,有利于性格和思维能力的培养。脑瘫患儿常易有挫败感、自卑感,且情绪抑郁,加之运动不便,在接受教育和社会交往方面有局限,使脑瘫患儿的性格和思维能力受到影响。如果对患儿进行早期治疗,减少或减轻脑瘫症状的发生,有利于脑瘫患儿的性格和思维能力发展。 ⑦小儿脑瘫推拿按摩应长期坚持,持久进行,轻者一年,重者两三年才能有明显效果,但不可能完全恢复正常。对肌张力高或挛缩患者,手法不应粗暴,切忌硬推拽,以免造成损伤,不能期求几次推拿就能纠正患儿长期存在的运动发育落后和异常姿势。 ⑧康复治疗理念是促进儿童身心全面发育,而不是单纯追求矫正异常姿势的效果。防止过于强调某一种方法的独特性而忽视综合康复治疗,强调脑瘫康复的主渠道是适应儿童生长发育特点的综合康复训练,如运动、作业、语言、心理、社会参与等与推拿按摩多种康复措施并举,同时选择采用适宜的辅助技术。 ⑨强调全面、综合康复治疗的重要性和必要性,同时,要避免"流水线"式治疗和过度治疗,防止不根据患儿的类型、程度、年龄等特点和需求,采用统一的治疗流程和技术,治疗项目繁多,患儿体力消耗过大,经济负担繁重的倾向。综合康复治疗一定要因人而异,选择性地采用不同的治疗方案。各类康复治疗措施相互配合,而不是千篇一律

（范秀英　石君杰）

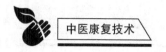
中医康复技术

项目四 脏腑功能障碍患者的康复

任务一 使用小儿推拿疗法为腹泻患儿康复

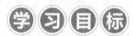
学习目标

能力目标

1. 运用脏腑经络腧穴理论知识和西医诊断基础知识,能够对患者做出初步诊断;通过辨证分析,辨清证候;根据辨证结果,确定治法;按照选穴原则,结合腧穴定位及主治,选穴组方。

2. 运用小儿推拿疗法相关知识,按照小儿推拿手法操作规范为腹泻患儿康复。

3. 运用腧穴定位知识和相应的定位方法,能够在人体上准确定位小儿推拿特定穴,包括天门、坎宫、太阳、山根、迎香、人中、牙关、耳风门、囟门、百会、耳后高骨、风池、桥弓、天柱骨、天突、膻中、乳旁、乳根、中脘、胁肋、腹、脐、丹田、肚角、脊柱、七节骨、龟尾、脾经、肝经、心经、肺经、肾经、肾顶、肾纹、大肠、小肠、胃经、四横纹、小横纹、掌小横纹、板门、内劳宫、内八卦、小天心、总筋、大横纹、三关、天河水、六腑、十宣、老龙、端正、五指节、二扇门、上马、外劳宫、外八卦、一窝风、膊阳池、威灵、精宁、箕门、百虫、涌泉、膝眼、前承山、后承山。

知识目标

1. 掌握小儿推拿手法技术操作知识。

2. 熟悉小儿推拿特点及适应范围。

3. 掌握常用小儿推拿手法的作用、适应证及注意事项。

4. 掌握常用小儿推拿特定穴的定位、操作及主治特点。

临床情境

基本情况:患儿赵某,女,10个月,于2011年3月19日就诊。

代诉:腹泻4天,发热1天。

现病史:4天前开始腹泻,大便次数增多,有时伴有呕吐,吐出物为胃内容物,气味酸馊,吐后仍能进食,胃纳可。病程中一直服用口服补液盐溶液补充液体,尿量多。昨晚发热,体温38.7 ℃。现大便6~7次/天,为黄色水样便,气味酸臭,无黏胨、脓血,量中等,苔厚脉滑,指纹色紫。无不洁饮食史。

体检:T37 ℃,P120次/分,R30次/分,Bp11/7.5 kPa。神清,精神好,哭声响亮,哭时泪多,口唇红润,前囟平,颈软,心肺(一),全腹平软,肝肋下1.5 cm,质软,肠鸣音活跃。四肢暖,皮肤弹性好。

实验室检查:粪常规(一),粪轮状病毒抗原(一);血 Na^+ 135 mmol/L,K^+ 4.99 mmol/L,Cl^- 104 mmol/L,血 CO_2CP 22 mmol/L;粪培养(一般菌+致病性大肠杆菌):无细菌生长。

假如你是康复治疗师,请完成以下任务。

基本任务:按照小儿推拿手法技术操作流程,实施推拿操作。

拓展任务:针对临床情境,运用诊断学基础知识,做出初步临床诊断;运用脏腑经络腧穴理论知识,辨证归经;按照选穴原则,结合腧穴定位及主治,选穴组方;使用推拿疗法为患者康复。

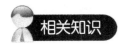相关知识

小儿推拿疗法(同前述)

能力训练与达标检测

一、基本任务

按照推拿按摩疗法技术操作规范,学生互为模特,相互实施推拿按摩。

第一步:教师示教,学生观摩。

第二步:学生学做,教师指导。

推拿按摩操作流程

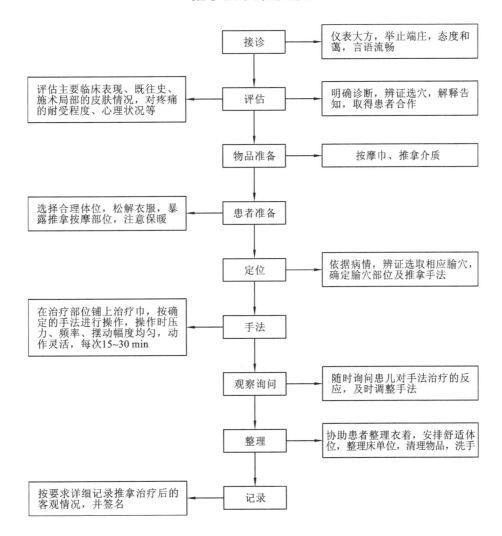

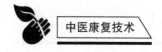
二、拓展任务

针对临床情境,剖析案例,使用小儿推拿疗法为腹泻患儿康复。

程 序	步 骤	要 点 说 明
资讯评估 明确诊断 辨清证候	1.诊断	婴儿急性腹泻(轻型)
	诊断依据	根据发病的季节、病史(包括喂养史和流行病学资料)、临床表现和大便性状及实验检查可以作出临床诊断,但必须判定有无脱水(程度及性质)、电解质紊乱和酸碱失衡。依据大便次数略增多,性质改变,肠鸣音活跃,无脱水及中毒症状,无电解质紊乱,患儿被诊断为婴儿急性腹泻(轻型)
	2.辨证	食滞胃脘(伤食泻)
	辨证分析	乳食不当或过食生冷、油腻,饥饱无度,脾胃受损,运化失职,不能腐熟水谷而泻
	3.评估	患儿的症状、体征、相关因素、既往史等
计划决策 立法组方	4.治法	消食化滞,健脾利湿,和胃止泻
	5.处方	补脾经、清大肠、清小肠、揉板门、顺运内八卦、摩腹、揉脐、拿肚角、捏脊、按揉脾俞、胃俞、推上七节骨、揉龟尾
实施推拿	6.准备	
	选择体位	医者站立位或坐位,患儿卧位或坐位,暴露施术部位,注意保暖
	选择介质	推拿时,可使用滑石粉作为推拿介质,以防损伤小儿皮肤
	7.操作	主要有推、揉、点、按、拿、搓、捻、拨等手法。针对关节强直痉挛,可结合使用扳、摇、拔伸作关节被动运动
	补脾经	旋推拇指末节罗纹面,反复操作 200~300 次
	清大肠	从虎口沿食指桡侧缘直推至食指尖,反复操作 200~300 次
	清小肠	从小指根沿小指尺侧缘直推至指尖,反复操作 200~300 次
	揉板门	用指端揉板门,反复操作 200 次
	运内八卦	用拇指面按顺时针方向作运法,自乾向坎经震运至兑为一遍,操作 100~200 次
	揉中脘	用指端或掌根按揉中脘,反复操作 30~50 次
	摩腹	掌或四指在腹部做顺时针或逆时针方向的抚摩(称摩腹),反复操作 300~500 次
	揉脐	用中指端或掌根揉脐,反复操作 200~300 次
	拿肚角	用拇指、食指、中指三指作拿肚角,反复操作 3~5 次
	揉龟尾	用拇指端或中指端揉龟尾,反复操作 100~300 次
	推上七节	用拇指桡侧面或食、中二指面自下向上直推七节骨,反复操作 100~300 次
	捏脊	自下而上捏背三下,将背脊皮提一下,即"捏三提一",操作 3~5 遍,捏后按揉脾、胃俞
	8.观察询问	观察患儿神色及局部皮肤,询问患儿感觉,注意患儿反应
	时限疗程	每日 1 次,每次 15~20 min,5 次 1 个疗程。间隔 3 日,再行第 2 个疗程
	结束	帮助患者整理衣着,安排患者舒适体位,整理床单位,清理用物,做好记录

续表

程 序	步 骤	要 点 说 明
	9.注意	详细了解患儿临床表现、病史,认真进行体格检查,注意结合实验室检查,明确确诊。 ①推拿虽可医治婴儿腹泻,但仅局限于胃肠消化功能紊乱而致的腹泻和单纯的轮状病毒性腹泻,无明显脱水和酸中毒的患儿。对肠道感染而引起的菌痢,应首先给予抗生素治疗。 ②治疗小儿腹泻,健脾和胃是关键。推拿疗法如揉中脘、摩腹、揉脐、揉天枢、揉脾俞、揉胃俞、揉足三里等能使脾胃等消化器官的兴奋性提高,增强消化吸收功能。推拿疗法的最大优势是不用针药,无痛苦,无毒副作用,患儿依从性良好,便于实施。 ③操作手法要柔和适宜,先慢后快,先轻后重,力求着力均匀、轻而不浮、重而不滞,快而不乱、慢而不涩。切勿擦伤患儿皮肤,可用滑石粉作为介质。其次,强刺激手法要最后操作,以免患儿哭闹影响治疗
总 结	10.指导	了解小儿腹泻的预防保健知识与方法,给予康复指导。 小儿腹泻,或称腹泻病,是一组由多病原、多因素引起的以大便次数增多(≥4 次/日)和大便性状改变(稀便、水样便、黏液便、脓血便)为特点的消化道综合征,是婴幼儿最常见的疾病之一,也是儿科保健重点防治的四大疾病之一。临床表现主要是腹泻和呕吐,严重病例伴有脱水、电解质和酸碱平衡紊乱。本病好发于 6 个月~2 岁婴幼儿,其中 1 岁以下者约占 50%。导致腹泻的机制:肠腔内存在大量不能吸收的具有渗透性的物质——渗透性腹泻;肠腔内电解质分泌过多——分泌性腹泻;炎症所致的液体大量渗出——渗出性腹泻;肠道运动功能异常——肠道功能异常性腹泻等。但临床上不少腹泻并非由某种单一的机制引起,而是在多种机制共同作用下发生的。 ①小儿腹泻按病程分为急性腹泻(病程<2 周)、迁延性腹泻(病程 2 周~2 个月)、慢性腹泻(病程>2 个月);按病情分为轻型(仅有大便次数<10 次/日、大便性状改变,无脱水及水电解质改变或全身症状)和重型(腹泻,大便次数>10 次/日,或便次不多,但含水量多,伴有脱水和电解质改变和(或)全身感染中毒症状)。 ②小儿腹泻按病因分为感染性(病毒、细菌、真菌、寄生虫等)和非感染性(饮食性、气候性、其他因素)。病毒性腹泻发于秋末、春初,细菌性腹泻多发于夏季。非感染性腹泻一年四季均可发病。喂养不当是小儿非感染性腹泻最主要的因素,常见于人工喂养的婴儿。如喂食过多,增加了胃肠负担;过早或过多地添加糖类(奶糕、米粉之类的食物)或脂肪类食物(肉类或排骨汤等);突然改变饮食品种和性质;不定时定量进餐,饥一顿、饱一顿;未按时添加辅食,突然"急刹车"断奶,不能适应新食物;对某种食物(如牛奶)过敏等。其次,气候突变也是引起小儿非感染性腹泻的常见因素。过冷使婴儿受凉,可导致蠕动增加。过热使消化液分泌减少,婴儿因受热而渴,导致吃奶过多,增加消化道负担,易引起腹泻。其他如环境不卫生、生活环境突变、抵抗力差、其他疾病等因素均可引起腹泻。 ③婴儿腹泻多数是由于消化不良引起。大便呈黄褐色稀水样,又有臭鸡蛋味,是蛋白质消化不良;大便为蛋花样、泡沫多、酸味重、量多,是糖类过多所致消化不良;大便淡黄、糊样有奶瓣、脂肪粒,是脂肪过多引起的消化不良。以上情况均需要调控饮食,改善母乳的质量,或者改变辅食的添加,停止喂哺不易消化及脂肪类食物即可,应食易消化和清淡之品。对于慢性腹泻的小儿应加强营养,以免造成患儿营养不良的发生。吐泻严重者应暂时禁食,但除频繁呕吐外,一般不必禁水,特别强调要补充液体,可用口服补液盐冲水频频饮之以防脱水。对于重型腹泻、严重脱水、电解质紊乱及酸碱平衡失调者应行中西药综合治疗。吐泻好转后应逐渐恢复饮食。母乳喂养者可继续哺母乳,暂停辅食。人工喂养者可给予米汤或脱脂奶等。病毒性肠炎多有双糖酶缺乏,对疑似病例暂停乳类喂养,改喂豆制代乳品,或用发酵奶,可减轻腹泻,缩短病程

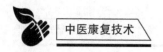
续表

程 序	步 骤	要点说明
总 结	10.指导	④预防小儿腹泻应做到以下几点:提倡母乳喂养,避免在夏季断奶,添加辅食不宜太快,应采取逐渐过渡方式,品种不宜太多;哺乳或喂食尽可能定时定量,做到合理喂养。培养小儿良好的饮食卫生习惯,防止病从口入。避免长期滥用广谱抗生素,以免肠道菌群失调,招致耐药菌繁殖引起肠炎。注意气候变化,及时增减衣服。要让小儿参加适当的体育活动,有助于脾胃消化,以增强体质

（范秀英　郭小建）

任务二　使用推拿手法为肠易激综合征患者康复

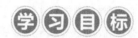

能力目标

1. 运用脏腑经络腧穴理论知识和西医诊断基础知识,能够对患者做出初步诊断;通过辨证分析,辨清证候;根据辨证结果,确定治法;按照选穴原则,结合腧穴定位及主治,选穴组方。

2. 运用推拿疗法相关知识,按照推拿手法操作规范为肠易激综合征患者康复。

知识目标

1. 掌握成人推拿技术操作知识及意外情况的预防、处理措施。

2. 熟悉推拿手法的基本要求。

3. 掌握推拿手法分类、作用、适应证及注意事项。

临床情境

基本情况:张某,男,18岁,学生,2012年5月14日就诊。

主诉:反复发作腹痛腹泻3年,加重1个月。

现病史:3年前,由于学习紧张、生活饮食不规律,出现腹泻、腹痛、腹胀,自购黄连素片服用5天,症状稍减。半个月后又因情绪不佳症状反复,再服黄连素片3天无效。在某医院做肠镜检查未发现异常,服金双歧片症状缓解。此后反复发作,每因饮食无规律、精神紧张、心情不佳、劳累等诱发,服黄连素片、金双歧片有一定效果。近1个月来因邻近高考,学习紧张劳累,腹泻加重,日行3～5次,大便色黄稀水样,腹痛、腹胀,于便后痛减轻,有排便不尽感,大便无脓血,伴胸闷嗳气,心烦易怒,食欲不佳,夜寐欠安。

体格检查:神清合作,精神倦怠,面色淡黄,皮肤巩膜无黄染,浅表淋巴结未见异常肿大,双侧瞳孔等大等圆、对光反射灵敏,心肺(一),腹平软,左下腹轻压痛、无反跳痛,莫菲氏征(一),未触及包块,双下肢未见水肿,无消瘦、发热,生理反射正常存在,病理反射未引出。舌质淡,苔薄白,脉弦细。

辅助检查:钡剂灌肠检查降结肠充盈过度,纤维结肠镜检查见直肠痉挛且有黏液,大便常规检查无异常。

假如你是康复治疗师,请完成以下任务。

基本任务:按照推拿疗法技术操作规范,实施推拿操作。

拓展任务:针对临床情境,运用诊断学基础知识,做出初步临床诊断;运用脏腑经络腧穴理论知识,辨证归经;按照选穴原则,结合腧穴定位及主治,选穴组方;使用推拿疗法为患者康复。

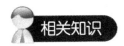相关知识

成人推拿手法(见前述)

 # 能力训练与达标检测

一、基本任务

按照推拿按摩疗法技术操作规范,学生互为模特,相互实施推拿按摩。

第一步:教师示教,学生观摩。

第二步:学生学做,教师指导。

推拿按摩操作流程

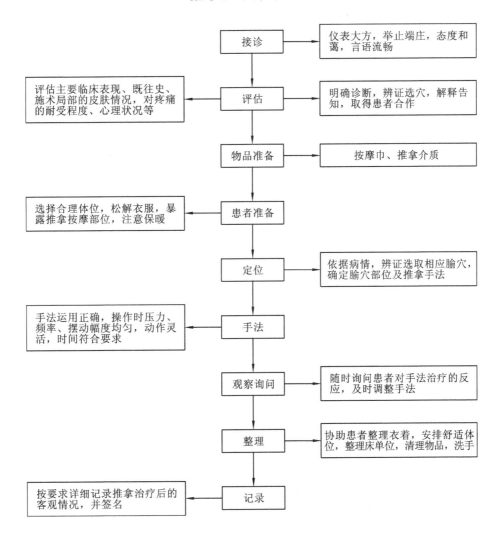

流程	说明
接诊	仪表大方,举止端庄,态度和蔼,言语流畅
评估	评估主要临床表现、既往史、施术局部的皮肤情况,对疼痛的耐受程度、心理状况等 / 明确诊断,辨证选穴,解释告知,取得患者合作
物品准备	按摩巾、推拿介质
患者准备	选择合理体位,松解衣服,暴露推拿按摩部位,注意保暖
定位	依据病情,辨证选取相应腧穴,确定腧穴部位及推拿手法
手法	手法运用正确,操作时压力、频率、摆动幅度均匀,动作灵活,时间符合要求
观察询问	随时询问患者对手法治疗的反应,及时调整手法
整理	协助患者整理衣着,安排舒适体位,整理床单位,清理物品,洗手
记录	按要求详细记录推拿治疗后的客观情况,并签名

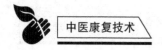

二、拓展任务

针对临床情境,剖析案例,使用推拿手法为肠易激综合征患者康复。

程 序	步 骤	要 点 说 明
资讯评估 明确诊断 辨清证候	1.诊断	肠易激综合征(irritable bowel syndrome,简称 IBS)—腹泻型(IBS-D)
	诊断依据	诊断依据: (1)至少在诊断前的 6 个月内出现症状,在最近的 3 个月内,每个月至少有 3 天出现反复发作的腹痛或不适症状,在观察期间疼痛(不适)症状的频率至少达每周 2 天。并具有下列中的 2 项或 2 项以上:①排便后症状改善;②发作时伴有排便频率改变;③发作时伴有大便性状改变(硬便和稀便均达到 25%)。依据粪便的性状分为以下亚型:IBS 便秘型(IBS-C):硬便或块状便排便比例≥25%,稀便(糊状便)或水样便排便比例<25%。IBS 腹泻型(IBS-D):稀便(糊状便)或水样便排便比例≥25%,硬便或块状便排便比例<25%。IBS 混合型(IBS-M):硬便或块状便排便比例≥25%,稀便(糊状便)或水样便排便比例≥25%。IBS 不确定型(IBS-U):排便性状不符合上述 IBS-C,D,M 之中的任一标准。 (2)下列症状可支持 IBS 的诊断:①异常的排便频率:每周不超过 3 次排便或每天少于 3 次排便。②异常的粪便性状:块状便、硬便或松散便、稀水便。③排便费力。④排便急迫感或排便不尽感。⑤排出黏液。⑥腹胀。 (3)排除其他疾病影响胃肠功能:血尿便常规、大便培养、肝胆胰腺甲状腺功能正常,腹部 B 超正常,结肠镜检查无异常
	2.辨证	泄泻(肝郁脾虚)
	辨证分析	情志不遂或饮食不节,损伤肝脾,影响脾胃升降和肝胆疏泄功能,致肠传导功能紊乱
	3.评估	患者临床表现、相关因素、既往史及心理状态等
计划决策 立法组方	4.治法	疏肝健脾,调理胃肠功能
	5.处方	选取部位:腹部、腰背部。以任脉、督脉、足三阳经为主。
		选取穴位:取膻中、中脘、神阙、关元、气海、至阳、命门、脾俞、胃俞、肝俞、肾俞、三焦俞、大肠俞、膈俞、八髎、期门、章门、梁门、太冲、内关、手三里、足三里、三阴交
实施推拿	6.准备	
	选择体位	医者站立位,患者取俯卧位,暴露施术部位,注意保暖
	选择介质	按摩乳
	7.操作	主要手法:推、点、按、揉、拨、摩、搓、擦、拿、捏
	腹部	①患者取仰卧位,医者立于患者左侧,施以掌根揉腹。在上腹部逆时针操作,重点揉中脘;在下腹部做顺时针方向移动,重点在关元、气海,反复操作 3~5 遍。 ②患者取仰卧位,医者立于患者左侧,自外上向对侧的内下方斜摩,反复操作 3~5 遍。然后两手四指分别置于两侧的章门穴,自外向内将腹肌挤起,之后两手交叉扣拢,反复操作数次,继而自上而下提拿腹肌 6 次。 ③患者取仰卧位,医者立于患者左侧,以掌心置于神阙穴上,做顺时针摩动,再做逆时针摩动,反复操作 3~5 遍。 ④患者取仰卧位,医者立于患者左侧,双拇指交替按压腹部任脉及两侧胃经循行路线,再以拇指点按章门、膻中穴各 3~5 遍。然后以小鱼际分别揉按手足阳明经在前臂和小腿的循行部位。 ⑤最后,点按揉膻中、中脘、天枢、关元、气海、期门、章门、梁门、太冲、内关、手三里、足三里、三阴交。反复操作 3~5 遍,以得气为度

程 序	步 骤	要 点 说 明
实施推拿	腰背部	①患者取俯卧位,医者立于患者右侧,沿腰部棘突两侧至腰骶部八髎穴,往返按揉 4~6 遍,以酸胀为度。 ②患者取俯卧位,医者立于患者右侧,以手掌沿脊柱两侧膀胱经第一侧线自上而下施以推法治疗 6 遍,透热为度。 ③患者取侧卧位,医者立于其后侧,两手掌从腋下自上而下分推胸与后背,也可双手多指自后向前循肋间隙交替推抚。 ④患者取俯卧位,医者立于患者右侧,再以拇指点按脾俞、胃俞、肝俞、肾俞、三焦俞、大肠俞、膈俞,反复操作 3~5 遍。 ⑤患者取俯卧位,医者以单手或双手拇指及掌根部与其他四指对挤之力,将夹脊提拿起,自上而下,边移边提,反复操作 3~5 遍。 ⑥最后直擦背部督脉、横擦骶部,以透热为度
	8.观察询问	观察患者神色及局部皮肤,询问患者感觉,注意患者反应
	时限疗程	每日 1 次,每次 15~30 min,10 次为 1 个疗程。间隔 3 日,再行第 2 个疗程
	结束	协助患者整理衣着,安排患者舒适体位,整理床单位,清理用物,做好记录
总 结	9.注意	首先,详细了解临床表现、病史,认真进行体格检查,注意结合实验室及内镜检查,排除器质性病变,明确确诊,以避免误诊、误治。其次,在推拿治疗本病的基础上,可配合针灸和中药治疗
	10.指导	了解肠易激综合征的预防保健知识与方法,给予患者康复指导。 ①肠易激综合征(IBS)是一种非器质性胃肠道功能紊乱性疾病。由于遗传和心理因素的作用,导致胃肠道功能的易感性,出现胃肠道运动异常、内脏高敏感和黏膜免疫的变化。患者表现为与排便或排便习惯改变相关的腹痛或不适,并有排便紊乱特点。IBS 主要分为腹泻型(IBS-D)、便秘型(IBS-C)、混合型(IBS-M)和未定型(IBS-U),其中又以 IBS-D 较为常见。女性多于男性。症状常反复发生。全球人群中有 10%~20% 的成人和青少年具有符合 IBS 的症状。我国发病率高达 20%,且呈逐年上升趋势,是消化科常见的疾病之一。 ②IBS 是机体应激反应与心理因素相互作用的结果,不同的个体都可能涉及遗传、环境、心理、社会和胃肠感染等因素,导致胃肠动力改变、内脏高敏感、脑-肠轴相互作用的紊乱、自主神经和激素的变化等。伴有精神障碍(如恐慌、焦虑、创伤后应激紊乱等)、睡眠障碍和心理应对障碍的患者,应激性生活事件常可导致症状的加重。 ③在治疗的同时,辅以适当的心理疏导,提高机体应激阈值,对缓解症状有利。具体做法:通过耐心细致的思想工作,使患者解除来自社会、家庭等方面的心理压力;通过钡餐造影、内窥镜检查及大便培养等辅助检查,排除其他诊断,使患者解除多虑多疑的心理障碍;用药时适当做些药后某些症状缓解暗示,使其增强战胜疾病的信心。 ④改变不良的生活和饮食习惯,保证睡眠。平日体力活动较少的患者嘱其适当运动,加强锻炼,增强体质,转移注意力

(范秀英　石君杰)

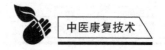

项目五　亚健康状态患者的康复

任务一　使用推拿手法为慢性疲劳综合征患者康复

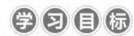

能力目标

1. 运用脏腑经络腧穴理论知识和西医诊断基础知识,能够对患者做出初步诊断;通过辨证分析,辨清证候;根据辨证结果,确定治法;按照选穴原则,结合腧穴定位及主治,选穴组方。

2. 运用推拿疗法相关知识,按照推拿手法操作规范为慢性疲劳综合征患者康复。

知识目标

1. 掌握成人推拿技术操作知识及意外情况的预防、处理措施。

2. 熟悉推拿手法的基本要求。

3. 掌握推拿手法分类、作用、适应证及注意事项。

临床情境

基本情况:张某,女,40 岁,报刊编辑,2011 年 9 月 10 日就诊。

主诉:头晕肢体乏力 1 年。

现病史:患者近 1 年来总觉疲劳,反复感冒,常发热,头痛,纳呆,咽痛,乏力,按感冒治疗,用速效伤风胶囊、感冒清、银翘片、先锋霉素等治疗后热退。但仍觉头晕乏力,腰背酸痛,纳不香,睡眠多梦,心烦,舌尖红,苔薄白,脉细弱。

体格检查:体温 36.8 ℃,脉搏 78 次/分,血压 115/80 mmHg;神清,神疲,咽充血(＋),双侧扁桃体不大,双肺(－),心脏(－),肝胆脾(－),双肾(－)。

辅助检查:血常规、血糖、血生化、肝功、X 光胸片、心电图、B 超肝胆脾肾等均未见异常。

假如你是康复治疗师,请完成以下任务。

基本任务:按照温推拿疗法技术操作规范,实施推拿操作。

拓展任务:针对临床情境,运用诊断学基础知识,做出初步临床诊断;运用脏腑经络腧穴理论知识,辨证归经;按照选穴原则,结合腧穴定位及主治,选穴组方;使用推拿疗法为患者康复。

相关知识

成人推拿手法(见前述)

能力训练与达标检测

一、基本任务

按照推拿按摩疗法技术操作规范,学生互为模特,相互实施推拿按摩。

第一步:教师示教,学生观摩。

第二步:学生学做,教师指导。

推拿按摩操作流程

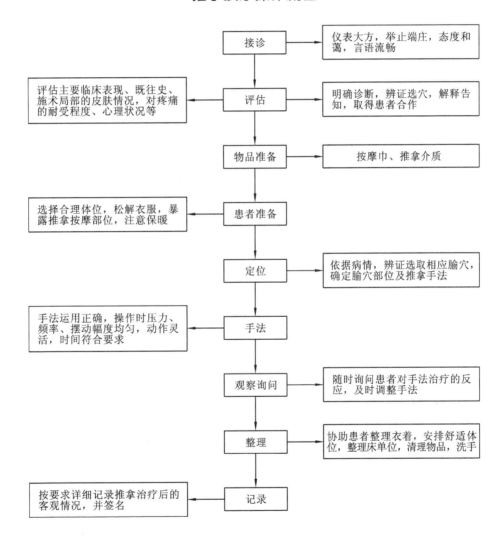

接诊 → 仪表大方,举止端庄,态度和蔼,言语流畅

评估 → 明确诊断,辨证选穴,解释告知,取得患者合作

评估 ← 评估主要临床表现、既往史、施术局部的皮肤情况,对疼痛的耐受程度、心理状况等

物品准备 → 按摩巾、推拿介质

患者准备 ← 选择合理体位,松解衣服,暴露推拿按摩部位,注意保暖

定位 → 依据病情,辨证选取相应腧穴,确定腧穴部位及推拿手法

手法 ← 手法运用正确,操作时压力、频率、摆动幅度均匀,动作灵活,时间符合要求

观察询问 → 随时询问患者对手法治疗的反应,及时调整手法

整理 → 协助患者整理衣着,安排舒适体位,整理床单位,清理物品,洗手

记录 ← 按要求详细记录推拿治疗后的客观情况,并签名

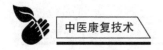

二、拓展任务

针对临床情境,剖析案例,使用推拿手法为慢性疲劳综合征患者康复。

程 序	步 骤	要 点 说 明
资讯评估 明确诊断 辨清证候	1.诊断	慢性疲劳综合征(chronic fatigue syndrome,简称 CFS)
	诊断依据	①临床评定的不明原因的持续或反复发作的慢性疲劳,持续或反复发作 6 个月或 6 个月以上,经休息后不能明显缓解,导致患者职业能力、接受教育能力、个人生活及社会活动能力较患病前明显下降。 ②同时或至少具备下列 8 项中的 4 项或以上,且持续或反复发作 6 个月或 6 个月以上:a.短期记忆力或集中注意力明显下降;b.咽痛;c.颈部或腋下淋巴结肿大、触痛;d.肌肉疼痛;e.不伴红肿的多发性关节疼痛;f.新出现的头痛(发作方式、类型及严重程度与以前不同的头痛);g.不能解乏的睡眠,睡眠紊乱(失眠或嗜睡);h.运动后的疲劳超过 24 h。 ③体格检查及实验室检查没有明显的异常
	2.辨证	气阴两虚,气滞血瘀
	辨证分析	思虑过度或劳力过度,伤及气阴,日久导致气阴两虚,气滞血瘀
	3.评估	主要临床表现、相关因素、既往史及心理状态等
计划决策 立法组方	4.治法	益气养阴,疏通经络,调理气机,行气活血
	5.处方	选取部位:头部、腹部、颈项肩部、腰背部。 选取穴位:中脘、关元、气海、肝俞、脾俞、胃俞、肾俞、膈俞、八髎、阳陵泉、足三里、印堂、太阳、神庭、鱼腰、攒竹、百会、风池、肩井等
实施推拿	6.准备	
	选择体位	医者站立位,患者取俯卧位或坐位,暴露施术部位,注意保暖
	选择介质	按摩乳
	7.操作	主要手法:按、揉、推、拿、拍
	腹部	①患者取仰卧位,腹部取中脘、关元、气海,医者以双手食、中、无名三指重叠点按,随患者的吸气徐徐着力向下按压,当按压到一定深度时,维持此时的压力及所达到的深度,按而留之,约半分钟,双手快速放开。 ②患者取仰卧位,医者位于患者左侧,用双掌揉法旋转揉动腹部,并以中脘穴为圆心在中下腹部逆时针方向旋转揉动,反复操作 3～5 遍。 ③患者取仰卧位,医者位于患者左侧,以一手置于以神阙穴为中心的腹部,缓缓摩动,约 5 min,顺时针为主,逆时针为辅
	头部	①患者取坐位或仰卧位,医者先用拇指端和指腹部着力于攒竹穴处,先局部由内向外短推数次,使局部有强烈的酸、麻、胀感,然后自攒竹穴沿眉弓向外经太阳穴推至耳前,反复分推 3～5 遍。 ②患者取坐位或仰卧位,医者以食指、中指或无名指指腹于患者前额正中同时着力分别向左右两侧分推阴阳,往返推移。反复操作 3～5 遍。也可用双手掌大鱼际分推阴阳。 ③患者取坐位或卧位,医者以双手拇指或双手中指指腹着力于患者印堂、太阳、神庭、百会、四神聪等处,做轻而和缓的环形揉动,反复操作 3～5 遍。本法可与点法结合运用,先点后揉,点法宜重,揉法宜轻。 ④患者取坐位或仰卧位,医者五指拿头顶督脉和两旁的足太阳、少阳经分布区,自前发际向后拿至枕部,止于两侧风池穴,反复操作 3～5 遍

程 序	步 骤	要 点 说 明
实施推拿	颈项肩部	①患者取坐位或俯卧位,医者立于其后或头侧,用拇指、食指、中指指腹从风池至颈项根部同时按揉和拿捏颈项两旁软组织,由上向下操作3～5遍。 ②患者取坐位或俯卧位,医者立于其后或头侧,掌揉并拿捏两侧的肩井,反复3～5遍。最后拍打肩背部,以患者有轻快感为宜
	腰背部	①患者取俯卧位,医者站于一侧,沿患者腰背部两侧膀胱经用轻柔的摩法、掌根揉法由上而下,往返操作3～5遍。 ②患者取俯卧位,医者站于一侧,由上而下大面积、广泛地轻柔弹拨腰背部两侧膀胱经,往返操作2～3遍,以使肌肉的痉挛明显减轻为度。 ③患者取俯卧位,医者站于一侧,在腰背部两侧膀胱经的腧穴部位进行深入、较重的弹拨,特别是有条索状物处,反复3～5遍,以局部产生明显的温热感为度。 ④患者取俯卧位,医者站于一侧,自上而下直擦腰背部两侧膀胱经,横擦腰骶部,均以透热为度。最后用虚掌拍击腰背部3～5遍,沿脊柱两侧的骶棘肌从上往下,以皮肤微红为度
	8. 观察询问	观察患者神色及局部皮肤,询问患者感觉,注意患者反应
	时限疗程	每日1次,每次15～30 min,10次为1个疗程。间隔3日,再行第2个疗程
	结束	协助患者整理衣着,安排患者舒适体位,整理床单位,清理用物,做好记录
总 结	9. 注意	详细了解临床表现、病史,认真进行体格检查,结合实验室、影像等辅助检查,排除器质性病变,明确诊断
	10. 指导	了解CFS的预防保健知识与方法,给予患者康复指导。 ①CFS是基于各种环境因素和遗传因素所引起的神经、内分泌、免疫系统紊乱的一种病理状态。CFS这一概念最早是由美国全国疾病控制中心于1988年正式命名,并作为一种疾病来对待——持续和症状突出的疲劳状态。1994年国际慢性疲劳综合征小组会议上对CFS的诊断依据加以修改完善,成为国际医学界公认的金标准。 ②随着现代生活节奏加快,竞争激烈,人类身心长期处于高度紧张状态,慢性疲劳综合征发病率呈上升趋势。其病因尚不明确,本病多发于20～50岁女性,与长期过度劳累(包括脑力和体力)、饮食生活不规律、工作压力和心理压力过大等精神环境因素以及应激等造成的神经、内分泌、免疫、消化、循环、运动等系统的功能紊乱关系密切。a.病毒感染因素:常见的病毒为EB病毒、人类疱疹病毒、博尔纳病毒、肠道病毒、巨细胞病毒和微小病毒B19等。b.心理因素:调查分析认为压力(职业压力、学习压力、社会压力)是CFS的主要影响因素,其中学习压力影响最大。心理因素可影响机体内分泌系统、自主神经系统、神经递质和免疫系统,影响机体内环境的稳定,降低机体防御功能而发生疾病。c."疲劳毒素":"疲劳毒素"包括乳酸、氨、氧自由基、过氧化脂质、脂褐素等,污染内环境,导致细胞中毒,诱发细胞凋亡,对神经系统、心血管系统、免疫系统、泌尿系统和肝脏造成不同程度的损伤。"疲劳毒素"在肌肉组织堆积,损伤肌细胞,产生肌肉酸痛、肿胀、疲劳等症状。d.色氨酸:医学家研究发现,色氨酸是引起CFS的原因。色氨酸被过多地摄入脑内后,就会抑制全身的行动,使动物陷于极度疲劳状态。e.免疫功能失调:许多研究者提出,CFS发病与免疫功能失调有关。其中抗原持续刺激理论认为,机体在抗原持续刺激下作出长期恒定的免疫反应。这种反应在导致CFS抗原消除后仍然保持,产生高水平炎症递质及细胞因子,如白细胞介素、干扰素等而引发CFS。f.遗传因素:有研究认为,CFS发病与遗传有关。CFS患者白细胞Ⅱ类抗原的表达与对照组比较差异有显著性,提示基因因素在诱发CFS过程中起一定作用

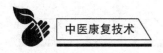

程　序	步　骤	要　点　说　明
总　结	10.指导	③从预防保健的观点来看,疲劳即是机体需要休息的信号。因此预防慢性疲劳综合征的关键在于注重健康的生活方式,进行有规律的学习、工作、饮食、睡眠、运动等。另外,患者要善于进行自我调节,特别是面对生活中的应急事件,要学会自我减压,保持心境平静、身心健康。 ④临床证实,推拿对缓解 CFS 患者的疲劳、疼痛、睡眠障碍及记忆力减退等症状具有良好的效果,在治疗 CFS 方面有很大的优越性。在临床常规推拿治疗 CFS 的同时加用香熏治疗,一方面是通过放松患者精神状态、缓解疲劳从而改善精神疲劳症状,另一方面通过香熏对肌肉的放松等作用,可进一步改善肌肉疲劳症状

(范秀英　王小兵)

附录

传统运动保健疗法

运用传统的运动方式进行锻炼,以活动筋骨、调节气息、静心宁神来畅达经络,疏通气血,调和脏腑,达到增强体质、保健养生、促进康复、益寿延年的目的,这种方法称为传统运动保健疗法,又称为传统健身术。它主要包括气功、五禽戏、太极拳、八段锦和易筋经等方法。

一、运动保健疗法的特点和原则

(一)运动保健疗法的特点

1. 以传统医学理论为指导　无论哪一种传统运动,都是以中医的阴阳、五行、脏腑、经络、气血等理论为基础,以养精、练气、调神为运动的基本要点,以动形为基本锻炼形式,用阴阳理论指导运动的虚、实、动、静;用开阖升降指导运动的屈伸、俯仰;用整体观念说明运动健身中形、神、气、血、表、里的协调统一。

2. 注重意守、调息和动形的统一　强调意念,呼吸和躯体运动的配合,即所谓意守、调息、动形的统一。意守指意念专注;调息指呼吸调节;动形指形体运动,统一是指三者之间的谐调配合,要达到形、神一致,意、气相随,形、气相感,使形体内外和谐,动、静得宜,方能起到养生、健身的作用。

3. 融导引、气功、武术、医理为一体　传统的运动保健是我国劳动人民智慧的结晶。千百年来,人们在实践中总结出许多宝贵的经验,使运动保健不断地得到充实和发展,形成了融导引、气功、武术、医理为一体的具有中华民族特色的运动保健方法。源于导引气功的功法如五禽戏、八段锦等;源于武术的功法如太极拳、太极剑等。然而,无论哪种功法,运用到保健康复方面,则都强调调息、意守、动形,都是以畅通气血经络、活动筋骨、调和脏腑为目的的。

(二)运动保健疗法的原则

我国传统的运动保健法之所以能健身、治病、保健养生,是因为它有一套较为系统的理论、原则和方法,注重和强调机体内外的协调统一,和谐适度。其原则主要有三个方面。

1. 掌握要领　传统运动保健法的练功要领就是意守、调息、动形的统一。这三个方面中,最关键的是意守,只有精神专注,方可宁神静息,呼吸均匀,导气血运行。三者的关系是:以意领气,以气动形。这样,在锻炼过程中,内炼精神、脏腑、气血,外炼经脉、筋骨、四肢,使内外和谐、气血周流,整个机体可得到全面锻炼。

2. 强调适度　传统运动保健法是通过锻炼以达到健身的目的,因此,要注意掌握运动量的大小。运动量太小则达不到锻炼目的,起不到健身作用;太大则超过了机体耐受的限度,反而会使身体因过劳而受损。因为剧烈运动会破坏人体内外运动平衡,加速某些器官的磨损和生理功能的失调,结果就会缩短生命进程,出现早衰和早夭。所以,运动健身强调适量的锻炼,要循序渐进,不可急于求成。操之过急,往往欲速则不达。

3. 持之以恒　运动保健并非一朝一夕的事,要经常而不间断。“流水不腐,户枢不蠹”,这句话一方面说明了“动则不衰”的道理,另一方面,也强调了经常、不间断的重要性。只有持之以恒、坚持不懈,才能收到健身效果,运动保健不仅是身体的锻炼,也是意志和毅力的锻炼。本书限于篇幅,只介绍各种功法的原理和练功要点,具体方法可参考相关书籍。

二、气功保健法

气功保健是指通过调心(控制意识,松弛身心)、调息(均匀、和缓、深长地呼吸)、调身(调整身体姿

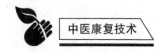

势、轻松自然地运动肢体），使身心融为一体，营卫气血周流，百脉通畅，脏腑协调，以达到强身保健目的的传统运动保健法。

气功是祖国医学的宝贵遗产之一。它是我国古代劳动人民在长期的实践中逐渐摸索、总结、创造出来的一种自我身心锻炼的养生保健方法。它不仅历史悠久，而且有着广泛的群众基础，千百年来，它对中华民族的健康、繁衍起到了重要的作用。"气功"一词最早见于晋代许逊著的《宗教净明录气功阐微》。在晋代以前的典籍中，道家称之为"导引"、"吐纳"、"炼丹"，儒家称之为"修身"、"正心"，佛家称之为"参禅"、"止观"，医家称之为"导引"、"摄生"。在历代医籍中，以"导引"为名者较为普遍，而"气功"之称，则是在近代才广为应用。

（一）保健机理

气功是着眼于"精、气、神"进行锻炼的一种健身术，它通过调身、调息、调心等方法来调整精、气、神的和谐统一。调心则意念专注，排除杂念，宁静以养神；调息则呼吸均匀和缓，气道畅通，柔和以养气；调身则经络气血周流，脏腑协调，从而做到"练精化气"、"练气化神"、"练神还虚"。通过系统的锻炼，可以使"精、气、神"三者融为一体，以强化新陈代谢的活力，使精足、气充、神全，体魄健壮，生命自然会延长，推迟衰老。

从现代医学角度来看，在气功锻炼的过程中，调身以使全身的肌肉骨骼放松，有助于中枢神经系统，特别是交感神经系统紧张性下降，因而可以诱使情绪得到改善。调息则是通过呼吸的调整而按摩内脏，促进血液循环，增进器官功能。同时，可以兴奋呼吸中枢，进一步影响和调节自主神经系统。而调心，则可以使大脑皮层细胞得到充分的休息，也能对外感性有害刺激产生保护作用。因此，练功中出现的呼吸抑制、交感神经抑制和骨骼肌放松等，是生理上的"内稳定"，是人体内在运行最正常的时刻，可以使大脑的活动有序化，从而大大提高脑细胞的活动效率，使大脑的潜力得以发挥，更好地开发人的智慧。所以说，气功可以增强体质、防病治病、益寿延年。

（二）练功要点

气功的门派较多，然而在功法上，大致可分为动、静两类。所谓静功，即在练功时要求形体不动，如坐功、卧功、站功等；所谓动功，即在练功时，形体要做各种动作进行锻炼，即通常所说"内练一口气，外练筋骨皮"。

无论是动功还是静功，在练功的基本要求上，大体是一致的。归纳起来，有如下几方面的内容。

1. 调息、调身、调心　调息即调整呼吸，练功时要求呼吸深长、缓慢、均匀，此又称气息或练气。在自然呼吸的前提下，鼻吸、鼻呼，或鼻吸、口呼，逐渐把呼吸练得柔和、细缓、均匀、深长。

调身即调整形体，使自己的身体符合练功姿势、形态的要求，强调身体放松、自然，以使内气循经运行畅通无阻。

调心即意识训练，又称为意守或练意，指在形神松静的基础上，意守丹田的方法，进一步把心安定下来，排除杂念，以达到"入静"状态。"入"是进入，"静"是安静，"入静"就是达到对外界刺激不予理睬的清静状态。此时头脑清醒，似睡非睡，即所谓"气功态"。

2. 身心统一、松静自然　为了达到入静，要求意念和气息必须密切配合，呼吸放松，舌抵上腭，用意念诱导气的运行。身体也要放松，姿势自然而正确，方可达到身心统一，达到"入静"。

所谓松静自然，是指在气功锻炼中必须强调身体的松弛和情绪的安静，要尽力避免紧张和解除紧张。在一种轻松自然的情况下练功则可达到神气合一，形神会一，协调整体的目的。

练习气功在短期内学习一些基础知识，掌握一些基本要领、方法是可能的，但要练得很好，则不是一下子就可以做到的，需要有一个过程。在练习过程中一般容易出现两种偏向：一是急于求成，练得过多、过猛；一是松懈傲慢，放任自流。因此，练功者必须培养坚韧不拔的毅力，多下苦功，克服松懈情绪。同时，也要强调按客观规律办事，循序渐进，克服急于求成的想法。人体内部的变化是逐渐产生的，不可操之过急。只要持之以恒，就会达到目的。

关于不同流派的练功方法及其注意事项,本书不做具体介绍。

三、五禽戏

禽,在古代泛指禽兽之类动物,五禽,是指虎、鹿、熊、猿、鸟五种禽兽。戏,即游戏、戏耍之意。所谓五禽戏,就是指模仿虎、鹿、熊、猿、鸟五种禽兽的动作,组编而成的一套锻炼身体的功法。

以模仿禽兽动作来达到健身目的的方法,最早见于战国时期。《庄子·刻意》有"熊经鸟伸,为寿而已"的记载,而五禽戏之名相传出自华佗。《后汉书·方术传》载,华佗云:"我有一术,名五禽之戏,一曰虎、二曰鹿、三曰熊、四曰猿、五曰鸟。亦以除疾,兼利蹄足,以当导引。"随着时间的推移,辗转传授,逐渐发展,形成了各种流派的五禽戏,流传至今。

(一)保健机理

五禽戏属古代导引术之一,它要求意守、调息和动形协调配合。意守可以使精神宁静,神静则可以培育真气;调息可以行气,通调经脉;动形可以强筋骨,利关节。由于是模仿五种禽兽的动作,所以意守的部位有所不同,动作不同,所起的作用也有所区别。虎戏即模仿虎的形象,取其神气、善用爪力和摇首摆尾、鼓荡周身的动作。要求意守命门,命门乃元阳之所居、精血之海、元气之根、水火之宅,意守此处,有益肾强腰、壮骨生髓的作用,可以通督脉、去风邪;鹿戏即模仿鹿的形象,取其长寿而性灵,善运尾闾,尾闾是任、督二脉通会之处,鹿戏意守尾闾,可以引气周营于身,通经络、行血脉、舒展筋骨;熊戏即模仿熊的形象,熊体笨力大,外静而内动。要求意守中宫(脐内),以调和气血。练熊戏时,着重于内动而外静。这样,可以使头脑虚静,意气相合,真气贯通,且有健脾益胃之功效;猿戏即模仿猿的形象,猿机警灵活,好动无定。练此戏就是要外练肢体的灵活性,内练抑制思想活动,达到思想清静、体轻身健的目的。要求意守脐中,以求形动而神静。鸟戏又称鹤戏,即模仿鹤的形象,动作轻翔舒展。练此戏要意守气海,气海乃任脉之要穴,为生气之海。鹤戏可以调达气血,疏通经络,活动筋骨关节。五禽戏的五种功法各有侧重,但又是一个整体,一套有系统的功法,如果经常练习而不间断,则具有养精神、调气血、益脏腑、通经络、活筋骨、利关节的作用。神静而气足,气足而生精,精足而化气动形,达到三元(精、气、神)合一,则可以收到祛病、健身的效果。恰如华佗所说:"亦以除疾,兼利蹄足。"

(二)练功要领

1. 全身放松 练功时,首先要全身放松,情绪要轻松乐观。乐观轻松的情绪可使气血通畅,精神振奋;全身放松可使动作不过分僵硬、紧张。

2. 呼吸均匀 呼吸要平静自然,用腹式呼吸,均匀和缓。吸气时,口要合闭,舌尖轻抵上腭。吸气用鼻,呼气用嘴。

3. 专注意守 要排除杂念,精神专注,根据各戏意守要求,将意志集中于意守部位,以保证意、气相随。

4. 动作自然 五禽戏动作各有不同,如熊之沉缓、猿之轻灵、虎之刚健、鹿之温驯、鹤之活泼等。练功时,应据其动作特点而进行,动作宜自然舒展,不要拘谨。具体练法及注意事项不具体介绍。

四、太极拳

太极拳是我国传统的健身拳术之一。由于其动作舒展轻柔,动中有静,园活连贯,形气和随,外可活动筋骨,内可流通气血,谐调脏腑,故它不但用于技击、防身,而且更广泛地用于健身防病,深为广大群众所喜爱,是一种行之有效的传统养生法。

太极拳以"太极"为名,系取《易·系辞》中"易有太极,是生两仪"之说,"太极"指万物的原始"浑元之气"。其动而生阳,静而生阴,阴阳二气互为其根,此消彼长,相互转化,不断运动则变化万千。因而太极图呈浑圆一体,阴阳合抱之象。太极拳正是以此为基础,形体动作以圆为本,一招一式均由各种圆弧动作组成,故观其形,连绵起伏,动静相随,圆活自然,变化无穷;在体内,则以意领气,运于周身,如环无端,周而

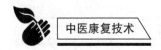

复始。意领气,气动形,内外合一,形、神兼备,浑然一体。足以看出,以"太极"哲理指导拳路,拳路的一招一式又构成了太极图形。拳形为"太极",拳意亦在"太极",以太极之动而生阳,静而生阴,激发人体自身的阴阳气血达到"阴平阳秘"的状态,使生命保持旺盛的活力,这就是太极拳命名的含义所在。

太极拳的起源及创始者至今尚待考证,就文献及传说而言,众说纷纭。有云南北朝时即有太极拳;有云创始者为唐代许宣平,有云宋代张三峰,有云明代张三丰,也有以为始于清代陈王庭和王宗岳者,究竟如何,尚无确论。然而,能比较清楚地论及师承脉络,分支流派者,当在明末清初。此后,即有陈氏太极之说,后由陈长兴传弟子杨露蝉经改编而形成杨氏太极拳。后来,又从杨氏太极拳派生出吴式(吴鉴泉)太极拳、武式(武禹襄)太极拳和孙式(孙禄堂)太极拳。目前,国家体委普及的太极拳,就是以杨氏太极拳改编的。

（一）保健机理

太极拳是一种意识、呼吸、动作密切结合的运动,"以意领气,以气运身",用意念指挥身体的活动,用呼吸协调动作,融武术、气功、导引于一体,是"内外合一"的内功拳。

重意念,使神气内敛,练太极拳要精神专注,排除杂念,将神收敛于内,而不被他事分神。神内敛则"内无思想之患"而精神得养、身心欢快;精神宁静、乐观,则百脉通畅,机体自然健旺。《素问·上古天真论》云:"恬淡虚无,真气从之。精神内守,病安从来。"

调气机,以养周身。太极拳以呼吸协同动作,气沉丹田,以激发内气营运于身。肺主气司呼吸;肾主纳气,为元气之根。张景岳云:"上气海在膻中,下气海在丹田,而肺肾两脏所以为阴阳生息之根本。"(见《类经·营卫三焦》)肺、肾协同,则呼吸细、匀、长、缓。这种腹式呼吸不仅可增强和改善肺的通气功能,而且可益肾而固护元气。丹田气充,则鼓荡内气周流全身,脏腑、皮肉皆得其养。

动形体,以行气血。太极拳以意领气,以气运身,内气发于丹田,通过旋腰转脊的动作带动全身,即所谓"以腰为轴"、"一动无有不动"。气经任、督、带、冲诸经脉上行于肩、臂、肘、腕,下行于胯、膝、踝,以至于手足四末,周流全身之后,气复归于丹田,故周身肌肉、筋骨,关节、四肢百骸均得到锻炼。具有活动筋骨、疏通脉络、行气活血的功效。

由于太极拳将意、气、形结合成一体,使人身的精神、气血、脏腑、筋骨均得到濡养和锻炼,达到"阴平阳秘"的平衡状态,所以能起到有病治病,无病健身的作用,保证人体健康长寿。恰如《素问·上古天真论》所说:"提挈天地,把握阴阳,呼吸精气,独立守神。肌肉若一,故能寿敝天地。"太极拳之所以能够养生,道理也正在于此。

（二）练功要领

1. 神静、意导 练习太极拳,要始终保持神静,排除思想杂念,使头脑静下来,全神贯注,用意识指导动作。神静才能以意导气,气血才能周流。

2. 含胸拔背、气沉丹田 含胸,即胸略内含而不挺直;拔背,即指脊背的伸展。能含胸则自能拔背,使气沉于丹田。

3. 沉肩坠肘、体松 身体宜放松,不得紧张,故上要沉肩坠肘,下要松胯松腰。肩松下垂即是沉肩;肘松而下坠即是坠肘;腰胯要松,不宜僵直板滞。体松则经脉畅达,气血周流。

4. 全身谐调、浑然一体 太极拳要求根在于脚,发于腿,主宰于腰,形于手指,只有手、足、腰协调一致,浑然一体,方可上下相随,流畅自然。外动于形,内动于气,神为主帅,身为驱使,内外相合,则能达到意到、形到、气到的效果。

5. 以腰为轴 太极拳中,腰是各种动作的中轴,宜始终保持中正直立,虚实变化皆由腰转动,故腰宜松、宜正直,腰松则两腿有力,正直则重心稳固。

6. 连绵自如 太极拳动作要轻柔自然,连绵不断,不得用僵硬之拙劲,宜用意不用力。动作连绵,则气流通畅;轻柔自然,则意气相合,百脉周流。

7. 呼吸均匀 太极拳要求意、气、形的统一和谐调,呼吸深长均匀十分重要,呼吸深长则动作轻柔。

一般说来,吸气时,动作为合;呼气时,动作为开。呼吸均匀,气沉丹田,则必无血脉偾张之弊。

五、八段锦

八段锦是由八种不同动作组成的健身术,故名"八段"。因为这种健身动作可以强身益寿,祛病除疾,其效果甚佳,有如展示给人们一幅绚丽多彩的锦缎,故称为"锦"。

八段锦是我国民间广泛流传的一种健身术,据有关文献记载已有 800 多年历史。早在南宋时期,即已有《八段锦》专著。明代以后,在有关养生专著中,多有记载,如冷谦的《修龄要》、高濂的《遵生八签》等书中,都有八段锦的内容。清代的潘霞在其所著的《卫生要求》中,将八段锦略加改编为"十二段锦"。此外,尚有"文八段"(坐式)和"武八段"(立式)等不同形式。为了便于推广流传,还有人将其编成歌诀。由于八段锦不受环境场地限制,随时随地可做,术式简单易记易学,运动量适中,老少皆宜,而强身益寿作用显著,故一直流传至今,仍是广大群众所喜爱的健身方法。

(一)保健机理

八段锦属于古代导引法的一种,是形体活动与呼吸运动相结合的健身法。活动肢体可以舒展筋骨,疏通经络;与呼吸相合,则可行气活血、周流营卫、斡旋气机,经常练习八段锦可起到保健、防病治病的作用。《老老恒言》云:"导引之法甚多,如八段锦……之类,不过宣畅气血、展舒筋骸,有益无损。"

八段锦对人体的保健康复作用,从其歌诀中即可看出。例如"两手托天理三焦",即说明双手托天的动作,对调理三焦功能是有益的。两手托天,全身伸展,又伴随深呼吸,一则有助于三焦气机运化,二则对内脏亦有按摩、调节作用,起到通经脉、调气血、养脏腑的效果。同时,对腰背、骨骼也有良好作用。其他诸如"调理脾胃单举手"、"摇头摆尾去心火"等,均是通过宣畅气血、展舒筋骸而达到养生目的的。八段锦的每一段都有锻炼的重点,而综合起来,则是对五官、头颈、躯干、四肢、腰、腹等全身各部位进行了锻炼,对相应的内脏以及气血、经络起到了保健、调理作用,是机体全面调养的健身功法。

(二)练功要领

1. 呼吸均匀　要自然、平稳、腹式呼吸。

2. 意守丹田　精神放松,注意力集中于脐。

3. 刚柔结合　全身放松,用力轻缓,切不可用僵力。

八段锦是包括八节连贯的健身法,具体内容如下:

> 双手托天理三焦;左右开弓似射雕;
>
> 调理脾胃需单举;五劳七伤往后瞧;
>
> 摇头摆尾去心火;背后七颠百病消;
>
> 攒拳怒目增气力;两手攀足固肾腰。

此外,尚有一种坐式的"八段锦",为明代冷谦所编,具体内容如下:

> 叩齿三十六,两手抱昆仑。
>
> 左右鸣天鼓,二十四度闻。
>
> 微摆撼天柱,赤龙搅水津。
>
> 闭气搓手热,背摩后精门。
>
> 左右辘轳转,两脚放舒伸。
>
> 叉手双虚托,低头攀足频。
>
> 河车搬运讫,发火遍烧身。

六、易筋经

"易"指移动、活动;"筋",泛指肌肉、筋骨;"经",指常道、规范。顾名思义,"易筋经"就是活动肌肉、筋骨,使全身经络、气血通畅,从而增进健康、祛病延年的一种传统健身法。

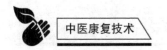

相传易筋经是中国佛教禅宗的创始者菩提达摩传授的,梁武帝萧衍时(公元5世纪),达摩北渡到了河南嵩山少林寺,向弟子们传授了易筋经。当时,只是为了缓解一下坐禅修炼的困倦和疲劳,故动作多以伸腰踢腿等通血脉、利筋骨的动作为主,其动作又多以仿效古代的各种劳动姿势为主。例如:春谷、载运、进仓、收囤和珍惜谷物等动作,均以劳动的各种动作为基础形态。活动以形体屈伸、俯仰、扭转为特点,以达到"伸筋拔骨"的锻炼效果。因此,对于青少年来说,这种方法可以纠正身体的不良姿态,促进肌肉、骨骼的生长发育;对于年老体弱者来讲,经常练此功法,可以防止老年性肌肉萎缩,促进血液循环,调整和加强全身的营养和吸收,对慢性疾病的恢复,以及延缓衰老都很有益处。

(一)保健机理

易筋经同样是一种意念、呼吸、动作紧密结合的一种功法,尤其重视意念的锻炼,活动中要求排除杂念,通过意识的专注,力求达到"动随意行,意随气行",以用意念调节肌肉、筋骨的紧张力(即指形体不动,而肌肉紧张的"暗使劲")。其独特的"伸筋拔骨"运动形式,可使肌肉、筋骨在动势柔、缓、轻、慢的活动中得到有意识的拉、收、伸,长期练功,会使肌肉、韧带富有弹性,收缩和舒张能力增强,从而使肌肉营养得到改善。同时,使全身经络、气血通畅,五脏六腑调和,精力充沛,生命力旺盛。当然,必须长期锻炼才能收到内则五脏敷华,外则肌肤润泽、容颜光彩、耳目聪明、老当益壮的功效。

(二)练功要领

(1)精神清静,意守丹田。

(2)舌抵上腭,呼吸匀缓,用腹式呼吸。

(3)松静结合,柔刚相济,身体自然放松,动随意行,意随气行,不僵硬。

(4)用力时应使肌肉逐渐收缩,达到紧张状态,然后缓缓放松。

(5)易筋经十二式:①捣杆舂粮;②扁担挑粮;③扬风净粮;④换肩扛粮;⑤推袋垛粮;⑥牵牛拉粮;⑦背牵运粮;⑧盘萝卸粮;⑨围穴囤粮;⑩扑地护粮;⑪屈体捡粮;⑫弓身收粮。

(张志明)

参 考 文 献

[1] 郭长青.针灸学现代研究与应用[M].北京:学苑出版社,1998.

[2] 陈立典.传统康复方法学[M].北京:人民卫生出版社,2008.

[3] 沈雪勇.经络腧穴学[M].2版.北京:中国中医药出版社,2007.

[4] 王启才.针灸治疗学[M].2版.北京:中国中医药出版社,2007.

[5] 梁繁荣.循证针灸学[M].北京:人民卫生出版社,2009.

[6] 陈立典.传统康复方法学[M].北京:人民卫生出版社,2008.

[7] 高丽萍,邱波.传统康复治疗学[M].上海:复旦大学出版社,2009.

[8] 石学敏.针灸推拿学[M].北京:中国中医药出版社,2007.

[9] 王玉龙.康复功能评定学[M].北京:人民卫生出版社,2008.

[10] 胡梦娟,周双俊.人体解剖学[M].北京:北京医科大学、中国协和医科大学联合出版社,1995.

[11] 邵湘宁.推拿学[M].北京:人民卫生出版社,2010.

[12] 邵铭熙.实用推拿手册[M].北京:人民军医出版社,2000.

[13] 黄岩松.中医康复保健[M].天津:天津大学出版社,2009.

[14] 秦黎虹.水针疗法与穴位埋藏[M].合肥:安徽科学技术出版社,2003.

[15] 田峻.实用水针注射技巧[M].武汉:湖北科学技术出版社,2001.

[16] 黄丽春.耳穴诊断治疗学[M].北京:科学技术文献出版社,1991.